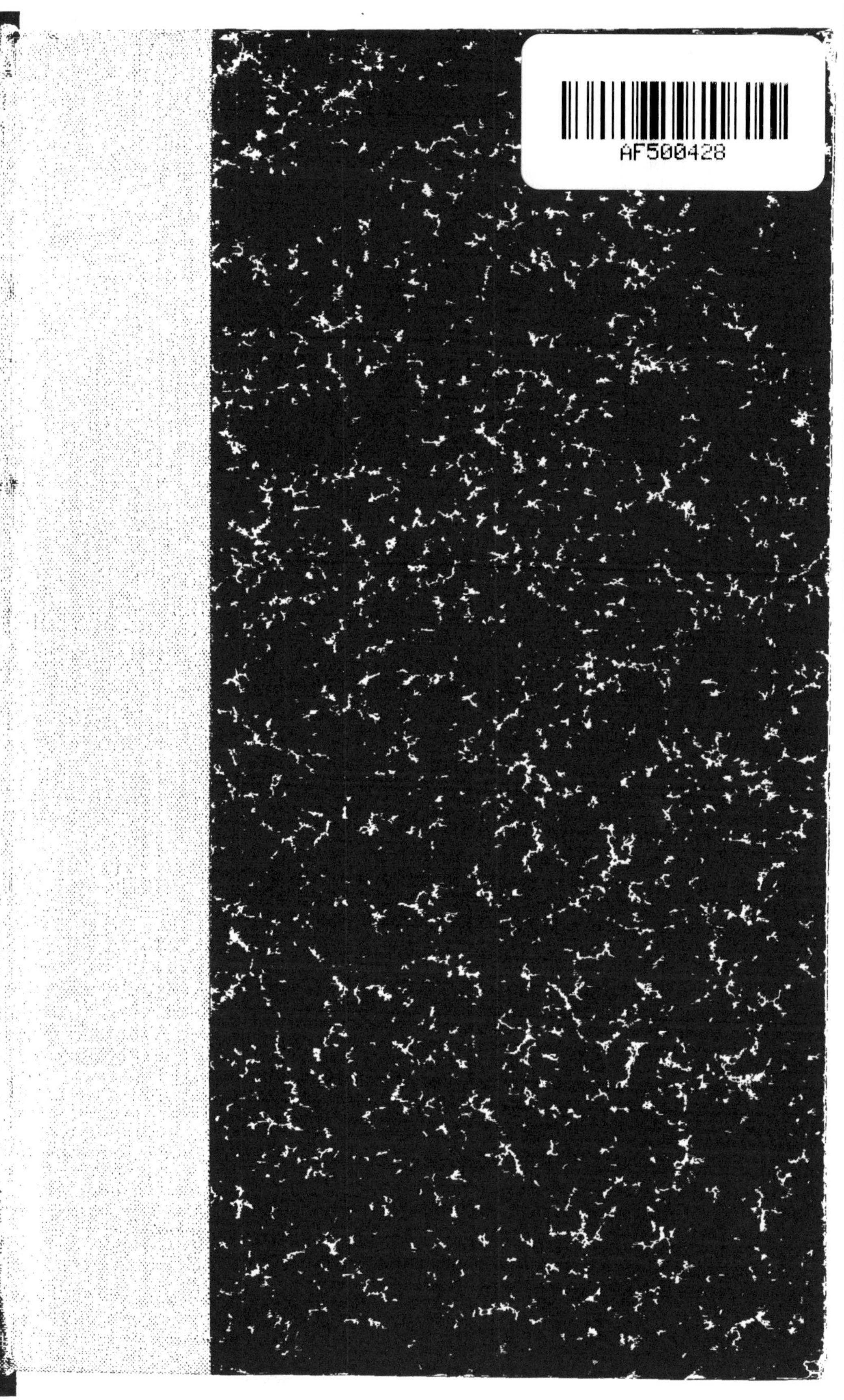
AF500428

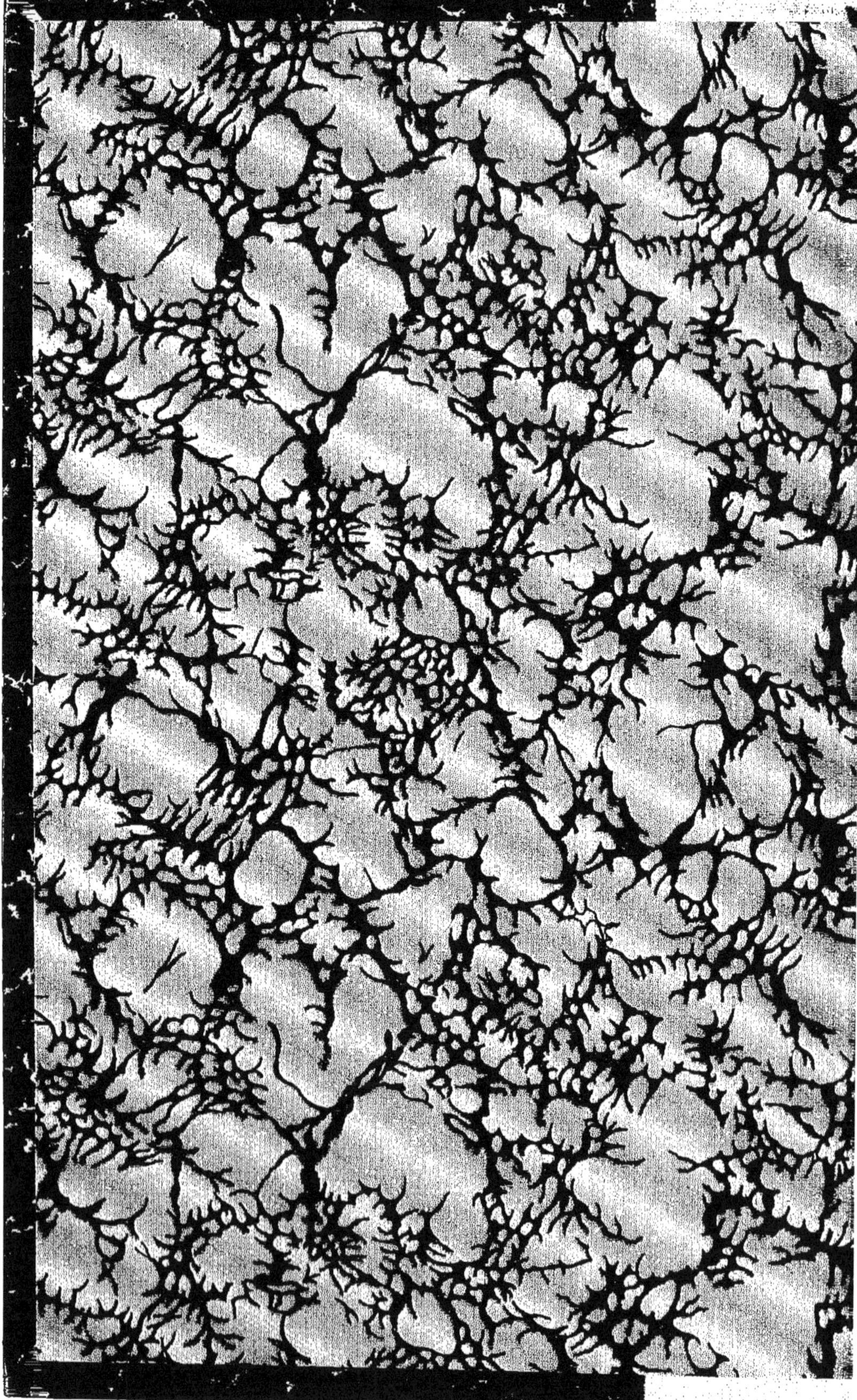

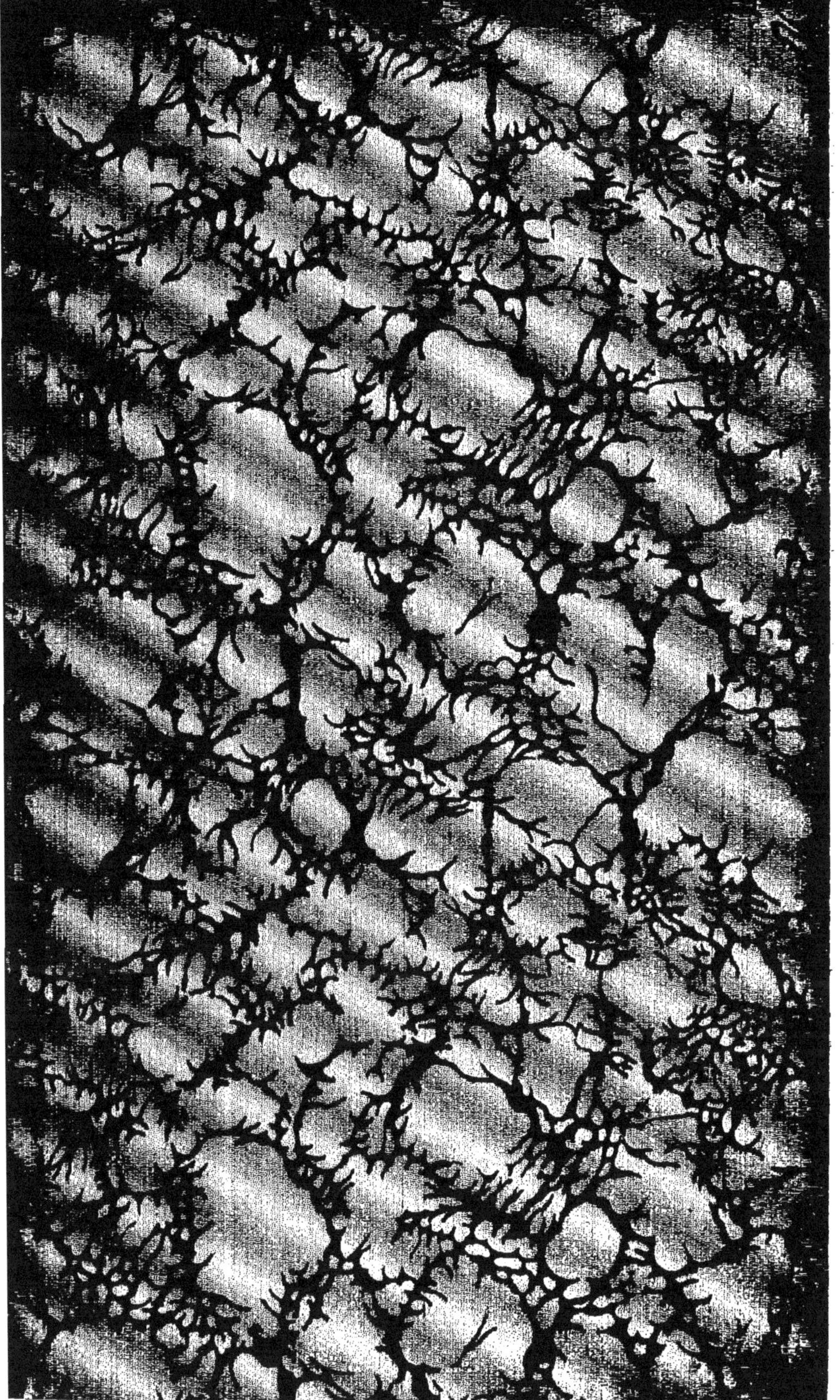

Georges G. PARAF
INGÉNIEUR DES ARTS ET MANUFACTURES

HYGIÈNE ET SÉCURITÉ

DU

TRAVAIL INDUSTRIEL

PARIS (VIe)
Vve Ch. DUNOD, ÉDITEUR
49, QUAI DES GRANDS-AUGUSTINS, 49

1905

HYGIÈNE ET SÉCURITÉ

DU

TRAVAIL INDUSTRIEL

Georges G. PARAF

INGÉNIEUR DES ARTS ET MANUFACTURES

HYGIÈNE ET SÉCURITÉ

DU

TRAVAIL INDUSTRIEL

PARIS (VIe)

Vve Ch. DUNOD, ÉDITEUR

49, quai des Grands-Augustins, 49

1905

TABLE ANALYTIQUE DES MATIÈRES

PREMIÈRE PARTIE

Généralités

DEUXIÈME PARTIE

Industries diverses

TROISIÈME PARTIE

Législation

INTRODUCTION

A l'œuvre d'un caractère social si élevé, qui a pour but la préservation des travailleurs contre les accidents et contre les maladies professionnelles, la collaboration intime de l'ingénieur et du médecin est nécessaire. Ce sont eux qui préparent la voie dans laquelle peut ensuite s'engager le législateur, pour rendre obligatoires les mesures convenables.

Aussi, toute étude — si modeste soit-elle — qui s'occupe des conditions sanitaires où doit se faire le travail industriel, comporte-t-elle trois aspects : technologique, médical et juridique. Naturellement, suivant le point de vue auquel on se place, l'un ou l'autre de ces aspects prédomine.

Dans cet ouvrage, l'auteur s'est particulièrement attaché aux questions technologiques; mais il n'a pas cru pouvoir laisser de côté les questions médicales et juridiques.

Relativement à ces dernières, il a réuni en appendice, à la fin du volume, les lois, décrets et arrêtés promulgués en France, dont les plus récents sont : la loi du 2 novembre 1892 (art. 12, 13, 14, 16) régissant le travail des femmes et des enfants dans les établissements industriels; la loi du 12 juin 1893, modifiée par la loi du 11 juillet 1903, indiquant les précautions à prendre pour assurer l'hygiène et la sécurité du travailleur; le décret du 3 mai 1893 (application des articles 12 et 13 de la loi 1892); le décret du 28 juillet 1904 sur le couchage du personnel; le décret du 27 novembre 1904 (application des lois de 1893 et 1903) et l'arrêté du 31 juillet 1894, relatif aux surcharges.

Pour les questions d'ordre médical, la tâche lui a été rendue facile par l'appui qu'il a trouvé auprès de nombreux médecins, — ce qui n'étonnera personne; car, aussi bien que sa science, le dévouement du personnel médical français aux œuvres d'intérêt général est connu de tous.

Au point de vue de la technologie industrielle, l'auteur a pensé qu'il y avait lieu de rappeler ce qui existe dans notre pays, mais d'insister plus longuement sur ce qui a été réalisé à l'étranger, et cela pour les raisons suivantes : des publications assez nombreuses ont déjà été faites, notamment dans les Bulletins de Sociétés techniques et professionnelles, sur les appareils de sécurité, les mesures hygiéniques et les règlements adoptés dans les usines françaises; au contraire, beaucoup de nos industriels ignorent encore les dispositions prises en Angleterre ou en Allemagne, par exemple.

Or, ce dernier pays entre autres a réalisé des progrès remarquables. Le lecteur pourra s'en rendre compte dans le cours de cet ouvrage, car il y trouvera de nombreux documents et photographies que des usines considérables nous ont donnés avec un empressement dont nous devons les remercier ici.

Dans la longue série d'industries auxquelles ce volume est consacré, il a été fait des groupements généraux de façon à exposer les principes des fabrications semblables, et éviter autant que possible des redites.

Pour chacun de ces groupements l'auteur examine :

1° La **sécurité du travail,** c'est-à-dire l'ensemble des dispositifs destinés à prévenir les accidents, question se rattachant directement à l'art de l'ingénieur ;

2° L'**hygiène du travail**, qui comporte deux subdivisions : l'une, l'hygiène de l'atelier, que l'on peut appeler la *salubrité industrielle ;* l'autre, l'*hygiène professionnelle* ou l'hygiène de l'ouvrier, pendant le travail et aux heures de repos.

C'est ici que doit se produire la collaboration du médecin et de l'ingénieur, ce dernier ayant en général le rôle prédominant pour la salubrité industrielle, tandis que c'est au médecin qu'incombe le soin d'établir les règles de l'hygiène professionnelle.

L'intimité de cette collaboration apparaît nettement quand on y réfléchit. En effet, lorsque tous les instruments dangereux auront été garnis des dispositifs spéciaux prévus par les prescriptions légales pour éviter, ou tout au moins atténuer dans la mesure du possible, les accidents du travail, l'ouvrier ne sera pas encore protégé, car si tel outil cesse de faire des invalides immédiats, ce même outil, par des poussières, — par exemple, — continue son œuvre destructive en s'attaquant de façon plus lente, mais non moins sûre, aux ouvriers attachés à son service, directement, aussi bien qu'aux autres artisans du même atelier.

HYGIÈNE ET SÉCURITÉ
DU TRAVAIL INDUSTRIEL

PREMIÈRE PARTIE
GÉNÉRALITÉS

Avant que d'étudier les principes de la préservation directe des accidents du travail dans les différentes industries, il y a lieu de s'occuper des troubles de la santé dus à l'air vicié et aux conditions défectueuses du travail en général. Sans essayer cependant d'empiéter sur les travaux de la Commission instituée pour étendre, aux maladies professionnelles, la loi sur les accidents du travail, rappelons que les causes de la viciation de l'air, dans les endroits où l'homme travaille, sont de deux sortes.

Les premières, communes à tous les ateliers, comprennent l'altération de l'atmosphère ambiante par la respiration, les substances organiques volatiles, l'éclairage artificiel contre lesquels il est aisé de lutter par les divers moyens de ventilation.

Les autres, plus spéciales à chaque industrie, réunissent les différentes poussières, fumées, gaz ou vapeurs, dont nous aurons à étudier séparément les effets sur l'organisme, avant de pouvoir dire les précautions les plus généralement employées actuellement pour diminuer leur nocivité.

CHAPITRE I

CAUSES DE VICIATION DE L'ATMOSPHÈRE DES ATELIERS

La **respiration** fait entrer dans l'atmosphère 20 litres environ d'acide carbonique par adulte et par heure, tout en diminuant la proportion normale d'oxygène d'une quantité à peu près semblable.

	AZOTE p. 100	OXYGÈNE p. 100	ACIDE CARBONIQUE p. 100
Air inspiré.........	79,15	20,81	0,04
Air expiré	75,55	16,03	4,38
	— 3,60	— 4,78	+ 4,34

Ces chiffres moyens, pris au repos d'un individu moyen, montrent suffisamment que, dans un local où l'air ne serait renouvelé en aucune façon, l'oxygène ne tarderait pas à disparaître totalement, remplacé par l'acide carbonique, inutile à l'accomplissement des fonctions vitales.

Est-il besoin de dire que ce cas spécial ne se présente jamais?

Toutefois, en général, il faut remarquer que dans l'aération des ateliers, on ne tient pas assez grand compte du poids et de l'âge moyen des ouvriers appelés à y travailler, ainsi que de la situation même de ces ateliers, toutes choses qui font varier d'une manière sensible la proportion d'acide carbonique, comme l'ont fait voir Scharling et Forster.

Scharling (cf. König, Berlin, 1883) donne en effet les proportions suivantes, par heure, pour l'expiration d'acide carbonique.

	AGE	POIDS DU CORPS EN KILOGRAMMES	ACIDE CARBONIQUE EN LITRES
Garçon	9 ans 3/4	22	10,3
Fille	10 ans	23	9,7
Jeune homme	16 ans	55,75	17,4
Jeune fille	17 ans	55,75	12,9
Homme	28 ans	82	18,6
Femme	35 ans	65,50	17,0

Les expériences faites par Forster pendant une journée d'octobre montrent, d'autre part, les écarts de composition de l'air aux différents étages d'une même maison et à des heures différentes.

	COUCHE D'AIR	TEMPÉRATURE	ACIDE CARBONIQUE p. 100
Matinée	1° Air sur le plancher de la cave	14°,0	3,49
	2° Air sur le plancher du rez-de-chaussée	15°,8	1,63
	3° Air sur le plancher du 1er étage	14°,4	1,08
Soirée	1° Air sur le plancher de la cave	13°,0	3,06
	2° Air sur le plancher du rez-de-chaussée	22°,4	1,88
	3° Air sur le plancher du 1er étage	22°,8	1,48

Les **substances organiques volatiles,** seconde cause de la viciation de l'air, proviennent soit de l'individu lui-même, soit de ses vêtements. Sauf peut-être dans les mines, où l'absence de « lieux » les rend particulièrement florissantes et dangereuses, on en trouve peu. Hermans (*Arch. Hyg.*, 83) déclare même qu'il n'en existe pas, à part celles provenant de gaz intestinaux ou de sécrétions entraînant les malpropretés de la peau — qui sont inévitables.

L'éclairage artificiel, en dehors de la quantité d'acide carbonique qu'il peut faire entrer dans l'air, y apporte parfois des éléments bien plus dangereux, produits toxiques de la combustion incomplète, tels que l'oxyde de carbone et l'hydrogène carboné.

Erismann (cf. Dr Albrecht, Berlin, 1896) donne comme quantités équivalentes la production dans un même temps, en acide carbonique, de quatre personnes normales et d'une flamme de gaz d'éclairage de puissance égale à une bougie.

Voici, d'ailleurs, le tableau de ses recherches, rapporté à un éclairage de 6 bougies[1] (Kerzen), sur une production de 1.000 centimètres cubes.

MODE D'ÉCLAIRAGE	ACIDE CARBONIQUE	HYDROGÈNE CARBONÉ	ACIDE CARBONIQUE	HYDROGÈNE CARBONÉ
			Rapporté à la viciation de l'air par le pétrole = 1	
Air prélevé au milieu d'une pièce éclairée				
Pétrole	0,24	0,014	1,0	1,0
Huile	0,48	0,056	2,0	4,0
Gaz d'éclairage	0,75	0,056	3,1	4,0
Bougie	2,31	0,083	9,6	6,0
Air prélevé dans 4 couches de cette même pièce				
Pétrole	0,56	0,017	1,0	1,0
Huile	0,74	0,069	0,8	4,1
Gaz d'éclairage	1,09	0,072	2,0	4,4
Bougie	1,25	0,187	2,2	11,0

Une autre étude prise dans le *Journal de l'Exposition d'Electricité* (1883), se rapportant à un éclairage de 100 bougies, donne les chiffres ci-dessous.

1. L'étalon de mesure allemande, bougie de paraffine (Kerze) de 12 kilogrammes vaut 7,89 de l'étalon Violle adopté au Congrès des Électriciens en 1881 (lumière émise par 1 centimètre carré de platine à la température de solidification) ou 39,45 de la bougie décimale recommandée par le Congrès de 1889.

MODE D'ÉCLAIRAGE	VAPEUR D'EAU	ACIDE CARBONIQUE	CALORIES
Lampe électrique à arc	0,00	0,00	57
— — incandescence.	0,00	0,00	290
— à pétrole...............	0,60	0,95	7200
Bec de gaz Argand..............	0,86	0,46	4860
Lampe à huile de colza.........	0,85	1,00	6800
Bougie de paraffine.............	0,99	1,22	9200
Chandelle de suif	1,05	1,45	9700

D'autre part, enfin, les résultats de Pettenkofer sont les suivants :

PRODUCTEUR	VAPEUR D'EAU	ACIDE CARBONIQUE	CALORIES
Bougie de paraffine brûlant 10 gr. à l'heure......................	0kg,011	0cm3,0014	97
Gaz d'éclairage brûlant 140 litres à l'heure...........	0,156	0,082	878
L'homme pendant une heure ...	0,033	0,022	92

A l'examen de ces diverses analyses, il est aisé de voir que l'éclairage à choisir pour les ateliers où travaillent un grand nombre d'hommes est, sans contredit, l'éclairage électrique.

Il produit la plus petite quantité d'eau, d'acide carbonique, de calories, ne présente pas le danger des combustions incomplètes et a le très grand avantage par les lampes à incandescence d'être éminemment portatif et de pouvoir en certain cas particuliers, faciliter la tâche des travailleurs.

L'éclairage au gaz, à défaut d'électricité, convient parfaitement aux petites installations, surtout avec les becs à incandescence genre Aüer, en ayant soin de ne brûler que des gaz peu riches en composés soufrés.

Ce dernier système, comparé par Renk-Halle (*Pharm. Central. bl.*, 1893) au bec Argand (bec de gaz à couronne) donne, outre l'avantage de la combustion presque complète des sous-produits dans le brûleur, le pourcentage suivant d'acide carbonique dans l'air, pendant un même temps.

	ACIDE CARBONIQUE 0/0	MOYENNE 0/0
Bec Argand................	de 0,992 à 4,386	3,394
Bec Aüer..................	de 0,946 à 2,373	1,427

Ce système, de plus, facilite le renouvellement de l'air par la cheminée nécessaire à la combustion parfaite.

Nous retrouverons par la suite différents exemples d'éclairage. Quant à la ventilation, nous ne pourrons citer les types d'appareils en usage, qu'après l'examen des poussières, gaz ou vapeurs que l'on rencontre dans les divers ateliers, et qu'une bonne ventilation parvient souvent, à défaut d'appareils spéciaux, à chasser complètement.

Pour étudier l'influence des **poussières** sur l'organisme, nous donnerons, d'après Arnold[1], un spécialiste en la matière, le mécanisme de leur pénétration et les moyens de les éliminer.

L'ouvrier travaillant au milieu de poussières, se débarrasse aisément de celles qu'il a pu inhaler quand elles ne sont point en quantité trop grande. Les poussières ne pénètrent pas en effet dans les voies respiratoires proprement dites : elles sont arrêtées soit par la muqueuse humide du nez, de la cavité nasopharyngienne et du pharynx, soit par les saillies des cornets du nez, ses sinuosités, ses angles.

Si les poussières sont plus abondantes, elles pénètrent en partie jusqu'aux vésicules pulmonaires, par la glotte, la trachée-artère et les bronches.

La muqueuse de ces parties étant garnie de cils vibratiles, ne cesse, tant qu'elle est intacte, de rejeter certaines poussières, tandis que les autres, irritant les fibres nerveuses de la muqueuse

1. *Untersuchungen über Staubinhalation und Staubmetastase*, Leipzig, 1885.

des voies profondes, provoquent la toux. Cette toux expulse les particules incrustées dans les voies respiratoires.

Si la quantité de poussières augmente, si les tissus restent soumis longtemps à l'influence de poussières nocives par leur nature chimique, ou leur structure physique, les organes subissent certaines modifications durables, observées non chez l'homme, mais par des expériences faites sur des animaux.

Les recherches d'Arnold, réalisées à l'aide de noir de fumée, d'émeri et d'outremer, lui ont permis de trouver, dans la trachée et les bronches, la poussière à l'état libre mêlée aux mucosités sous forme d'amas, ou englobée par des cellules, celles-ci diffèrant d'ailleurs les unes des autres, suivant la nature et la quantité des poussières : on en trouve de petites, sphériques, composées d'un noyau très coloré et d'un protoplasme granuleux; d'autres plus grosses, de forme plate, à noyau vésiculeux.

Les premières sont du genre des cellules adénoïdes (qui se rencontrent dans les ganglions, la rate, l'intestin grêle); les secondes se rapprochent des cellules épithéliales.

Ces cellules, qui sont généralement contenues dans un mucus légèrement granuleux recouvrant l'épithélium, se retrouvent entre les couches épithéliales et dans la muqueuse ou la sous-muqueuse, et proviennent des alvéoles pulmonaires et de l'épithélium de la trachée ou des bronches. Elles peuvent être soit ramenées à la surface, soit, dans le cas de cellules migratives qui se trouvent entre les cellules épithéliales, enfoncées plus avant dans les muqueuses.

La poussière se trouve également à l'état libre dans les conduits alvéolaires sous forme de grains, de masses, ou dans ces alvéoles mêmes. Ces cellules présentent l'aspect sphérique ou plat, au noyau opaque ou coloré et protoplasme granuleux, et il semble fort probable que certaines cellules poussiéreuses se trouvant dans les conduits alvéolaires ne sont que des cellules épithéliales alvéolaires ou desquamations, tandis que les autres ne sont que des leucocytes (globules blancs) provenant des vaisseaux sanguins et peut-être des vaisseaux lymphatiques.

D'où on peut conclure que la poussière, ayant pénétré dans l'organisme par les voies respiratoires, est :

1° Expulsée à l'état libre, à l'état cellulaire ou mélangée à du mucus, ou

2° Pénétrée dans les tissus après avoir séjourné un temps plus ou moins long sur la surface des muqueuses de la trachée et des bronches, ou dans les conduits alvéolaires.

Il nous reste à étudier la pénétration, puis le dépôt des poussières dans les poumons.

Rappelons qu'un réseau de capillaires à dilatations lacunaires sans parois propres constitue l'origine des vaisseaux lymphatiques, dans les parois alvéolaires : on peut conclure des expériences faites par Arnold avec le noir de fumée que les poussières passent entre les cellules de l'épithélium alvéolaire dans le réseau des capillaires lymphatiques et dans les vaisseaux lymphatiques.

Ces expériences étaient réalisées sur des animaux. Si nous relevons maintenant les résultats d'études ayant eu l'homme pour objet, il appert que l'on rencontre peu de poussière dans les parois alvéolaires du poumon. Encore celle que l'on y rencontre est-elle généralement, en grains, dans les cloisons interlobulaires, dans les terminaisons du système lymphatique et, quelquefois, en amas mélangés à des éléments du tissu conjonctif, au niveau des dilatations lacunaires des lymphatiques.

Une plus grande quantité se trouve dans les tissus conjonctifs, périinfundibulaires, péribronchiaux et périvasculaires ; réunies ou séparées, les masses de poussière affectent des formes semblables : rondes, anguleuses ou ramifiées.

Des poumons au niveau des alvéoles pulmonaires, la poussière libre ou unie aux cellules passe dans les lymphatiques pour atteindre les ganglions bronchiques, par où elle peut être éliminée, après avoir, dans son long parcours, produit des déchirures, des contaminations ou des ulcérations.

Ceci n'est d'ailleurs qu'un moyen secondaire d'évacuation du dépôt formé dans les poumons (on devrait dire dans les lobes supérieurs des poumons).

L'expectoration est la meilleure manière donnée à l'homme pour se séparer des cellules chargées de poussières.

Certains spécialistes disent qu'au bout de vingt-quatre heures les crachats ne contiennent plus de ces matières étrangères ; d'autres affirment — et nous nous rangerons plutôt à cet avis — qu'il faut des mois pour se débarrasser complètement des cellules viciées.

Les poumons altérés, en effet (et on peut affirmer que tout ouvrier ayant respiré pendant un temps assez long une atmosphère chargée de poussière, n'a plus les poumons sains), les poumons altérés se débarrassent plus lentement que les poumons sains des matières étrangères qu'ils peuvent contenir, et, on ne doit point s'étonner de voir évacuer, très longtemps après la cessation de tout travail, des poussières provenant encore de ce travail même et d'autant plus que l'individu est plus âgé — puisque, chez des vieillards, on a retrouvé des poussières jusqu'aux tuniques moyennes et internes des vaisseaux.

Au point de vue pathologique, Arnold constata sur les animaux d'expérimentation des catarrhes de l'épithélium, de la muqueuse et de la sous-muqueuse dans la trachée et les bronches.

Il fit les observations suivantes :

Augmentation de la sécrétion, formation de cellules caliciformes, prolifération et desquamations de cellules épithéliales, diapédèse (émigration du sang à travers les petits vaisseaux), épaississement de la muqueuse par infiltration cellulaire, hypérémie (congestion) de la muqueuse.

Aucune étude semblable n'a été faite sur l'homme, les expériences sur lui étant impraticables. Cependant l'inhalation continue des poussières produit des modifications, observées, de sa muqueuse bronchiale et du tissu pulmonaire.

On peut d'ailleurs rencontrer dans des poumons humains très sains de la poussière à l'état libre, ou plus souvent englobée dans des cellules généralement épithéliales.

Quand ces poussières ne provoquent pas de toux violente ou n'obstruent pas complètement les conduits alvéolaires, elles peuvent y séjourner longtemps sans donner naissance à des modifications et sans en subir.

Autrement les amas diminuent de grandeur en augmentant leur compression. La paroi qui les entoure s'épaissit. Il se forme un foyer induré qui prend naissance avec la dégénérescence fibreuse ou hyaline des tissus. Quand plusieurs de ces foyers se réunissent et en forment un plus considérable, il survient ce qu'Arnold appelle une broncho-pneumonie indurée (*endo-perialveolitis nodosa*).

Lorsque les amas de poussière obstruent le tissu conjonctif périinfundibulaire et péribronchial des espaces et vaisseaux lymphatiques, il vient une péribronchite nodulée (avec, au niveau de ces vaisseaux, la sclérose des parois). On trouve également de l'endopérilymphangite, dite périvasculaire nodulée, des néoplasmes nodulaires et des épaississements radiés de la plèvre.

Ces foyers d'infection ont, au début, la grosseur d'un grain de millet, de forme ronde, allongée ou en rameaux; puis ils s'unissent les uns aux autres et donnent naissance aux mêmes accidents.

La poussière qui se trouve autour des follicules des ganglions lymphatiques paraît plus abondante sur la face interne que sur la face externe.

D'abord, de la périphérie des follicules elle finit par gagner le centre, jusqu'à l'occuper complètement. Les cordons médullaires des follicules, les canalicules lymphatiques, et quelquefois la capsule, sont remplis de poussière; phénomènes évidents, si toutefois on admet la marche suivante de la poussière, qui s'infiltre dans les substances médullaires de l'extérieur vers l'intérieur : espaces lymphatiques, périfolliculaires, follicules et cordons folliculaires, canalicules lymphatiques.

Le ganglion poussiéreux grossit légèrement, par suite d'une hyperphasie chronique des follicules et cordons folliculaires, qui deviennent de plus en plus fibreux ou s'atrophient, cependant que l'hyperphasie du tissu conjonctif épaissit la capsule.

Les ganglions bronchiques présentent souvent des phénomènes de dégénérescence : ils se ramollissent en leur milieu, et une incision donne passage à un liquide gris noirâtre; on a même observé la formation des cavernes.

Les poussières ne sont cependant pas toutes nuisibles au même degré; les unes n'agissent que par leur état physique, masse, structure, etc., les autres ajoutent à cette nocuité une influence chimique et toxique.

D'autre part, avant d'entreprendre l'étude des effets particuliers sur l'organisme, il est encore utile de considérer la question des quantités de poussières inhérentes à chaque industrie : la quantité des poussières est, en effet, presque invariable, tandis que leur nature se modifie à chaque instant en un mélange éminemment variable.

Prenons l'atmosphère d'une fonderie, nous y rencontrerons aussi bien des particules de charbon que des particules de fonte ; une meunerie contiendra tant poussières végétales que poussières métalliques, etc., le volume total des particules solides demeurant presque invariable.

Voici deux études qui permettront de faire une moyenne des quantités en milligrammes de poussière par mètre cube d'air recueilli dans divers ateliers.

Arens (*Archiv. f. Hyg.*, 1894) donne les chiffres suivants : .

Chambre d'habitation	0
Laboratoire	1,4
Salle d'école	8,0
Filature de crins de cheval (3 machines, 4 aspirateurs)	10,0
Scierie pendant le travail :	
1re expérience	17,0
2e expérience	15,0
Fabrique de coton :	
1° Salle des loups (8 aspirateurs)	7,0
2° Salle des machines à couper (sans aspirateurs)	20,0
Moulin, 3 concasseurs :	
1re expérience	28,0
2e expérience	22,0
Fonderie de fer (15 ouvriers), après le mouillage du sable :	
1° Avant moulage	28,0
2° Avant travail	1,5
3° Peu d'ouvriers	12,0
4° Pendant travail	8,0
Fabrique de tabac à priser :	
1° Avant broiement	16,0
2° Après broiement	72,0
Fabrique de ciment :	
1° Pendant le repos des ouvriers	130,0
2° Pendant le travail de 2 concasseurs	224,0

Hesse, dans le *Viertelj. f. Gerichtl. Medic.*, indique, par mètre cube également :

Maison d'habitation :	
Bureau	0
Chambre d'enfant	1,6
Atelier de sculpture (à moitié en plein air)	8,7
Agglomérés de charbon	14,3
Papeterie :	
1re expérience	22,9
2e expérience	24,9
Meunerie	47,0
Fonderie de fer (atelier de nettoyage)	71,7
Fabrique de souliers de feutre	175,0

Hesse, d'autre part, trouve qu'en dix heures de travail quotidien un ouvrier inhale en grammes de poussière ;

NATURE DE L'INDUSTRIE	POUR UN JOUR	POUR UN AN (300 jours)
Filature de crin	0,05	15,0
Scierie	0,09	27,0
Halle de machine à découper le coton	0,10	30,0
Meunerie	0,125	37,5
Fonderie de fer	0,14	42,0
Fabrique de tabac à priser	0,36	108,0
— de ciment	1,12	336,0

Les poussières les plus dangereuses rapportées aux mêmes quantités sont celles qui présentent des rugosités, soit sur leur périphérie, soit sur leur surface. Une poussière n'offrant pas d'arête vive, à l'aspect lisse, aura plus de chance d'être expectorée par la toux, qu'une autre qui se rattachera aux parois des conduits respiratoires par des aspérités d'autant plus dangereuses qu'elles seront plus fines et plus aiguës.

Ceci dit sans tenir compte des influences nuisibles dues aux actions chimiques et toxiques qu'il est fort difficile ou même impossible d'étudier séparément.

Les recherches du savant Th. Sommerfeld, médecin à Berlin[1],

1. *Traité des maladies professionnelles*, 1901.

qui ne sépare pas les actions physiques des actions chimiques, fournissent les tableaux suivants de décès dus à la phtisie pulmonaire dans différents centres ouvriers :

PROFESSIONS	NOMBRE DE DÉCÈS DUS A LA PHTISIE SUR 1.000 INDIVIDUS	NOMBRE DE DÉCÈS DUS A LA PHTISIE SUR 1.000 DÉCÈS
Professions sans production de poussières	2,39	381,0
Professions avec production de poussières	5,42	480,0
Professions moyennes	5,16	478,9
Population masculine de Berlin du même âge	4,93	332,3
Professions avec production de poussières métalliques :		
Industrie du cuivre	5,31	520,5
— du fer	5,55	403,7
— du plomb	7,79	501,7
Moyenne	5,84	470,6
Professions avec production de poussières minérales :		
Tailleurs de pierre	34,9	893,3
Porcelainiers	14,0	591
Maçons	4,26	382
Verriers	»	375
Moyenne	4,42	403,4
Cuirs, peaux, plumes	4,45	565,9
Laine, coton	5,35	554,1
Bois, papier	5,96	507,5
Tabac	8,47	598,4
Moyenne	5,64	537,04

Ogle[1] donne un pourcentage rapporté aux maladies des pêcheurs pris comme terme de comparaison, en tenant compte des affections pulmonaires d'hommes âgés de quarante-cinq à soixante-cinq ans.

1. *Mortality in relation to occupation* (Congrès international d'hygiène, 1891).

AIR	PROFESSION	MORTALITÉ DUE		
		A LA PHTISIE	A DES AFFECTIONS PULMONAIRES AUTRES QUE LA PHTISIE	AUX AFFECTIONS PULMONAIRES EN GÉNÉRAL
Pur	Pêcheurs	55	45	100
	Fermiers	52	50	102
	Jardiniers	61	56	117
	Ouvriers agricoles	62	79	141
Vicié	Merciers	84	59	143
	Marchand d'étoffe	152	65	217
Très vicié	Tailleurs	144	94	238
	Imprimeurs	233	84	317

Prenons maintenant le détail des diverses poussières que l'on rencontre dans l'industrie ; nous les séparerons en poussières animales, végétales et minérales.

POUSSIÈRES ANIMALES

Laine. — La poussière de *laine* affecte la forme de grains ronds provenant de la racine des poils ou de petites écailles de filament ayant l'épaisseur d'un poil très fin. Éminemment flexible elle colle facilement aux muqueuses, et son expulsion est pénible. Elle se rencontre en plus grande quantité aux abords des ateliers de filature, aux bobinages, etc., que dans le voisinage des métiers de tissage. Les fabriques de velours ont leur atmosphère viciée par quantité de poils ténus et courts de laine.

La remise en travail des vieilles laines est rendue particulièrement dangereuse par les poussières étrangères qui peuvent être absorbées pendant leur nettoyage, le déchirement des vieilles étoffes et la destruction par les acides des fibres végétales étrangères.

Soie. — Le *poil de vache* et la *soie* présentent des poussières presque inoffensives.

Os. — Il en est de même des poussières d'*os* qui se rencontrent en si grande quantité aux abords des moulins à os.

Ivoire. — La poussière d'*ivoire* est constituée de particules moins aiguës que celle de la *corne* qui se rencontre non seulement dans les ateliers de tourneur en corne, mais encore dans les fabriques d'engrais, à côté de celles du *noir animal*, des *phosphates de chaux*, des *déchets de cuir* et des *chiffons de laine*.

Poussières diverses. — Plus dangereuses sans contredit sont les poussières qui vont suivre : celles des *carapaces de tortue* qui se trouvent en quantité considérable dans les ateliers où se fait leur polissage pour la fabrication des objets courants en écaille.

Les poussières des *os de poisson*, en forme de lamelle, se collent à la muqueuse, ainsi que celles des usines pour le travail des *plumes*[1].

Les débris rencontrés dans les installations où l'on met en œuvre les *crins*, les *soies de porc* et les *fourrures* sont dangereux par eux-mêmes et surtout pendant leur mise en œuvre première, par la quantité de poussières étrangères inorganiques, qui sont forcées d'entrer dans l'atmosphère, puisque le but même de ce travail préparatoire est la séparation de ces poussières par le nettoyage.

POUSSIÈRES VÉGÉTALES

Garance. — La poussière de *racine de garance* que l'on obtient après avoir moulu les racines lavées, rapées et flambées du Rubia tinctorium pour en extraire l'alizarine est aussi peu nuisible, vu sa forme arrondie et sa toxicité nulle, que la poussière de la

1. Hirt (*Gewerbekrankheiten*, 1882), trouva dans les poumons de trois ouvriers en plume décédés, dont il faisait l'autopsie, les extrémités des bronches pleines de duvet, qui empêchait certainement l'accomplissement normal des fonctions de ces organes.

Poussières animales, végétales, minérales (Sommerfeld).

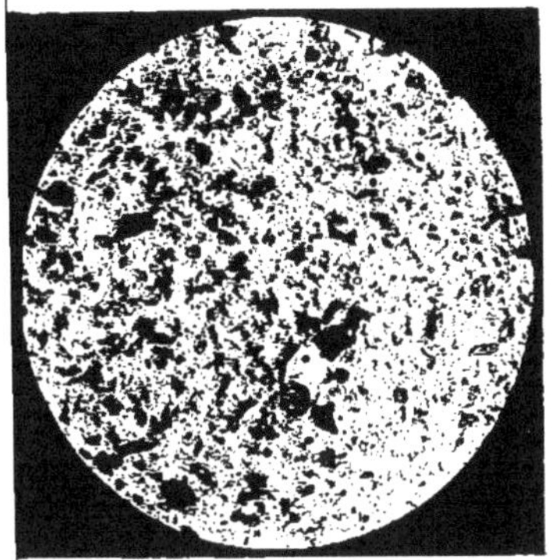

FIG. 1. — Poussière recueillie dans un atelier d'une fabrique d'objets en corne.

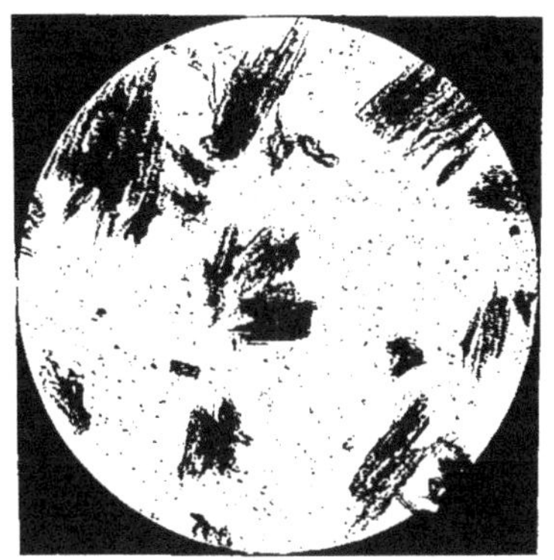

FIG. 3. — Poussière recueillie dans une menuiserie. — *Frêne.*

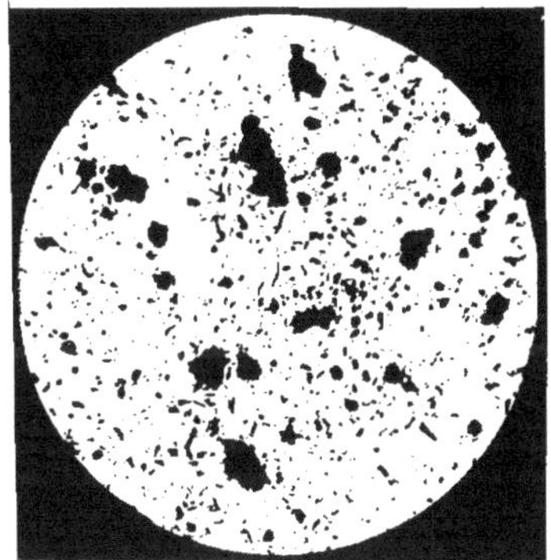

FIG. 2. — Poussière recueillie dans une fonderie. — *Fonte.*

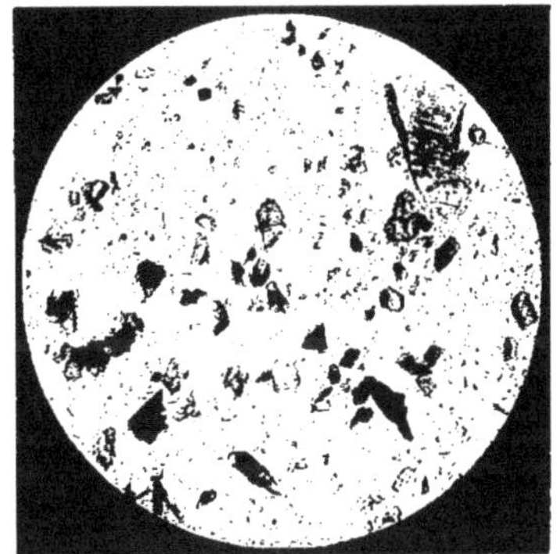

FIG. 4. — Poussière recueillie dans une carrière de granit.

chicorée extraite du Cychorium nitybris ou celle de la *farine de blé* ou de *gruau* de nos moulins.

Quant aux poussières du blé, produites quand on le bat, comme l'opération se fait presque toujours en plein air, soit à la main, soit mécaniquement, il est inutile d'en parler. Les poussières étrangères que l'on peut trouver aux différents étages de la meunerie sont dangereuses, tout comme les poussières de *bois*.

Bois. — De ces dernières, rien ne peut être dit de général; leur forme varie suivant la nature du travail, suivant la qualité du bois; on peut toutefois remarquer qu'elles sont d'autant plus ténues que le bois est plus dur.

Coton. — Au nettoyage du *coton* des balles, il se produit une poussière de sable et de terre et très peu de poussière de coton; au contraire, il s'en produit une grande quantité dans la fabrication de l'ouate, et Sœttem, dès 1836[1], observait une pneumonie cotonneuse. Dans les crachats blanchâtres, spumeux et visqueux des ouvriers malades, on trouva des flocons identiques à ceux de la poussière de l'atelier qui avait été inhalée.

L'autopsie vérifia le bien-fondé des hypothèses.

Lin. — La poussière de *lin* contient, en plus des particules de lin, du sable, de la terre et jusqu'à 13 0/0 de composés siliciques (Eulenberg); de plus, le lin est moins souple que le coton; sa poussière présente donc de ce fait un nouveau danger.

Chanvre. — La poussière de *chanvre* a beaucoup d'analogie avec la précédente (les fibres de chanvre sont toutefois plus friables); elle peut contenir en plus, quand le rouissage s'est opéré dans une eau très calcaire, des parcelles de chaux.

Jute. — Les poussières de *jute* seraient, parmi celles des matières textiles, les plus dangereuses, si le jute n'était pas très

1. *De la pneumonie produite par les poussières de coton* (*Annales ind. belges*, Bruxelles, 1836).

souple et très facile comme travail, car, une fois respirées, elles sont difficilement rejetées par les poumons.

Tabac. — En 1865 (XLe Congrès des naturalistes et médecins allemands), la poussière de *tabac* faisait déjà l'objet d'une communication de Zenker, qui avait donné le nom de *tabacose pulmonaire* à l'affection de deux ouvriers d'une manufacture de tabacs, dont les poumons atrophiés présentaient des taches brunes caractéristisques.

Depuis, on a démontré que l'intoxication pouvait encore se faire par les voies digestives et par le contact direct de feuilles de tabac sur l'épiderme.

Tardieu reconnut des symptômes d'intoxication chez un contrebandier qui passait le tabac en mettant les feuilles à même sur la peau.

Gilbert présenta, en 1889, à la Société des Hôpitaux de Paris, un ouvrier âgé de soixante-deux ans travaillant depuis quarante ans dans une manufacture de tabacs, atteint d'une maladie qu'il dénomma « hystérie tabagique », et qui consistait en un tremblement nerveux des extrémités.

Les femmes des manufactures de tabacs où la ventilation est insuffisante, souffrent de maux d'estomac et sont sujettes aux fausses couches (Delaunay et Bordier).

POUSSIÈRES MINÉRALES

Graphite. — La poussière de *graphite* est, de toutes les poussières minérales, la moins nuisible; on la rencontre dans les fabriques de crayons et d'agglomérés pour le noircissement à la mine de plomb; les crayons (brevet Conté, pluviôse de l'an III) se fabriquent en effet par le mélange de 2 ou 3 parties de graphite pulvérisé et une d'argile très pure parfaitement exempte

1. Greenbow ayant fait l'autopsie de deux ouvriers employés au teillage du lin, morts d'une maladie de poitrine, trouva dans la couche des poumons 22,2 0/0 de produits siliceux qui prouvaient que la mort était due à la chalicose pulmonaire (Voir page 24).

de chaux et de sable, dont on fait une bouillie très homogène que l'on chauffe en vase clos à une température d'autant plus élevée que l'on veut obtenir de la mine plus dure.

Charbon. — L'inhalation de la poussière de *charbon*, — c'est un des cas les plus fréquents d'absorption de poussière chez l'homme, — à l'état de noir de fumée ou de particules de charbon, provoque chez les mineurs, les mouleurs, les charbonniers, etc., une maladie à laquelle on a donné le nom général d'*anthracose*, dérivé de l'anthracosis, matière noire présentant les caractères chimiques du charbon, que l'on rencontre dans les poumons et ganglions bronchiques des malades (Pearson).

Les symptômes de la maladie sont assez vagues au début : malaise après le travail, allant quotidiennement en s'accentuant jusqu'à la toux, qui facilite l'expectoration de crachats.

A l'auscultation, râles bronchiteux, murmure respiratoire plus faible.

Le malade perd progressivement ses forces, est pris de diarrhée, de vomissements, et meurt en présentant les caractéristiques de la tuberculose.

Au début de la maladie, quand les voies respiratoires n'ont pas subi de modifications pathologiques, on dit que le malade est atteint d'anthracose physiologique.

Plus tard, avec l'épaississement de la séreuse pulmonaire, l'induration des tissus des poumons, qui deviennent noirâtres, emphysémateux, caverneux, les bronches se dilatent et se remplissent d'un liquide purulent, noirâtre, cependant que le cœur, atteint par suite de la gêne respiratoire, provoque un ralentissement dans la circulation du sang; la maladie se transforme successivement en pneumoconiose anthracosique, mélanose anthracosique des poumons ou anthracose indurée.

Grès. — L'inhalation des poussières de *grès* provoque une maladie à marche rapide, la *chalicose pulmonaire*.

Meinel[1] donne pour causes à la gravité de cette affection les

1. *Uber der Erkrankung der lungen durch kieselstaubinhalation* (1869).

irrégularités des surfaces des poussières de quartz, qui adhèrent facilement aux tissus de par leurs angles et y pénètrent aisément par leurs pointes.

Argile. — L'*aluminose* pulmonaire se rencontre dans les usines où l'*argile* est employée.

Paté donne la statistique suivante de décès à la faïencerie de Montereau :

ANNÉES	OUVRIERS	OUVRIERS EXPOSÉS AUX POUSSIÈRES	DÉCÈS TOTAUX	DÉCÈS D'OUVRIERS travaillant au milieu de poussières
1889	267	112	10	9
1890	269	112	11	9
1891	270	112	13	8

Les accidents dus à la chalicose et à l'aluminose sont du même ordre que ceux de l'anthracose ; les cavernes se forment plus nombreuses peut-être, et seules les colorations des crachats et liquides séreux diffèrent.

Calcium. — Les composés du *calcium* se trouvent en poussières, principalement dans les fabriques d'engrais artificiel, où sont mises en œuvre les scories de déphosphoration de l'acier (p. 268).

Cette poussière attaque les poumons et produit une expectoration noirâtre. La muqueuse prend une teinte grise ; elle est parsemée de petites cloques amenées par le contact de la chaux vive, cloques qui se transforment en ulcération complète des voies respiratoires en donnant lieu à une véritable pneumokoniose[1].

Baryum. — La poussière contenant du *baryum* est surtout nuisible par la réduction qu'elle peut opérer dans l'intestin. Elle provoque des coliques violentes, différant des coliques de plomb,

1. Cf. Ollive, *Epidémie de pneumonie chez les ouvriers où l'on pulvérise des scories de déphosphoration* (*Revue d'hygiène*, 1888).

en ce sens qu'elles sont loin de constiper le malade. De plus, il n'apparaît aucun liseré aux gencives.

Fer. — Les poussières de *fer* provoquent une maladie dénommée *sidérose*. On le rencontre dans l'organisme à l'état de poussières de fer industriel, de phosphate ferrique ou ferreux, de sesquioxyde de fer ou oxyde rouge.

Zenker[1], d'Erlangern décrit, en 1866, les deux premiers cas de sidérose pulmonaire : les crachats des malades renferment des cellules remplies de fer présentant à la lumière réfléchie une coloration rouge et l'examen microscopique découvre une grande quantité de particules isolées ou groupées.

Les poumons du premier individu sont recouverts de pseudo-membranes fibreuses et présentent sous cette membrane une coloration rouge brique visible à l'œil nu, qui est également celle de la surface pleurale des pseudomembranes et celle de la section du parenchyme encore aéré.

La surface interne des bronchiales est marbrée de taches de couleur identique provenant de dépôts granuleux. Les ganglions du hile sont normaux, noirs dans la couche médullaire, rouges dans la couche pariétale. Le liquide séreux trouble rencontré dans les tissus regardés au microscope est trouvé en grande partie composé de corpuscules qui ne sont autres que des parcelles d'oxyde de fer.

En attaquant 1.000 grammes de matière pulmonaire par de l'acide chlorhydrique, on retira 14gr,75 d'oxyde de fer.

Voici, d'ailleurs, le rapport d'autopsie d'un ouvrier ayant travaillé vingt-cinq années au polissage des glaces par l'oxyde rouge (rouge anglais).

« Dans le tissu de sclérose du poumon gauche, on trouve des parties aérées, généralement exsangues, d'une coloration locale légèrement grise qui se transforme le plus souvent en taches superficielles plus ou moins vastes, couleur ocre brun, qui est également celle de la substance interstitielle des tubercules miliaires. Au sommet — face postérieure — caverne de la taille

1. Zenker, *Ueber Staubinhalation Krauheiten d. Lungen* (1867).

d'une noisette aux parois internes à peu près lisses et couvertes de membranes grisâtres (qui, détachées, prennent la coloration ocre brun), peu adhérentes.

« Le poumon droit présente un aspect semblable.

« Les ganglions bronchiques et lymphatiques (trachée) sont tigrés de taches qui vont du gris ocre au noir. »

Cette étude se rapporte à la sidérose la plus commune; sur 11 cas étudiés jusqu'en 1874, 8 avaient été provoqués par des poussières d'oxyde rouge, 2 par des poussières de sesquioxyde (ateliers de ferblanterie), 1 par des poussières de phosphate ferrique (fabrique de couleur).

Merkel, qui étudia 9 de ces cas, indique comme très variable la durée du temps écoulé entre les premières inhalations de poussières et les premiers symptômes de la maladie : de neuf mois à vingt-cinq ans. Mais il ne faut guère plus de deux ans, en moyenne, pour parcourir le cycle des phénomènes qui séparent les premières manifestations de la fin.

Merkel donne, en 1871, les résultats de l'autopsie d'un ouvrier dont la profession, durant une douzaine d'années, consistait à passer au sable des plaques de tôle rouillées. On y retrouve les mêmes phénomènes que dans la précédente autopsie; les taches sont seulement plus foncées, noirâtres.

Plomb. — La poussière de *plomb* se présente avec l'aspect gris bleu, de forme ronde : elle pénètre dans l'organisme, soit dans le tube digestif à l'état de poussière, soit dans les poumons à l'état de vapeurs, ces vapeurs se condensant à l'état de poussière de plomb et se mélangeant à l'air respiré. La poussière peut également se déposer directement sur la peau.

L'intoxication professionnelle est surtout chronique : on la désigne sous le nom de *saturnisme*.

L'ouvrier atteint perd sa bonne mine ; sans appétit, il ne tarde pas à maigrir, les vomissements sont fréquents ; son teint est grisâtre.

Les gencives au voisinage des dents bleuissent : il se forme un « liseré plombique » de la largeur de 1 millimètre, provenant de l'imprégnation de la muqueuse par le sulfure de plomb qui se forme au contact de l'hydrogène sulfuré en dissolution dans les liquides buccaux. L'haleine est fétide, la langue semble constamment couverte d'un liquide sucré.

Le foie devient douloureux, diminue de volume, la constipation survient, qui peut atteindre une durée de quinze jours ; c'est alors une lésion du tube digestif : la « colique du plomb ».

Le malade ne cesse de se tenir le ventre, qui est rétracté, son pouls est petit, sans fièvre.

La respiration devenant difficile, l'ouvrier est atteint « d'asthme plombique ».

La peau pèle par endroits, et on a constaté des cas d'urémie et de paralysie des nerfs oculaires.

L'intoxication progressant, les douleurs apparaissent dans les jambes, les articulations sont douloureuses (arthralgie saturnine) : la paralysie survient, entraînant une incapacité définitive des membres.

Le saturnisme est héréditaire, les enfants de saturnins sont faibles et souffreteux : il n'est pas rare[1] de voir des accouchements avant terme de fœtus issus de l'union d'un saturnin et d'une femme saine.

Nous étudierons plus loin les mesures d'hygiène industrielles (ventilation, repas, etc.), qui ont permis d'abaisser les cas d'intoxication de 100 0/0 à 11 0/0 ; nous ne donnerons ici qu'un aperçu du traitement prophylactique :

« Régime lacté pour faciliter l'élimination par le rein, iodure de potassium, bains sulfureux, lavements. »

Nous reviendrons d'ailleurs sur le saturnisme provenant :

1° Des vapeurs de plomb en métallurgie ;

2° Des composés plombifères dans diverses industries ;

De façon à bien montrer la gravité des dangers du plomb dans l'industrie et l'importance qu'il y a, à observer des mesures d'hygiène rigoureuses.

Cuivre. — Le *cuivre* produit peu d'intoxication par sa poussière : on signale un nombre éminemment restreint d'ouvriers

1. Lewin, Berlin, 1893.

atteints de *cuprisme;* ces quelques cas présentent les mêmes symptômes que le saturnisme : le liseré des gencives est rouge brique.

Absorbé en petites quantités par les voies digestives, il n'est pas nuisible (expériences de Galippe sur un chien pendant plus de cent jours, de Toussaint sur lui-même pendant des semaines, de Burg, etc.).

A plus forte dose (20 centigrammes de sulfate de cuivre, par exemple), c'est un poison violent, caustique, qui provoque la paralysie des muscles en général, et de ceux du cœur en particulier (contre-poison : blanc d'œufs, l'albumine formant avec les sels de cuivre des composés insolubles).

Aluminium. — Les poussières de l'*aluminium* ne sont pas toxiques : l'absorption de l'alun produit des nausées et des vomissements; sa poussière irrite les poumons.

On ne connaît pas d'intoxication par le *nickel* et le *cobalt.*

Argent. — La poussière d'*argent* pénétrant dans la peau produit des taches bleu foncé : on les trouve particulièrement sur les doigts, sur le dos de la main, et plus rarement sur le visage et sur la poitrine des hommes travaillant la chemise entr'ouverte. On a signalé un cas d'*argyrose* chez un ouvrier qui transportait, les mains nues, des bâtonnets de nitrate d'argent dans une usine.

Zinc. — Le *zinc* se trouve en poussière; mais c'est surtout à l'état de vapeurs et, par conséquent, d'oxyde qu'on le rencontre, les vapeurs de zinc s'oxydant immédiatement au contact de l'air.

Au point de vue toxique, les sels de zinc se rapprochent des sels de cuivre (action sur le tube digestif produisant des vomissements violents).

Les ouvriers travaillant le zinc peuvent être atteints de troubles nerveux : exagération des réflexes, douleurs superficielles des membres.

Mais il faut les attribuer, moins au zinc qu'aux métaux étrangers que l'on rencontre dans ses poussières et qui peuvent atteindre, pour le plomb, 2,5 0/0, le cadmium, 5 0/0 et l'arsenic, 0,3 0/0.

Étain. — L'*étain* métallique n'est pas toxique ; il n'en est pas de même de ses oxydes ou chlorures.

Leur action est celle d'un poison corrosif : vomissements, douleurs épigastriques, selles abondantes, spasmes musculaires de la face et des membres, allant jusqu'à la paralysie.

Mercure. — Le *mercure*, étant liquide, ne produit pas de poussières, mais des vapeurs ; cependant il trouve sa place ici, à propos des poussières, car le composé d'où il est extrait, le cinabre ou sulfure de mercure, est solide et peut, par conséquent, donner lieu à des poussières.

L'extraction du cinabre est des plus dangereuses, et à Almaden, en Espagne, les ouvriers ne peuvent être occupés que peu de jours de suite dans la mine, sous peine d'intoxication grave, de sorte qu'ils ne travaillent que pendant une très courte partie de l'année.

Le mercure, qui agit sur l'organisme presque exclusivement par des vapeurs, produit rarement une intoxication professionnelle aiguë ; on a plus généralement un *hydrargyrisme* chronique : les malades perdent leurs dents, après gonflement des gencives, qui saignent légèrement. Ils salivent abondamment et ont une forte odeur de la bouche. Leurs muscles s'atrophient et deviennent absolument sans force. Ils sont affligés d'une déchéance constitutionnelle avancée (cachexie).

Arsenic. — L'empoisonnement par l'*arsenic* porte le nom d'*arsénicisme ;* le teint du malade est grisâtre ; des desquamations épidermiques se produisent, qui se transforment en ulcérations de la peau et des muqueuses ; il perd ses ongles et ses cheveux ; il est sujet aux conjonctivites, otites, vomissements, tremblements, affaiblissement, amaigrissement, anaphrodisie chez l'homme, avortement chez la femme.

On différencie la cachexie arsenicale de la cachexie saturnine et syphilitique par la présence, facile à reconnaître, d'arsenic dans les excréments.

Phosphore. — L'intoxication par le *phosphore* ou ses composés se reconnaît aisément. Le malade est sujet à des troubles gastriques, le foie ne fonctionne plus normalement ; les digestions sont pénibles, il a de violentes coliques. Son teint devient jaunâtre, les maux de tête sont fréquents ainsi que la toux et l'oppression pulmonaires.

Puis apparaît le « mal chimique », nécrose des os de la face commençant par les douleurs de dents, le gonflement des gencives, qui ne tardent pas à s'enflammer et à devenir purulentes, et l'attaque des maxillaires.

RESPIRATEURS

Le moyen le plus simple pour obvier à l'inhalation des particules ou des vapeurs des corps dont nous avons dit les actions sur l'organisme — et ce ne sont que les principaux parmi ceux que l'on rencontre dans l'industrie — consiste, à donner un **masque respirateur** aux ouvriers qui travaillent dans une atmosphère chargée de poussières.

En 1893, l'Association des Industriels de France contre les accidents du travail, avait ouvert un concours public pour la création d'un bon type de masque respirateur contre les poussières, comme elle l'avait déjà fait avec succès en 1892 pour la création d'un type de lunettes d'atelier. (Voir plus loin.)

Ce masque respirateur devait remplir les conditions suivantes :

1° Protéger efficacement la bouche et le nez de l'ouvrier contre l'absorption des poussières :

2° Ne pas être fragile, tout en étant léger, d'un port aisé et commode ;

3° Être d'un prix peu élevé, d'un nettoyage et d'un entretien faciles ;

4° Laisser la respiration complètement libre et ne pas échauffer le visage.

Sur les 21 concurrents ayant pris part au concours, la Commission d'examen avait choisi, comme se recommandant le plus à l'attention, les masques de MM. Détroye, Simmelbauer et Cie, Dr Détourbe et Dr Salomon.

Les principes de ces différents masques peuvent se ramener aux deux suivants :

Les uns donnent passage à l'air expiré et inspiré au moyen de portes spéciales formant soupapes, le forçant à traverser des voies différentes où il se débarrasse des particules nuisibles ; les autres emploient une voie unique contenant une surface filtrante.

Un appareil de premier genre que l'on rencontre souvent dans les usines étrangères est le :

Respirateur de Fels (Barmen). — Une embouchure en alu-

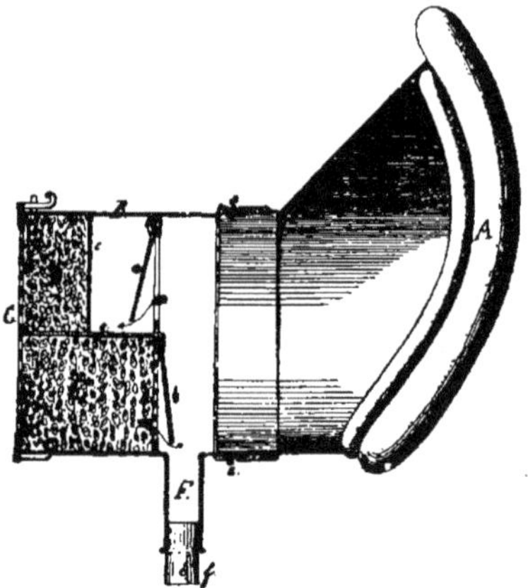

Fig. 5*. — Respirateur avec coussinet en caoutchouc de W. Fels, à Barmen.

minium A garnie de caoutchouc est fixée en *e* à un cylindre B divisé en deux chambres D, E, par la paroi *g*. L'air extérieur, au moyen de l'aspiration, pénètre à travers le fond perforé du cylindre C et traverse le coton contenu dans la chambre E, en soulevant la porte-soupape *b*, la soupape *a* étant maintenue sur son siège. Au moment de l'expiration, le mouvement inverse se produit, et l'air s'échappe par la chambre D; cette chambre est elle-même séparée en deux parties par une cloison *c*; l'une d'elles permet le jeu de la soupape, l'autre contient un peu de coton destiné à empêcher la rentrée des poussières. Une tubulure F venue sur le cylindre B et fermée par le bouchon en caoutchouc *f*, sert à la collection et à la vidange de l'humidité qui pourrait s'amasser dans l'appareil.

L'*appareil modifié de M. le D*[r] *Detourbe*, expérimenté dans les ateliers du chemin de fer du Nord et qui a donné de bons résultats, est du second genre.

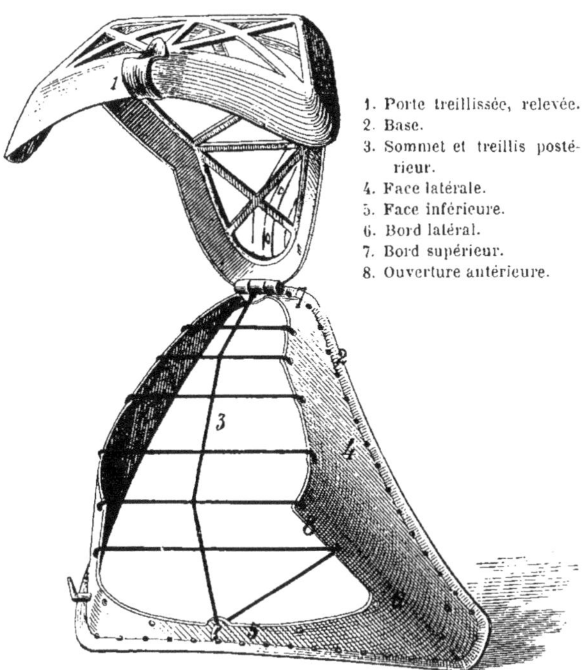

FIG. 6. — Respirateur du Dr Detourbe. — Masque non garni, vu en avant.

Il comprend un orifice d'aspiration triangulaire très largement ouvert, formé de trois plans réunis à angle obtus. Cet orifice est fermé par un treillis en fils d'aluminium à larges mailles garni de laine ou de coton qui forme la partie arrière d'une chambre filtrante dont la partie avant est constituée par un autre treillis métallique semblable au premier. On place dans la chambre filtrante une plaque d'ouate de 5 millimètres d'épaisseur. L'appareil s'applique exactement sur le visage par des courroies qui enserrent la tête et, pour assurer un contact parfait, il existe deux bandes élastiques, l'une à la hauteur du front, l'autre au niveau de la lèvre inférieure.

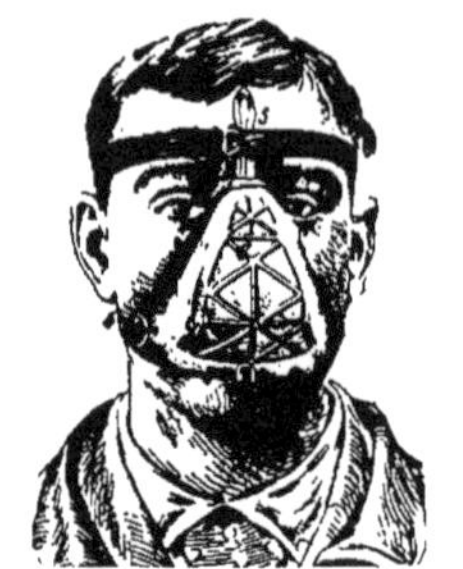

Fig. 7. — Respirateur du Dr Detourbe. — Masque garni, adapté au visage.

1. Petite courbure supérieure. — 2. Grande courbure inférieure. — 3. Courbe latérale. — 4. Angle latéral et bande inférieure. — 5. Levier et bande supérieure. — 6. Porte treillissée.

Ce masque présente les avantages suivants : adaptation parfaite aux lignes du visage ; fermeture hermétique aux poussières ; facilité d'inspiration de l'air pur et d'expiration de l'air vicié, aucune surface métallique intérieure n'étant à nu, l'humidité de l'air expiré ne se condense pas.

En raison de sa capacité la chambre à air ne peut s'échauffer. L'articulation de la parole est facile et la voix conserve toute sa sonorité.

Enfin le masque s'oppose à l'infiltration des mauvaises odeurs.

Ce dernier avantage fut remarqué par M. Bricogne, en 1895, sur un ouvrier qui travaillait depuis plus de quinze ans à broyer des couleur s c'est-à-dire dans une atmosphère saturée de poussières de sels de plomb. Au moment où il mit le masque respirateur pour la première fois, on pouvait constater chez lui les premiers symptômes du saturnisme.

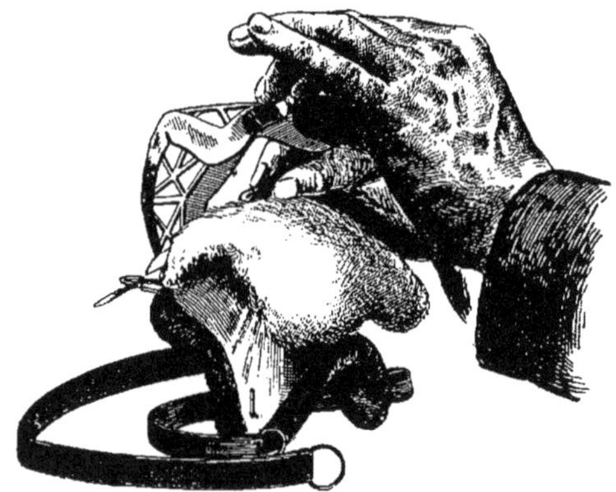

Fig. 8. — Respirateur du Dr Detourbe. — Pose de la feuille d'ouate.

La première chose que cet ouvrier observa fut que le masque

s'opposa à l'infiltration des odeurs; puis, au bout de cinq mois d'usage, il reconnut que sa santé, très altérée auparavant, lui était revenue; les accès de colique saturnine s'écartaient de plus en plus; son état général devint des plus satisfaisants.

LUNETTES D'ATELIERS

Une action des poussières qui, pour être locale, n'en est pas moins grave, entraîne l'obligation de donner aux ouvriers travaillant dans une atmosphère qui en est chargée, en même temps que des masques, des lunettes protectrices.

Les maladies des yeux causées par les poussières portent le nom d'ophtalmoconiose et sont produites soit par contact ou choc (action mécanique), soit par dépôts caustiques ou infectieux à la surface de la cornée, de la conjonctive et des bords palpébraux.

Elles débutent suivant l'action qui les provoque par une inflammation ou une mortification, précédant l'infection avec suppuration, et lésions profondes, qui se terminent en opacité plus ou moins complète de la cornée.

Les ophtalmoconioses, malgré leur gravité, sont moins à redouter cependant que les lésions traumatiques, qui peuvent varier depuis la simple érosion de l'épithélium jusqu'à l'écrasement complet de l'œil. Leurs causes résident dans le choc ou la pénétration des tissus de l'organe par des projections solides, liquides ou gazeuses, qui agissent soit par la masse et la forme de leurs substances, soit par leur action chimique (caustique, infectieuse, par exemple).

Les brûlures des yeux, qu'il faut se garder de confondre avec les lésions produites par les foyers lumineux et caloriques internes (blépharites des paupières, conjonctivites, cataractes professionnelles précoces des verriers, fondeurs et forgeurs) occupent également une place importante parmi les affections industrielles des organes visuels. Elles sont, on peut dire toujours, produites par le contact pénétrant ou non de particules brûlantes, solides, demi-fluides ou gazeuses, le plus souvent métalliques. Elles intéressent généralement les paupières, par suite de la fermeture instinctive des yeux, formant des eschares et quelquefois, rarement, des lésions profondes.

Les **lunettes d'atelier** sont destinées à protéger les yeux de l'ouvrier :

1° Contre les éclats et les projections, parties plus ou moins dures, froides ou brûlantes, qui se détachent brusquement et violemment des matériaux soumis au travail ;

2° Contre les poussières abondantes qui s'en dégagent ;

3° Contre les liquides dangereux, les vapeurs et les gaz nuisibles ;

4° Enfin contre l'éclat éblouissant des objets ou des foyers lumineux intensifs qui éclairent son champ d'activité ou l'atelier tout entier.

Le concours ouvert, en 1892, par l'Association des Industriels de France contre les accidents du travail pour la création d'un type de lunettes d'atelier était basé sur les conditions suivantes :

1° Être légères et solides, d'un port facile et commode ;

2° Être d'un prix peu élevé ;

3° Garantir efficacement les yeux contre les projections directes ou latérales de particules métalliques ou pierreuses ou de gouttelettes en fusion ;

4° Ne pas produire l'échauffement des yeux ;

5° Ne pas gêner la vision de l'ouvrier.

L'Association a récompensé entre autres le type de lunettes présenté par *M. Simmelbauer*, dont voici les caractéristiques :

La monture en fer-blanc porte en saillie de larges verres trapézoïdaux à épaisseur variable entre 2 et 6 millimètres. Une circulation d'air s'effectue devant les yeux pour éviter leur échauffement et leur gonflement, et cela par deux larges conduits latéraux rectangulaires et par des ouvertures ménagées en haut et en bas de la monture.

Ces lunettes, mises en essai dans certains ateliers, notamment dans les compagnies de chemins de fer, ont donné de bons résultats.

Le *Dr Detourbe* a construit contre les éclats et les projections, des lunettes constituées par deux pièces latérales en métal léger réunies par une pièce médiane en argentan.

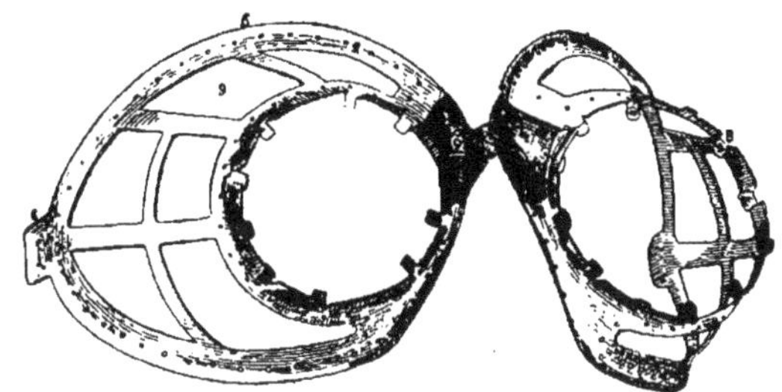

FIG. 9. — Lunettes du Dr Detourbe contre les éclats et les projections, partie métallique nue.

1. Pièces latérales. — 2. Pièce médiane. — 3. Sa partie moyenne. — 4. Ses parties latérales. — 5. Base d'application. — 6. Ses prolongements rectangulaires. — 7. Echancrure nasale. — 8. Monture des verres (ses segments et ses crochets). — 9. Surface ajourée.

Les pièces latérales ont la forme d'un tronc de cône irrégulier dont la grande base, bordée de cuir pour l'application, est dirigée en arrière et la petite représentée par l'enchassure des verres. La

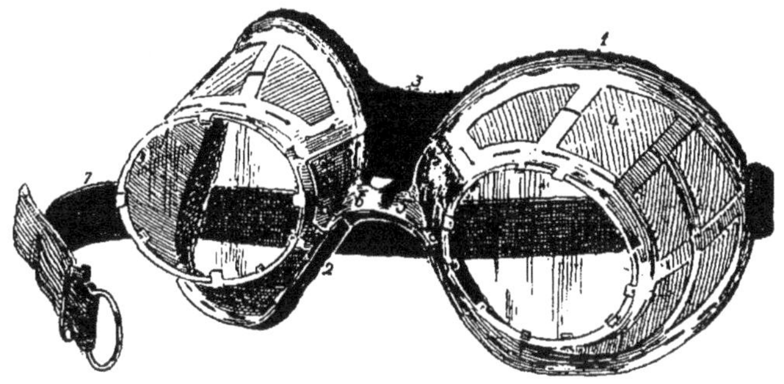

FIG. 10. — Lunettes contre les poussières.

1. Base d'application et ruban de feutre. — 2. Echancrure nasale et ruban de feutre. — 3. Pièce de feutre frontale. — 4. Surface ajourée et toile de lin. — 5. Partie moyenne de la pièce médiane. — 6. Languette recourbée maintenant la ligature, qui relie les lunettes au respirateur. — 7. Bande élastique.

cavité limitée par une surface ajourée garnie de toile métallique fait fonction de chambre à air.

La pièce médiane constitue une courbe de flexion variable pour l'adaptation parfaite des lunettes.

Les lunettes contre les poussières, du Dr Detourbe, ne diffèrent des lunettes contre les éclats que par leur pièce médiane, qui comporte une plus large échancrure nasale et présente en son milieu une languette destinée à maintenir une ligature immobilisant la coaptation des lunettes et du masque respirateur dont sont munis les ouvriers travaillant dans les milieux poussiéreux.

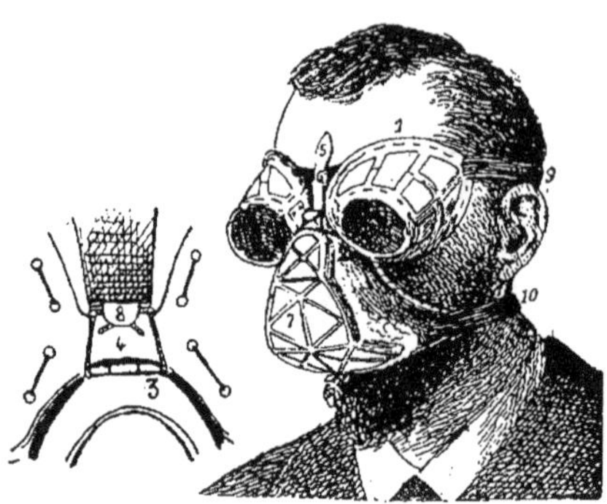

FIG. 11. — Lunettes du Dr Detourbe contre les poussières, adaptées au respirateur.

1. Leur base d'application garnie de feutre. — 2. Leur échancrure nasale, bordée de feutre et ajustée à la moitié supérieure du respirateur. — 3. Charnière du respirateur. — 4. Partie moyenne de la pièce médiane des lunettes. — 5. Levier du respirateur (sa courbe de flexion est cachée par la partie moyenne de la pièce médiane des lunettes). — 6. Orifices d'attache de sa bande élastique supérieure, enlevée. — 7. Surface ajourée de sa porte treillissée. — 8. Languette recourbée de la partie moyenne de la pièce médiane des lunettes, maintenant la ligature, qui relie les deux appareils. — 9. Bande élastique des lunettes. — 10. Bande élastique inférieure du respirateur.

Ces lunettes utilisent le verre : le modèle de la maison *Lövensohn* est construit avec du mica. Cette substance présente sur le verre l'avantage de mieux résister au choc des éclats lourds, mais elle est moins transparente que lui. L'air de refroidissement peut pénétrer soit par des orifices *f*, disséminés sur l'enveloppe métallique, orifices recouverts en partie pour empêcher leur obstruction par l'entrée directe des poussières (*fig.* 13), soit par un espace *b* formant couloir à chicane au-dessous de la monture du verre *a* (*fig.* 12).

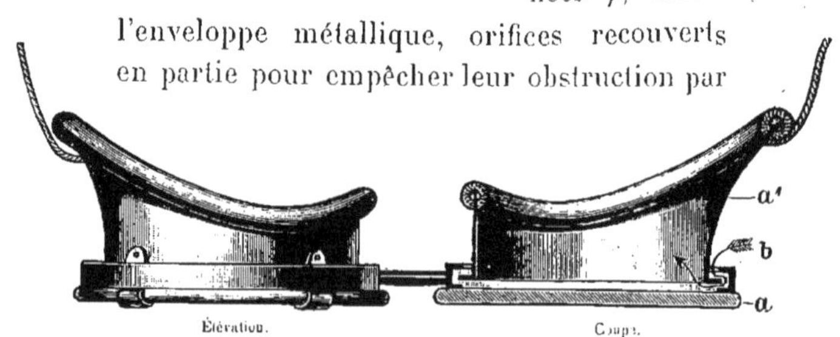

FIG. 12. — Lunettes d'atelier, modèle Löwensohn.

Les points d'appui de ces lunettes contre le visage sont garnis de bourrelet de cuir ou de caoutchouc a', pour éviter les blessures que pourrait produire le métal pressé sans cesse par les ressorts de l'attache.

L'intérieur des chambres de lunettes doit être peint en noir

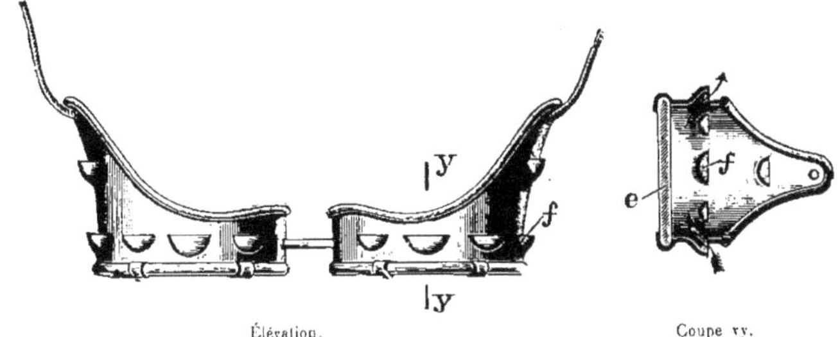

FIG. 13. — Lunettes d'atelier, modèle Löwensohn.

pour éviter aux yeux d'être gênés par les reflets de lumière réfléchie. L'attache à ressort doit être suffisante pour maintenir les lunettes en bonne place sans appui sur le nez et permettre toutefois leur enlèvement rapide, condition essentielle pour qu'elles soient utilisées par les ouvriers.

Un *protecteur pour le travail devant les feux* a été tout récemment mis en expérience par le Dr Detourbe : il assure non seulement la protection des yeux, mais encore celle de la tête et du cou contre la lumière et la chaleur rayonnante associées.

Ce protecteur est formé d'un écran de carton d'amiante dans lequel est enchâssé un verre composé, athermane. Ce verre est formé de trois lames de verre rectangulaires de 12 centimètres sur 6. La première, tournée vers le foyer, est en verre fumé, de teinte aussi neutre que possible et de 3 à 4 millimètres d'épaisseur; les trois lames sont séparées les unes des autres par un intervalle vide de 1 millimètre de largeur en communication libre avec l'air extérieur sur tout leur pourtour, sauf aux angles.

La première lame fumée absorbe presque tous les rayons lumineux et caloriques qu'elle reçoit du foyer, s'échauffe et émet vers la première lame de verre blanc des rayons caloriques obscurs, de température modérée et peu réfrangible, pour lesquels ce verre est athermane. Celle-ci les absorbe donc, s'échauffe à son tour, mais moins que le verre fumé et rayonne également de la chaleur obscure vers la deuxième lame de verre blanc dont la température s'élève aussi, tout en restant inférieure à celle de la lame précédente. L'air compris entre ces lames s'échauffe à leur contact, se dilate, s'élève, attirant à sa place l'air froid des couches inférieures qui recommence la même série de phénomènes. Ainsi s'établit un tirage contenu, une ventilation active qui soustrait le calorique aux lames de verre, les refroidit, diminue la température des rayons caloriques obscurs, émis vers les lames postérieures et, finalement, réduit à très peu la chaleur obscure rayonnée par la dernière lame vers les yeux.

Deux buttées, l'une supérieure, frontale, l'autre inférieure, labio-mentonnière (placée entre la lèvre inférieure et le menton), maintiennent l'écran et le verre à la distance voulue et empêchent les contacts avec la face et le nez. La buttée inférieure est mobile verticalement et s'adapte à toutes les figures, quelle que soit la longueur de la face.

Une courroie frontale et une bande élastique métallique, entourant le cou, assurent l'adaptation de l'appareil et son immobilité.

LES GAZ

Nous venons, à propos des poussières, de parler déjà des métaux à l'état de vapeur (plomb, zinc, mercure).

Nous allons parler ici des gaz[1] proprement dits.

Nous étudierons seulement ceux d'entre eux qui sont le plus généralement employés ou qui servent de base à de nombreuses industries secondaires.

Fluor. — Le *fluor* n'est point utilisé à l'état libre. Nous n'avons à envisager que ses composés industriels et principalement l'acide fluorhydrique.

On connaît son affinité pour l'eau, il est donc aisé de comprendre

1. Nous entendons par gaz, les corps qui se trouvent à l'état de vapeur à la température moyenne et à la pression normale.

qu'il attaque principalement les yeux et les muqueuses des ouvriers.

L'acide en dissolution aqueuse produit sur la peau des gangrènes qui commencent par des ampoules, des abcès, des suppurations.

On préconise, comme remède, l'emploi de cataplasmes à base de chaux.

Chlore. — Le *chlore*, respiré en petite quantité et de telle façon qu'on ne le sente pas dans l'atmosphère (1 volume de chlore pour 1 million de volumes d'air), provoque au bout de peu de temps une sensation de brûlure aux muqueuses du nez et des picotements aux yeux. Si la proportion devient de 2,5 volumes, les yeux pleurent, on tousse, et on ne peut supporter le séjour dans l'atmosphère ainsi chargée plus de quinze à vingt minutes; 0,004 de chlore pour 1.000 rendent l'air irrespirable[1].

Au delà, nous citerons d'après Thelmier, dans *Eulenberg's Gewerbhygiène*, le fait suivant :

Un chimiste croyant avoir devant lui un récipient vide, alors qu'il contenait en réalité du chlore, s'étant avisé, pour s'assurer de son précédent contenu, de rechercher l'odeur qui pouvait s'en dégager en plaçant directement son nez au niveau du goulot se trouva avoir respiré une forte quantité de chlore.

Il ressentit d'abord une violente sensation de brûlure des narines à la gorge et une oppression avec sentiment de serrement dans la poitrine, accompagnées de toux violente, qui durèrent sans discontinuer pendant trois jours. Le deuxième jour, un fort rhume de cerveau se déclara, accompagné de conjonctivite et de larmoiement. Le quatrième jour, une bronchite fut nettement caractérisée, qui dura environ une semaine, après quoi le malade se remit tout en conservant une sensibilité excessive du pharynx et un enrouement prononcé. Aucune fièvre n'avait été observée.

Quand l'absorption de chlore se fait pendant un temps plus long, les bronches sont attaquées, et la mort ne tarde pas à se produire par suite d'une hémorragie pulmonaire.

1. Matt, Kunkel, *Toxikologie*, 1899.

Les ouvriers travaillant dans les usines à chlore sont sujets également à des maladies de peau : l'acné du chlore a été décrite en dernier lieu par Bettmann (*Deutsche med Wochenschrift*, 1901).

On recommande l'emploi de protecteurs en caoutchouc épais (tels que : gants, etc.) pour les parties de la peau qui doivent être en contact direct avec le chlore.

Dans les usines d'eau de Javelle, d'eau de Labarraque, de chlorure de chaux, le chlore peut être ingéré dans l'appareil digestif.

En petites quantités il constipe et ne produit que des coliques sans gravité ; mais de plus grandes amènent, avec une toux plus ou moins violente, des troubles dans la respiration, dans les fonctions du cœur et du foie, le refroidissement des extrémités, en un mot, tous les symptômes de l'empoisonnement, sans vomissement toutefois.

Comme contre poison : eau, lait, eau albumineuse, lavages alcalins de l'estomac.

Brome. — Le *brome* produit des intoxications semblables à celles du chlore. Schuler[1] cite 3 cas, dont 1 mortel, d'accidents dus à l'extraction du bromethyle de l'esprit-de-bois. Il constate un abaissement de la température après ralentissement des battements du cœur, spasmes, tremblement des extrémités.

L'autopsie donne un sang clair et fluide dans les ventricules droits du cœur (les gauches sont vides) ; les poumons et le foie sont pleins de sang.

On observe plus rarement l'acné du brome.

Iode.— L'intoxication par l'*iode* présente les mêmes caractères : la diarrhée, les selles pénibles et sanguines, l'urine contenant de l'albumine et du sang en sont les caractéristiques.

L'atmosphère, chargée de 0,05 0/0 d'*acide chlorhydrique*, *bromhydrique* ou *iodhydrique* est irrespirable, 10 grammes suffisent à entraîner la mort.

Les ouvriers des usines chimiques où se fabriquent ces

1. *Deutsche Vierteljahr. f. öff. Gesundheitsphlege.*

acides sont sujets, soit à des affections des voies respiratoires, soit à des maux d'estomac provenant de l'ingestion d'eaux contenant en dissolution les acide (dont l'affinité pour l'eau est bien connue).

Soufre et acide sulfureux. — Les vapeurs de *soufre* ne sont pas toxiques. Il n'en est pas de même de celles de l'*acide sulfureux* (qu'on ne peut respirer au delà de 0,3 0/0) par suite de sa transformation en acide sulfurique. L'acidification du sang provoque sa décomposition et l'attaque des voies respiratoires peut produire des hémorragies mortelles.

Acide sulfhydrique. — L'acide *sulfhydrique* est un poison violent qui entraîne la mort instantanée dès 0,1 0/0. Une teneur de 0,08 0/0 est déjà dangereuse.

Il se produit une décomposition de l'hémoglobine du sang, et il n'est pas rare de trouver à l'autopsie des ouvriers atteints, leur sang et même leur cerveau fortement teinté en vert.

Contrairement à certains auteurs, nous ajouterons aux composés toxiques du soufre, le *chlorure de soufre*, dont les vapeurs chargées d'acide chlorhydrique en excès sont irrespirables et provoquent des troubles des voies respiratoires.

Ammoniaque. — 0,5 0/0 d'*ammoniaque* rend irrespirable l'air qui en est chargé : les muqueuses des voies respiratoires sont attaquées; elles prennent l'aspect qu'elles ont lors de la diphtérie, les yeux pleurent. Il peut survenir bronchite et conjonctivite aiguës; l'intoxication chronique n'existe pas.

L'absorption de la dissolution aqueuse de l'ammoniaque est dangereuse : en petite quantité, elle donne lieu à des vomissements violents, une plus grande entraîne la mort.

Acide azotique. — L'*acide azotique* affecte le système nerveux et décompose le sang.

Son action peut ne pas se faire sentir immédiatement. On a constaté que des ouvriers ayant respiré de l'acide azotique pendant un certain temps et qui semblaient ne pas en souffrir, perdaient soudainement connaissance, plusieurs heures après.

Nous terminerons cet exposé succinct des différents poisons industriels par l'étude d'une maladie dont les origines ne sont pas assez nettement définies pour avoir pu prendre place dans l'une des catégories précédemment étudiées.

ANÉMIE ANKYLOSTOMIASIQUE

L'anémie ankylostomiasique chez les mineurs est, croit-on, provoquée par la présence dans l'intestin et principalement dans le duodénum du malade d'un petit ver nématode : l'ankylostome duodénal. C'est un ver filiforme à sexe séparé qui peut atteindre une longueur de 18 millimètres. L'accouplement se fait dans l'intestin, la femelle y pond environ un million d'œufs que l'on retrouve dans les selles; la larve, pour en éclore, a besoin d'une température de 25° à 30°, température moyenne des galeries de mine.

C'est l'explication de la forte proportion de malades que l'on rencontre parmi les ouvriers du fond comparée à celle des ouvriers du jour, qui sont atteints dans les exploitations minières.

Au charbonnage de Bonne-Espérance [1], il y a environ 50 malades sur 100 ouvriers pris au hasard et, parmi ceux qui se plaignent de leur santé, les 7/8e sont atteints d'ankylostomiase.

Un autre examen fait plus tard dans la même exploitation par le Laboratoire provincial a donné seulement une proportion de 30 0/0 d'ouvriers indemnes. Il faut dire qu'un seul malade suffit pour contagionner rapidement toute une mine. Le charbonnage de Brenberg (Hongrie), où l'on n'avait jusqu'alors signalé aucun cas d'ankylostomiase, a vu brusquement, il y a quelques années, la moyenne des ouvriers atteints monter jusqu'à 80 0/0.

Il semble en effet que la maladie se transmette de la façon suivante : les œufs qui ont parcouru l'intestin, mélangés aux selles, soumis à une température rendant impossible leur évolution,

1. Émile Duclaux, *l'Hygiène sociale.*

se trouvant ensuite à une température convenable dans un milieu humide favorable, donnent naissance à des larves qui restent mélangées avec les excréments. Ceux-ci ne tardent pas à sécher et à se tranformer en une poussière menue qu'entraînent les divers courants d'air, et qui est amenée jusqu'aux chantiers, où elle est absorbée, avec les larves inhérentes, de diverses façons par les travailleurs, qui sont ainsi contaminés.

Il est donc nécessaire d'examiner avec le plus grand soin les diverses fosses pour interdire leur accès aux ouvriers déjà atteints. Bien que l'anémie confirmée, susceptible d'occasionner le chômage, passe pour ne plus exister à Anzin, l'ankylostome a été constatée chez un grand nombre de mineurs, constituant ainsi une menace permanente[1].

Voici, suivant des renseignements communiqués le 10 mai 1904 par M. Calmettes, son instigateur, les résultats d'une enquête commencée aux Mines d'Anzin par M. Lambert, pharmacien attaché à la Compagnie d'Anzin, ancien élève de l'Institut Pasteur de Lille.

Jusqu'à présent, sur 7 fosses examinées, 3 ont été reconnues infectées.

Dans l'une d'elles, sur 177 mineurs examinés, il en a été trouvé 18 infectés[2].

Dans une autre, sur 121 mineurs examinés, 3 infectés.

Et dans la troisième, sur 178 mineurs, 1 infecté.

Ensemble sur 476 mineurs, il en a été trouvé 22 infectés, soit 4,6 0/0.

Parmi les mineurs infectés un seul présentait des symptômes d'anémie grave ; les autres, quoique anémiés et ayant perdu une partie de leur vigueur musculaire, n'offraient pas de signes alarmants.

Les caractéristiques de la maladie sont les suivantes : peau anémiée d'une teinte jaune blafard spéciale (d'où l'appellation donnée quelquefois de *maladie jaune*), sans trace de vaisseaux, demi-transparente et amincie, légèrement œdématiée et fraîche,

1. Dr A. Manouvriez, de Valenciennes.
2. On provoque l'évacuation des vers par l'extrait éthéré de fougère mâle.

surtout aux extrémités ; sudorèse facile et abondante, sans jamais de frisson ni sensation de chaleur; muqueuses également anémiées, blanches et affaissées. Diminution de la sensibilité tactile et augmentation de sensibilité au froid et au chatouillement.

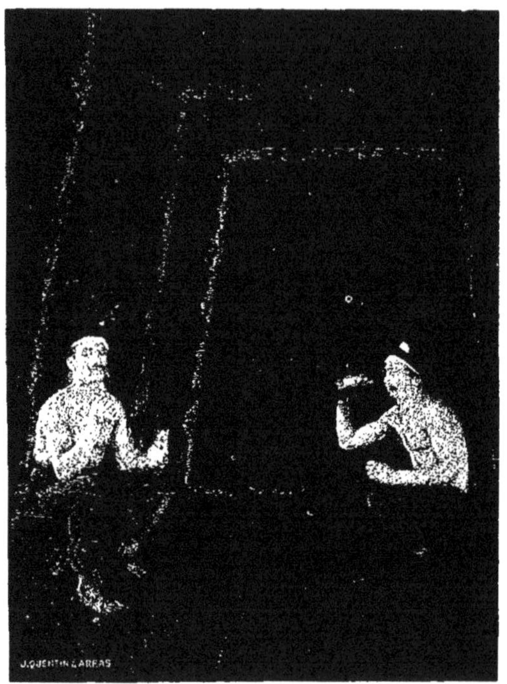

FIG. 14. — Le déjeuner au fond de la mine.

Céphalalgie avec étourdissement, demi-syncopes et tintements d'oreilles ; mydriase et quelquefois amblyopie. A l'ophthalmoscope, décoloration de la choroïde, œdème et anémie papillaire. Dyspnée, et palpitations de cœur avec bruits de souffles anémiques, cardiaques et vasculaires, et parfois frémissement cataire; pouls dépressible et fréquent (de 84 à 116 pulsations) ; température ascillaire pouvant monter à 38°.

Soif, appétit capricieux et diminué, nausées, douleurs épigastriques, borborygmes ; hypertrophie et plus tard atrophie du foie.

Urine d'une couleur vert pré remarquable. Excitation ou impuissance génésique.

Douleurs des membres abdominaux ; crampes dans les mollets; faiblesse, somnolence, irascibilité, nonchalance et tristesse.

La durée de cette forme est très longue; elle peut se prolonger treize ans.

Dans les fosses infectées d'anémie, et dans celles-là seules, il s'est développé de tout temps des affections cutanées spéciales, prurigineuses, « ampoules », éruption papulo-vésiculo-pustuleuse analogue à l'eczéma et plus particulièrement les gourmes urticaires tubéreuses, parfois persistantes, qui paraissent avoir une certaine relation avec l'anémie, qu'elles précéderaient très souvent de trois à six mois et un an.

Lorsqu'elles sont nombreuses, les gourmes déterminent un retentissement sur les voies respiratoires : bronchite catarrhale intense, dite « catarrhe des gourmes », pouvant occasionner à la longue de l'emphysème pulmonaire sans anthracose.

Ces éruptions sont causées par le contact (de douze à vingquatre heures après) avec l'eau des galeries, la houille humide, les boisages pourris et même le simple poussier de charbon.

Mesures à prendre. — Les mesures prophylactiques proposées par le Dr A. Manouvriez, un spécialiste qui s'occupe de l'anémie des mineurs depuis quelque trente ans, à la Commission de l'Ankylostomiase, de l'Académie de Médecine, le 3 mai 1904, sont les suivantes :

1° Installation au fond et usages de tinettes mobiles contenant une poudre désinfectante, telle qu'un composé de sulfate de fer et de plâtre à réaction acide; et désinfection des selles déposées hors des baquets au moyen de la même poudre, avec superposition d'une couche épaisse de terre ou de poussier de charbon, ou plus simplement au moyen de tourbes sèches.

Il faut savoir que les œufs du ver sont tués par une température de 50°, et par des solutions concentrées de chlorure de soude et des acides sulfurique et chlorhydrique ; en traitant les selles par ces agents, on éviterait la propagation de la maladie.

Les larves sont rapidement tuées par la chaux vive.

2° Mise à la disposition des ouvriers d'eau propre pour le

lavage des mains avant leurs repas ; recommandations aux ouvriers de porter le moins possible les doigts à la bouche.

Installations de douches plutôt que des lavoirs communs, sources de contamination mutuelle ; les vêtements de travail doivent être laissés dans un vestiaire du carreau de la fosse ; ils seront lessivés sur place ;

3° Instructions pratiques données aux ouvriers ;

4° Maintien des travaux dans le meilleur état de propreté possible ; badigeonnage des boisages avec la chaux vive, à l'action de laquelle les larves sont très sensibles ; aspersion d'eau salée ;

5° Enfin ventilation suffisamment énergique pour maintenir la température intérieure de la mine au-dessous du degré favorable à l'incubation des œufs, à l'éclosion et au développement des larves, par conséquent au-dessous de 18° si possible.

Le moyen le plus simple, à notre avis, serait une entente mutuelle des divers ouvriers pour « prendre l'habitude d'aller à la selle chez soi ou avant de descendre à la mine[1] ». Il est plus facile qu'on ne croit de donner à son intestin des habitudes régulières qui, en l'occurrence, auraient le double avantage d'être loin de nuire à la santé même de l'individu et d'éviter que celui-ci ne nuise à la santé des autres.

Une mine sans déjection cesserait progressivement et rapidement d'être dangereuse sans pour cela infecter les « lieux » du jour, l'expérience ayant nettement montré que les œufs ne peuvent parvenir à l'éclosion qu'à une température moyenne que l'on ne trouve à la surface du sol que dans les pays chauds, comme l'Égypte, le Texas, etc.

1. Commission provinciale de Liége.

CHAPITRE II

DISPOSITIONS COMMUNES A TOUTES LES INDUSTRIES

AÉRATION — VENTILATION — CHAUFFAGE VESTIAIRES — LAVABOS — RÉFECTOIRES — CABINETS D'AISANCES

Aération. — La respiration devant se faire dans de bonnes conditions, il est nécessaire d'assurer aux ouvriers travaillant dans un local fermé de l'air aussi pur que possible en quantité suffisante et renouveler cet air qui se vicie pour des causes multiples.

En ce qui concerne la pureté de l'air, l'article 3 du décret du 29 novembre 1904 dit :

« L'atmosphère des ateliers et de tous les autres locaux affectés au travail sera tenue constamment à l'abri de toute émanation provenant d'égouts, fosses, puisards, fosses d'aisances ou de toute autre source d'infection.

« Dans les établissements qui déverseront les eaux résiduaires ou de lavage dans un égout public ou privé, toute communication entre l'égout et l'établissement sera munie d'un intercepteur hydraulique fréquemment nettoyé et abondamment lavé au moins une fois par jour.

« Les éviers seront formés de matériaux imperméables et bien joints, ils présenteront une pente dans la direction du tuyau d'écoulement et seront aménagés de façon à ne dégager aucune odeur.

« Les travaux dans les puits, conduites de gaz, canaux de fumée, fosses d'aisances, cuves ou appareils quelconques pouvant contenir des gaz délétères ne seront entrepris qu'après que l'atmos

4

phère aura été assainie par une ventilation efficace. Les ouvriers appelés à travailler dans ces conditions seront attachés par une ceinture de sûreté. »

Quel est le cube d'air minimum par ouvrier que doit avoir un atelier?

Lorsque plusieurs personnes sont enfermées dans un local restreint, l'air se vicie beaucoup plus vite; les proportions de ses éléments constitutifs varient, l'humidité augmente, et les germes des maladies, telles que l'anémie et la chlorose, se développent avec rapidité.

Le Comité consultatif d'Hygiène publique de France avait proposé de fixer ce minimum à 8 mètres cubes par ouvrier. Mais cette disposition ne serait pas possible dans un très grand nombre d'ateliers situés dans les villes, où l'espace est limité; il suffit, d'après le décret du 29 novembre 1904, que « les locaux fermés affectés au travail ne soient jamais encombrés; le cube d'air par personne employée ne pouvant pas être inférieur à 7 mètres cubes » (art. 5, § 1).

De plus, pour faciliter le contrôle du cube d'air réservé à chaque ouvrier, un avis affiché dans chaque atelier indiquera le nombre des personnes qui peuvent y être occupées.

Nous avons dit que les causes de viciation de l'air étaient nombreuses; outre la production d'acide carbonique provenant de la respiration et de la combustion des foyers ou des appareils d'éclairage, il y a les dégagements de poussières, de gaz et vapeurs.

La ventilation en temps qu'évacuation de ces poussières, gaz et vapeurs se fait au moyen de dispositifs particuliers qui prennent ces matières nuisibles à la source même, et au fur et à mesure de leur production pour les conduire en dehors de l'atelier. Tous ces dispositifs seront étudiés d'une manière spéciale dans chaque industrie.

On a bien recours aux masques respirateurs décrits plus haut; mais souvent ce sont des moyens de protection insuffisants parce que l'ouvrier les regarde comme une contrainte et il cherche à s'en affranchir. Il est donc nécessaire que l'industriel prenne des moyens automatiques indépendants de la volonté de l'ouvrier pour assurer la salubrité de ses ateliers, et cela au lieu même de production des dégagements nuisibles. C'est ce qu'indique l'article 6 du décret précité :

« Les poussières ainsi que les gaz incommodes, insalubres ou toxiques seront évacués directement au dehors des locaux de travail au fur et à mesure de leur production.

« Pour les buées, vapeurs, gaz, poussières légères, il sera installé des hottes avec cheminées d'appel ou tout autre appareil d'élimination efficace.

« Pour les poussières déterminées par les meules, les broyeurs et tout autre appareil mécanique, il sera installé autour des appareils des tambours en communication avec une ventilation aspirante énergique.

« Pour les gaz lourds, tels que vapeurs de mercure, de sulfure de carbone, la ventilation aura lieu *per descensum ;* les tables ou appareils de travail seront mis en communication directe avec le ventilateur.

« La pulvérisation des matières irritantes ou toxiques ou autre opération, telles que le tamisage et l'embarillage de ces matières, se feront mécaniquement en appareil clos. »

Poussières. — On peut dire que les poussières se rencontrent en plus ou moins grandes quantités dans toutes les industries ; mais il en est un certain nombre où elles sont particulièrement dangereuses par leur abondance, leur ténuité, leur action toxique. Les industries suivantes se trouvent parmi celles-ci :

Batteurs d'or ;
Broyage de liège ;
Fabriques de cordages ;
— feutres ;
Filatures et tissages ;
Manufactures utilisant les machines à bois,
— — — à chaussures ;
— — — à polir ;
— — meules d'émeri ;
Moulins à farine ;
Moulins à couleurs ;

Machines à ciments, pierres, etc. ;
— à produits chimiques ;
— à écorces ;
Nettoyage de grains, etc ;
Fabriques de papiers ;
Sucreries ;
Triages de chiffons, etc.

Sans vouloir indiquer ici tous les appareils qui ont été inventés pour l'enlèvement des poussières au moment de leur formation, sans décrire non plus les divers cas particuliers que nous retrouverons, par la suite, aux différents chapitres, nous croyons devoir résumer les quelques principes généraux qui peuvent servir à l'étude de toute installation faite dans ce but, principes indiqués par les nombreux spécialistes, parmi lesquels nous citerons l'inspecteur Karl Hauck, dont nous avons été appelés à consulter l'article paru dans le bulletin viennois *Zeitschrift für Gewerbe-Hygiène*, *Unfall-Verhütung und Arbeiter-Wohlfarts-Einrichtungen*, qui a eu un grand retentissement dans le monde industriel.

Les poussières proviennent soit du travail des matières, soit de leur manipulation, de leur transport : pour les combattre ou tout au moins les diminuer, il importe de fixer exactement, tout d'abord, leurs origines, car c'est dès leur production qu'il convient de les entraîner.

Dans une fabrique de chlorure de chaux, par exemple, où primitivement on était astreint à pelleter le produit à l'intérieur des chambres pour le transporter ensuite à la brouette, on est arrivé à diminuer la poussière inhérente à cette manipulation et à ce transport en poussant par des ouvertures, pratiquées à cet effet dans le sol des chambres, le chlorure qui tombe dans des tonneaux placés au-dessous de ces ouvertures.

Dans les usines à zinc, on évite les poussières de zinc qui se dégagent lors du déchargement des cornues où s'est effectué le traitement du minerai, en faisant tomber les cendres résiduaires dans les sous-sols par des ouvertures ménagées dans le plancher, en face de chaque four.

Une méthode qui donne de bons résultats pour empêcher les poussières de se répandre dans les ateliers consiste à humecter d'eau les matières dégageant cette poussière : mais cette humidification, qui est quelquefois tout à fait impraticable, peut entraîner des modifications de procédé avec opérations supplémentaires, ou augmentation de main-d'œuvre. Elle s'applique cependant, entre autres, à l'industrie des meules (taille de la pierre), au triage des chiffons, au déplacement des matériaux poussiéreux (gravois et cendres), aux travaux de démolition, etc.

Un autre procédé consiste à envelopper complètement l'appareil producteur de poussière; nous citerons comme exemple :

Les broyeurs à boulets qui sont enfermés dans des enveloppes métalliques;

Le triage magnétique des minerais qui se fait dans des caisses en verre;

Les machines à bronzer placées dans des caisses en bois avec parois vitrées : dans ces caisses on place les objets à poudrer; une des parois est munie de deux larges manches terminées par des bracelets avec élastiques en caoutchouc dans lesquels l'ouvrier passe les bras pour travailler;

Le crible à main usité dans les fabriques d'émail, qui peut être également enfermé dans une caisse avec fermeture hermétique, grâce à des bandes de feutre; le crible est mis en mouvement par une tringle passant à travers une sorte de manche en étoffe, fixée d'une part à la caisse, de l'autre à la tringle. La matière première de l'émail qui est nocive et qui occasionne le saturnisme, ne peut atteindre le personnel.

Le travail au jet de sable des plaques de verre ou de pierre, se fait en plaçant ces plaques dans une chambre séparée de la place de l'ouvrier par une cloison avec fenêtre vitrée; celui-ci dirige le jet de sable sur la plaque à travailler au moyen d'un éjecteur qui traverse la cloison, grâce à une sorte de manche en tissus épais.

Avant l'installation de ces chambres on avait essayé de munir les ouvriers d'un casque assez semblable au casque de scaphandrier avec prolongement en toile sur les épaules et sur la poitrine; mais les ouvriers se débarrassaient vite de cette coiffure, qui leur semblait ridicule.

Les fours utilisés en métallurgie et particulièrement pour la fabrication des produits émaillés dégagent beaucoup de poussières. On les évacue en installant devant ces fours une hotte avec cheminée de dégagement, dans laquelle l'air chaud qui sort du four s'élève rapidement à travers la cheminée et entraîne la poussière dont il est chargé.

Tous ces dispositifs un peu primitifs ne peuvent convenir que pour des appareils très spéciaux. Il existe un procédé général s'appliquant à toute industrie, employant dans un même atelier un certain nombre de machines semblables, produisant des poussières et des déchets de même nature : chaque appareil est muni d'un aspirateur spécial en relation par un tuyau métallique ou en toile : 1° soit avec un ventilateur et la canalisation générale ; 2° soit avec une canalisation, qui conduit les poussières à un ventilateur les refoulant par une cheminée, dans l'atmosphère ou dans les chambres où elles se déposent quand il y a inconvénient à les rejeter au dehors.

Sur la canalisation on peut placer des séparateurs de pous-

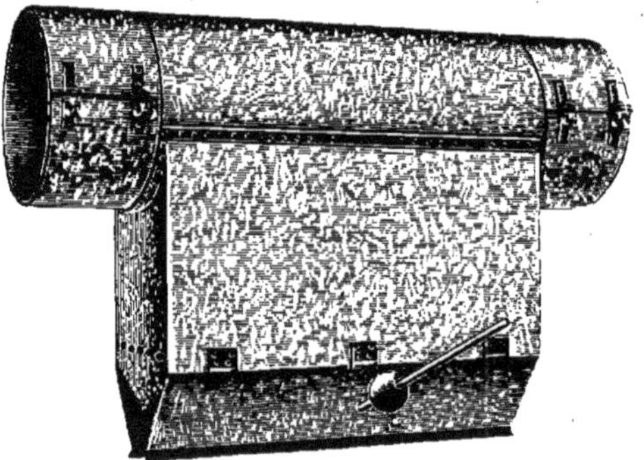

Fig. 15. — Séparateur Danneberg et Quandt.

sières, cyclones ou autres, remplissant le même office que ces chambres à poussières. L'un de ceux-ci se compose d'une caisse en tôle rivée sur le tuyau à poussière et terminée à sa partie inférieure en V par deux plats dont l'un, mobile autour de charnières, sert de fermeture en temps ordinaire par l'action d'un contrepoids et peut s'écarter sous le poids des matières qui s'y accumulent par suite du ralentissement de la vitesse de l'air pour la vidange.

Le *cyclône* Sturtevant est cylindrique à sa partie supérieure

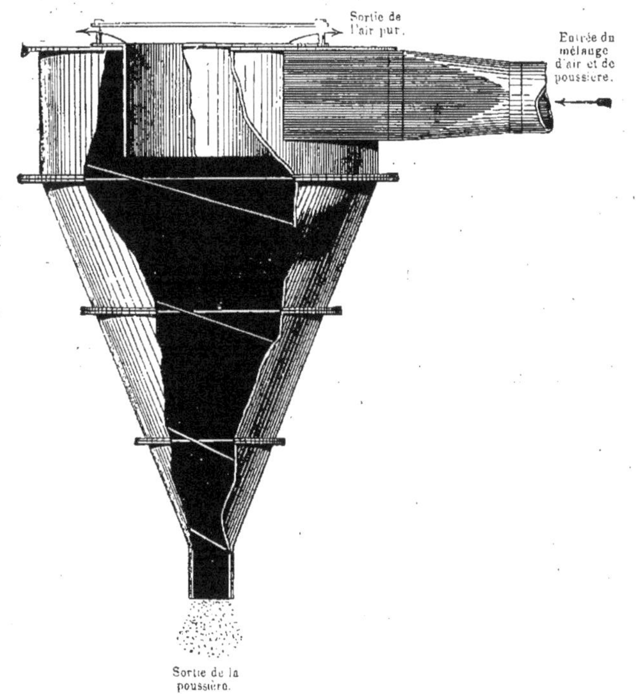

Fig. 16. — Cyclone Sturtevant.

tronconique à sa partie inférieure. L'air entre suivant une direction tangentielle, frappe les parois du séparateur, prend un mouvement tourbillonnant qu'il communique aux matières en suspension. Celles-ci descendent alors le long des parois vers l'orifice d'échappement inférieur où elles sont recueillies dans un réservoir quelconque. L'air pur, séparé de toute poussière, s'échappe par l'orifice central ménagé dans le fond supérieur du séparateur.

La canalisation est placée soit à la partie supérieure des ateliers : dans ce cas, l'enlèvement des poussières a lieu *per ascen-*

sum, comme cela se passe pour les particules légères, les gaz ou les vapeurs ; soit dans les sous-sols, enlèvement *per descensum* appliqué aux déchets poussières et vapeurs lourdes.

Le choix à faire entre l'un ou l'autre de ces modes d'entraînement ne dépend donc que de la nature des produits à évacuer ; la vitesse du vent, d'après M. Karl Hauck, doit être aussi grande que possible pratiquement, et la direction de l'air, autant que faire se peut, de même sens que le dégagement des poussières ; d'autre part, comme la vitesse du vent décroît rapidement avec l'éloignement de l'orifice d'aspiration, cette ouverture doit être très rapprochée de l'origine des poussières.

Il importe aussi de veiller à ce que l'aspiration des poussières contenues dans l'air de l'atelier ne vienne jamais au niveau des organes respiratoires du personnel. Il est donc bon, si la source de poussières est plus basse que ce niveau, de faire l'aspiration par le bas, quelle que soit la densité de la poussière.

Mais, quoi qu'on puisse faire, une certaine quantité de poussière très ténue échappe à l'action des ventilateurs qui vient s'attacher aux parois de l'atelier ou aux endroits susceptibles de la retenir, et à chaque déplacement d'air déterminé par les personnes ou le fonctionnement des machines, ces masses de poussière au repos peuvent être soulevées et mélangées à nouveau à l'air de l'atelier. Il importe d'y remédier par une propreté méticuleuse facilitée par des dispositions se prêtant au nettoyage ; on devra, par exemple, arrondir les angles des murs autant que possible, recouvrir les murs d'enduits ou de revêtements pouvant subir les lavages et arrosages, éviter les parties saillantes, vernir les bois apparents pour pouvoir les laver, employer pour le chauffage des tuyaux unis de préférence aux tuyaux à ailettes.

En un mot, on observera l'article 1er du décret du 29 novembre 1904 :

« Les emplacements affectés au travail dans les établissements visés par l'article 1er de la loi du 12 juin 1893, modifiée par la loi du 11 juillet 1903, seront tenus en état constant de propreté.

« Le sol sera nettoyé à fond au moins une fois par jour avant l'ouverture ou après la clôture du travail, mais jamais pendant le travail.

« Ce nettoyage sera fait soit par un lavage, soit à l'aide de brosses ou de linges humides, si les conditions de l'exploitation ou la nature du revêtement du sol s'opposent au lavage. Les murs et les plafonds seront l'objet de fréquents nettoyages; les enduits seront refaits toutes les fois qu'il sera nécessaire. »

Le nettoyage journalier du sol exige certaines précautions : la nécessité de le faire en dehors des heures de travail est commandée par l'obligation de soustraire le personnel à l'action des poussières que soulève le balayage, ces poussières pouvant contenir des parcelles de crachats desséchés, germes de la tuberculose.

Le balayage à sec étant interdit, il convient d'asperger d'eau le sol avant de le balayer, ou mieux d'y jeter du sable ou de la sciure humide, ou encore, si la constitution du sol le permet, de procéder à un lavage complet. On peut utiliser, dans ce cas, un rabot à lame de caoutchouc semblable à celui employé à Paris par le Service de la Voirie pour le nettoyage des chaussées bitumées. Ce rabot, introduit en France par M. Raffard, est formé d'une lame de caoutchouc de 1 centimètre d'épaisseur, 18 à 50 centimètres de longueur, serrée par des petits boulons entre deux pièces de bois dur qu'elle dépasse de 2 centimètres. On la pousse avec un manche, et, en épousant la surface à nettoyer, elle soulève la boue qui a été formée, auparavant, en mouillant le sol.

Cet appareil est préférable aux prélards, sorte de balais composés de lanières en laine que nous avons vu employer dans les casernes et qui donnent de mauvais résultats : on arrive tout au plus à accumuler une sorte de boue que le prélard ne peut enlever.

Dans les locaux où se fait le travail des matières organiques altérables, le lavage doit être effectué avec une solution désinfectante.

Il est bon de procéder aussi périodiquement, au moyen d'un puissant jet de pompe, au lavage de la toiture, des murs, des fenêtres, etc.

Le nettoyage des fenêtres, en particulier, ne se fait pas souvent, parce qu'il est considéré comme dangereux, surtout lorsque ces ouvertures sont placées à une certaine hauteur et qu'il est nécessaire de nettoyer les vitres à l'extérieur. En effet, l'ouvrier qui, pour cette opération, est monté sur une grande échelle, risque des chutes très graves : et il est évident que l'on redoute d'exposer ainsi la vie d'un homme.

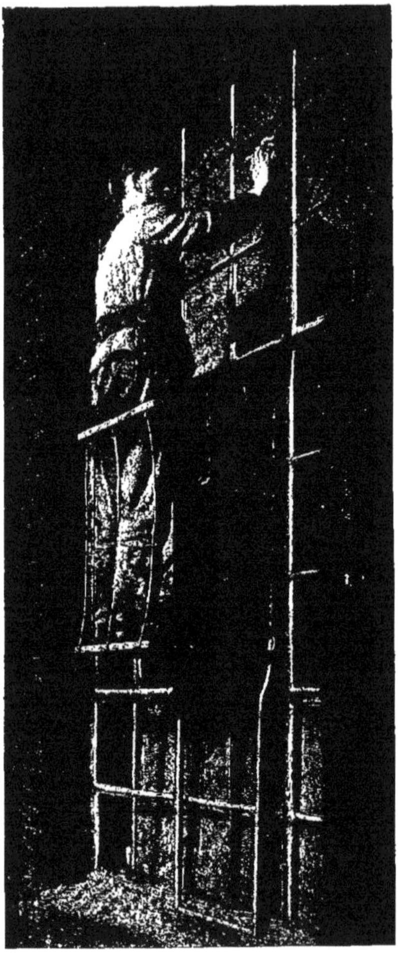

Il existe un dispositif, dit *garde-corps*, pour le nettoyage des vitres par l'extérieur, dans les ateliers à plusieurs étages. Cet appareil replié est passé par la fenêtre ouverte. Des tiges-guides s'appliquent en bas de l'extérieur et en haut de l'intérieur contre la croisée. Au milieu de leur longueur, elles sont disposées en fourche et prennent, avec leurs griffes intérieures et extérieures, par dessus le cadre de la fenêtre, maintenant ainsi le garde-corps en place. L'ouvrier s'attache, de plus, à l'aide d'un crochet de sûreté, à une traverse portée par les tiges-guides à l'intérieur (*fig.* 17).

Fig. 17. — Garde-corps pour le nettoyage des vitres par l'extérieur dans les ateliers à plusieurs étages (Usines Krupp).

Comme sécurité supplémentaire, l'ouvrier est attaché à l'aide d'un crochet de sûreté.

Buées. — Les buées sont des vapeurs qui, pour n'être pas toxiques, n'en sont pas moins nuisibles, et comme la proportion d'humidité de l'air ne doit jamais dépasser 80 0/0 sous peine de nuire aux machines et surtout à l'organisme, il importe de les enlever quand elles se produisent

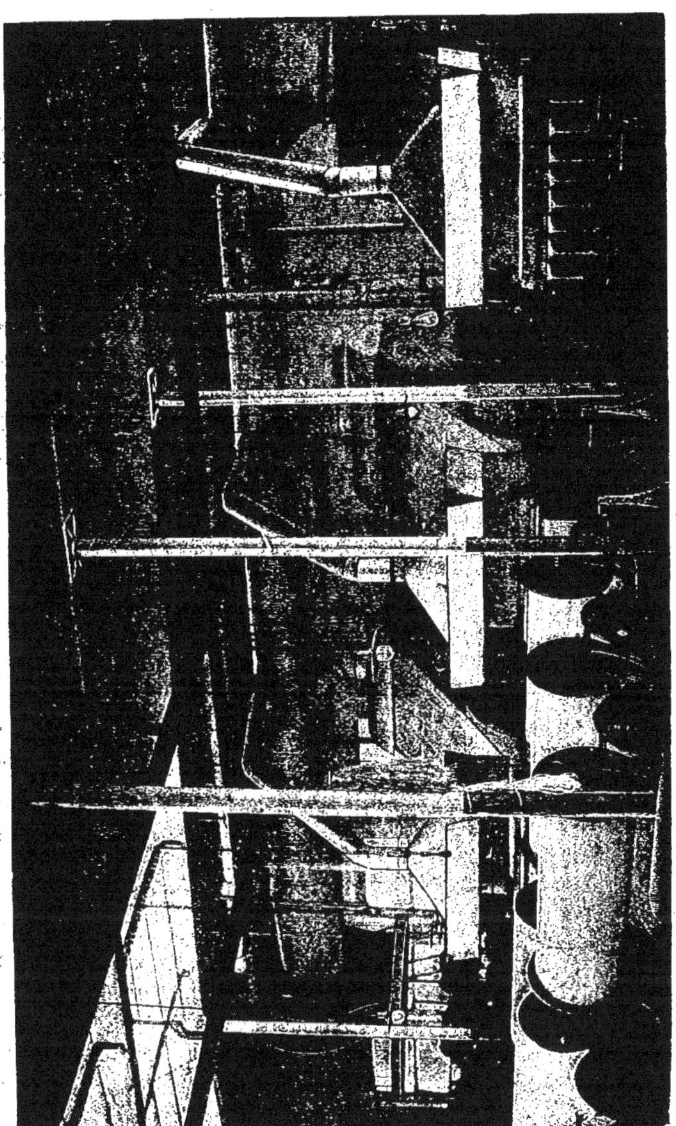

FIG. 18. — Enlèvement des buées et vapeurs dans une teinturerie (*système Sturtevant*)

en quantité, comme dans certaines industries, telles que filatures, teintureries, papeteries, blanchisseries, fabriques d'apprêts, etc.

Le nombre des appareils étant, en général, placés en des points très différents, les moyens de ventilation ordinaires demeurent inefficaces; il se produit, surtout en hiver, un brouillard humide et doux qui empêche de se voir à quelques pas et occasionne aux ouvriers des affections des voies respiratoires et des douleurs rhumatismales.

Deux systèmes peuvent être employés pour l'évacuation totale des buées et des vapeurs (*fig.* 18) :

1° *Méthode par aspiration.* — Les appareils sont munis de hottes d'aspiration, en relation avec un ventilateur qui rejette les buées en dehors de l'atelier. Ce système n'est que peu efficace, car le ventilateur aspirant produit une dépression dans l'air déjà saturé d'humidité qui favorise l'évaporation, de sorte que la quantité de vapeur d'eau ne diminue jamais;

2° *Méthode par insufflation.* — De beaucoup préférable à la précédente, elle consiste à envoyer de l'air chaud et sec à une très faible distance du sol des ateliers; cet air s'élève rapidement, par suite de la température, rencontre les buées, se sature d'humidité et s'échappe par la partie supérieure du bâtiment, refoulé par l'air insufflé à la partie inférieure.

En combinant les deux systèmes, on obtient l'évacuation complète des vapeurs, à la condition toutefois de produire une aspiration sur toute la largeur du plafond au moyen d'ouvertures, en nombre suffisant, pratiquées dans la canalisation supérieure, celle-ci étant reliée à un ventilateur puissant.

Fumées et vapeurs toxiques. — Les masques respirateurs employés pour protéger les voies respiratoires contre l'action des fumées et vapeurs toxiques provenant, par exemple, du décapage des métaux ou des bains de plomb, etc., sont insuffisants, et il est nécessaire d'installer au-dessus de chaque place de travail ou de chaque appareil, une hotte d'aspiration munie en général de tuyaux télescopiques en relation par une conduite avec un ventilateur qui envoie ces gaz soit dans la cheminée de l'usine, soit dans des caisses contenant des matières absorbantes.

Dans le cas d'évacuation de vapeurs acides ou attaquant le fer, on construit les ventilateurs en métaux inattaquables (cuivre ou plomb-antimonie), et les aspirateurs sont doublés d'asphalte.

Ventilation. — Il est nécessaire, même dans les ateliers où il n'y a pas production de poussières, gaz ou vapeurs, de renouveler l'air qui a été vicié par l'acide carbonique. L'article 6 du décret du 29 novembre 1904 exige que « l'air des ateliers soit renouvelé de façon à rester dans l'état de pureté nécessaire à la santé des ouvriers ». On estime que l'état de pureté désirable est obtenu si le renouvellement est fait en entier deux ou trois fois par heure; il faut compter 100 mètres cubes d'air vicié par individu et par heure à extraire et une égale quantité d'air neuf à faire entrer.

La ventilation est naturelle ou artificielle et se réalise en s'inspirant des deux principes suivants énoncés par L. Ser :

1° Faire en sorte que l'air neuf soit respiré aussi pur que possible;

2° Enlever les gaz viciés dès qu'ils sont produits, en ayant soin d'éviter leur mélange avec l'air neuf.

Pour réaliser ces conditions, il est nécessaire que l'air pénètre à une température convenable par des conduits aussi courts que possible, disposés de façon à éviter les courants d'air, ces conduits débouchant près des individus, et l'air vicié s'échappant par des orifices d'évacuation placés à la partie supérieure des locaux à ventiler. Le mouvement de ventilation s'effectue de bas en haut.

La *ventilation naturelle*, très économique comme installation et comme fonctionnement, s'opère soit par les joints des portes et des fenêtres, soit en munissant ces dernières de vitres perforées, de vitres doubles ou de petits ventilateurs à ailettes automatiques.

La *ventilation artificielle* s'obtient par divers procédés :

La *ventilation par cheminée chauffée* repose sur l'appel énergique qui résulte de la différence de densité entre l'air chaud qui monte dans la cheminée et l'air froid pris dans la salle à ventiler qui remplace et alimente le foyer. Elle est à, appel par le haut, appel à niveau, appel par le bas, suivant la hauteur du foyer et celle où pénètre l'air d'alimentation. L'appel par le bas est à éviter parce que les gaz viciés redescendent dans la salle avant que d'aller au foyer.

La ventilation mécanique a lieu de deux manières différentes :

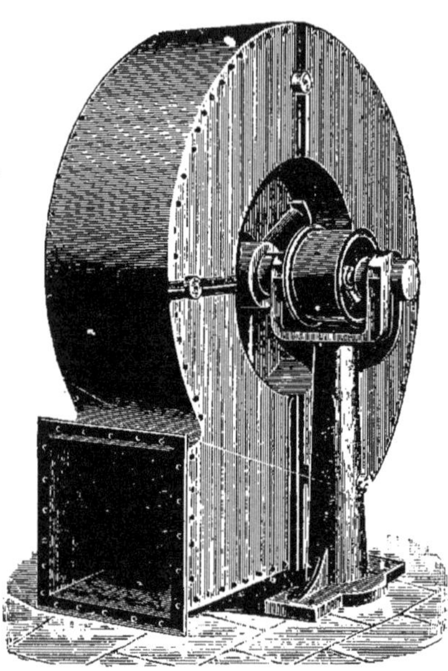

Fig. 19. — Ventilateur centrifuge, actionné par courroie, de Danneberg et Quandt.

1° Par aspiration : l'air extérieur pénètre dans le local à ventiler par des orifices et conduits convenablement disposés, et un ventilateur relié à un système de conduites l'aspire pour le rejeter au dehors ;

2° Par insufflation : un ventilateur prend au contraire l'air extérieur pour le refouler dans la salle. Ce système permet d'éviter les courants d'air.

Dans l'un et l'autre cas, on doit ménager des conduits dans la maçonnerie ou installer une canalisation spéciale en tôle.

Les ventilateurs employés sont de plusieurs genres suivant la quantité d'air à mettre en mouvement et suivant la manière dont ils sont commandés ; ils sont mus par une transmission du moteur de l'usine(*fig.* 19), soit électriquement, par l'eau ou l'air sous pression(*fig.* 20).

Parmi ces derniers, nous décrirons le ventilateur injecteur à double effet de *Hans Stickelberger* d'un type spécial qui peut servir, suivant les besoins, à l'introduction de l'air frais extérieur ou à l'aspiration de l'air vicié intérieur.

Dans la chambre G réservée à l'origine de chacun des tuyaux R aspirant d'un côté l'air extérieur, de l'autre en communication avec le local à ventiler, est placée une turbine T, sur laquelle on peut diriger l'eau sous pression amenée par le conduit W. Sur l'axe de la turbine est monté un ventilateur à deux ailettes F. Suivant que l'on tourne les buses C et le robinet D qui commande l'arrivée d'eau d'un côté ou de l'autre, l'air est amené dans le local ou en sort avec humectation simultanée ; cette humectation provenant de la pulvérisation de l'eau qui s'échappe des aubes de la turbine. L'eau superflue s'écoule par le tuyau A (*fig.* 21).

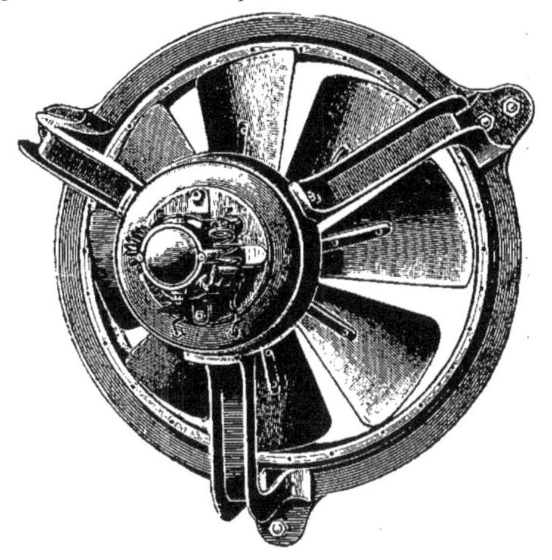

Fig. 20. — Ventilateur électrique Danneberg et Quandt.

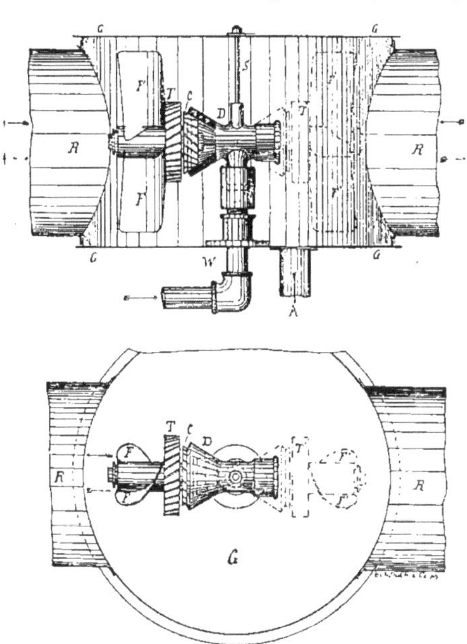

Fig. 21*. — Ventilateur injecteur à double effet (de Hans Stickelberger, à Bâle).

Cet appareil, outre son office de ventilateur, répond à un besoin spécial, celui d'humidifier l'atmosphère de certaines usines, telles que filatures et tissages, où cette condition est nécessaire pour travailler convenablement les matières textiles.

M. Paul Kistner, ingénieur à Lille, a résolu ce dernier problème d'une manière un peu différente. Un ventilateur centrifuge situé à l'une des extrémités de la salle ou en son milieu aspire : 1° l'air extérieur par une conduite spéciale avec registre ; 2° l'air de la salle par les ouvertures de tuyaux horizontaux régnant sur la largeur de l'atelier, placés à l'extrémité opposée au ventilateur ou aux deux extrémités de la salle et branchés sur la première conduite dans laquelle l'air aspiré rencontre continuellement un mince filet d'eau. Le ventilateur pulvérise cette eau, refoule l'air contre une séparation destinée à retenir l'excès d'eau et ensuite, dans des tuyaux semblables aux tuyaux d'aspiration, munis comme ceux-ci d'ouvertures et placés à l'aplomb du ventilateur. Toute l'installation est faite au plafond, de sorte qu'un courant continu s'établit entre le refoulement et l'aspiration, entraînant l'air vicié, qui se trouve toujours à la partie supérieure de l'atelier.

Dans certains cas spéciaux, on peut se servir d'injecteurs ou souffleurs Kœrting, dans lesquels un jet de vapeur produit un mouvement d'air dans la salle à ventiler.

Chauffage. — La question du chauffage et celle de la ventilation sont intimement liées ensemble, en ce sens que si une usine fait l'installation de la ventilation de ses ateliers, elle doit évidemment chauffer l'air qu'elle donne à son personnel.

L'article 5 du décret du 29 novembre 1904 prévoit d'ailleurs que :

« Les locaux affectés au travail seront largement aérés et, en hiver, convenablement chauffés. »

Sans fixer la température à atteindre, qui dépend de la nature du travail et ni le mode de chauffage, l'élévation de la température des ateliers peut, ainsi que cela se fait dans les locaux d'habitation, être obtenue par des appareils producteurs situés à distance ou placés dans les locaux mêmes ; dans ce dernier cas, il est évident qu'il faut proscrire tout appareil non hygiénique dans les emplacements fermés : les braseros sont à rejeter, ainsi que les poêles, qui n'évacueraient pas directement au dehors les produits de la combustion ou qui donneraient passage à l'oxyde de carbone par osmose lorsqu'ils sont portés au rouge.

Le chauffage des établissements industriels avec appareils producteurs à distance s'effectue : 1° par l'eau chaude à basse ou à

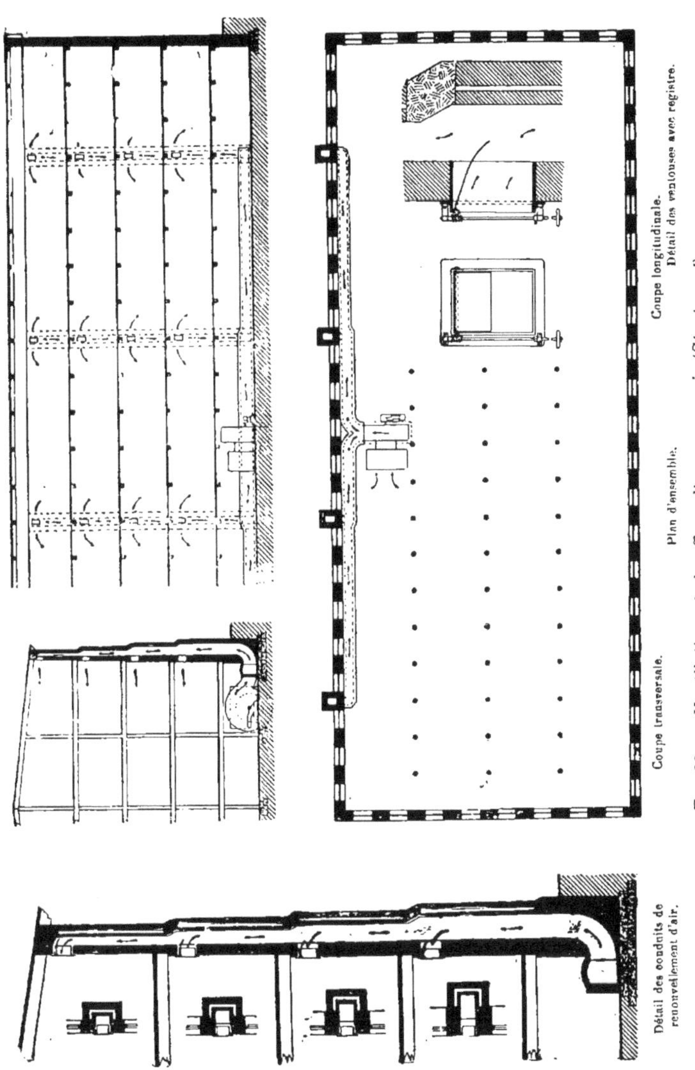

Fig. 22. — Ventilation et chauffage d'une meunerie (*Sturtevant*).

haute pression ; 2° par la vapeur ; 3° par l'eau chaude et la vapeur combinées ; 4° par l'air chaud.

Les trois premiers modes de chauffage comprennent trois parties essentielles : 1° appareil générateur d'eau chaude ou de vapeur ; 2° conduites de distribution ; 3° appareils de chauffage, poêles, tuyaux à ailettes, radiateurs, etc.

La description de ces installations sort du cadre de cet ouvrage, et nous ne l'entreprendrons pas. Disons seulement que les appareils de chauffage doivent être placés autant que possible devant les bouches d'arrivée d'air froid ou près des surfaces les plus refroidies.

Le chauffage à l'air chaud se fait à l'aide de calorifères à air chaud qui se composent de trois parties : 1° une chambre de combustion en fonte où se brûle le combustible destiné à produire le calorique, prolongée par des tuyaux dans lesquels les fumées abandonnent la plus grande partie de leur chaleur ; 2° une enveloppe métallique ou en maçonnerie entourant la chambre et les tuyaux, à l'intérieur de laquelle l'air froid pris à l'extérieur s'échauffe au contact des parois ; 3° les conduits de distribution qui portent l'air chaud aux différents points du local à chauffer.

Les bouches de chaleur sont placées soit au niveau du sol, soit à la partie supérieure des chambres ou, comme le fait la compagnie Sturtevant, à une moyenne hauteur, ce qui a souvent choqué, parce qu'il est admis généralement que l'air chaud doit pénétrer par le bas pour s'élever à travers les salles et s'échapper par les bouches d'évacuation situées à la partie supérieure.

La figure ci-contre montre l'installation du chauffage dans une meunerie. L'air aspiré par un ventilateur passe d'abord sur un aéro-condenseur formé d'une batterie de radiateurs chauffés par la vapeur vive ou la vapeur d'échappement de l'usine, puis est refoulé jusque dans les chambres à chauffer par des conduits ménagés dans la maçonnerie, si l'installation est faite en même temps que la construction de l'usine ou par des tuyaux en tôle quand l'usine a été montée sans que son chauffage ait été prévu. L'air, qui avait une vitesse de refoulement assez grande pour avoir une section réduite de conduite, débouche par des ouver-

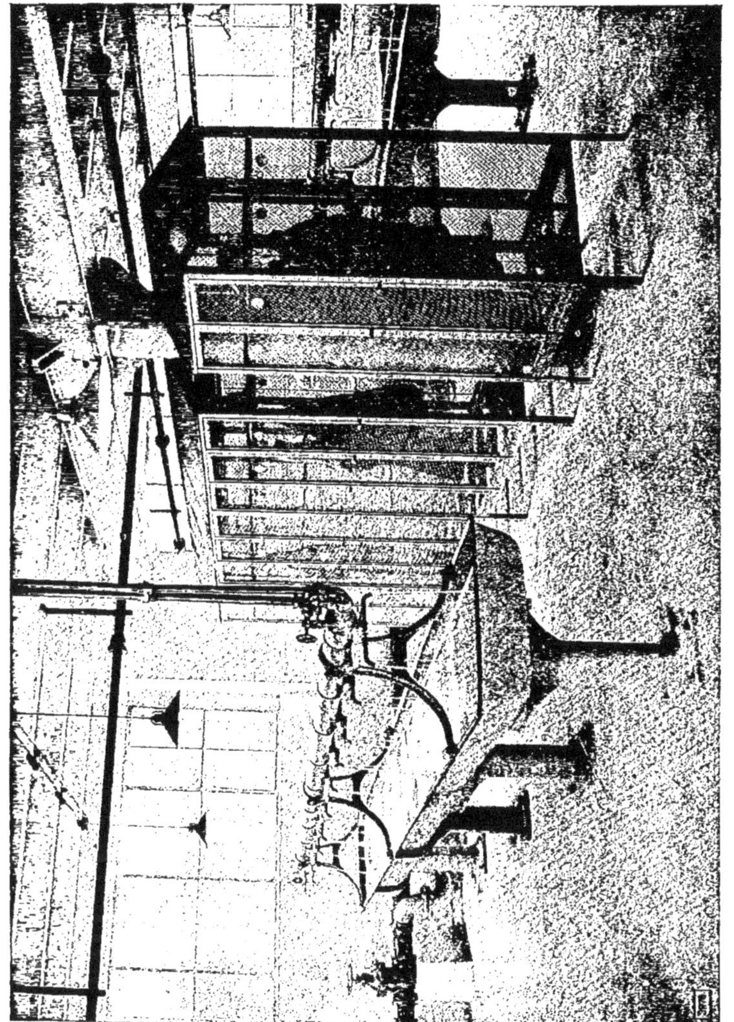

FIG. 23. — Lavabos et vestiaires des usines L. Lawe.

Les vestiaires sont grillagés pour permettre l'aération des vêtements.

tures situées à 3m,50 du sol, à une vitesse plus faible obtenue par augmentation de section :

5 mètres dans le cas de grands halls ou ateliers; 2 mètres dans le cas de locaux de plus petite dimension.

Le courant d'air chaud va frapper la cloison opposée, s'y réfléchit et forme ainsi une sorte de nappe qui enveloppe le personnel et évite les courants d'air gênants et malsains.

L'air vicié s'échappe soit par les ouvertures des portes et fenêtres toujours nombreuses, soit par des bouches d'aspirations spéciales placées à l'aplomb des bouches de chaleur au niveau du sol.

Sur le trajet de l'air entre le ventilateur et l'aéro-condenseur se trouve un pulvérisateur d'eau ou un souffleur genre Kœrting pour humidifier l'air, si cela est nécessaire.

Cette disposition a de plus l'avantage de permettre, en supprimant l'arrivée de vapeur dans l'aéro-condenseur, l'envoi d'air frais en été : la température peut être ainsi abaissée de 30° à 22°.

On peut encore réaliser très économiquement le chauffage à l'air chaud en utilisant les chaleurs perdues des générateurs. Les fumées passent dans des tubes en fonte, tandis que l'air circule à l'extérieur, s'échauffe et est conduit dans l'usine.

Vestiaires. — Lavabos. — Réfectoires. — L'industriel, — et il faut nous hâter de constater combien nous sommes encore loin, en France, sauf peut-être dans quelques usines, de voir l'application de la loi — est obligé de faire un certain nombre d'installations ayant pour but la propreté et l'hygiène des ouvriers. Il contribue ainsi à améliorer leur bien-être et ceux-ci reconnaissent si bien l'utilité de ces installations, qu'ils sont quelquefois et même souvent, les premiers à les réclamer, si elles n'existent pas.

En arrivant à l'usine, l'ouvrier doit changer contre des vêtements de travail, ses vêtements civils, et pouvoir placer ces derniers dans des armoires fermées ou dans des salles spéciales à l'abri des taches et des poussières nocives de l'atelier. C'est là qu'il les reprendra avant de rentrer chez lui (*fig.* 23).

Ces vêtements de travail varient suivant les genres d'industrie; chaque fois, par exemple, que, dans un atelier, il existe

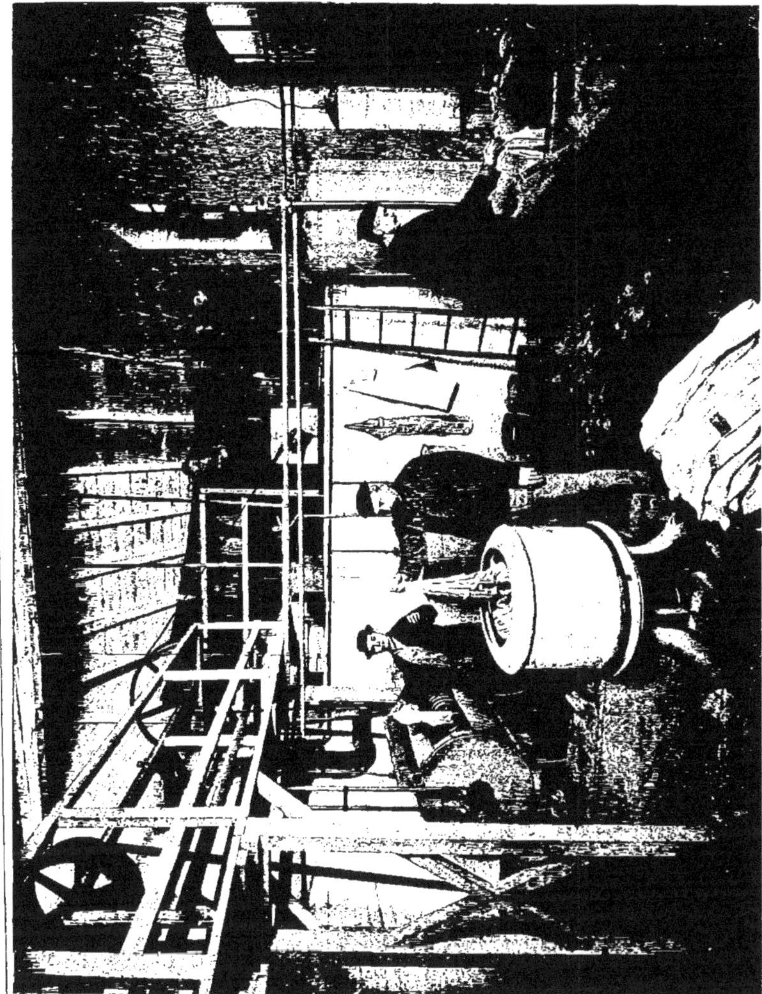

Fig. 24. — Buanderie pour le blanchissage des vêtements de travail des ouvriers de la fabrique d'accumulateurs de Hagen.

des machines-outils, il faut supprimer les vêtements flottants pour ne prendre que des vêtements ajustés[1], surtout aux bras ; il n'est même pas nécessaire qu'ils soient solides, afin qu'ils cèdent facilement si une partie des vêtements se trouvait prise dans un engrenage ou une transmission quelconque, évitant ainsi l'en-

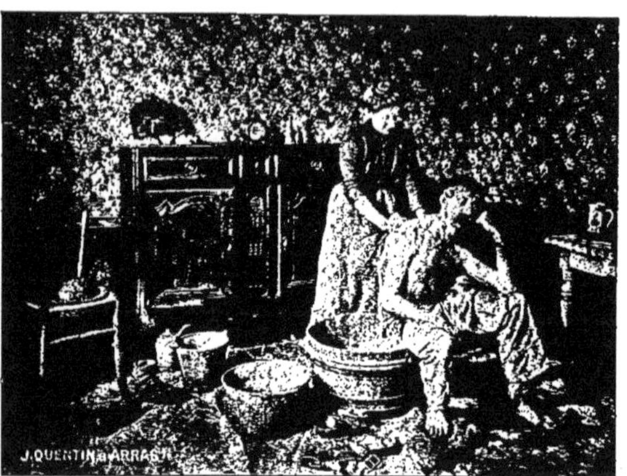

FIG. 25. — La salle de bains du mineur.

traînement d'un membre ou du corps et par suite un accident grave.

Le mineur, outre le pantalon et la veste, se coiffe d'un chapeau de cuir bouilli appelé barette, qui lui garantira la tête des chocs.

Le fondeur met des jambières en toile ou autre substance et des sabots ou chaussures spéciales pour préserver le bas des jambes et les pieds des brûlures provenant soit de la rupture d'un creuset ou de renversement d'une poche, soit de ce que le pied a été posé par mégarde sur des crasses chaudes ou de la fonte tombée sur le sol et insuffisamment refroidie[2].

Les vêtements de travail, lorsqu'ils contiennent des poussières nuisibles en plombiques ou autres, sont débarrassés dans l'usine

1 « Les ouvriers et ouvrières qui ont à se tenir près des machines doivent porter des vêtements ajustés et non flottants. » (Art. 18 du décret du 29 novembre 1904.)

2. Cf. Concours de l'Association des Industriels de France contre les accidents de travail.

même par un blanchissage et qui s'opère dans une buanderie spéciale où tout le linge est lessivé (*fig.* 24).

Après son travail et avant de rentrer chez lui, l'ouvrier doit

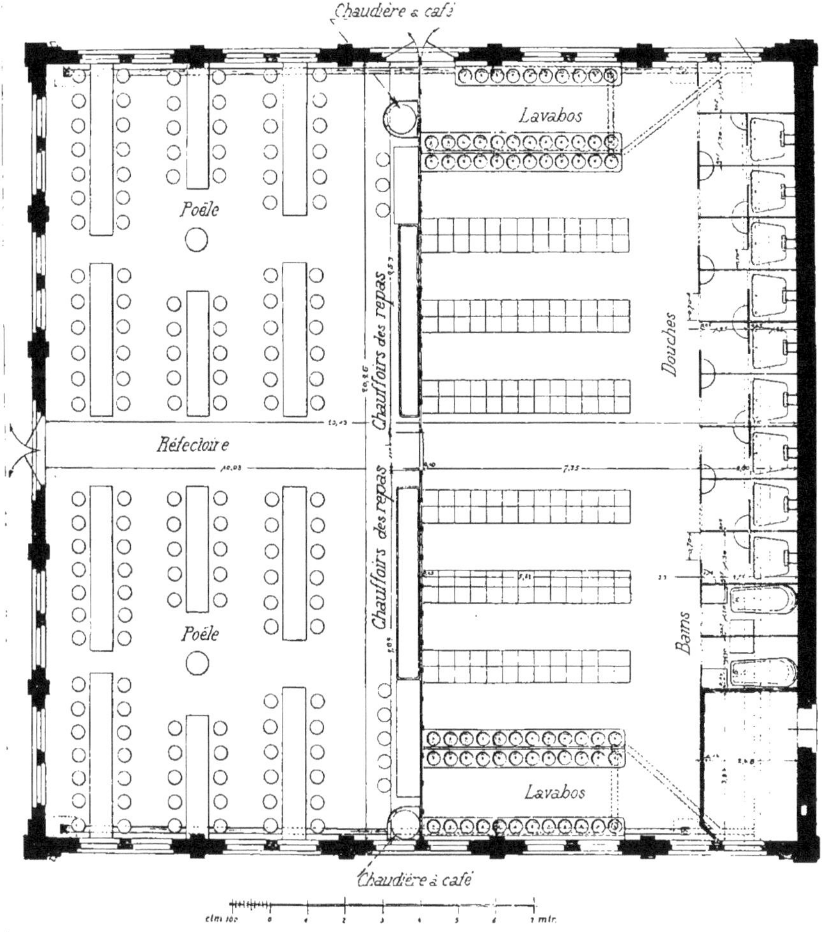

Fig. 26. — Plan des réfectoire, lavabos, bains, douches, des usines F. Bayer.

aller aux lavabos ou aux douches et salles de bains, si son métier est insalubre ou malpropre (*fig.* 27 et 28).

Le mineur, autrefois, arrivait chez lui noirci par le charbon.

Il avait alors recours à une installation très sommaire : un cuvier, de l'eau, du savon, et une brosse que maniait le plus souvent sa femme (*fig.* 25).

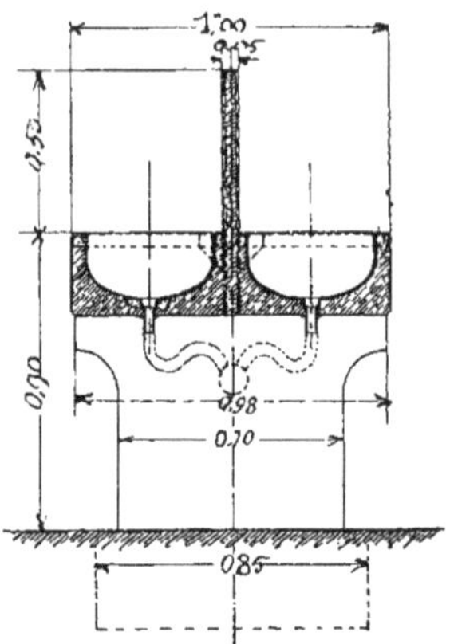

Fig. 27. — Coupe des lavabos des usines F. Bayer.

Aujourd'hui les compagnies des mines, ainsi d'ailleurs que les usines où les ouvriers sont exposés à des poussières ou vapeurs dangereuses, sont tenues de mettre à la disposition de leur personnel des salles de douches et de bains avec lavabos. Nous donnerons quelques exemples de ces installations.

La planche ci-contre (*fig.* 26) représente une installation qui peut être citée comme modèle. L'eau, chauffée par une chaudière spéciale, va dans un réservoir à eau

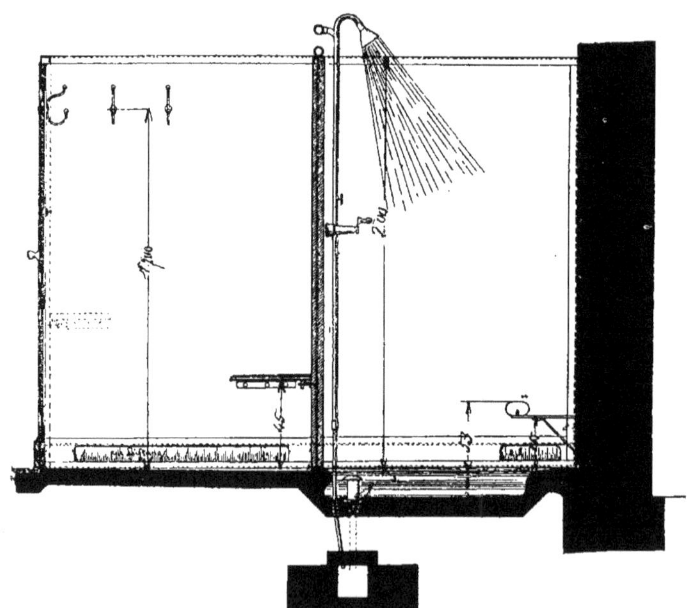

Fig. 28. — Coupe d'une cabine de douches (usines F. Bayer).

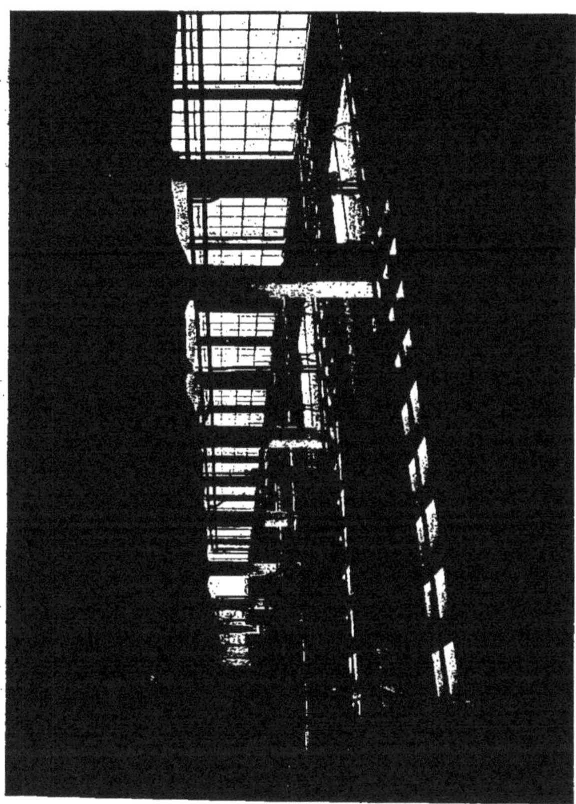

Fig. 29. — Usine d'automobiles Mercédès à Cannstadt. — Une des salles de lavabos avec 400 cuvettes (construction Gœhmann, Bruxelles).

chaude, puis à un mélangeur où elle s'ajoute à l'eau froide, et est ensuite distribuée aux différents robinets. A côté de cette chaudière à eau chaude, se trouve un grand récipient à faire le café avoisinant les tables où sont disposées les timbales qui seront distribuées aux ouvriers dans les réfectoires, lors du repas qu'ils font dans l'usine.

Généralement ce repas est pris dans les ateliers mêmes, pour raison d'économie, par les ouvriers et ouvrières qui ne peuvent aller au restaurant. Mais cette manière de faire n'est pas sans inconvénient, car ce qui est malsain dans un local où l'air vicié ne peut être renouvelé par suite de la présence continue du personnel, l'est *a fortiori* s'il s'agit d'ateliers où il existe des dégagements de poussières ou de gaz, incommodes, insalubres ou toxiques.

Il est donc nécessaire d'établir des salles spéciales pour les repas avec distribution d'eau potable et moyens d'assurer la propreté des mains et du visage des ouvriers (*fig.* 30).

Dans certaines usines, — nous citerons entre autres, les fabriques de matières colorantes, Bayer à Eberfeld, — un même bâtiment abrite lavabos, vestiaires et réfectoires.

Ces prescriptions sont imposées par l'article 8 du décret du 29 novembre 1904.

« Les ouvriers ou employés ne devront point prendre leurs repas dans les locaux affectés au travail.

« Toutefois l'autorisation d'y prendre les repas pourra être accordée, en cas de besoin et après enquête, par l'inspecteur divisionnaire sous les justifications suivantes :

« 1° Que les opérations effectuées ne comportent pas l'emploi de substances toxiques;

« 2° Qu'elles ne donnent lieu à aucun dégagement de gaz incommodes, insolubles ou toxiques, ni de poussières;

« 3° Que les autres conditions d'hygiène soient jugées satisfaisantes.

« Les patrons mettront à la disposition de leur personnel les moyens d'assurer la propreté individuelle, vestiaires avec lavabos, ainsi que de l'eau de bonne qualité pour la boisson.

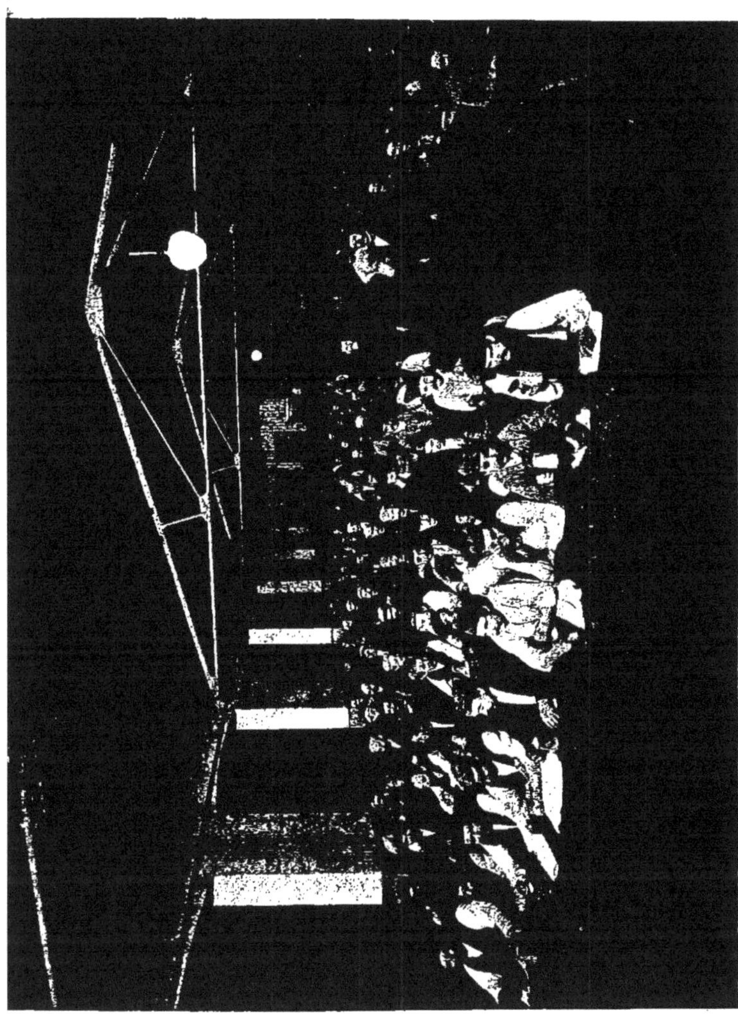

Fig. 30. — Réfectoire de la fabrique d'accumulateurs de Hagen.

Cabinets d'aisances. — Une installation mal faite, en général, dans les ateliers ou usines est celle des cabinets d'aisances, et cependant c'est là que doit se trouver la source de maladies graves, telles que la fièvre typhoïde qui peut se transmettre, par suite d'infiltration dans les nappes d'eau servant à la consommation de la population des environs, ou de maladies contagieuses qui atteignent, par contact, les ouvriers d'une même usine. Enfin, ces appareils, quand ils sont mal compris, sont très incommodes par suite de leur malpropreté et de l'odeur infecte qu'ils dégagent.

Le décret du 29 novembre 1904 a édicté les prescriptions suivantes :

« Les cabinets d'aisances ne devront pas communiquer directement, avec les locaux fermés où le personnel est appelé à séjourner. Ils seront éclairés et aménagés de manière à ne dégager aucune odeur. Le sol et les parois seront en matériaux imperméables, les peintures seront d'un ton clair.

Il y aura au moins un cabinet pour cinquante personnes et des urinoirs en nombre suffisant.

Pour se conformer à ces prescriptions il faudrait que ces appareils soient installés dans un local spécial isolé des autres bâtiments, bien aéré, bien ventilé avec des cabines en nombre suffisant avec chasse d'eau évacuant les matières dans une fosse fixe ou à l'égout.

Ce système nécessite d'abord beaucoup d'eau, ce qui manque dans bien des usines, puis une fosse fixe qu'il faut vider souvent et qui est plutôt un embarras parce qu'on ne sait que faire de son contenu ou un tout à l'égout qu'on ne trouve que dans certaines villes.

On peut avoir recours aux puits absorbants, dont l'établissement est subordonné à l'autorisation préalable de l'administration supérieure.

L'article 4 du décret du 29 novembre 1904 dit, en effet :

« Aucun puits absorbant, aucune disposition analogue ne pourra être établie qu'avec l'autorisation de l'Administration supérieure et dans les conditions qu'elle aura prescrites. »

Mais le moyen préférable consiste à employer des tinettes

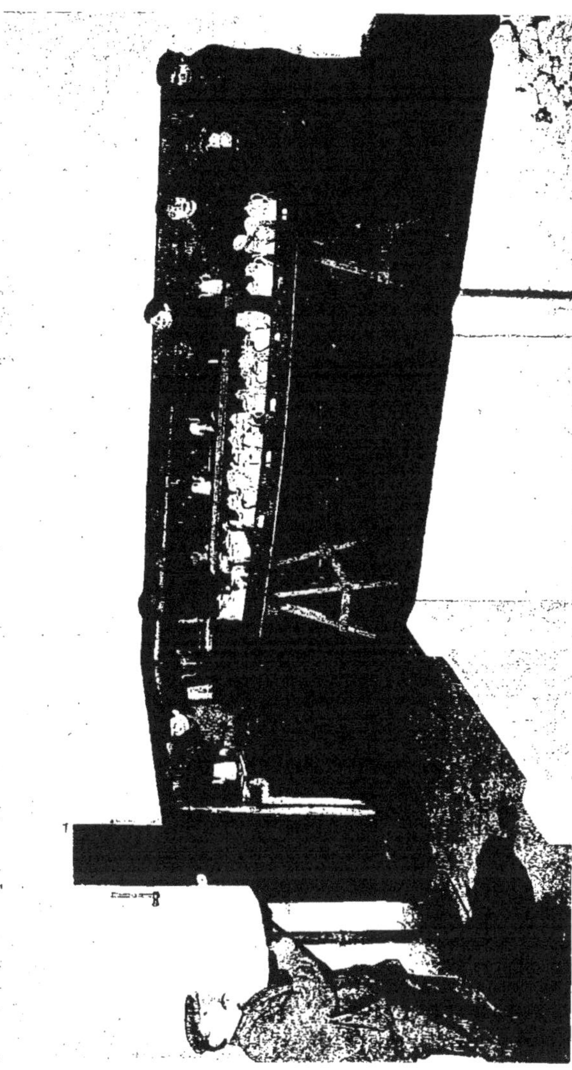

Fig. 31. — Préparation du café aux usines Koppel.

mobiles : elles comportent une installation moins onéreuse, et sont vidées périodiquement et, pour éviter les mauvaises odeurs, on emploie des désinfectants solides, tels que : tourbe pulvérulente, chaux, pyrites de fer grillées, etc.

Le choix ne dépendra cependant que des conditions dans lesquelles on se trouvera.

Ci-contre, deux installations (*fig.* 33) :

L'une à chasse d'eau automatique ;

L'autre à robinet à mains.

En 1896, l'Association des Industriels de France contre les accidents du travail prima, à la suite d'un concours, trois appareils de cabinets d'aisances ; ce sont ceux : de MM. Sauvegarde et Dumay, de MM. Chappée et fils, et de M. le Dr Mangenot.

Les conditions que devaient remplir les appareils étaient les suivantes :

1° Être disposés de manière que le visiteur ne puisse monter dessus ;

2° Le visiteur étant assis ou ayant la position assise, l'appareil doit recevoir la totalité des urines et des matières solides sans que les projections puissent souiller les cabinets ni le visiteur ;

3° Éviter toute contamination par contact ;

4° Être solides, simples de construction et absolument imperméables ;

5° Installation et entretien faciles ;

6° Prix modique.

Disons un mot de chacun des appareils primés.

Appareil de MM. Sauvegarde et Dumay. — C'est un cabinet à tourbe pulvérulente fonctionnant automatiquement et indépendamment de la volonté ou de la négligence du visiteur.

Le siège est formé par deux secteurs latéraux, à section demi-circulaire, de 12 centimètres de long, représentant ce qui reste d'une lunette annulaire complète dont on aurait supprimé la partie avant et la partie arrière.

La contamination par contact est ainsi évitée. Ces supports sont vissés sur une cornière métallique reposant sur un cône

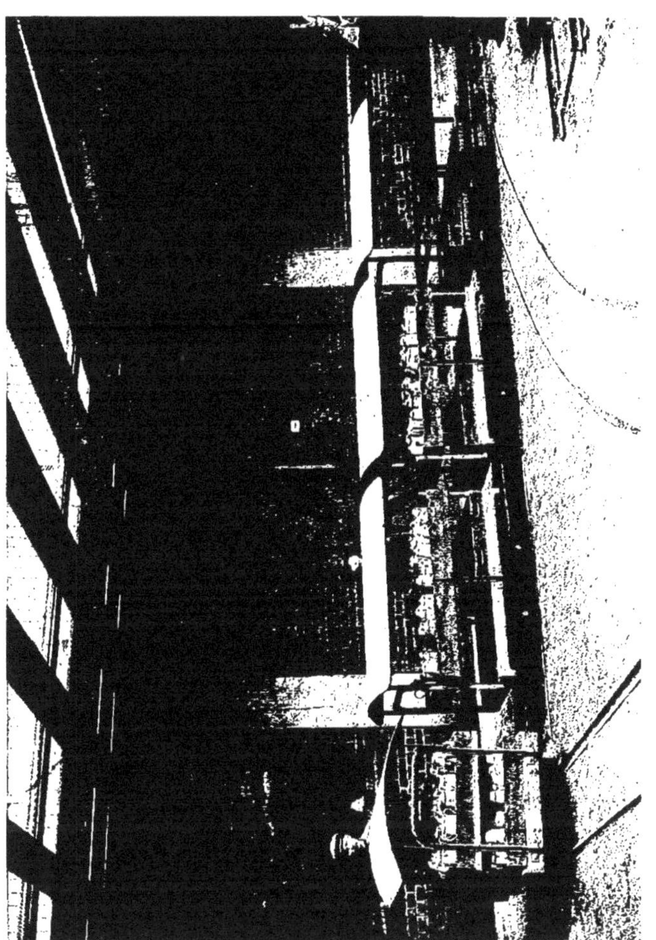

Fig. 32. — Transport du café aux usines Koppel.

en tôle galvanisée. Ce cône bascule d'une légère amplitude lorsque le visiteur s'asseoit sur le siège.

Un réservoir à tourbe pulvérulente, en bois ou en tôle, est placé à l'arrière du siège. Sa face antérieure est en plan incliné s'avançant au-dessus de la lunette et force le visiteur à s'asseoir sur le siège sans pouvoir monter dessus.

Lorsque le visiteur s'asseoit, le siège-bascule ouvre un orifice inférieur du réservoir à tourbe ; une certaine quantité de tourbe s'accumule dans un petit magasin, puis tombe sur les matières excrétées lorsque le visiteur en se relevant, fait revenir le siège à sa position primitive.

Appareil de MM. Chappée et fils. — Comme le précédent, il fonctionne à sec et s'adapte sur une fosse fixe ou sur une tinette mobile.

Il comprend une cuvette de forme spéciale en fonte émaillée en blanc. Le bord supérieur creux est demi-cylindrique, ce qui empêche le visiteur de monter sur le siège, et il présente deux becs, un à l'avant, un à l'arrière afin d'éviter que les organes pouvant subir une contamination soient en contact avec l'appareil. Au-dessus de la cuvette se trouve un couvercle-réservoir qui se ferme à la main. A chaque fermeture, 70 grammes environ de substances désinfectantes (tourbe pulvérulente, pyrites de fer grillées, chaux, etc.) tombent sur les matières fécales.

Un perfectionnement a été apporté dans la constitution du sol de la cabine, qui est formé d'un grillage porté sur une cuvette fixe rectangulaire à fond incliné présentant à la partie basse un trou qui communique avec la fosse. On remédie ainsi à la négligence ou au manque de soins de certains ouvriers qui crachent sur le sol ou viennent uriner dans les cabinets au lieu de se rendre aux urinoirs de l'usine.

Appareil de M. le Dr Mangenot. — C'est tout simplement le système modifié des latrines à la turque. Le visiteur prend la position accroupie, c'est-à-dire la position naturelle facilitant la défécation, ainsi que cela a toujours été reconnu par les méde-

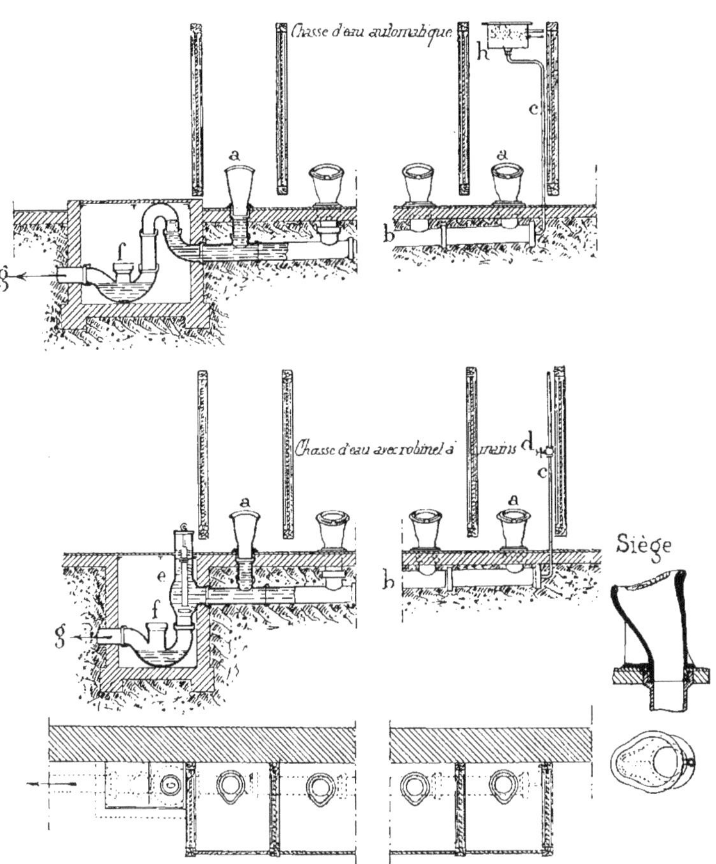

Fig. 33. — Installation de closets (Goehmann, à Bruxelles).

a. Siège. — *b*. Tuyau collecteur. — *c*. Amenée d'eau. — *d*. Vanne. — *e*. Robinet à main. *f*. Siphon. — *g*. Tuyau d'évacuation. — *h*. Réservoir à remplissage automatique.

cins, écartant ainsi tout danger de contamination par contact avec le siège. L'orifice de la lunette est entouré d'une large cuvette en fonte émaillée, de sorte que le visiteur ne peut aller à côté de la cuvette.

On évite également de cette manière la saleté repoussante des autres systèmes de latrines à la turque.

CHAPITRE III

PRODUCTION DE LA FORCE

La *production de la force* peut être naturelle, ou artificielle :

Nous laisserons de côté pour l'instant les moyens naturels de production d'énergie, moteurs animés, eau, etc.

La force est produite artificiellement, soit par des phénomènes chimiques, soit par des phénomènes physiques.

La reconstitution d'un corps par la combinaison du mélange de ses éléments est une source de chaleur et d'énergie.

Industriellement, on utilise cette énergie en produisant un des composés de l'eau, et en opérant dans des machines spéciales sa combinaison avec l'autre pris dans l'atmosphère. La fabrication de l'hydrogène s'opère dans des appareils appelés gazogènes, que nous retrouverons par la suite.

La transformation de l'eau en vapeur est un phénomène physique ; elle se réalise dans des appareils industriels que l'on rencontre aujourd'hui dans toutes les industries : les chaudières.

LES CHAUDIÈRES

Les *chaudières* bien construites et en bon état ne peuvent être dangereuses que par leur explosion, qui peut se produire dans trois cas :

1° Diminution de résistance des tôles, par suite d'une action extérieure (acides, chocs, etc.) ;

2° Augmentation brusque de pression ;
3° Surchauffe.

Nous ne parlerons pas de la **diminution de résistance des tôles :** elle ne peut être qu'accidentelle et, si elle n'est l'effet de la malveillance, il est aisé de s'en apercevoir au même titre que de la diminution de résistance due à la vétusté, à l'usure ou à l'altération par suite de dépôts.

L'**augmentation brusque de pression,** quelquefois volontaire, se présente le plus souvent comme un accident. Les soupapes sont calées, et la pression peut doubler en quelques minutes ; nous avons personnellement rencontré des chauffeurs qui accrochaient au levier des soupapes de leur chaudière, marteaux ou ringards, soit par inadvertance, soit par paresse de les ranger plus loin.

Une bonne observation du manomètre, l'avertisseur automatique, sont les seuls moyens d'éviter cette cause d'explosion.

La **surchauffe** est due, dans la majorité des cas, à la mauvaise alimentation en eau de la chaudière. La diminution de la quantité de liquide nécessaire à la hauteur normale du plan d'eau met en contact la tôle nue avec le foyer, et la résistance à la pression de cette tôle, qui peut être brûlée, en est considérablement diminuée.

Quand le chauffeur s'aperçoit à temps (par les niveaux extérieurs, les indicateurs, etc.) de l'accident, il doit couvrir immédiatement son feu — contrairement, d'ailleurs, à ce qu'il fait, généralement, en alimentant de suite — pour éviter une production brusque de vapeur au moment où l'eau d'alimentation atteint les tôles surchauffées.

Avant de passer en revue les différents appareils permettant une bonne conduite de la chaudière, nous croyons devoir donner, d'après ceux du Creusot (Établissements Schneider), un règlement du travail aux générateurs.

L'alimentation de la chaudière doit être conduite de manière à ne pas dépasser les traits inférieurs et supérieurs du niveau d'eau.

La chauffe ne sera commencée qu'après avoir ouvert successivement les robinets de purge inférieurs et supérieurs, et que le tube de niveau d'eau indiquera la hauteur du liquide dans la chaudière.

Lorsque le chauffeur s'aperçoit que le niveau d'eau est descendu au-dessous du trait inférieur, il doit couvrir de suite son feu et attendre, pour alimenter, que le ciel du foyer soit suffisamment refroidi.

Pour préciser le niveau d'eau, il consultera, lorsque la chaudière en possède, les robinets de jauge.

On veillera à ce que le tube de niveau d'eau soit convenablement nettoyé et les robinets de jauge essayés à chaque changement de poste.

Le chauffeur devra éviter que la pression de vapeur ne soit supérieure au maximum prévu par le timbre de la chaudière, et, si cela arrivait, se hâtera d'alimenter en réduisant le tirage : si cela ne suffisait pas, il étouffera le feu et avertira le contremaître.

Au cas d'avarie au manomètre ou au tube de niveau d'eau, de fuite à la chaudière ou à une conduite, le chauffeur lèvera immédiatement les soupapes de sûreté et avertira le contremaître.

Les soupapes d'alimentation et de sûreté seront vérifiées à chaque changement de poste.

Défense expresse sera faite de surcharger les soupapes.

Aucun joint, boulon, vis, etc., ne sera serré quand la chaudière est sous pression.

On n'enverra la vapeur dans les conduites et appareils froids que lentement, avec précaution et les purgeurs étant ouverts.

Avant tout arrêt prolongé, on remplira la chaudière au niveau maximum, et on ne devra la quitter qu'après s'être assuré que tout est en bon état.

Le chauffeur, en aucun cas, ne quittera son poste pendant le service avant l'arrivée d'un remplaçant qui devra vérifier, avant le départ de son camarade, le bon état de la chaudière. De même, en reprenant son service, le chauffeur ne laissera partir l'ouvrier qui l'a remplacé qu'après avoir vérifié que tout est en bon ordre.

Le contremaître sera averti de toute irrégularité.

APPAREILS RÉGLEMENTAIRES

Les **manomètres**, qui tiennent la première place parmi ces appareils destinés à faciliter la bonne conduite des chaudières, sont de trois sortes :

1° Manomètres à mercure ;
2° Manomètres à ressort ;
3° Manomètres à plaques.

Les **manomètres à mercure** ne sont que de grands baromètres ; ils se rencontrent rarement dans l'industrie. On emploie de préférence :

Les **manomètres à ressort,** qui sont plus robustes et tiennent une place moindre.

En principe, ils se composent d'un tube aplati enroulé en spirale que l'on met en communication avec la vapeur dont on veut mesurer la pression. La spirale tend à s'ouvrir, et il n'y a qu'à graduer les déplacements par comparaison, pour avoir la pression par une simple lecture.

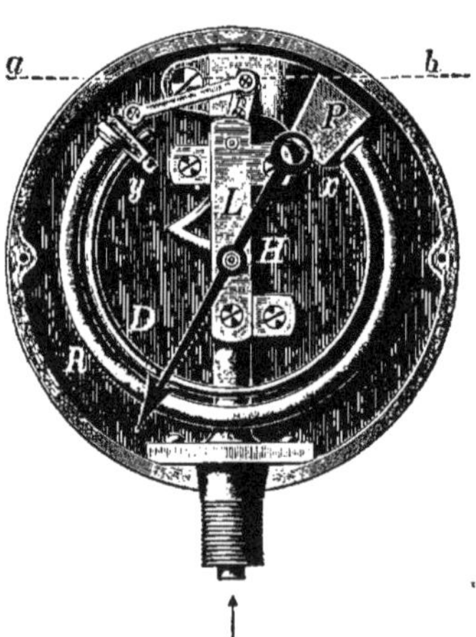

Fig. 34. — Manomètre.

Le tube manométrique de *Bourdon* se termine par une pointe qui se déplace simplement devant un cadran gradué.

Un perfectionnement apporté à cet appareil consiste à amplifier les mouvements de l'extrémité du tube ; le tube R, fixé en P, actionne de son extrémité libre une biellette qui tend, sous l'influence de la pression, à prendre la position *ab* ; cette biellette transmet les mouvements à un levier terminé par un cercle denté L, qui engrène un pignon H, sur l'axe duquel est montée l'aiguille indicatrice de pression. Un ressort en acier D, concentrique au tube R, fixé, d'une part, en x, à la boîte de manomètre; d'autre part, en y, à l'extrémité fermée du tube manométrique, facilite les retours en arrière de l'appareil (*fig.* 34).

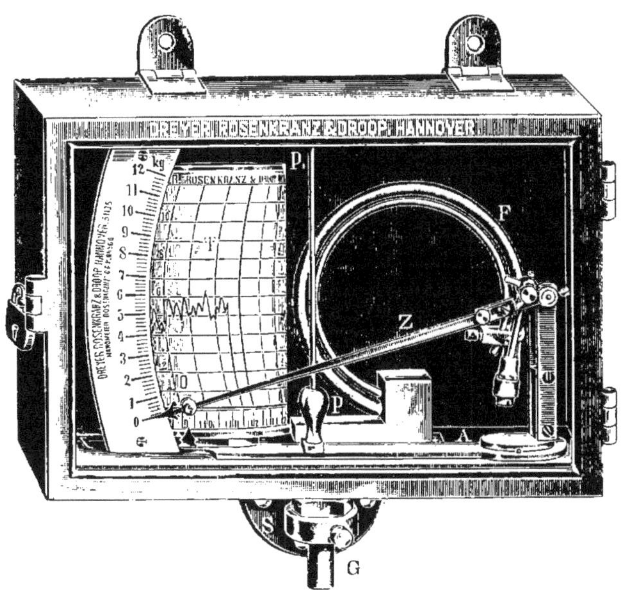

Fig. 35. — Manomètre enregistreur.

. Arrivée de vapeur. — F. Tube manométrique. — Z. Aiguille portant le marqueur O. — T. Tambour. — A. Planchette mobile pour le changement des feuilles. — P, P_1. Arrêts de l'aiguille. — S. Support de l'appareil.

Pour le contrôle de la marche des générateurs, il est facile de construire sur ce principe un appareil enregistreur donnant par la lecture la pression à une heure quelconque de la journée : il suffit de munir l'aiguille Z d'un marqueur O (crayon ou pinceau à encre grasse), se déplaçant devant un tambour T, à rotation continue, couvert d'une feuille de papier divisée en heures (*fig.* 35).

Les **manomètres à plaques** se composent, en principe, d'une plaque flexible soumise à la pression de la vapeur, dont les mouvements sont transmis par une tige et un système de leviers ou d'engrenages à une aiguille indicatrice qu'un ressort tend constamment à ramener à sa position première.

Les manomètres *Ducornet*, *Desbordes* sont de ce système : ils ont le défaut de pouvoir se fausser assez rapidement, la plaque soumise aux pressions mal maintenue ne revenant pas exactement à sa position initiale.

La maison *Dreyer*, *Rosenkranz* et *Droop* remédie à cet inconvénient en fixant la plaque après un anneau R au moyen de rivets

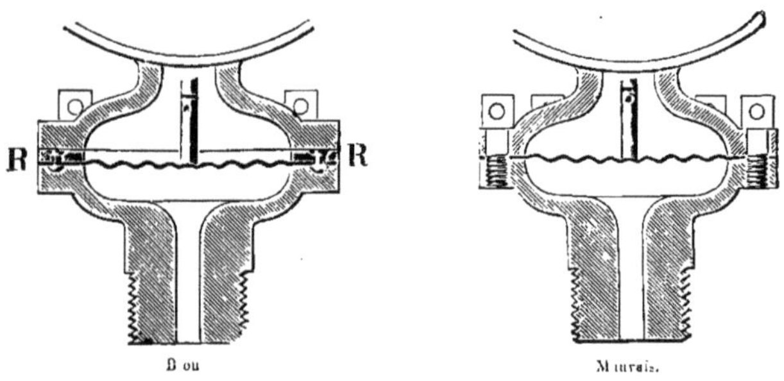

Fig. 36 et 37. — Détail du manomètre à plaque.

dont les têtes viennent se loger très exactement dans la monture fraisée à cet effet (*fig.* 36 et 37).

L'**avertisseur automatique de suppression** se construit aisément : l'aiguille indicatrice produit, en atteignant un point du cadran dangereux à dépasser, un contact électrique qui met en marche une sonnerie.

Les **niveaux d'eau** présentent de grands dangers en cas de rupture par suite :

1° Des éclats du tube en verre ;

2° Des jets de vapeur et d'eau bouillante qui peuvent s'en échapper.

On évite les premiers en entourant le tube de verre d'une garniture protectrice.

La maison *Sulzer frères* (Winterthur) a adopté le dispositif suivant : deux bagues fixées aux écrous des presse-étoupes dans la glace du niveau maintiennent un tube concentrique à cette dernière, tube moitié en fonte, moitié en verre (*fig.* 38).

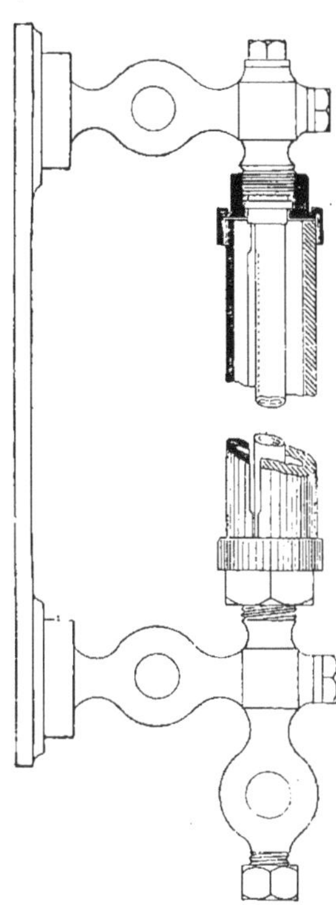

Fig. 38*. — Tube de sûreté pour niveau d'eau (de Sulzer frères, à Winterthur).

La maison *R. Schwartzkopff* supprime le demi-tube en fonte en employant un demi-tube en verre armé ; ce demi-tube est maintenu en place par deux ressorts à boudin ; on trouve dans cette disposition le double avantage d'éviter les éclats de verre en cas de rupture de l'enveloppe, et de diminuer les chances de rupture de celle-ci, par suite de l'élasticité de l'attache, qui cède à un choc trop considérable (*fig.* 39).

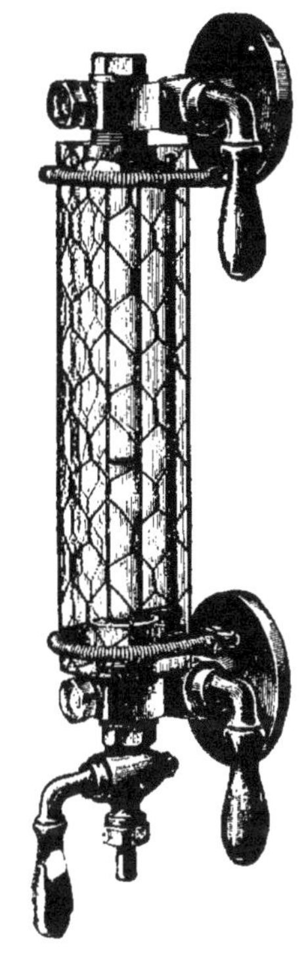

Fig. 39. — Enveloppe de sûreté en verre et treillis.

Le niveau à glace de *Vaultier* présente la particularité de n'employer que du verre plan pouvant être coulé sur une épaisseur beaucoup plus forte et offre par conséquent une plus grande résistance à la rupture.

Le niveau *Schwartzkopff* construit sur ce principe, se compose

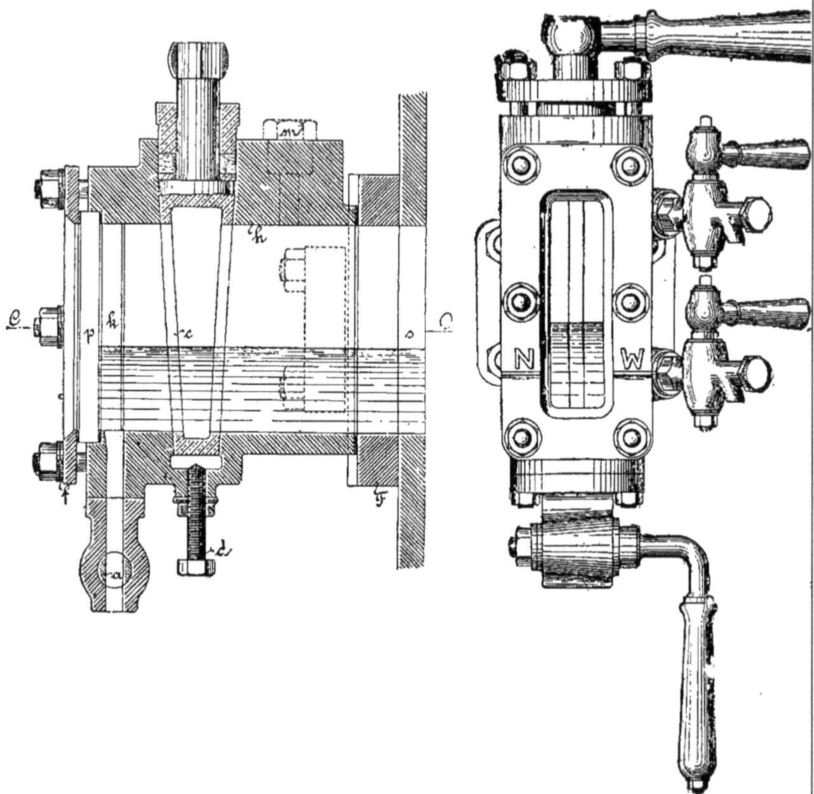

Fig. 40. — Niveau d'eau R. Schwartzkopff.

d'une glace *p* maintenue entre le corps du niveau *h* fixé à la chaudière F et un cadre *f*. Un robinet à boisseau *c* présentant une ouverture fort petite permet de supprimer l'arrivée d'eau dans la chambre de la glace, qui peut elle-même être purgée par le robinet *a* (*fig.* 40).

Dans le cas de très longs tubes, on remplace les protecteurs cylindriques par une série de verres plans de 10 millimètres (armés ou non), maintenus dans une boîte K, dont les portées C sont appliquées contre le tube M sur deux ressorts à boudin F (*fig.* 41).

Les accidents provenant des brûlures produites par l'eau bouillante et la vapeur sont évités par l'emploi *d'obturateurs automatiques*. Ils sont basés sur le principe suivant : fermeture du conduit par la vitesse inaccoutumée du jet qui le traverse, au moyen de boules, clapets, etc.

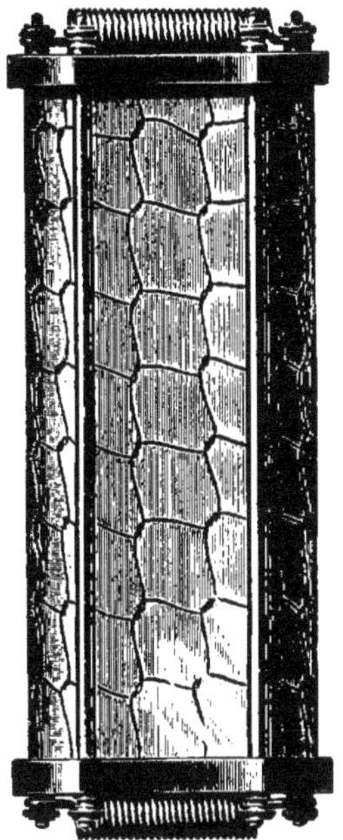

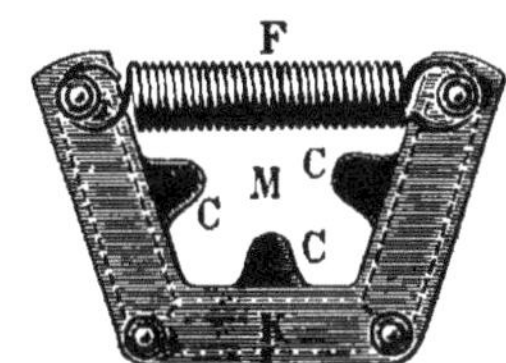

Fig. 41. — Protecteur pour niveau d'eau de grande longueur.

Dans l'appareil ci-contre (Dreyer, Rosenkranz, Droop, constructeur), l'obturation se fait au moyen de sphères. En temps ordinaire, celles-ci restent sur leur siège P, en arrière des écrous N. En cas de rupture du tube, le jet expulsé entraîne la sphère, produisant ainsi une obturation qui permet d'approcher les mains des robinets *a* pour les fermer.

L'appareil est, en outre, muni en V d'un robinet de purge; sa forme un peu spéciale vient de ce qu'il est garni d'un appareil à bouchon fusible dont nous verrons plus loin le principe (*fig.* 42).

Parmi les *indicateurs de niveau* d'eau nous citerons : le *flotteur Chaudré*, dont l'aiguille est montée sur un axe ayant une rainure hélicoïde, dans laquelle l'extrémité d'un levier, attaqué par le flotteur, se déplace en lui donnant un mouvement de rotation.

Le *flotteur magnétique Lethuilier-Pinel* a l'avantage de ne pas perdre de sa sensibilité en traversant des presse-étoupes : c'est un petit cylindre en fer qui roule sur paroi métallique en suivant les mouvements d'un fort aimant placé à l'intérieur de la chaudière et qui est monté directement sur la tige du flotteur.

On peut placer sur ces appareils des contacts de sonnerie électrique ou, comme dans le suivant, des siffets D actionnés par des taquets K montés sur l'aiguille Z, de telle façon que le bruit attire l'attention du chauffeur au moment où le niveau de l'eau dans la chaudière cesse d'être convenable (*fig.* 43).

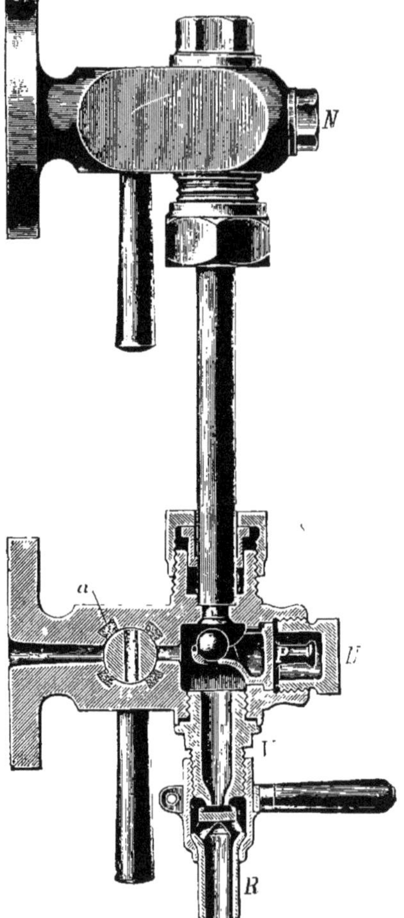

Fig. 42. — Obturateur automatique de niveau d'eau Dreyer, Rosenkranz et Droop.

L'aiguille du flotteur est montée cette fois sur l'écrou O, formant l'angle supérieur d'un parallélogramme P, P_1, P_2, actionné directement par la tige E du flotteur; l'appareil présente le même inconvénient que le premier (perte de sensibilité au passage du presse-étoupe), mais a sur lui l'avantage d'une meilleure transmission du mouvement.

L'attention du chauffeur, mise en défaut, peut ne pas être rappelée par les signaux; il est nécessaire d'y suppléer et de provoquer automatiquement soit l'extinction du foyer, soit un signal avertisseur indépendant de ceux qui fonctionnent sous la commande des flotteurs.

On a construit des *bouchons fusibles* à une température donnée, bouchons qui, placés au-dessus du foyer, donnent issue, après fusion, à l'eau restant dans la chaudière qui vient inonder la grille.

Ces bouchons sont en laiton ou en acier, quant à l'intérieur et à l'extérieur; la partie médiane seule est en alliage fusible.

La monture extérieure a la taille voulue pour que le bouchon entier soit noyé dans l'eau, en marche normale.

Si le niveau s'abaisse par trop, la tête du bouchon n'est plus baignée, et l'alliage fond.

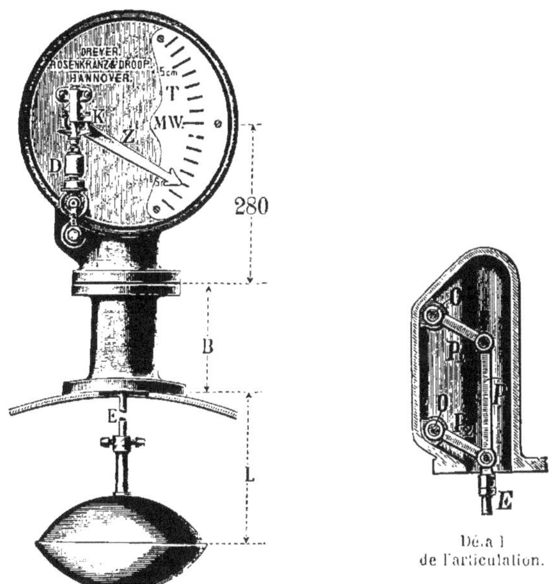

Fig. 43. — Indicateur de niveau d'eau à sifflet.

Le *dispositif de Black* est également basé sur la fusion d'un alliage. Un tube R dont l'extrémité plonge dans la chaudière jusqu'au point que l'eau ne doit point dépasser se remplit d'eau quand la pression monte ; cette eau comprime en son sommet, dans l'espace B, l'air contenu refoulé par O et dont la température n'atteindra pas 100°. Lorsque le niveau de l'eau s'abaisse au-dessous de la normale, le tube se vidant, l'air contenu en W retombe dans la chaudière par les orifices E, la vapeur se mélange à cet air, l'échauffe et fait fondre le bouchon P. La vapeur s'échappe alors et fait vibrer un sifflet avertisseur X. Un robinet à boisseau permet d'isoler le sifflet et de remplacer le bouchon fondu (*fig.* 44).

L'appareil de R. Schwartzkopff est plus compliqué, mais présente l'avantage de pouvoir servir également d'avertisseur en cas de surpression manométrique (*fig.* 45).

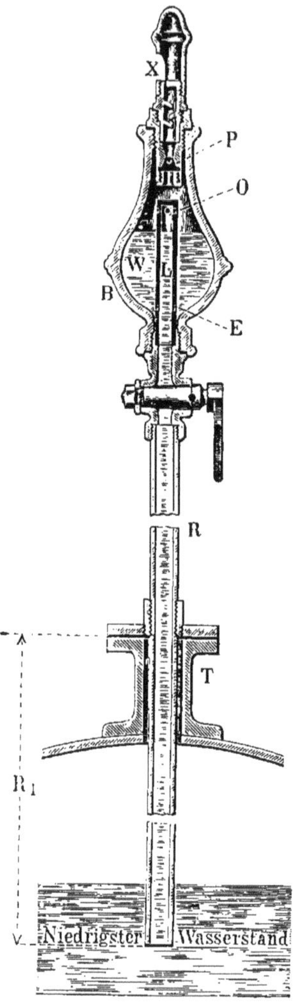

Fig. 44. — Dispositif de Black à bouchon fusible.

Il se compose essentiellement de deux tubes concentriques, fixés l'un à l'autre par des brides. Le tube intérieur AB fermé à son extrémité plonge assez profondément dans la chaudière ; l'autre, dont l'extrémité inférieure est ouverte et affleure au niveau NW, limite de vide de la chaudière, se termine en *a* par une conduite en serpentin O qui le met en communication avec une bague entourant le tube extérieur en A, bague munie d'un robinet h_1.

Le tube AB contient deux pôles d'un avertisseur électrique qui fonctionne lorsque le contact a été établi entre les deux tiges d, d_1. Ce contact peut avoir lieu aux deux extrémités A, B, munies chacune d'un bouchon construit de la manière suivante : une bague en laiton c contient : 1° un fond en ardoise isolante taillé en forme de cuvette ; 2° une bague en alliage fusible ; 3° un bouchon en ardoise isolante V. La température de fusibilité de l'alliage étant atteinte, le liquide conducteur provenant de la fusion vient se rassembler à la façon du mercure au fond de la cuvette ménagée à cet effet et établit le courant entre les fils d d_1.

Le bouchon supérieur A fond à 100°. En temps normal, la bague extérieure est, en effet, remplie d'eau (l'air ayant été purgé par le robinet h, dès que la pression a atteint 1/5 d'atmosphère), refroidie par son passage dans le serpentin O; mais, lorsque, par suite d'abaissement du niveau dans la chaudière, le tube extérieur *a* se vide, cette eau refroidie est remplacé par de la vapeur qui, pénétrant dans la bague opère la fusion de l'alliage.

Le bouchon inférieur *ii* contient un alliage fusible à une température que ne doit pas atteindre l'eau soit de par sa teneur en sels, soit par suite de la surchauffe des tôles, soit à cause de la

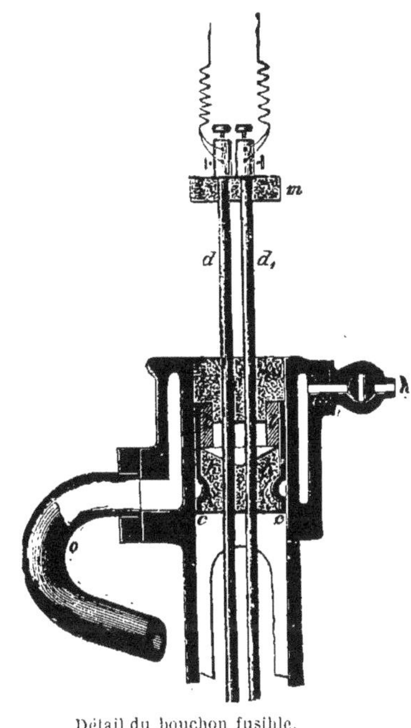

Détail du bouchon fusible.

Fig. 45. — Dispositif de Schwartzkoff à bouchon fusible.

surpression[1]. Plongé dans l'eau, il établit, en fondant, un contact

1. A 3 atmosphères, l'eau bout à 144°;
A 4 atmosphères, l'eau bout à 152°;
A 5 atmosphères, l'eau bout à 159°;
A 6 atmosphères, l'eau bout à 165°,5;
A 7 atmosphères, l'eau bout à 171°;
A 8 atmosphères, l'eau bout à 176°.

qui appelle l'attention et permet d'empêcher un accident. Il n'y a donc qu'à mettre dans ce bouchon un alliage fusible à la température qui ne doit pas être dépassée.

Le système de conducteurs et bouchons étant amovible, on peut, en saisissant le plateau isolant *m*, enlever le contenu du tube intérieur, supprimer les contacts et remplacer le bouchon fondu.

Un dispositif presque identique est basé sur la fusibilité du

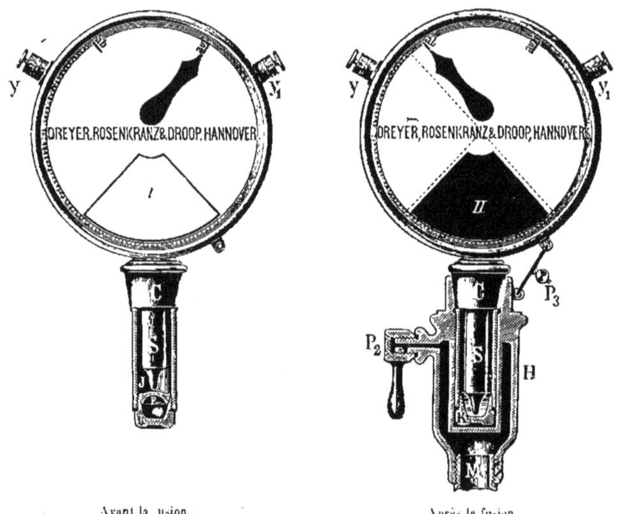

Avant la fusion. Après la fusion.

Fig. 46 et 47. — Bouchon fusible faisant fonctionner un avertisseur électrique.

bouchon P, qui maintient en temps normal la pointe J de la tige S. Si le bouchon fond, cette tige S s'abaisse par son propre poids et produit un contact électrique (*fig.* 46 et 47).

Un dernier appareil basé sur le même principe est le *robinet d'essai* Schwartzkopff. L'eau qui baigne le bouchon fusible *l* (maintenu contre la douille *r* par l'écrou *m*) est refroidie par le tuyau à ailettes *h*. Le robinet *h* isole l'appareil après fusion du bouchon, par suite d'abaissement du niveau dans la chaudière au-dessous du petit pointeau (*fig.* 48).

Les **soupapes** se rencontrent variables à l'infini en leurs formes, à leviers ou à ressorts ; il faut les choisir de préférence à échappement progressif et les placer de telle sorte qu'elles soient facilement visitables (*fig.* 49).

De nombreux accidents sont dus aux **ruptures de conduites** ; on les évite en plaçant des **clapets de retenue de vapeur.**

Un des plus simples est celui du type *Dreyer Rosenkranz et Droop.*

En cas de rupture une brusque surpression se produit en E, par suite de la dépression en A, formant autour de la soupape T, pour l'appliquer sur son siège, une sorte d'aspiration qui vainc la résistance opposée par le levier H_1 (qui supporte un poids G) (*fig.* 50).

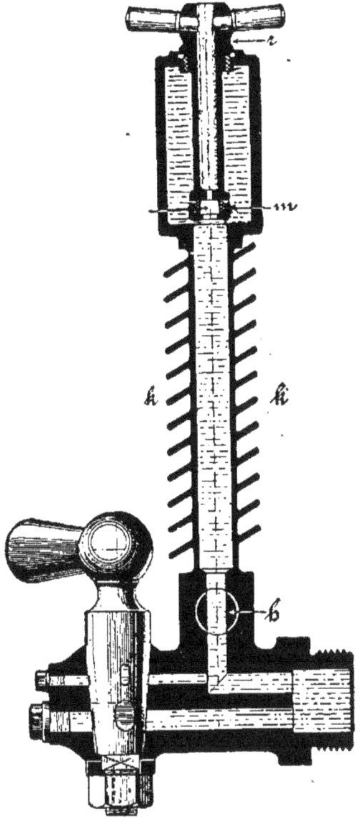

Fig. 48. — Robinet d'essai à bouchon fusible (Schwartzkopff).

Nous ne quitterons pas les générateurs sans indiquer les règlements édictés au Creusot pour leur nettoyage (Établissements Schneider) :

Ne pas vider avant que la pression effective soit descendue à 1 kilogramme au plus et que le massif soit suffisamment refroidi, à 100° environ.

Attendre que la pression soit devenue nulle pour desserrer les bouchons du trou d'homme.

Défense d'entrer dans une chaudière faisant partie d'un groupe, sans un ordre du contremaître, qui doit vérifier si les dispositions d'isolement ont été prises.

Pour l'enlèvement du tartre, éviter d'employer des outils à tranchant aigu, afin de ne pas détériorer les tôles et surtout les matages. Éviter aussi d'ébranler les rivets.

Veiller à ce que personne ne touche aux organes de la chaudière.

Vérifier de temps en temps le fonctionnement des soupapes

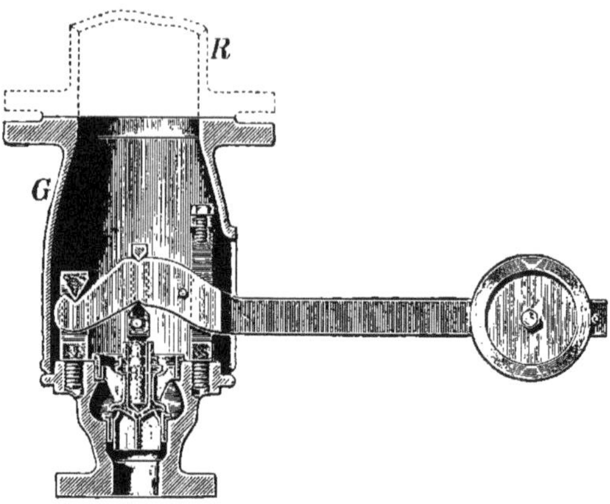

Fig. 49. — Soupape à échappement progressif Dreyer, Rosenkranz et Droop.

d'arrêt automatique, ainsi que l'état des suspensions des tuyaux de vapeur.

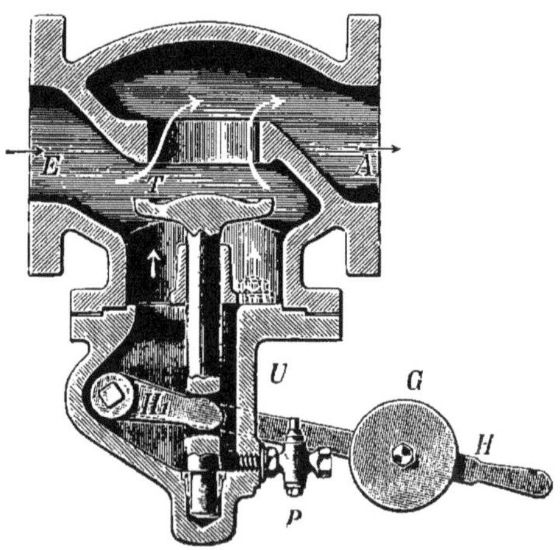

Fig. 50. — Clapet de retenue de vapeur.

MACHINES MOTRICES

La transformation de l'énergie se fait au moyen de machines motrices.

Les *machines motrices* sont de quatre sortes :

1° Moteurs hydrauliques ;

2° Moteurs à vapeur ;

3° Moteurs à gaz (explosion ou air chaud) :

4° Moteurs électriques.

Une précaution générale fort utile consiste à leur affecter des locaux spéciaux accessibles seulement aux hommes qui en sont chargés spécialement. De plus, il est bon de les entourer pour en rendre l'approche involontaire difficile.

Des dispositifs permettant de prévenir les ateliers de la remise en marche du moteur après un arrêt sont également à recommander.

Moteurs hydrauliques. — Les *moteurs hydrauliques* doivent être entourés de garde-fous, et les locaux dans lesquels ils se trouvent particulièrement bien éclairés. Ils sont généralement en fosses, et leur abord est surtout dangereux en hiver par suite de la glace, qui recouvre ordinairement le sol alentour.

Les vannes doivent être souvent vérifiées pour s'assurer de leur bon état et éviter les fuites dangereuses provenant d'une fermeture imparfaite.

Il est bon d'obvier à une mise en marche fortuite des *roues hydrauliques sans coursier*, par l'adjonction de dispositifs très simples destinés à détourner l'eau, en cas d'accident de vannes, avant son arrivée aux augets.

Dans le cas de *roues en dessus*, on peut rendre une partie *b*, du fond du canal d'amenée en aval de la vanne, mobile autour d'une charnière à axe horizontal. La vanne *a* étant fermée, l'eau s'engouffre dans le trou formé en soulevant cette porte au moyen des cordes *c*, et vient tomber sur un plan incliné qui renvoie le liquide dans le canal de fuite (*fig.* 51).

Ce dispositif doit être préféré à celui qui consiste à se servir de la vanne comme obturateur de conduite, ce qui s'obtient en

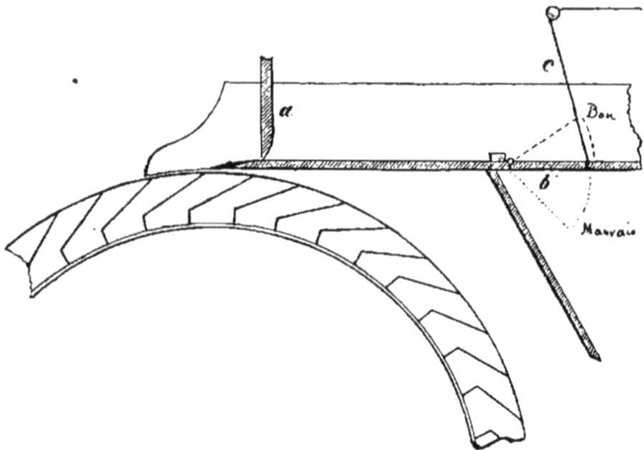

Fig. 51. — Dispositif de protection pour roue en dessus.

abaissant cette vanne au lieu de la soulever au moment de la

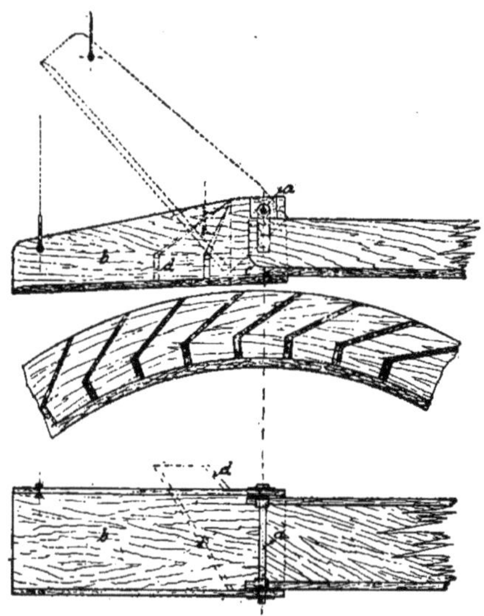

Fig. 52. — Roue en dessus à buche mobile.

mise en marche. Dans le premier cas, il se forme en quelque

sorte une seconde vanne, et on est assuré, en marche, de la parfaite continuité du canal d'amenée, la partie mobile n'étant pas soutenue par le système de relèvement.

Une autre méthode consiste à munir le canal d'amenée d'un avant-bec (huche) *b*, d'une longueur telle que le liquide qui le traverse s'écoule en dehors des augets (*fig*. 52).

Cet avant-bec, mobile autour de l'axe *a*, sert de vanne quand

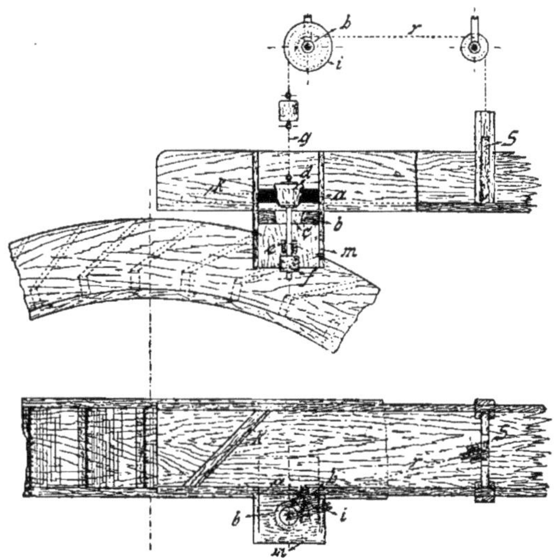

FIG. 53. — Roue en dessus à déversement latéral.

on le soulève, et l'orifice *c* varie suivant l'amplitude de ce mouvement. Pour produire l'arrêt, il suffit de fermer *c*, c'est-à-dire d'abaisser *b*, ce qui amène le déversement du liquide qui traversait la vanne, en dehors de la roue.

On peut opérer, pour éviter de donner une trop grande longueur au bec *b*, le déversement latéral par un avant-bec coudé *d*, représenté en pointillé sur la figure.

Le déversement latéral s'obtient également par un dispositif particulier qui présente, en outre, l'avantage d'être commandé par la vanne principale. Le canal d'amenée est muni, dans le but de barrer l'eau passant sur le coursier, d'un tasseau *k* de faible épaisseur. Quand on ferme la vanne S, l'eau est dirigée vers le conduit latéral *m*, qui contient le siège *c* d'une soupape *d* guidée en *e* et lestée par le poids *f*. Cette soupape est en relation par l'intermédiaire des cordes *g* et *r* et du système différentiel des deux poulies *b*, *i* avec la vanne ; elle s'abaisse sur son siège quand la vanne se lève, et inversement (*fig*. 53).

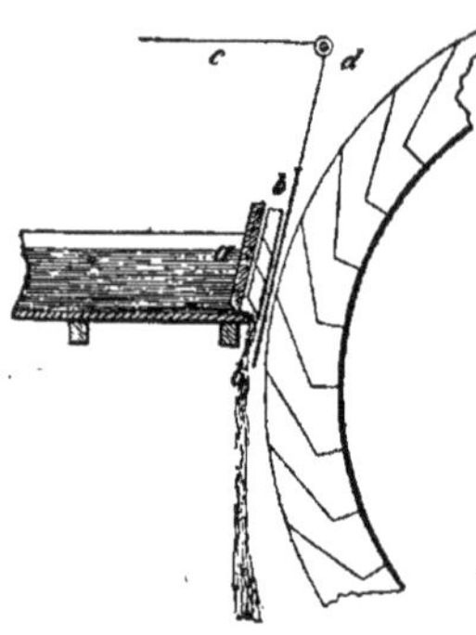

Fig. 54. — Dispositif de protection pour roue de poitrine.

La disposition employée dans le cas de *roues de côté ou de poitrine* est la suivante : on amène entre les persiennes *bb* et la roue une tôle parallèle au plan des persiennes qui, abaissée au moyen des cordes et poulies *c*, *d*, intercepte l'eau qui aurait pu franchir la vanne *a* et la rejette en dehors des augets (*fig*. 54).

D'une façon plus générale, les moteurs à eau doivent être cons-

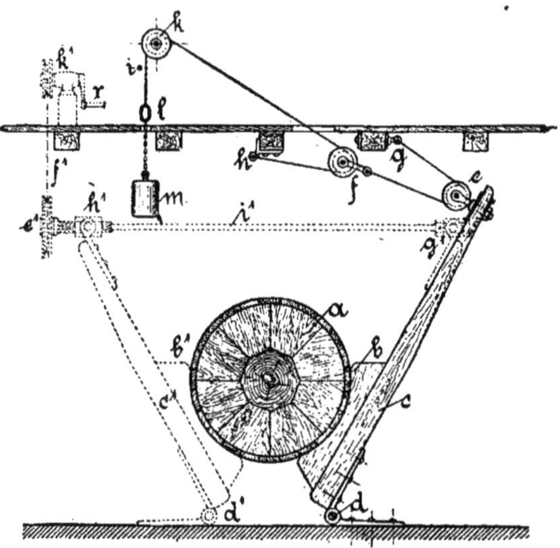

Fig. 55. — Frein pour roue hydraulique.

truits de telle sorte qu'une mise en marche inopinée soit impossible : ils peuvent, en effet, s'arrêter non seulement sous une action voulue, mais aussi par une cause accidentelle (matière étrangère, froid, etc.), et il est nécessaire que cette dernière, disparaissant d'elle-même, la machine ne puisse continuer sa marche sans une intervention voulue, et après toutes les précautions prises pour éviter des accidents dus à une reprise brusque du mouvement.

Il est bon, en outre, d'avoir à sa disposition un moyen de produire l'arrêt rapide de ces grandes masses qui, entraînées par l'énorme quantité de force vive qu'elles emmagasinent, sont loin de s'immobiliser dès que l'arrivée d'eau est supprimée : les freins doivent agir sur l'axe même de la roue. Un des plus simples, considérant la grosseur des tourteaux est le suivant (*fig.* 55) :

Un levier *c* mobile autour de la charnière *d* supporte un patin *b* évidé concentriquement au tourteau *a*. En temps normal une masse *m* est fixée au clou *i* par le dernier maillon *l* de la chaîne qui la soutient.

Pour obtenir le freinage, il suffit de décrocher le poids; on actionne ainsi progressivement, par l'intermédiaire de la poulie *k*, au moyen de la corde fixée en *h*, le système *e*, *f*, *g*, qui agit sur le patin *b*.

Dans le cas d'une roue plus considérable, on obtient une action plus grande en se servant du double système de leviers *cc'* à patin *bb'*, le levier *c'* portant l'écrou *h'* dans lequel s'engage le pas de vis de la tige *i'* fixée, d'autre part, en *g'*, on opère un serrage énergique en faisant tourner la vis dans son écrou au moyen des poulies *e'k'*, de la transmission *f'* et de la manivelle *r*.

Machines à vapeur. — Les *machines à vapeur* sont particulièrement dangereuses pour les mécaniciens chargés de leur entretien pendant la marche.

Le graissage, le nettoyage, les petites réparations sont autant d'occasions d'accidents dus à la rencontre de pièces en mouvement. Il est nécessaire d'entourer ces pièces de dispositifs qui,

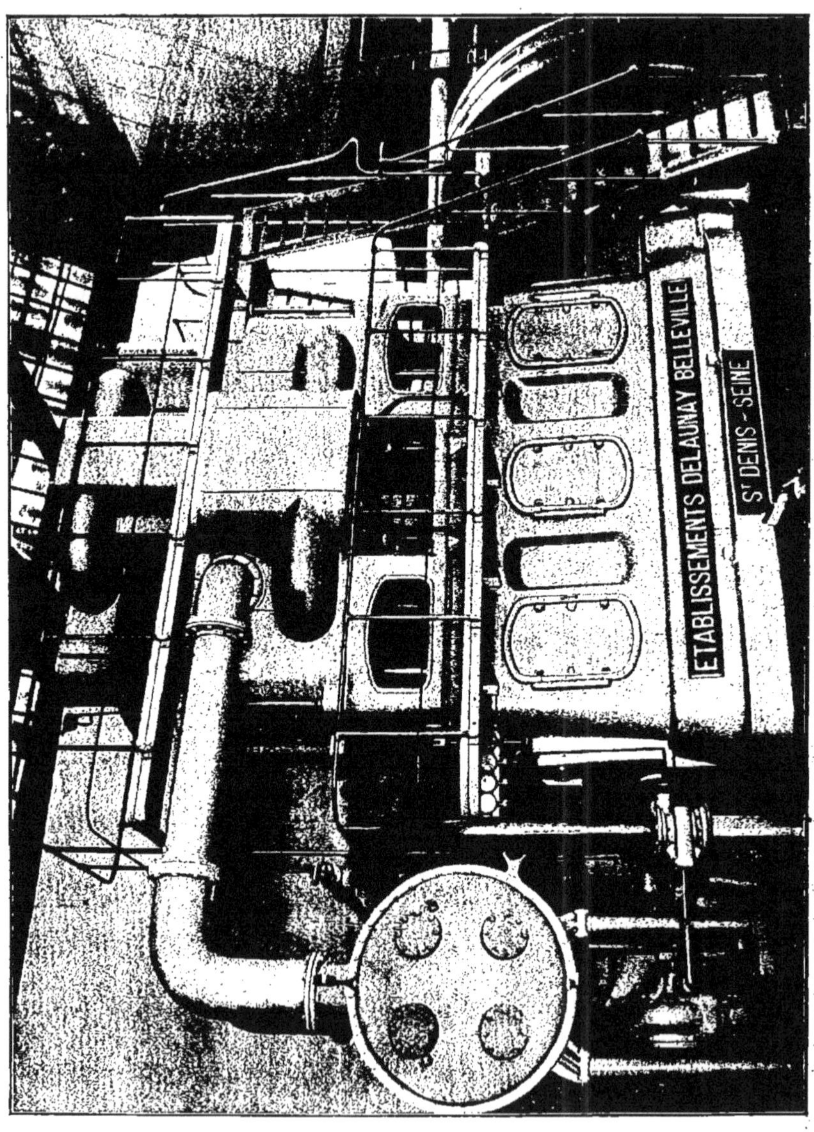
ETABLISSEMENTS DELAUNAY BELLEVILLE
St DENIS - SEINE

tout en permettant au soigneur, et à lui seul, un accès facile, le préviendra cependant du danger[1].

Machines verticales. — Les escaliers qui conduisent aux plate-formes des cylindres, et ces plate-formes elles-mêmes, qui sont généralement grasses, doivent être construits en tôle striée et munis de rampes et garde-fous pour éviter les glissements dans les organes en marche ou sur le sol. Un grillage en fer devant les coulisseaux est utile, lorsque, à fin de course, ils se rapprochent par trop (6 à 7 centimètres) des organes fixes de la machine (*fig.* 56).

Machines horizontales. — Quand la manivelle *a* a un éloignement minimum de 10 centimètres des massifs ou du sol, c'est-à-dire qu'elle ne risque pas de toucher en marche les pieds des mécaniciens, il suffit d'établir une balustrade très simple, une tringle A, par exemple, qui entoure les organes en marche, bielles, manivelles, plateaux-manivelles (*fig.* 57).

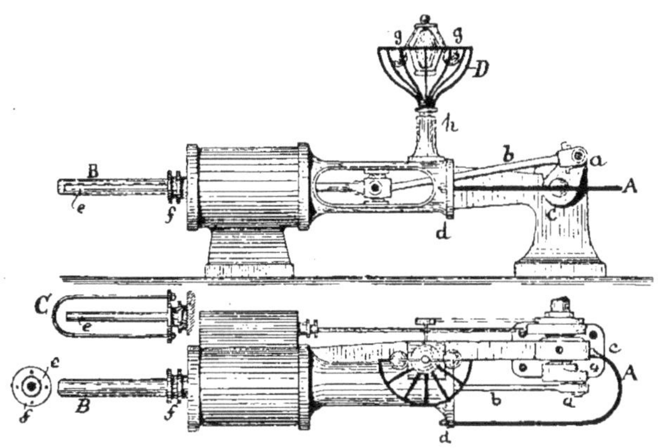

FIG. 57. — Dispositifs de protection appliqués à une machine horizontale.

Si le bouton de la manivelle et la tête de bielle sont les seuls organes dangereux (dans le cas de massifs très hauts), on pro-

1. « Les moteurs à vapeur, à gaz, les moteurs électriques, les roues hydrauliques, les turbines ne seront accessibles qu'aux ouvriers affectés à leur surveillance. Ils seront isolés par des cloisons ou barrières de protection » (art. 10 du décret du 29 novembre 1904).

tège la partie extérieure de leur course par une tôle cylindrique dont l'axe est le même que celui du volant.

Au contraire, l'espace qui sépare les parties mobiles de la machine, des parties fixes, étant tel qu'une partie du corps peut être cisaillée, on emploie des entourages grillagés et mobiles que le soigneur écarte en partie, chaque fois qu'il a besoin d'atteindre un organe déterminé.

Lorsque le piston présente une tige compensatrice *e*, il est nécessaire d'empêcher tout contact avec cet organe, en fixan à cet effet au presse-étoupe *f*, soit un tube B concentrique à la tige, soit une tringle C.

Les balanciers des pompes du condenseur, qui sont généralement en sous-sol, traversent le plancher : celui-ci doit être évidé de 10 centimètres environ de plus que ne l'exige la course pour permettre au soigneur de passer la main à chaque instant sans risquer d'être blessé pendant la marche. Les trous sont entourés de garde-fous montés sur socles (formés d'une planche en bois ou d'une cornière), destinés à éviter le passage du pied en cas de glissement [1].

Le volant, quand il tourne dans une fosse, doit être protégé de la même façon. Les garde-fous seront grillagés sur une hauteur de 1 mètre environ et le grillage (en bois, fer, toile métallique) assez serré pour empêcher le passage d'un membre. Une partie du grillage sera mobile pour pouvoir être enlevée, quand on ne dispose pas, pour actionner le volant, d'appareils spéciaux, au moment soit de la mise en marche, soit de l'arrêt de la machine dans une position déterminée pour certaines réparations.

Ces opérations se font toujours à admission fermée ; mais il peut arriver que, par suite de fermeture incomplète, de fuite de robinets, la machine reparte en blessant les hommes attelés au volant.

1. Toutes ces prescriptions sont d'ailleurs réglementaires. L'article 12 du décret du 29 novembre 1904 dit en effet :

« Toutes les pièces saillantes mobiles et autres parties dangereuses des machines et notamment les bielles, roues, volants, les courroies ou câbles, les engrenages, les cylindres ou cônes de friction et tous autres organes de transmission qui seraient reconnus dangereux seront munis de dispositifs protecteurs, tels que gaines et chéneaux de bois ou de fer, tambours pour les courroies et les bielles, ou de couvre-engrenages, garde-mains, grillages. »

Différents systèmes ont été employés pour éviter les accidents provenant de ce fait.

Le plus simple consiste à employer un levier, qui prend suc-

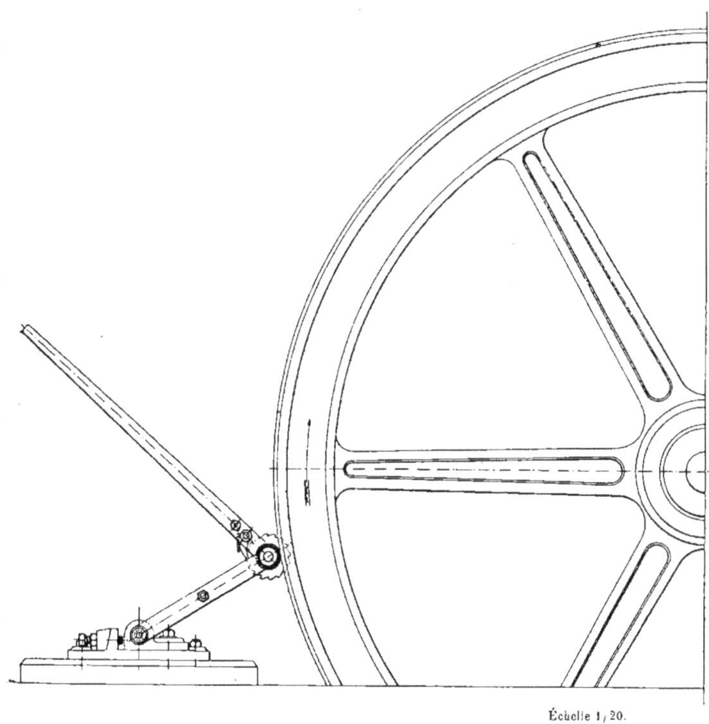

Fig. 58. — Appareil de mise en marche Sachsenberg à Rosslau.

cessivement son appui fixe dans les différents trous d'un secteur en fonte, extérieur à la machine et faisant corps avec un mur, par exemple, en poussant aux bras du volant.

Quand le volant est dentelé ou perforé, on se sert d'un levier ayant son appui fixe sur un support placé directement sur le sol de l'usine.

Pour les machines plus puissantes — jusqu'à 3 ou 400 chevaux, on se sert de dispositifs mécaniques ; leur principe est le même : un levier fixe à cliquet vient actionner la denture du volant (Geb. Sachsenberg) (*fig.* 58).

On peut remplacer le levier par une roue dentée avec manivelle identique à celle employée pour la mise en marche des moteurs à gaz.

Pour éviter la mise en marche inopinée — qui survient surtout dans le cas de machines à condensation, par suite du vide produit sur une des faces du piston après l'arrêt, on peut se servir d'un frein du genre de celui de MM. Dolfus, Mieg et Cie ; une paire de sabots en bois dur est appliquée par une vis dont l'écrou est fixe contre la jante du volant.

Parmi les dispositifs accessoires, il faut protéger encore le régulateur ; on entoure la partie dangereuse du pendule *g* d'une sorte de corbeille D fixée au bâti *h* (Voir *fig.* 57).

On retrouve d'ailleurs une partie de ces prescriptions dans les règlements du Creusot :

Dans le cas de machines à condensation, si l'on avait à faire tourner le volant à la main, pour passer les points morts, on devra s'assurer que la prise de vapeur est fermée et que les purgeurs des cylindres sont ouverts.

Il sera interdit de toucher aux pièces en mouvement pouvant présenter le moindre danger ; pour les machines Corliss défense de remettre en place, pendant la marche, les ressorts des déclics. Le nettoyage des pièces mobiles ou des pièces en mouvement sera également interdit pendant la marche.

Les grands engrenages moteurs devront être surveillés et l'on s'assurera qu'il ne s'introduit pas de corps étrangers dans la denture.

Pendant les temps d'arrêt prolongés et particulièrement le dimanche, on vérifiera avec soin les divers organes de la machine, le calage des roues d'engrenage ou des volants. On devra sonder la solidité des bras, resserrer les clavettes des têtes de bielle, et de piston, ainsi que les écrous, etc.

Dans les grands froids, de crainte qu'il ne se forme des glaçons, on veillera à ce que l'eau des trains ne tombe pas sur la jante du volant.

Lorsqu'il se produira un bruit anormal dans la machine ou

dans la transmission, on devra arrêter immédiatement et avertir le contremaître.

On obéira sur-le-champ à toute demande ou signal d'arrêt.

En cas de travail aux transmissions pendant un arrêt accidentel, le machiniste devra en être prévenu par l'ouvrier chargé de la direction de ce travail. Il ne remettra en marche que sur l'avis de ce dernier.

On avertira d'une façon quelconque (timbres, cloches, etc.) pour prévenir de la mise en marche ou de l'arrêt du moteur.

Le port des vêtements ajustés sera de rigueur. Le machiniste ne devra pas quitter sa machine, sous n'importe quel prétexte, avant d'avoir été remplacé à son poste.

Il sera responsable de la conduite de sa machine, n'obéira qu'aux ordres de ses supérieurs, et nul autre ouvrier que lui ne devra toucher au moteur.

Moteurs à gaz. — La mise en marche des *moteurs à gaz* a été rendue moins dangereuse, pour les petits moteurs, par l'emploi de

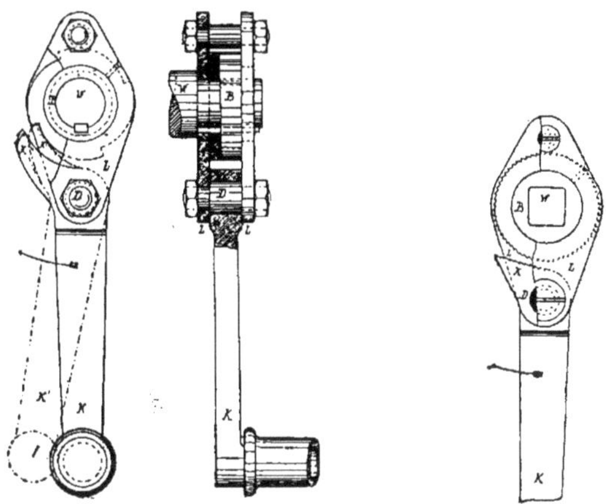

FIG. 59 et 60*. — Manivelles de sûreté (de Knobel et Heer, à Flums).

boîtes à cliquets B, dont le rochet x, mobile autour de l'axe D, se soulève quand la machine W prend une vitesse supérieure à celle de la manivelle K de mise en train (*fig.* 59 et 60).

Moteurs électriques. — Le principal danger des *moteurs électriques* provient de la tension électrique des conducteurs; il est bon de les entourer et de rappeler par des écriteaux placés convenablement, les points où les ouvriers courent

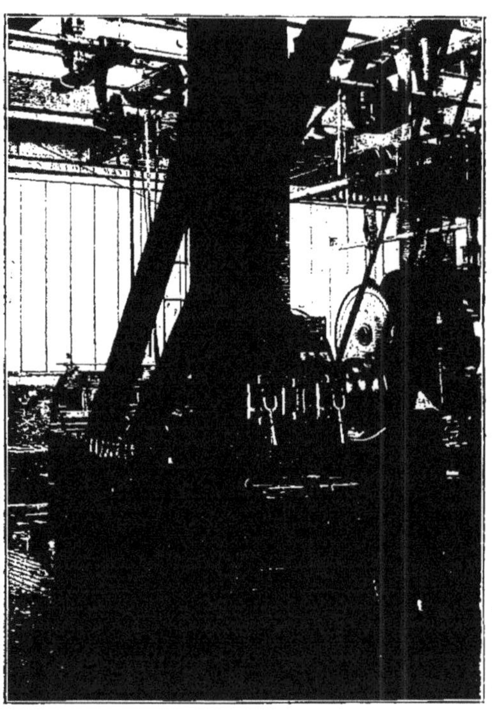

Fig. 61. — Entourage de moteur électrique (usines Weyher et Richemond, Pantin). 20 moteurs semblables Puissance, 35 IP ; Diamètre = 700 mm.; Longueur = 1 m.

les risques d'électrocution (*fig.* 61 et 62). Ces prescriptions se retrouvent d'ailleurs dans l'article 17 du décret du 29 novembre 1904 :

Les machines dynamos devront être isolées électriquement.

Elles ne seront jamais placées dans un atelier où des corps explosifs, des gaz détonnants ou des poussières inflammables se manient ou se produisent.

Les conducteurs électriques placés en plein air pourront rester

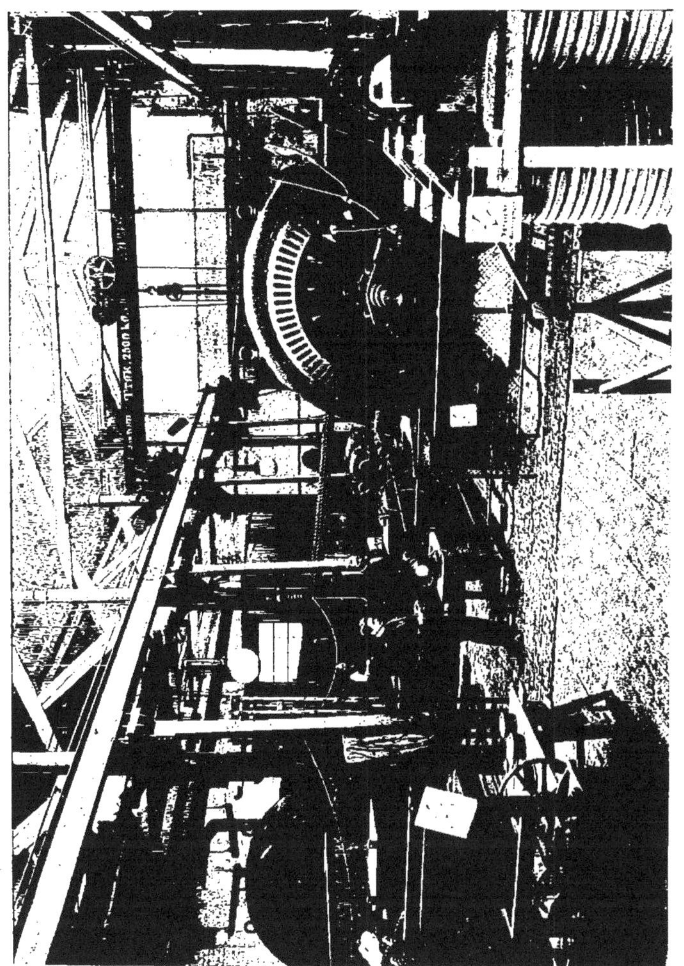

Fig. 62. — Usine Siemens-Shuckert. — La génératrice est entourée d'un grillage ; de nombreuses pancartes indiquent le danger de s'en approcher.

nus. Dans ce cas, ils devront être portés par des isolateurs de porcelaine ou de verre ; ils seront écartés des masses métalliques, telles que gouttières, tuyaux de descente, etc.

A l'intérieur des ateliers, les conducteurs nus, destinés à des prises de courant sur leur parcours, seront écartés des murs, hors de la portée de la main et convenablement isolés.

Les autres conducteurs seront protégés par des enveloppes isolantes.

Toutes précautions seront prises pour éviter l'échauffement des conducteurs à l'aide des coupe-circuits et autres dispositifs analogues.

La conduite des machines électriques des établissements Schneider a donné lieu à un règlement que nous croyons devoir résumer.

Les dynamos et appareils électriques seront tenus dans la plus grande propreté.

A tous les arrêts, on enlèvera les poussières se déposant sur les bobines, collecteurs, commutateurs, etc. Pendant la marche, les poussières du collecteur seront enlevées avec un soufflet; on évitera les fuites d'huile des paliers, principalement du côté du bobinage.

Les balais seront toujours placés dans la position correspondant au minimum d'étincelles.

On maintiendra les collecteurs polis en se servant de papier d'émeri appliqué sur une planchette, et on ne procédera à cette opération que lorsque les dynamos ne fournissent pas de courant.

On ne devra toucher en aucune façon, même d'une seule main, à une partie quelconque de la dynamo traversée par le courant.

Ne jamais mettre de pièces en fer, fonte ou acier à proximité d'une dynamo en fonctionnement.

En cas de coup de feu au collecteur ou aux bobinages d'une dynamo, on l'arrêtera immédiatement.

Pour effectuer l'accouplement et le désaccouplement des dynamos en parallèle, on observera rigoureusement les instructions qui seront affichées dans les diverses stations.

La mise en marche et l'arrêt des électromoteurs ne seront faits que par les ouvriers chargés spécialement de cette opération et suivant des instructions affichées près de chaque électromoteur.

L'approche des transformateurs sera rigoureusement interdite et leur surveillance confiée à des ouvriers spéciaux.

En cas de non-fonctionnement d'un transformateur, on en avisera la station ou le lampiste de l'atelier.

Pour la mise hors circuit d'un transformateur, on se conformera aux instructions qui seront placées près de chaque appareil.

Lorsqu'un transformateur vient à brûler, on doit prévenir immédiatement la station et ne jamais essayer de l'éteindre par aucun moyen, surtout en l'arrosant.

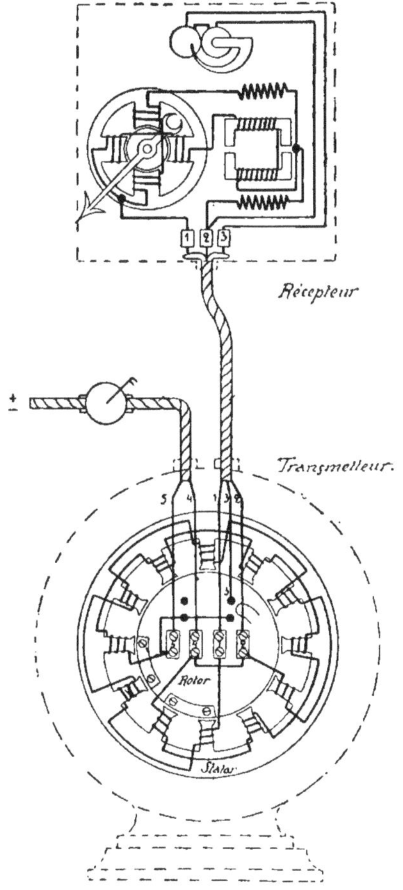

Fig. 63. — Appareil indicateur de vitesse (Rousselle et Tournaire).

Schéma de montage.

Quelle que soit la nature du moteur, il est bon de permettre aux ingénieurs d'en pouvoir vérifier à chaque instant, même d'un endroit éloigné, la vitesse.

Il est très utile que le chef d'une exploitation minière ou d'une station centrale d'électricité puisse suivre de son cabinet la marche des machines, tant au point de vue du rendement qu'à celui de la protection du travail.

L'*appareil Siemens*, entre autres, permet d'atteindre le but proposé d'une manière très simple et en toute sécurité (*fig.* 63).

Cet indicateur de vitesse à distance consiste en un transmetteur et un récepteur. Le transmetteur est une petite dynamo à courant alternatif, (*fig.* 64) accouplée à l'arbre dont on veut déterminer le nombre de tours, qui est excitée par une source de courant continu. La construction en est telle que toutes les parties conductrices, aussi bien l'inducteur que les bobines, dans lesquelles le courant alternatif est induit (cet ensemble est appelé le stator), sont fixes, tandis que la seule partie rotative (dénommée rotor) est formée par des petits blocs de fer cloisonnés, disposés à la périphérie d'une roue.

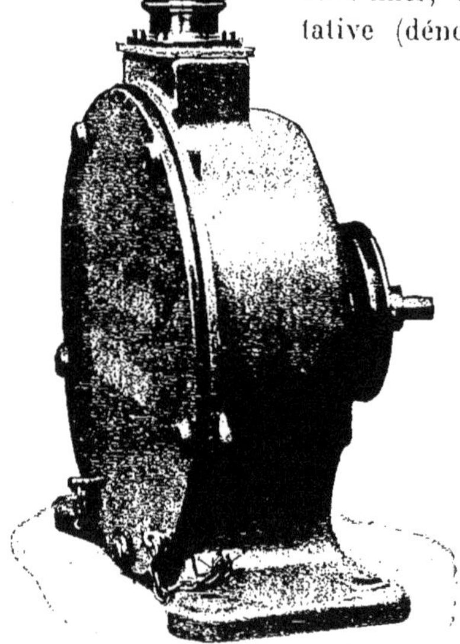

Fig. 64. — Indicateur de vitesse, transmetteur

Comme cette construction ne fait usage ni de balais, ni de bagues de friction, ni de collecteurs, l'appareil présente le grand avantage de ne pas nécessiter de surveillance ou de contrôle, ce qui en fait un instrument particulièrement approprié pour les machines de tous genres.

L'axe du rotor est commandé par l'intermédiaire d'une chaîne, d'un câble ou d'un autre dispositif similaire, par l'arbre dont on veut déterminer la vitesse de rotation.

La rotation du rotor produit, dans le stator, un courant alternatif dont la tension dépend du nombre de tours de la machine.

Cette tension est transmise au récepteur par deux conducteurs, et en fait dévier proportionnellement l'aiguille; ce récepteur est constitué en principe par un indicateur de tension à champ tournant, (*fig* 65).

Si le nombre de tours de l'axe de la machine vient à varier, la tension produite dans le transmetteur varie également et entraîne une modification de la position de l'aiguille du récepteur. Comme le déplacement de cette aiguille, lors d'une excitation déterminée du transmetteur, ne dépend que de la vitesse de l'induit du transmetteur, et par conséquent de la vitesse de l'arbre qui le commande, l'échelle du récepteur peut être disposée, selon le but donné à l'appareil, de manière à indiquer soit le nombre de tours par minute, soit le nombre de kilomètres à l'heure ou de mètres par seconde, etc...

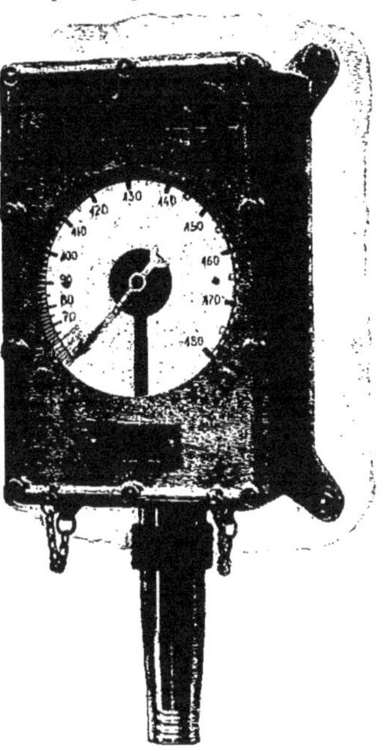

Fig. 65. — Indicateur de vitesse, récepteur.

L'échelle du récepteur peut être répartie pour indiquer des nombres de tours variant dans de vastes limites, par une appréciation convenable de la tension électrique, ainsi que par le choix d'une multiplication appropriée entre les roues dentées du transmetteur. On peut naturellement introduire dans cette échelle toutes les modifications que l'on croirait de nature à en faciliter la lecture.

On comprendra facilement, d'après le principe de l'appareil, que le sens de rotation de la machine est absolument indifférent; toutefois, dans certains cas, par exemple dans les navires, il est indispensable que le sens de marche soit indiqué.

A cet effet un débrayeur automatique peut être raccordé avec l'induit du transmetteur pour fermer un contact spécial en cas de marche arrière de la machine, et commander ainsi, dans le récepteur, un indicateur spécial du sens de marche.

Un seul transmetteur peut actionner plusieurs récepteurs; mais, si l'indication est limitée à un seul récepteur, le transmetteur peut être sensiblement simplifié.

CHAPITRE IV

GRAISSAGE

Les *appareils de graissage*, qu'ils soient appliqués aux moteurs ou aux transmissions (dont nous parlerons au chapitre suivant), doivent faire l'objet d'une étude spéciale, au point de vue de la protection du travail : les dangers courus par les hommes chargés de leur entretien croissent en effet proportionnellement à la surveillance nécessitée pendant le travail.

Il est une certaine catégorie d'accidents à signaler qui proviennent du fait suivant : les ouvriers, avant de commencer le travail ou pendant un arrêt du moteur, graissent leurs machines ou les transmissions et, n'étant pas prévenus de la mise en marche du moteur, sont surpris et souvent victimes d'accidents. A ce sujet le décret du 29 novembre 1904 a édicté la prescription suivante :

Article 18. — « La mise en train et l'arrêt des machines devront toujours être précédés d'un signal convenu. »

Par contre, il est nécessaire, lorsqu'un accident vient de se produire d'en atténuer la gravité en arrêtant la machine motrice et pour cela de pouvoir demander l'arrêt de celle-ci immédiatement et d'un point quelconque de l'atelier :

« L'appareil d'arrêt des machines motrices sera toujours placé sous la main des conducteurs qui dirigent ces machines.

« Les contremaîtres ou chefs d'atelier, les conducteurs de machines-outils, métiers, etc., auront à leur portée le moyen d demander l'arrêt des moteurs.

« Chaque machine-outil, métier, etc., sera en outre installé et entretenu de manière à pouvoir être isolé par son conducteur de la commande qui l'actionne (art. 15 du décret du 29 novembre 1904).

Avant de choisir un graisseur, il faut se rendre compte du mode de graissage à adopter[1].

Un bon graissage doit, d'après Grosmann[2], avoir les qualités suivantes ; il sera :

1° Collant, c'est-à-dire s'attachera suffisamment aux parois pour n'être point expulsé par la pression ;

2° De longue durée, c'est-à-dire conservera toutes ses qualités le plus longtemps possible, sans être altéré par la température ou par la pression (l'air ne devra point le décomposer et la chaleur du frottement ne modifiera que très peu sa fluidité) ;

3° Il n'aura pas d'action sur les organes des machines qu'il touche soit normalement, soit accidentellement ;

4° Il sera aussi fluide que possible ;

5° D'une pureté absolue, c'est-à-dire ne contiendra aucune matière étrangère solide, résine ou autres.

Les trois qualités 1°, 3°, 5° sont évidentes par elles-mêmes. La condition de fluidité (4°) ne prête pas davantage à la discussion : un graissage qui, en hiver, réunit les parties flottantes comme si elles étaient noyées dans de l'eau congelée, est, on le comprend sans peine, insuffisant.

D'autre part, il est indiscutable qu'une masse épaisse, comme un sirop très cuit, oppose une résistance au déplacement beaucoup plus grande qu'une masse fluide, de l'eau, par exemple.

Il existe donc, pour chaque cas particulier, un degré de fluidité de la matière lubrifiante, pour lequel en raison de la nature des surfaces des pressions, la dépense de force est minimum, et le courant entre les parties flottantes devra être d'autant plus dense que la pression entre les surfaces sera plus grande.

1. « Des dispositifs de sûreté devront être installés dans la mesure du possible pour le nettoyage et le graissage des transmissions ou mécanismes en marche.

« En cas de réparation d'un organe mécanique quelconque, son arrêt devra être assuré par un calage convenable de l'embrayage ou du volant ; il en sera de même pour les opérations de nettoyage, qui exigent l'arrêt des organes mécaniques. » (Article 15 du décret du 29 novembre 1904.)

2. Schmiermittel (1885).

L'expérience a montré[1] qu'il fallait faire le choix suivant :

Coussinets fortement chargés et glissières : huile minérale peu consistante ne coulant pas trop facilement, plus consistante que l'huile de colza, et de température d'inflammation supérieure à 170° ; ou bien, graisse fixe légère ;

Transmissions, c'est-à-dire pour *coussinets peu chargés :* huile minérale un peu plus légère que l'huile de colza ;

Pièces de machines fines, comme *broches de métier à filer*, *machines à coudre :* huile minérale très légère, peu consistante.

Quand il ne s'agit que de *machines marchant lentement*, *transmissions étendues* avec un nombre restreint de révolutions ou, d'exploitations dans lesquelles l'huile n'est pas recueillie, on donnera la préférence à la graisse consistante. Mais, pour les *machines et transmissions à marche rapide*, etc., il faut choisir le graissage à huile pour les raisons suivantes :

L'afflux de l'huile peut être :

1° Facilement réglé ;

2° Augmenté ou diminué rapidement, suivant besoin ;

3° On peut aisément se rendre compte par l'aspect — abstraction faite des huiles tout à fait visqueuses, qui d'ailleurs ne sont que très rarement employées — de la limpidité, c'est-à-dire de l'état de l'huile sous le rapport des impuretés mécaniques ;

4° Partout où elle peut être recueillie, on peut laisser couler l'huile en abondance, sans craindre le gaspillage, comme cela est nécessaire pour maintenir la bonne température des parties frottantes, et ce qui présente cet autre avantage que l'huile recueillie contient proportionnellement peu de particules métalliques détachées ;

5° Les particules peuvent être éliminées par la filtration de l'huile au moyen d'appareils appropriés, ce qui en facilite une nouvelle utilisation ;

6° Le graissage à l'huile permet, d'un point très accessible, de pourvoir simultanément aux besoins d'un grand nombre de pièces à graisser.

1. *Berlin Anhaltische Maschinenbau Act-Ges.* — Dessau.

On peut d'après cela classer les graisseurs en deux catégories :

1° Appareils pour graisse fluide ;

2° Appareils pour graisse consistante.

Appareils pour graisse fluide. — Le plus simple des appareils du premier genre, est la *burette de ferblantier ;* ce mode de graissage est peu recommandable, tant au point de vue industriel que pour la sécurité ouvrière. C'est un graissage non continu qui oblige le personnel à introduire la main dans un milieu dangereux de pièces en mouvement. On a suspendu de ces burettes sur des perches terminées par un fer en U. Leur fond est pesant, et on obtient leur basculage par une ficelle montée le long du manche qui vient les attaquer à leur extrémité (voir plus loin, page 130).

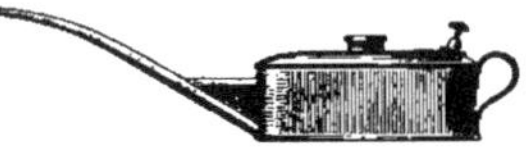

Fig. 66. — Burette à huile, en fer-blanc, avec clapet.

On se sert de ce dispositif pour le graissage des transmissions élevées ; mais il n'est pas facile à manier et nécessite une grande habitude (*fig.* 66).

En réalité, la burette n'est pratique que pour le graissage des machines avant leur mise en marche et le transport du lubrifiant pour le remplissage des graisseurs fixes.

Le plus primitif de ceux-ci est le *graisseur* dit *à mèche ;* son principe est le suivant (*fig.* 67) :

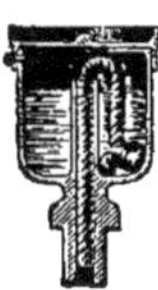

Fig. 67. — Graisseur fixe à huile, dit à mèche.

Une mèche dont une des extrémités plonge dans l'huile s'humecte par capillarité et conduit le lubrifiant hors du graisseur par la partie libre de la mèche.

L'énergie de ce graissage dépend de l'excédent de longueur de la partie sortie de la mèche, comparé à la longueur de la partie de la mèche plongée dans l'huile, et de la grosseur de cette mèche.

Les inconvénients de ce dispositif sont au nombre de trois :

a) Perte d'huile pendant les arrêts, l'écoulement de l'huile étant continu ;

b) Entraînement de particules de mèche sur les parties frottantes;

c) Modification progressive du graissage par suite du feutrage de la mèche.

Le *graisseur à aiguille* est, en principe, un flacon renversé à bouchon perforé pour donner passage à une aiguille libre qui descend jusque sur l'arbre. Elle est soumise à de nombreuses petites vibrations qui laissent pénétrer par bulles, au-dessus du lubrifiant, l'air nécessaire à la descente de l'huile. Le réglage de l'arrivée de l'huile se fait en modifiant l'épaisseur de l'aiguille et par conséquent son jeu (*fig.* 68).

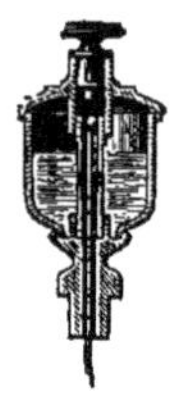

Fig. 68. — Graisseur fixe à huile, dit à aiguille.

L'inconvénient de ce dispositif est le griffage possible, par l'aiguille, des parties sur lesquelles elle frotte : on y remédie par l'emploi de ressorts qui suppriment son poids ou en se servant de pointes en métal mou ; ce procédé est toutefois peu recommandable, le métal mou, à l'usage, risquant de s'aplatir et de boucher le tube de graissage.

Les graisseurs dits *à goutte d'huile* sont continus : l'extrémité de leur aiguille *b*, qui peut être équilibrée, passe devant une fenêtre *a* en verre permettant de surveiller la descente régulière du lubrifiant (*fig.* 69) ; on les utilise généralement comme appareil central de graissage[1].

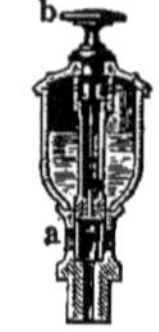

Fig. 69. — Graisseur fixe à huile, dit à goutte d'huile.

Au lieu d'un petit vase, on se sert alors d'un plus grand réservoir à huile, la plupart du temps en tôle, muni, sur le côté, d'un niveau à tube de verre, et, sur le fond, d'autant de petites buses à gouttes, entourées d'un tube de verre, avec robinet, que ce réservoir doit graisser de places en même

1. Voir *fig.* 73. Graisseur pour manivelles.

temps. De chacune de ces petites buses partent des tuyaux minces qui conduisent l'huile aux endroits à graisser. Si l'on a un grand nombre de ceux-ci, on adapte les petites buses à un tuyau séparé qui se trouve en communication avec le réservoir au moyen d'un robinet principal. Par cette disposition on peut, suivant les besoins, suspendre l'action des petits robinets une fois pour toutes, et il n'y a qu'à faire exécuter un quart de tour au robinet principal pour provoquer la mise en route ou l'arrêt du lubrifiant de toutes les parties à graisser par l'appareil central.

Le réservoir à l'huile est garni à l'intérieur, tout près du bord supérieur, d'un tamis de crin destiné à empêcher l'huile d'être salie par les impuretés qui pourraient y tomber.

Si l'on veut que le graissage ait lieu en des points très éloignés, on le réalise sans gaspillage d'huile en plaçant à l'extrémité de longs tubes de ce genre, de petits réservoirs munis de robinets dans lesquels l'huile contenue dans les tubes s'amasse après l'arrêt du moteur, et qui autrement continueraient à couler jusqu'à ce qu'ils soient vides ; au moment de la remise en marche, la quantité d'huile qui se trouve, de ce fait, dans ces réservoirs, suffit jusqu'au moment où le tube s'est empli à nouveau.

Nous citerons pour mémoire les *pompes à huile*. Elles ont pour but d'amener l'huile aux endroits à graisser qui se trouvent sous pression. Leur mécanisme plus ou moins compliqué peut se résumer ainsi : un piston à tige filetée pèse au-dessus de la masse d'huile et la chasse progressivement, grâce au mouvement de translation qu'il reçoit, de la machine elle-même, sur la tige, par l'intermédiaire d'un écrou fixe, d'une roue à rochet et d'un cliquet mû par une pièce en mouvement du moteur.

Appareils à graisse consistante. — La burette est remplacée dans cette catégorie par les *injecteurs à graisse*, boîtes d'où la graisse est chassée dans un tuyau par une pression de la main.

Les *boîtes à graisse* sont de simples récipients cylindriques, remplis de graisse, fixés sur le couvercle du palier. On fait descendre la graisse sur les parties à lubrifier, soit directement, soit par l'intermédiaire de tuyaux dans les endroits dangereux, par différents moyens : on peut visser d'une fraction de tour le couvercle *a* du graisseur *b*, ou faire varier la hauteur entre le couvercle et le piston, soit par l'intermédiaire d'un piston pressé par un ressort tendu suivant les besoins, soit par le chargement à l'aide de grenaille de plomb (*fig.* 70, 71, 72).

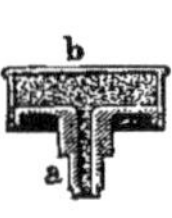

Fig. 70. — Graisseur fixe pour graisse consistante.

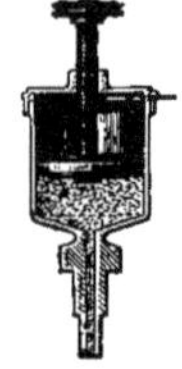

Fig. 71. — Graisseur fixe pour graisse consistante.

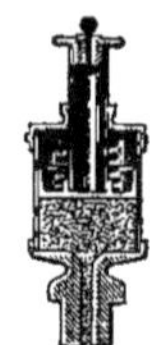

Fig. 72. — Graisseur fixe pour graisse consistante.

Graissages spéciaux. — a) *Bouton de manivelle.* — On a employé le graissage à mèche : la tête de bielle est munie d'un godet formant réservoir, qui, à chaque tour, touche la mèche (ou lécheur) et enlève la goutte d'huile qui s'y est formée.

A ce dispositif on préfère généralement le suivant :

Un réservoir d'huile est fixé devant la manivelle de telle façon que son tuyau d'écoulement soit exactement dans l'axe de la manivelle : l'huile s'écoule dans une des extrémités — formant réservoir — d'une manivelle creuse L, dont l'autre extrémité est solidaire du bouton à graisser. L'huile qui a pénétré dans le réservoir susdit est entraînée par la force centrifuge (*fig.* 73).

Un autre graisseur, basé également sur la force centrifuge, consiste en une boîte fixée sur la tête de bielle, séparée en deux parties par un faux fond incliné parabolique percé à son extrémité supérieure. L'huile qui le recouvre s'élève à chaque coup de piston jusqu'à l'orifice, et pénètre dans la seconde partie de la boîte qui est en communication avec les coussinets.

On construit aussi un graisseur dont l'ouverture est commandée par le mouvement de la machine. Son robinet, percé d'un trou formant compte-gouttes, est fixé à une roue hélicoïde entraînée par une vis sans fin. Celle-ci reçoit elle-même son mouvement du bouton de la manivelle par l'intermédiaire d'engrenages ou poulies.

b) Les *paliers graisseurs* ont fait l'objet de nombreux dispositifs. Nous citerons parmi ceux-ci le suivant :

Une rondelle de diamètre supérieur à celui de l'arbre est entraînée par lui dans son mouvement de rotation. Cette rondelle

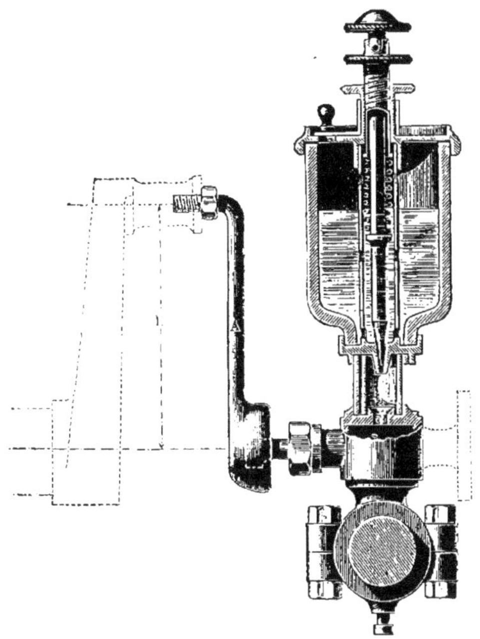

FIG. 73. — Appareil graisseur pour manivelles (de J. Guggenheim, à Lengneau).

se charge d'huile dans un réservoir dans lequel elle baigne et lubréfie ainsi l'arbre.

c) Les *poulies folles* nécessitent un graissage parfait pour éviter leur grippement et, par suite, leur mise en marche fortuite en raison de l'entraînement qu'elles peuvent subir de ce fait.

Quand la poulie ne doit pas tourner constamment, il est facile de remplir avant le départ les réservoirs de graisse, autrement la question devient beaucoup plus complexe, et on est amené à employer des embrayages permettant à la courroie de rester constamment sur la poulie.

Parmi les différents modes de graissage pour poulies folles en mouvement, nous trouvons tout d'abord les graisseurs à aiguille et les boîtes à graisse fixées sur le moyeu.

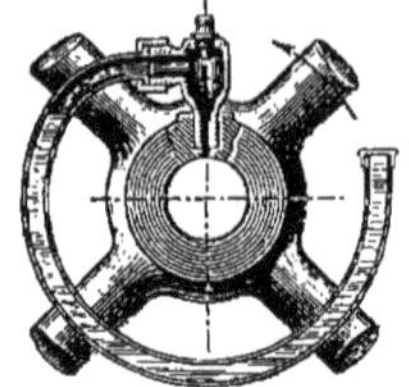

Fig. 74. — Tube de graissage avec armature en bronze.

Une modification des premiers permet d'augmenter la quantité d'huile en réserve par l'adjonction sur le côté du graisseur d'un tuyau recourbé concentrique à la poulie (*fig.* 74).

L'*anneau de graissage* Bamag peut être considéré comme un graisseur à goutte d'huile : c'est une boîte cylindrique fixée au moyeu de la poulie, divisée par trois

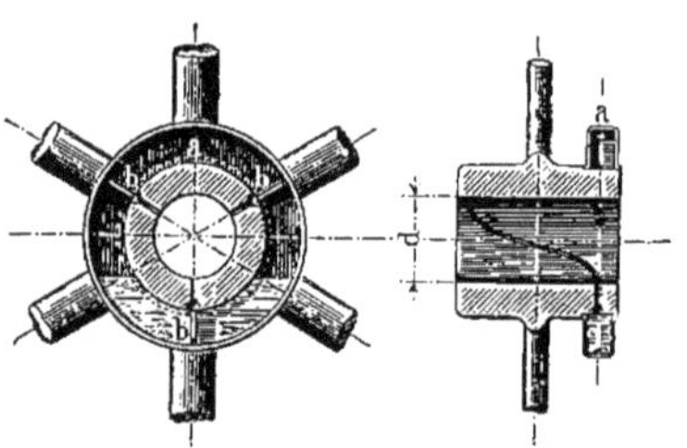

Fig. 75. — Anneau de graissage Bamag.

diaphragmes *b* en trois compartiments *a* communiquant entre eux par des ouvertures très petites ; au droit de chaque diaphragme,

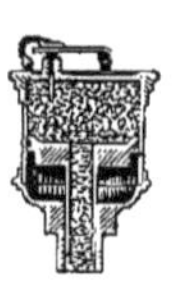

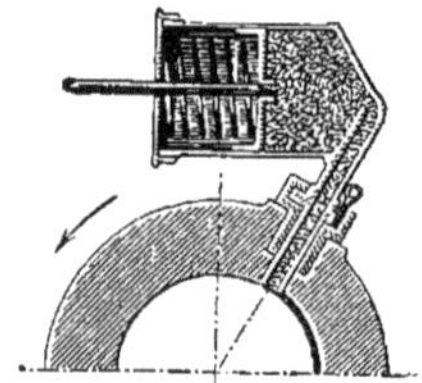

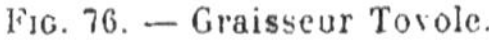

Fig. 76. — Graisseur Tovole. Fig. 77. — Graisseur angulaire.

le moyeu est percé d'un orifice qui permet à l'huile de deux compartiments de s'écouler par des pattes d'araignée autour de l'arbre (*fig*. 75).

Pour les graisses consistantes, on emploie des boîtes divisées en deux parties par un piston. Le piston entraîné soit par la force centrifuge (*Tovote*), soit par un ressort à boudin (*graisseurs angulaires*), chasse la graisse sur l'arbre à travers sa tige creuse à cet effet (*fig*. 76 et 77).

Tous les graisseurs ont le défaut de déséquilibrer les poulies. Les dispositifs de *Lunemann*, où la boîte tourne avec l'arbre dans le moyeu de la poulie folle, et *Heilmann Ducommun* (le graisseur en forme de couronne entoure le moyeu) n'ont pas cet inconvénient.

CHAPITRE V

TRANSMISSIONS

La transmission de la force produite aux divers points de l'atelier se fait au moyen d'arbres de transmission, courroies, câbles et engrenages, quand elle est purement mécanique ; on emploie de plus en plus les transmissions électriques.

ARBRES DE TRANSMISSION

Les *arbres de transmission* soumis à des efforts de torsion se construisent en acier, fer ou fonte.

Leur vitesse moyenne est pour l'entraînement :

Des grosses machines à métaux	120 à 150	tours
— petites — —	130 à 200	—
— machines à bois	250 à 300	—
— filatures	300 à 400	—

Les arbres doivent de préférence être placés à une hauteur telle dans les ateliers qu'ils ne gênent pas le passage et qu'ils puissent être facilement visités : il faut, autant éviter les transmissions trop hautes parce que le transport de l'échelle d'un palier à l'autre présente pour le soigneur, par suite de sa longueur même, de graves dangers, que les transmissions sous plancher où elles

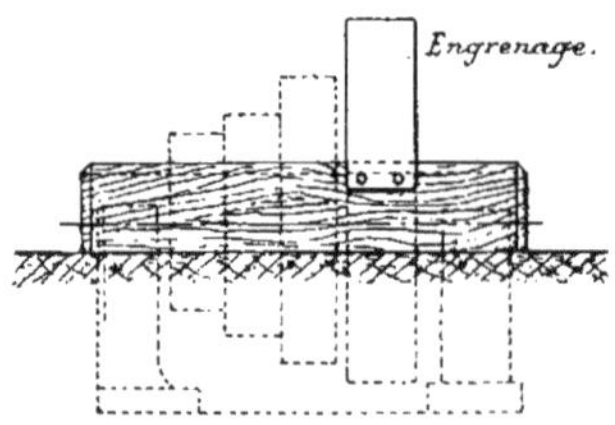

Fig. 78. — Plinthe protégeant les pieds de tout le cisaillage possible par des poulies ou des volants engagés en partie dans le sol. (Etablissements Schneider.)

récoltent toutes les poussières, et les transmissions courant le long du sol qu'il est obligatoire d'encaisser.

On est obligé de compléter la protection des transmissions ainsi placées par celle des volants, poulies, etc., portés par les arbres et engagés plus ou moins profondément dans le sol.

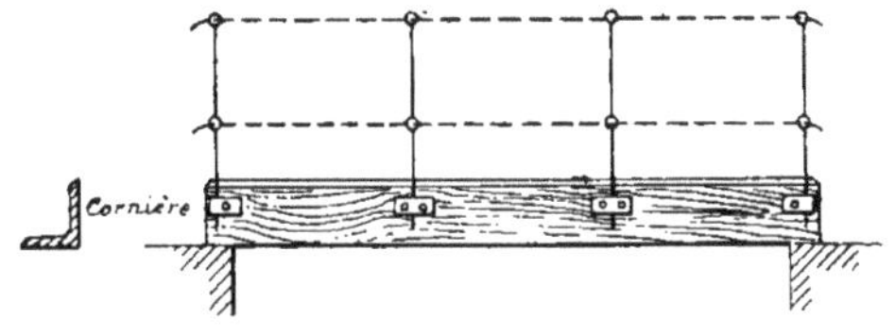

Fig. 79. — Balustrade et plinthe au-dessus d'une fosse (Etablissements Schneider).

Elle est obtenue (*fig.* 78 à 79) :

1° En entourant les fosses non couvertes d'une plinthe de 10 à 15 centimètres de hauteur, en bois ou avec une cornière en tôle empêchant le passage du pied;

2° En garnissant les balustrades de plinthes semblables.

Nous ne dirons qu'un mot des arbres verticaux (*a*) qui sont exception : quand ils traversent un atelier, on les entoure jusqu'à environ 2 mètres au-dessus du plancher; les enveloppes *b* ne peuvent en aucun cas être déplacées pendant la marche, et les ouvertures sont normalement cadenassées ou vissées (*fig.* 80).

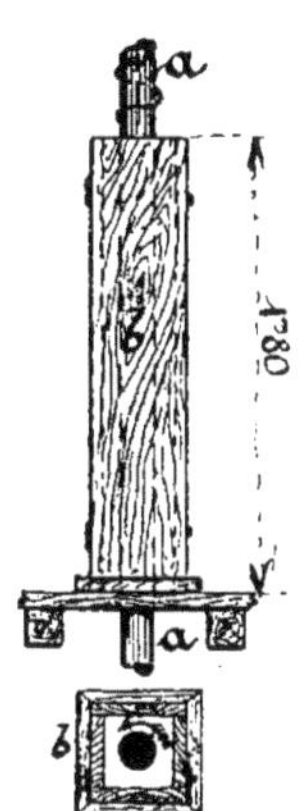

Fig. 80. — Enveloppe protectrice pour arbre vertical.

Transmissions situées à moins de 4 mètres au-dessus du sol. — On les surveille au moyen d'*échelles de fabriques :*

L'échelle de fabrique doit présenter les quatre appuis indispensables, c'est-à-dire qu'il faut cesser de s'en servir dès qu'elle devient gauche.

De préférence ses montants et barreaux doivent être plats. Ses extrémités inférieures sont munies de pointes, si le sol sur lequel elle repose est parqueté en bois ou si le dallage présente des listes de butée ou des rainures logements.

Les échelles employées aux établissements Schneider (Creusot) sont toutes munies de pointes aciérées et trempées, pointes qui sont maintenues, soit par une simple frette apposée à chaud, soit par une bride fixée par six vis à bois (*fig.* 81, 82, 83).

On remplace les pointes dans le cas de dallage ordinaire par des sabots-tampons K en caoutchouc, ou par des sabots à charnières garnis de cuir (*fig.* 84).

La partie supérieure est garnie, si l'échelle doit prendre appui :

1° Sur un mur, de capes en caoutchouc P;

2° Sur des arbres de transmission ou sur des tringles de

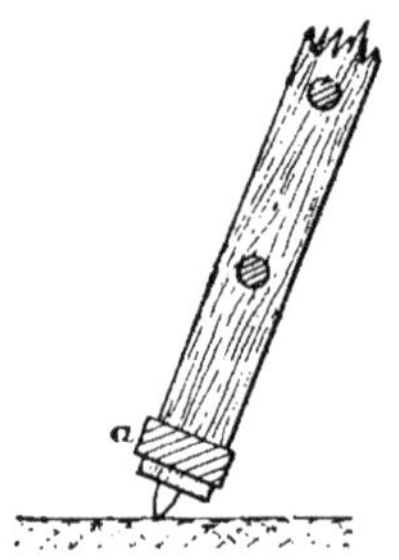

Fig. 81. — Échelle de fabrique (à frette posée à chaud).

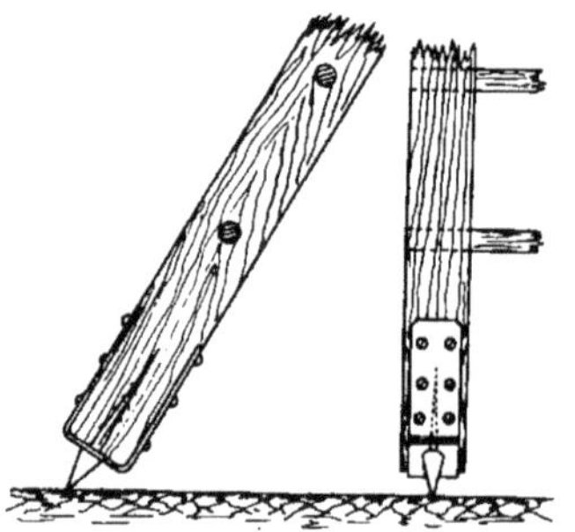

Fig. 82. — Échelle de fabrique (à plaque vissée).

crochets en fer H terminés par les pointes S (pour mordre sur des cloisons le bois).

Les tringles dont il vient d'être parlé, peuvent courir le long et en dessous de l'arbre, portées par les chaises des paliers; mais en général on se borne à les établir en des endroits déterminés.

Il est bon dans ce cas, pour prévenir tout glissement, si le soigneur est obligé de se pencher pour atteindre quelques parties de la transmission, d'ajouter à l'échelle des cordages qui permettent de l'assujettir.

On emploie, pour éviter de placer l'échelle contre l'arbre, des manchons en bois ou en fer-blanc, construits en une ou deux parties et d'un diamètre supérieur de 4 ou 5 centimètres à celui de l'arbre. Leur utilité se fait surtout sentir quand le soigneur prend appui sur eux au lieu de placer directement son bras sur l'arbre.

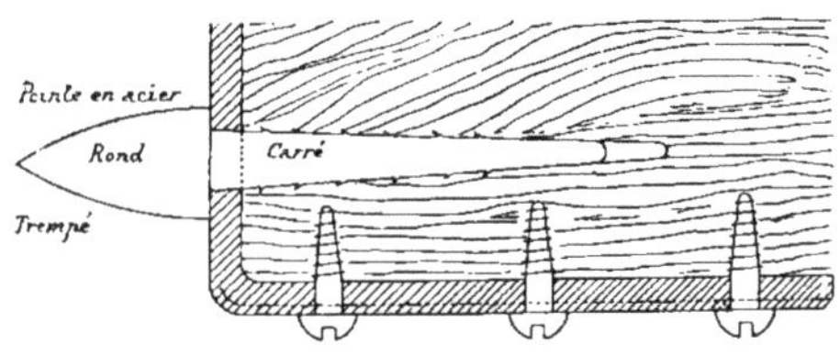

Fig. 83. — Échelles des Établissements Schneider (détail de la bride servant à la fixation de la pointe).

Pour les **transmissions situées à plus de 4 mètres** de haut, on établit des galeries suspendues ou formant balcons, munies de rampes et de garde-fous, d'où il est aisé de surveiller les transmissions; cette disposition n'est toutefois que très relativement recommandable.

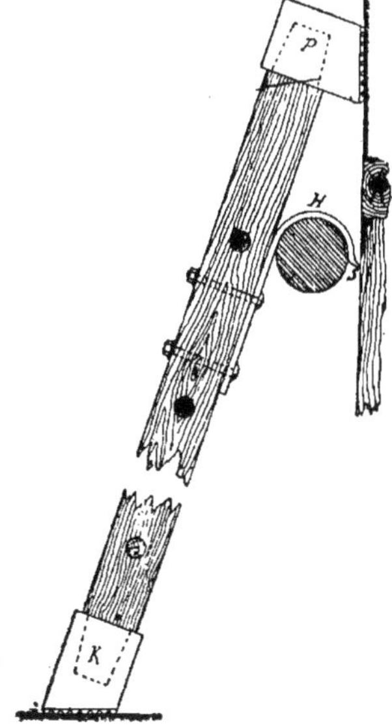

Fig. 84*. — Échelle de fabrique (avec sabots en caoutchouc).

Le *nettoyage des arbres et manchons*, quand ils ne présentent pas de saillies, se fait au moyen d'une perche à crochet que l'on garnit de cordages pour l'amener au diamètre de la partie à nettoyer.

On place la boucle à cheval sur la pièce pendant la marche et, en la promenant de long en large, on fait subir à l'arbre une sorte de polissage. La perche est généralement munie d'un crochet à chaque extrémité; l'un est du diamètre de l'arbre, l'autre de celui des manchons; on se sert alternativement de l'un et de l'autre suivant besoin.

Pour *le nettoyage des poulies*, on fait usage d'une perche à brosse que l'on applique à l'endroit où la courroie quitte la jante.

Les ouvriers qui travaillent aux environs de transmissions et, en particulier, ceux qui sont appelés à en prendre soin, ne doivent pas porter de *vêtements* flottants, tels que blouses ou tabliers. Les vestes ajustées et fermant sur le côté, sous les bras, à manches serrées au poignet, sont recommandables (*fig.* 85).

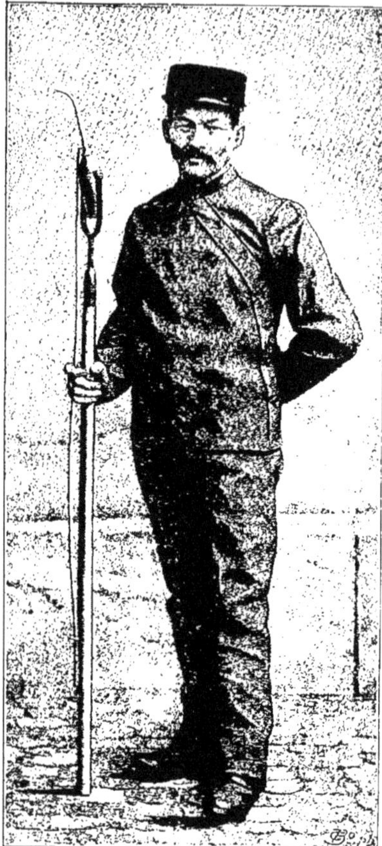

Fig. 85*. — Habit de travail fermant de côté (Schwartz, à Zurich).

On conçoit aisément que des arbres appelés à desservir des ateliers entiers ne puissent être mis en œuvre d'une seule pièce. Les différentes parties dont la longueur moyenne est de 6 mètres (on dépasse rarement 8 mètres) sont assemblées au moyen de manchons tournant avec l'arbre et qui présentent autant de dangers qu'ils ont de parties saillantes.

Des bagues allant toujours par paire empêchent le flottement de la transmission. Fixées sur l'arbre par des vis ou clavettes, il est nécessaire d'en assurer la protection parfaite (*fig.* 86).

Bagues d'arrêt. — Leur protection consiste à éviter les saillies des têtes de vis ou clavettes destinées à maintenir les bagues

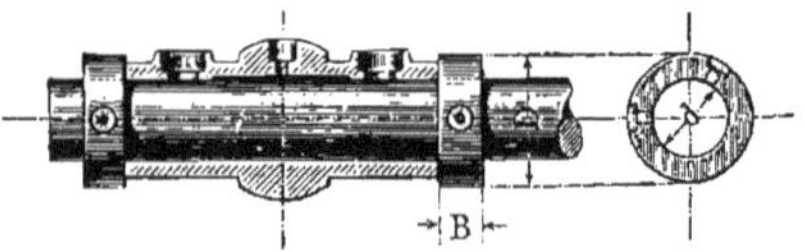

Fig. 86. — Bagues d'arrêt (fixation à vis) en un seul morceau.

d'arrêt. Le moyen primitif consiste à buriner dans la bague R un logement B, pour la tête dans le cas d'une vis ordinaire ou une entaille pour le maniement de la clé S d'une vis à quatre pans (*fig.* 87).

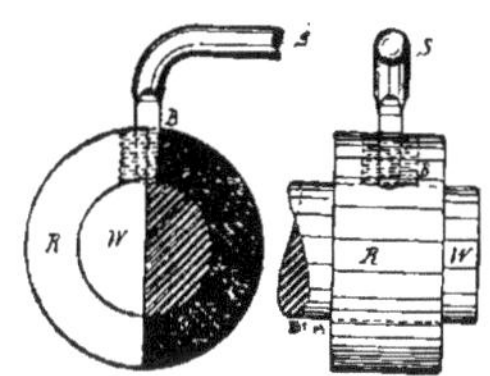

FIG. 87*. — Bague d'arrêt avec vis creuse noyée (de Schweiter et Meilt, à Zurich).

Il est préférable, pour conserver un filetage plus grand, d'employer des vis à têtes perforées, de manière à ce qu'elles puissent être serrées au moyen d'un carré.

On a construit également des bagues en deux parties que l'on serre contre l'arbre au moyen de vis à filets droits et gauches formant double prisonnier (*fig.* 88) et des bagues pour lesquelles on a ménagé une cavité excentrique destinée à recevoir des broches formant calage d'autant plus énergique qu'il y a plus grande tendance à rotation.

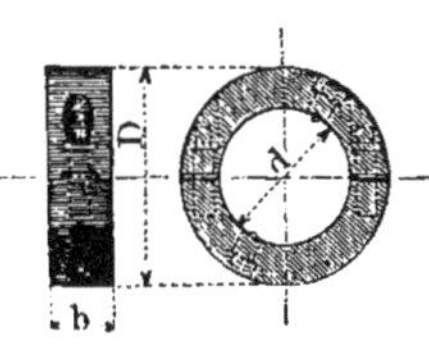

FIG. 88.— Bague d'arrêt (fixation à vis) en deux parties.

La bague suivante offre encore plus de sécurité que les précédentes. La vis noyée B est introduite dans une rainure N ménagée autour de l'arbre W. Cette vis empêche l'arbre de se déplacer latéralement, la bague demeurant cependant folle autour de lui (*fig.* 89).

Dans les installations déjà existantes, mais en remontage, on se sert de **couvre-clavettes.** Ce sont des boîtes en fonte, fer-blanc ou bois, du diamètre du manchon : le fond est percé pour laisser un passage à l'arbre, et une vis, dont la tête est nouée dans une surépaisseur, fixe l'appareil contre l'arbre.

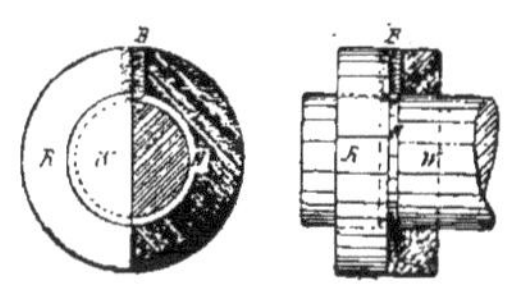

FIG. 89*. — Bague d'arrêt.

Quand on n'a pas l'occasion de démonter la transmission, il faut employer des couvre-clavettes en deux pièces.

On en a construit en fer forgé N : à l'intérieur deux étriers

B, D, sont rivés en H ; deux vis S viennent les assembler avant d'aller fixer l'ensemble contre l'arbre W (*fig.* 90).

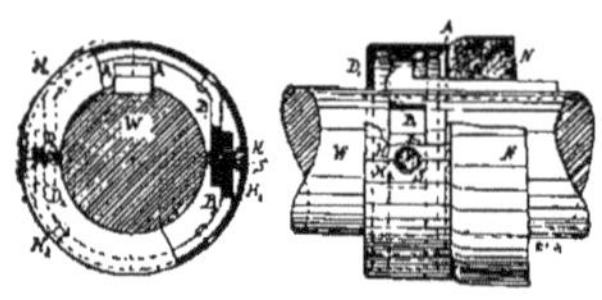

Fig. 90*. — Couvre-clavette en deux pièces en fer forgé (de Paul Huber, à Wattwyl).

Le couvre-clavette en bois est également employé, sauf toutefois dans les endroits humides. La bille de bois N sciée en deux parties B_1 B_2 est percée exactement à la dimension du diamètre de l'arbre W : une entaille est faite pour le logement de la clavette K et des fourrures en papier compressible permettent le serrage exact par deux vis à bois à tête fraisée L (*fig.* 91).

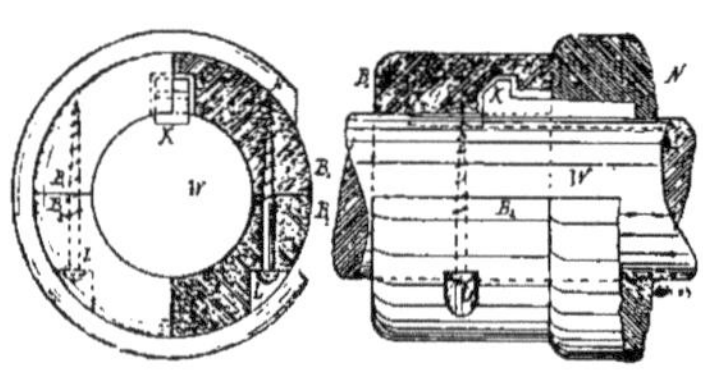

Fig. 91*. — Couvre-clavette en deux parties en bois (de Braegger frères, à Wattwyl).

Les volants, poulies ou engrenages supportés par les arbres doivent être l'objet d'une attention particulière quant à leur clavetage : on peut soit recouvrir la tête des clavettes par des

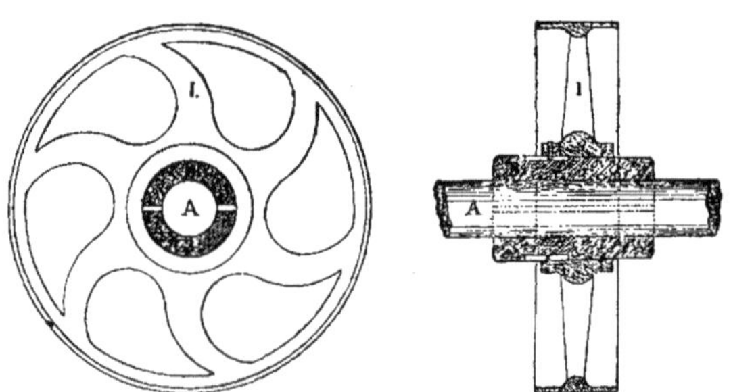

Fig. 92*. — Clavette à manchon avec vis d'arrêt (de Alf. Oehler, à Wildegg).

couvre-clavettes semblables à ceux décrits pour les manchons d'accouplement, soit se servir de clavettes spéciales sans saillies, clavettes à manchons ou clavettes excentriques cylindriques, par exemple.

Les premières se composent essentiellement d'un manchon qui se termine en tronc de cône B construit en un ou plusieurs segments; le manchon glisse le long de l'arbre A, vient se loger dans une cavité de la poulie I; des vis de pression à tête noyée le maintiennent dans sa position de serrage (*fig.* 92).

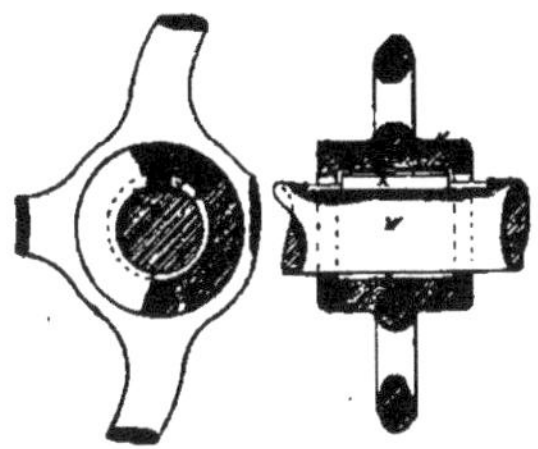

Fig. 93*. — Clavette excentrique pour rainure de clavette déjà existante (de Ehrensperger et Schlatter, à Bienne).

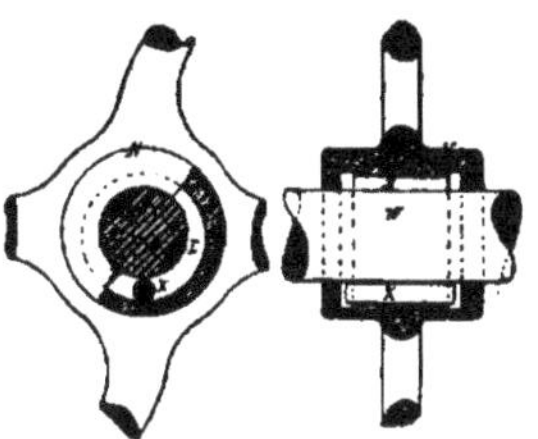

Fig. 94*. — Clavette excentrique cylindrique (de Ehrensperger et Schlatter, à Bienne).

Pour la construction de la clavette excentrique, il suffit de ménager dans le moyeu N de la poulie sur les deux tiers de sa longueur une cavité excentrique E : on obtient, par la mise en marche, un serrage de plus en plus énergique de la clavette K, qui peut être ou non logée dans une rainure de l'arbre W (*fig.* 93 *et* 94).

On évite un desserrage possible de la clavette au moment de l'arrêt en la maintenant, une fois le serrage effectué, par une vis de pression à tête noyée.

De nombreuses dispositions ont été étudiées pour la suppression des clavettes, tant pour la fixation de bagues d'arrêt que dans les jonctions de tronçons d'arbres.

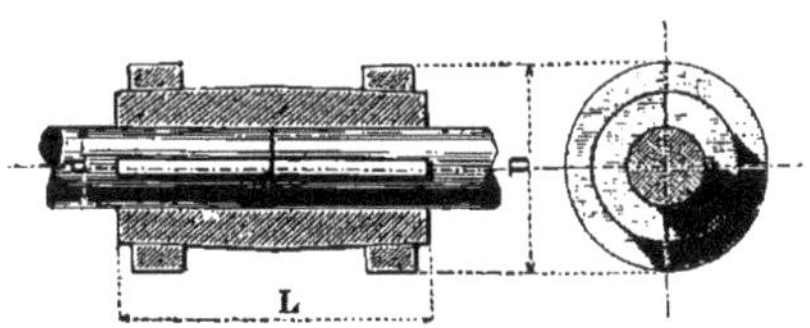

Fig. 95. — Manchon d'assemblage à douille.

Les **manchons** *à frettes de Piat*, employés dans ce dernier cas, se font sans clavettes; ils se composent de deux demi-douilles L légèrement coniques séparées par un plan passant par l'axe de la transmission. Deux frettes D, épousant leur surface, les serrent contre l'arbre par leur avancement vers la base des cônes, avancement produit soit au marteau, soit au moyen de brides (*fig.* 95).

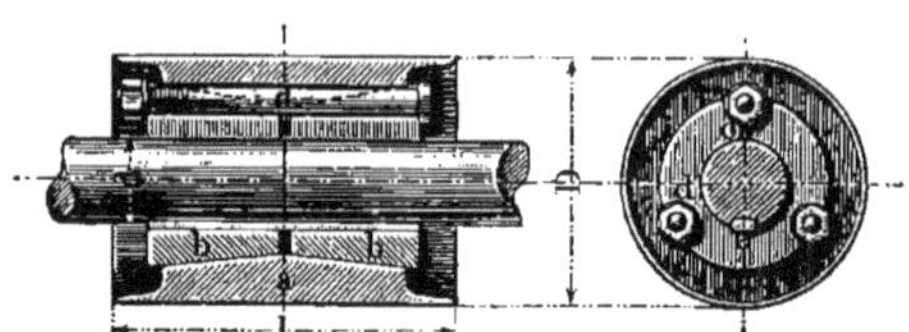

FIG. 96. — Manchon d'assemblage de Sellers.

Les *manchons de Sellers* sont basés sur le même principe : les manchons *a* en une seule pièce ont leur conicité à l'intérieur. Les bagues fendues *b* sont coniques extérieurement et embrassent l'arbre. Le serrage se fait au moyen des boulons *c* (*fig.* 96).

Les *manchons à plateaux :* sur les extrémités des arbres *d*, on clavette deux plateaux L qui peuvent, soit se pénétrer l'un l'autre par une saillie que l'on excentre parfois, soit être simplement accolés. Les plateaux sont réunis par des boulons (*fig.* 97).

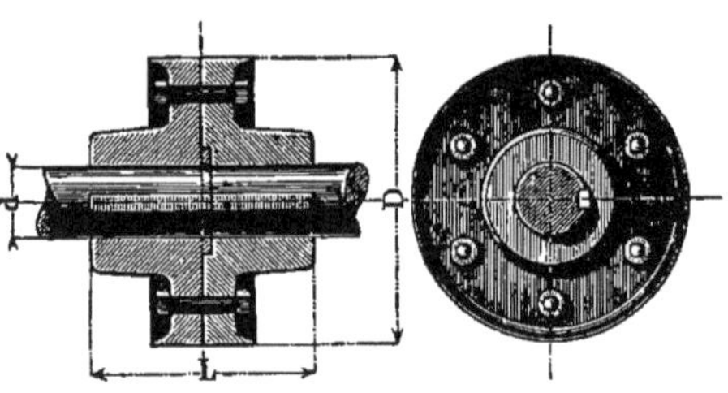

FIG. 97. — Manchon d'assemblage à plateaux.

Les têtes et écrous de ces boulons sont simplement masqués par une nervure annulaire D, complètement noyés dans les plateaux. Les clavettes ne sont pas apparentes.

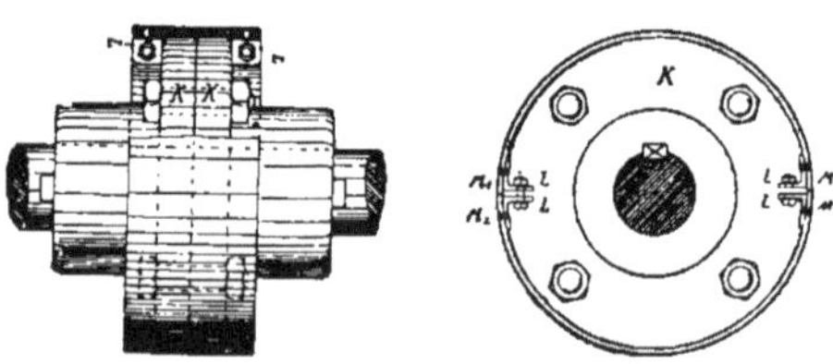

FIG. 98*. — Garniture pour manchons d'assemblage à plateaux (de Paul Huber, à Wattwyl).

Dans le cas d'installations existantes et dangereuses, on garnit les plateaux K d'un manchon de tôle en deux parties M_1M_2, faisant l'office des rebords dont il vient d'être parlé. Les deux parties sont munies de brides L qui permettent leur assemblage et dont l'échancrure les maintient à leur place autour des plateaux (*fig.* 98).

Si, par suite de la différence des températures extrêmes de l'atelier, il faut prévoir un allongement possible des arbres, on emploie un manchon d'assemblage à déplacement longitudinal.

C'est un simple manchon à griffes dont les dents sont orthogonales.

Les **accouplements** sont employés pour l'arrêt de quelques files d'arbres : ils nécessitent un système de **débrayage** qui peut former débrayage de sûreté, dont nous aurons à reparler en même temps que des débrayages de courroies.

Les **manchons d'embrayage à friction** remplacent, dans les installations importantes, les manchons à griffes ; on les retrouve quand on supprime les poulies folles.

Leur principe est le suivant : deux troncs de cône de bases parallèles peuvent s'emboiter ; le frottement de leurs périphéries permet l'entraînement de l'un par l'autre. Les embrayages de ce genre ont l'inconvénient de soumettre un des deux arbres à une poussée suivant son axe ; on les remplace par des embrayages à cône renversé (le cône extérieur ne faisant pas corps avec le manchon à plateaux). Les surfaces de contact sont augmentées par un certain nombre de rainures circulaires ou par des embrayages qui sont moins simples, mais présentent des avantages compensant amplement ce défaut.

Parmi les plus employés nous trouvons : *l'embrayage à poulies creuses et sabots de frein.* Il se compose d'une boîte creuse montée[1] sur l'arbre : à l'intérieur, les sabots peuvent venir s'appliquer par l'effort de leviers solidaires d'un manchon.

Les sabots sont remplacés dans l'*embrayage Burton* par une

1. Dans le cas de poulies folles, la boîte est montée pour l'entraînement des poulies.

couronne fendue, qui vient épouser sur toute sa périphérie l'intérieur de la boîte.

L'*embrayage « rationel » Bagshowe* est une combinaison des deux manchons décrits ci-dessus, qui peut être construit pour des forces atteignant 500 chevaux; les sabots viennent s'appliquer sur la plaque intérieure elle-même qui reçoit le mouvement de la boîte extérieure.

L'*embrayage Dohmen-Leblanc* permet, par l'intercalage d'organes élastiques, d'opérer un embrayage progressif en exerçant une pression graduelle (*fig.* 99).

Il se compose d'un plateau de friction S calé sur l'arbre con-

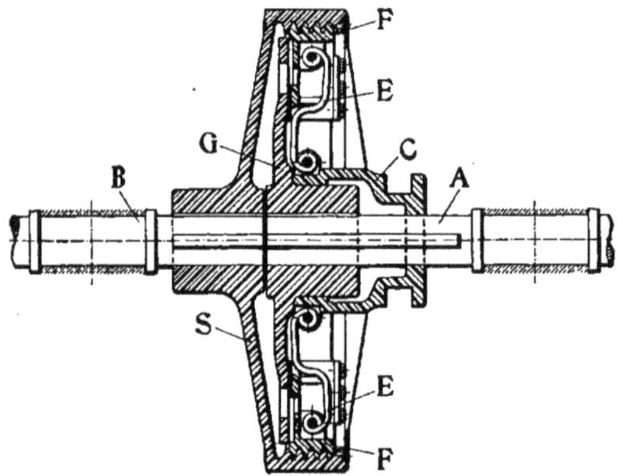

Fig. 99. — Embrayage Dohmen-Leblanc (segment denté).

ducteur B; d'une douille C coulissable sur l'arbre conduit A portant quatre ressorts plats ayant chacun à son extrémité un segment de friction F lisse ou denté. Une croix G, fixée sur l'arbre conduit, sépare le plateau de friction des ressorts E; ses bras servent de guide aux segments et d'appui aux ressorts.

L'embrayage se fait en produisant une friction progressive par l'avancement de la douille.

Nous citerons dans cette catégorie, pour mémoire, les embrayages *Lorenz* (avec frein extérieur), *Liosther* (à brosses faisant emploi de griffes), etc.

Les *embrayages à lames flexibles* ont un principe absolument différent : on produit l'entraînement par un ressort dont une des extrémités est fixée et qui vient former frein sur les organes à entraîner.

L'*embrayage à lames flexibles système Auger* se compose essentiellement d'une poulie folle qu'un frein formé par une lame flexible peut rendre fixe ; sur cette poulie est monté un pignon susceptible de transmettre son mouvement à un engrenage calé sur l'arbre à entraîner, quand il cesse par suite de la fixation de la poulie, de tourner fou autour de cet axe.

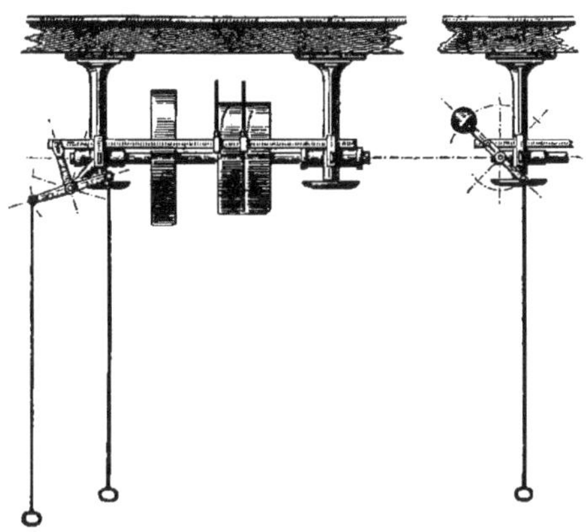

Fig. 100. — Appareils de débrayage pour courroies larges.

L'*embrayage Brancher* comporte, en dehors de la lame flexible et du manchon commandé, trois parties :

1° Une pièce creuse mobile montée folle sur l'arbre conducteur portant l'attache d'une des extrémités de la lame ;

2° Une poulie folle sur laquelle cette lame s'enroule en hélice, formant boîte en cas de rupture, dont le couvercle est constitué par

3° L'attache de la lame disque calée sur l'arbre conduit.

Les embrayages *Lemoine* et *Herkules* (celui-ci ayant été appliqué à la commande des laminoirs, à Aversta) sont basés sur le même principe.

Ceci nous amène à traiter la question du **débrayage** des

accouplements à griffes ou à frictions, qui est en même temps celle du déplacement des courroies des poulies folles, sur les poulies fixes, et inversement. C'est une des plus importantes du chapitre des transmissions.

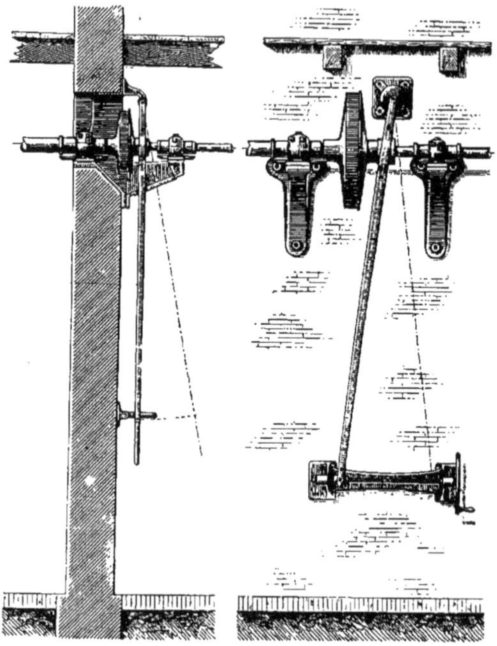

Fig. 101. — Appareils de débrayage pour manchons d'embrayage à dents et à friction.

Il est nécessaire en effet :

1° D'empêcher les débrayages fortuits lorsque l'embrayage est établi ;

2° D'avoir un débrayage rapide, l'embrayage étant cependant progressif;

3° De pouvoir, au besoin, obtenir un débrayage instantané dit de secours.

Le débrayage ou l'embrayage des manchons à dents à friction ou à lame flexible, s'obtient par le déplacement d'une partie mobile faisant corps avec l'accouplement ou constituée par un coulisseau de commande.

Cette partie mobile porte une gorge dans laquelle s'engagent, soit deux demi-colliers réunis par des boulons et portant des goujons qui viennent se loger dans les douilles d'une fourche terminant le levier de commande, soit cette fourche elle-même dont les branches ont été égalisées à cet effet.

Dans le cas de commande directe de courroies, la fourche, qui présente une ouverture légèrement supérieure à la largeur de la courroie, a ses branches de part et d'autre de celle-ci.

Pour les courroies larges, qui nécessitent par conséquent de grands déplacements, la fourche est montée sur une barre qui fait office du coulisseau des embrayages pour obtenir des déplacements parallèles entre eux (*fig.* 100).

Les dispositifs d'arrêt les plus simples consistent en des entailles dans lesquelles s'accrochent des becs fixes, où vient prendre un ressort, ce qui nécessite, au moment de l'embrayage ou du débrayage, un effort pour soulever la barre ou détendre le ressort (*fig.* 101).

La barre d'embrayage peut être commandée par manivelle ou poulie A, pignon droit et crémaillère, actionnant une tige filetée B sur laquelle se déplace l'écrou supporté par la barre (*fig.* 102) ou par un système d'excentriques à contrepoids qui nécessitent un assez grand effort pour le déplacement, effort qui évite un retour imprévu à la position primitive (*fig.* 103).

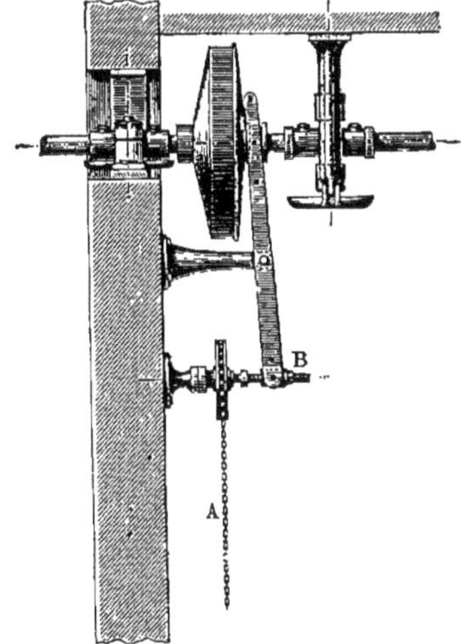

Fig. 102 — Appareil de débrayage pour manchon d'embrayage à dents et à friction.

On emploie également des crochets ou loquets H, qui empêchent tout mouvement de la tige G de commande munie d'une bague S sans soulèvement préalable de ces pièces (*fig.* 104).

Un système semblable exigeant un plus grand effort pour embrayer ou désembrayer se construit en remplaçant la bague (qui peut se déplacer par suite d'un desserrage intempestif de la vis de pression), par un évidement E de la tige G. Dans la position extrême de la tige,

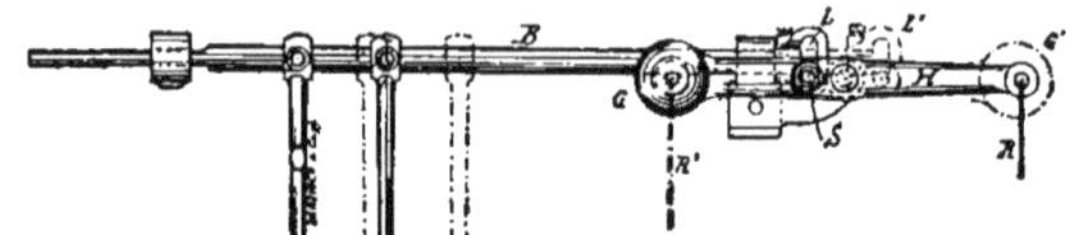

FIG. 103*. — Débrayage de courroie à contrepoids (de la fabrique de machines à Œrlikon).

le support S vient se loger dans cet évidement, cependant que le loquet F s'abaisse formant verrou et empêchant tout mouvement de la tige non préparée par son propre soulèvement (*fig.* 105).

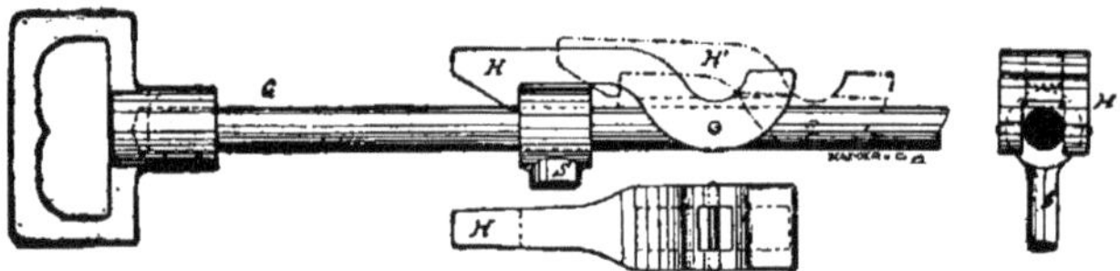

FIG. 104*. — Crochet d'arrêt pour tige de débrayage (de Iten fils, à Wetzikon).

Dans le cas de machines-outils, où l'ouvrier risque de se faire prendre les mains, on emploie des débrayages semblables qui nécessitent deux efforts simultanés et l'emploi des mains; nous

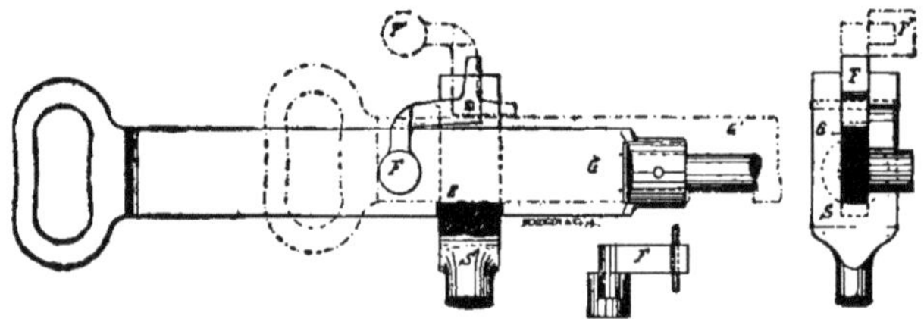

FIG. 105*. — Loquet d'arrêt pour tige de débrayage (de Iten fils, à Wetzikon).

les retrouverons dans les ateliers de construction de machines, ainsi que d'autres dispositifs ayant le même but; ne pouvoir faire l'embrayage que lorsque tous les protecteurs de la machine sont en place (Voir pages 321, 322, 323).

Débrayages de secours. — On en a construit de toutes sortes qui permettent l'arrêt des transmissions d'un point quelconque de l'atelier. Nous ne décrirons ici que les plus simples.

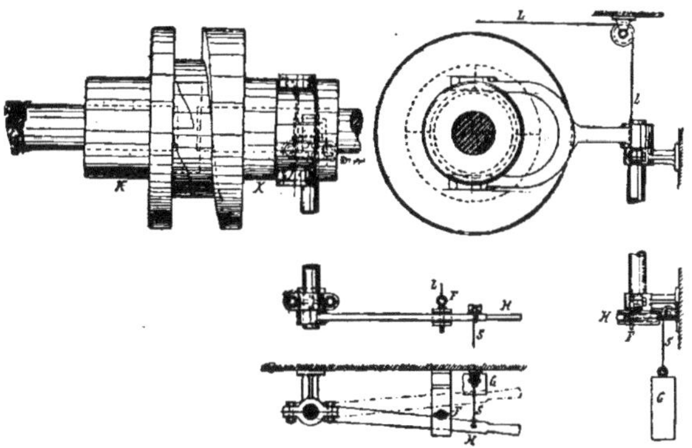

FIG. 106*. — Débrayage de secours à distance de manchons à griffes avec levier d'arrêt à goupille.

Dans le cas de transmissions de peu d'importance, le levier H, qui tend à être constamment rappelé à la position de débrayage

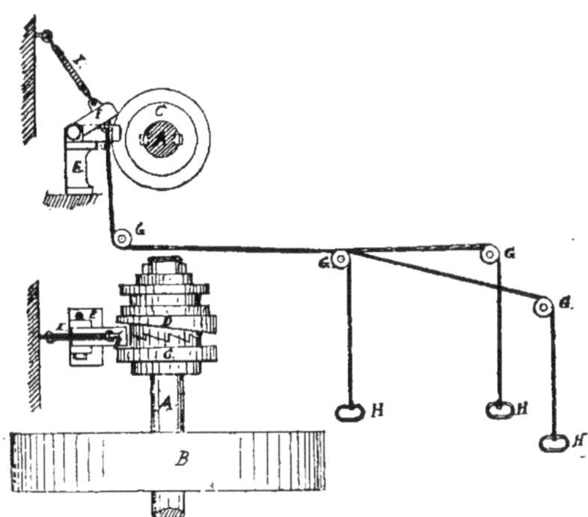

FIG. 107*. — Débrayage de sûreté à distance avec manchons à griffes et loquet de déclenchement (de Alf. Oehler, à Wildegg).

par un puissant ressort ou par un système de cordes S, poulies et poids G, est maintenu à la position d'embrayage par une goupille F. Cette goupille, arrachée de son logement par une corde L montée sur poulie, rend possible le rappel du levier. Cette corde L traverse l'atelier et peut être tirée de différents points (*fig*. 106).

Pour des accouplements plus importants, on se sert de broches à vis. Une bobine est placée sur la broche. La corde qui s'enroule sur la bobine supporte à son extrémité un poids qui fait tourner la broche à vis en dévidant la bobine, dès que la goupille est enlevée.

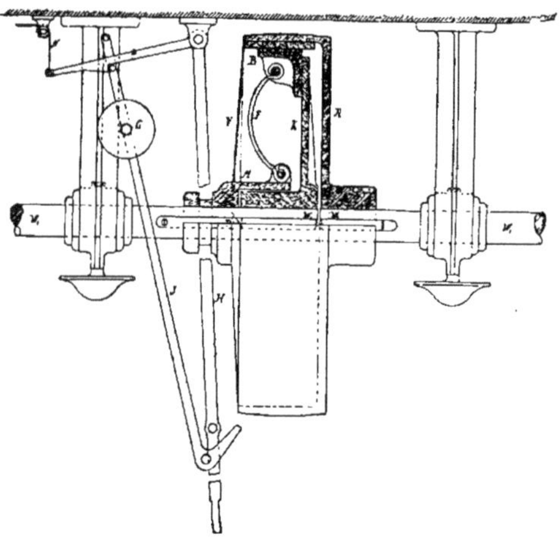

Fig. 108*. — Accouplement à friction avec débrayage de sûreté à distance (de Diener et Cie, à Zurich).

Il faut préférer à ce système *le débrayage* par *manchons à griffes, excentrique et loquet de déclanchement;* le loquet F rappelé à l'état normal par un ressort I peut être abaissé sur son siège E par la traction d'un fil qui lui est attaché — fil qui parcourt l'atelier sur les poulies G. Il s'abaisse ainsi entre les deux parties C, D, d'un manchon dont les surfaces intérieures ne sont pas parallèles, et formant alors coin, disjoint les deux parties de l'accouplement produisant l'arrêt de l'arbre conducteur, sans modifier la marche de l'arbre conducteur A, entraîné par la poulie B (*fig*. 107).

Diéner, de Zurich, propose le désembrayage par l'action d'un levier coudé J portant à son extrémité un fort poids G. Normalement ce levier est maintenu à sa position par un loquet L. Une traction de la corde N soulève ce loquet, et la chute libre du poids entraîne la barre d'embrayage H par le coude du levier (*fig.* 108).

Les *débrayages électriques*, — sans parler des manchons élec-

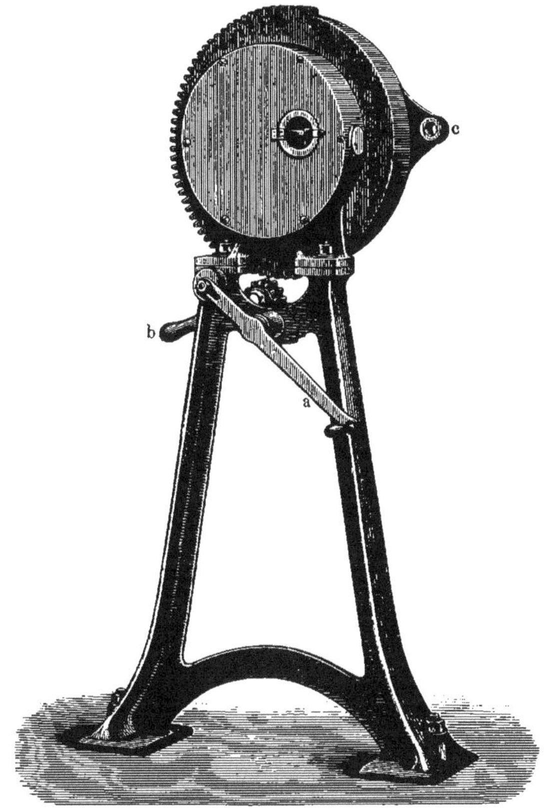

Fig. 109. — Appareil pour le débrayage instantané des manchons d'embrayage de B. A. M. A. G.

tromagnétiques à disques ou tambours,— ont été fréquemment employés ces dernières années. Il est nécessaire qu'ils fonctionnent à circuit fermé, afin de permettre la vérification permanente de l'état du circuit électrique.

Si cet état n'est pas satisfaisant, un débrayage fortuit se produit sans autre dommage qu'un arrêt momentané. Si, au contraire, les appareils fonctionnent à circuit ouvert, le mauvais état du système électrique peut empêcher l'utilisation des appareils au moment précis où leur besoin se fait sentir.

Un des plus simples est celui de la *Berlin Anhaltische Maschinenbau* Act. Ges. ; il se compose d'une boîte portant un œil *c* auquel est fixée la barre de débrayage et une denture qui sert à tendre un ressort quand on opère rotation de la boîte au moyen de la manivelle, actionnant un pignon mobile mis en prise à l'aide du levier *b*. Le ressort étant tendu (l'embrayage fait), la boîte est fixée dans sa position par un loquet intérieur maintenu en place par un levier coudé dont un des bras en fer doux est en prise avec un électro-aimant (*fig.* 109).

Si, par suite d'une interruption de courant, provoquée par la pression d'un bouton de sonnerie placé en un point quelconque de l'atelier, l'aimant cesse de fonctionner, le levier basculant permet au taquet-verrou de revenir en arrière, et le ressort rappelant la boîte la fait tourner d'un quart de tour, débrayant ainsi la transmission.

Le débrayage électrique peut être transformé en arrêt complet par son action sur la machine même :

L'appareil *Dolfus Mieg et Cie* se compose essentiellement d'un électro-aimant agissant sur une des extrémités d'un levier qui peut provoquer le soulèvement d'un loquet. Ce loquet maintient en marche normale un système de ressorts, cordes, poids, etc., dont l'action sur la valve d'admission, le robinet du condenseur et le robinet du cylindre du frein provoque l'arrêt instantané de la machine.

Aux usines de *Viviez* (Vieille-Montagne), on emploie un appareil qui se compose (*fig.* 110) :

1° D'une dynamo *a* de 3 ampères sous 25 volts commandée par l'arbre du régulateur ;

2° D'un électro-aimant *b* calculé pour pouvoir, dans le courant précité, soutenir un poids de 20 kilogrammes ;

3° D'un levier *c* dont les bras ont été déterminés pour que, recevant à une de ses extrémités le poids en question, l'autre extrémité puisse relever le régulateur et fermer ainsi l'admission de vapeur aux tiroirs ;

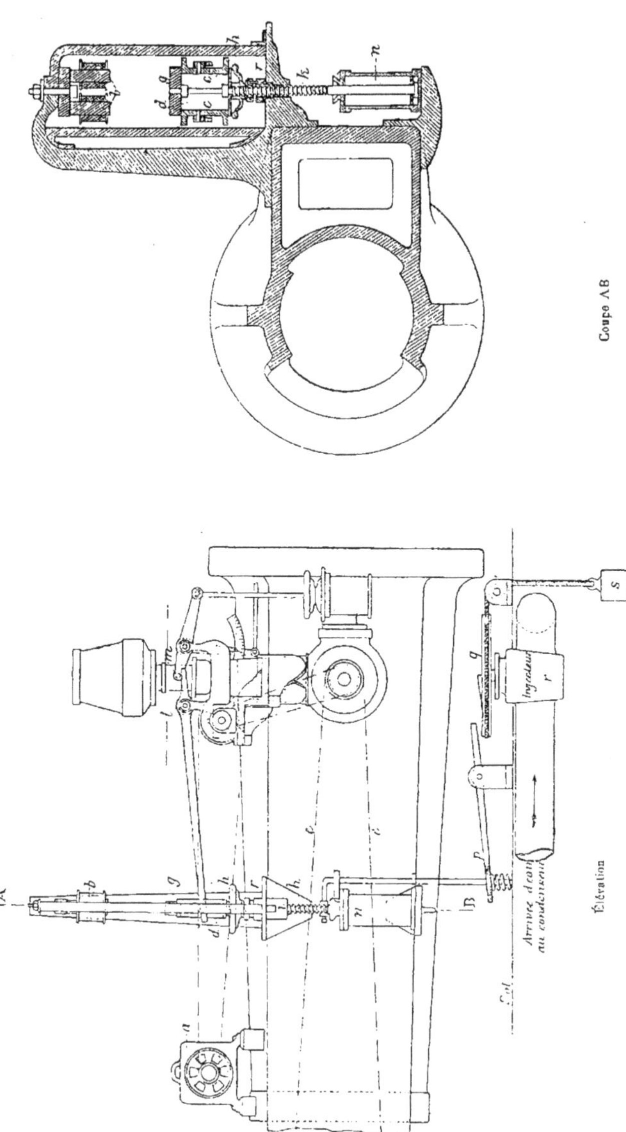

Fig. 110. — Appareil d'arrêt à distance de la machine motrice (usines de Viviez, Aveyron).

4° D'un poids en fonte *d* de 20 kilogrammes portant à sa partie supérieure une armature en fer doux *g*, et à sa partie inférieure une tige filetée *k* sur laquelle se meut un petit volant à main *h*.

Cette tige passe dans une douille *i* qui lui sert de guide ; elle porte à son extrémité inférieure un piston percé de trous qui se meut dans un cylindre à huile *n*, pour éviter les chocs sur le régulateur ;

5° D'un petit levier *p* qui enclenche une poulie à gorge *q* fixée sur la tête de l'injecteur d'eau *r* du condenseur. Cette poulie *q* est sollicitée dans le sens de la fermeture de l'injecteur par un poids *s* ;

6° Enfin, d'un petit interrupteur placé près du laminoir et permettant aux ouvriers du train d'arrêter la machine en cas d'accident.

Quand un accident se produit par suite du ralentissement de la marche de la machine, le poids tombe et ferme l'admission de vapeur, ce qui diminue la gravité des accidents, puisque l'arrivée de vapeur étant fermée, il ne reste plus que la force vive du volant à absorber.

L'arrêt pourrait d'ailleurs être rendu plus rapide en faisant commander par le poids un frein à air, ou à eau agissant sur le volant.

Chaque fois qu'un arrêt se produit, une grosse sonnerie fonctionne automatiquement et prévient le personnel de l'usine.

Pour obtenir l'arrêt de la machine à distance, il suffit de faire passer un des fils reliant la dynamo à l'électro, aux endroits où il peut être utile d'arrêter la machine et d'y placer un petit interrupteur. En coupant le courant, l'appareil fonctionne.

Pour étudier les précautions à prendre dans les transmissions de force et mouvement par les arbres, nous les avons supposées posséder ce mouvement et cette force. Il nous reste à passer en revue les causes, avec les dispositifs employés, pour éviter les accidents dus aux moyens employés pour utiliser ces deux facteurs : les courroies dont nous avons déjà eu à parler et les engrenages, sont les deux grands agents de liaison entre le moteur, les arbres de transmission et les machines où l'on utilise la force du moteur,

COURROIES

Nous avons indiqué les accidents provenant de la mise en place des courroies ; ce ne sont pas les seuls auxquels elles peuvent donner lieu ; ceux provoqués par le passage ou la chute des courroies au milieu de l'atelier sont, au moins, aussi graves.

Pour les éviter, il est bon, comme précaution générale, de couvrir les engagements de courroies sur les poulies par un appareil en tôle fixé sur un support T : l'appareil a quatre côtés, l'un dans un plan tangent à la jante de la poulie ; deux autres B dans des plans perpendiculaires à l'axe de part et d'autre et à quelques centimètres de la courroie, le dernier formant en quelque sorte un fond à la boîte, constituée par une tôle A placée au point d'engagement de la courroie (*fig.* 111).

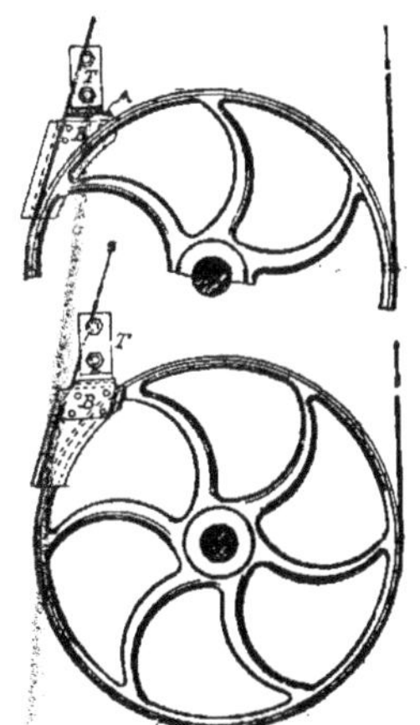

Fig. 111*. — Couverture d'engagement de courroie sur la poulie (de Knobel et Heer, à Flums).

Les courroies élevées horizontales[1] ou obliques d'un certain poids doivent courir, pour pouvoir s'y reposer en cas de rupture, au-dessus des filets de sûreté, planches, échelles, etc.

On emploie, aux usines Krupp, un dispositif suspendu par des charnières immédiatement au-dessous des courroies de commande, qui peut aisément être enlevé et déplacé pour leur montage et leur démontage (*fig.* 112).

Les courroies horizontales doivent être absolument isolées de l'atelier. Aux usines Krupp, on les entoure de plaques de tôle minces (*fig.* 113 et 114).

1. Nous entendons par horizontal ou oblique, l'axe fictif joignant les moyeux des deux poulies.

Le croquis ci-contre d'une petite installation de menuiserie montre les diverses protections (*d*, *e*, *g*, *h*) employées dans le cas de courroies obliques (*fig*. 115).

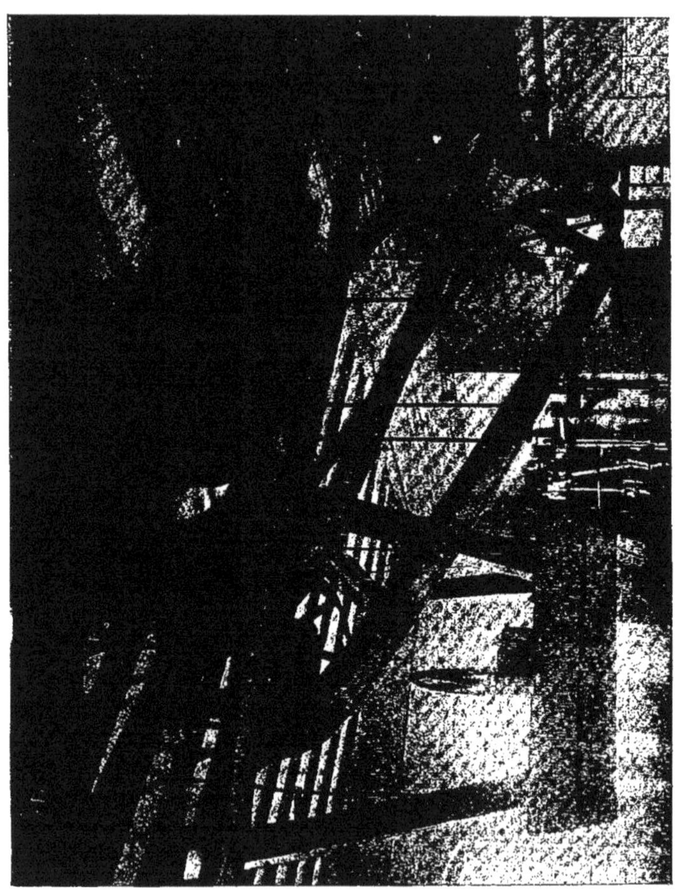

Fig. 112. — Dispositif de protection pour courroies de commande garantissant le personnel contre les suites possibles d'une rupture de courroie (usines Krupp).
Il est suspendu par des charnières immédiatement au-dessous des courroies et peut être aisément enlevé pour monter ou démonter la courroie.

Les courroies verticales, lorsqu'elles traversent un plancher, doivent être entourées (*b*) au-dessus de ce dernier sur une hauteur minimum de 1m,80 ; le brin conducteur court le long du mur ou contre une cloison protectrice *a* et arrive sur la poulie inférieure, pouvant être protégée par une tôle urbée *c* (*fig*. 116).

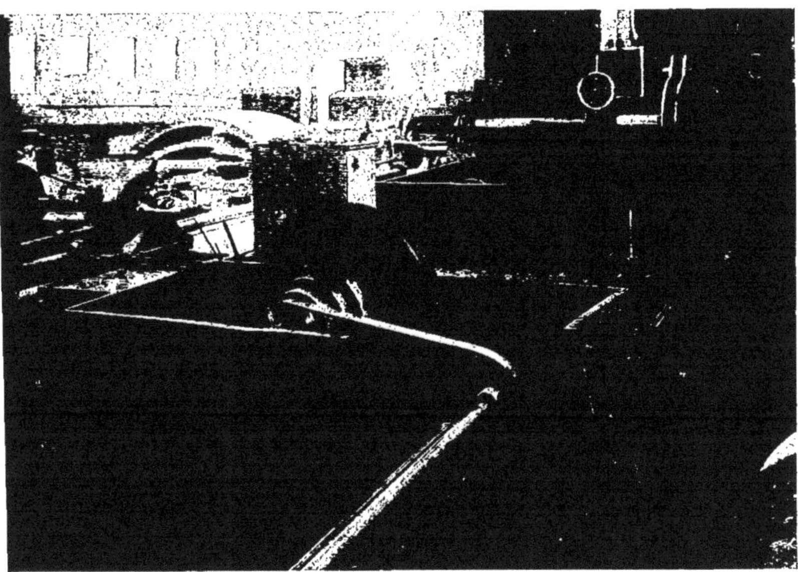

FIG. 113. — Commande de différentes machines-outils complètement isolée de l'atelier (usines Krupp).

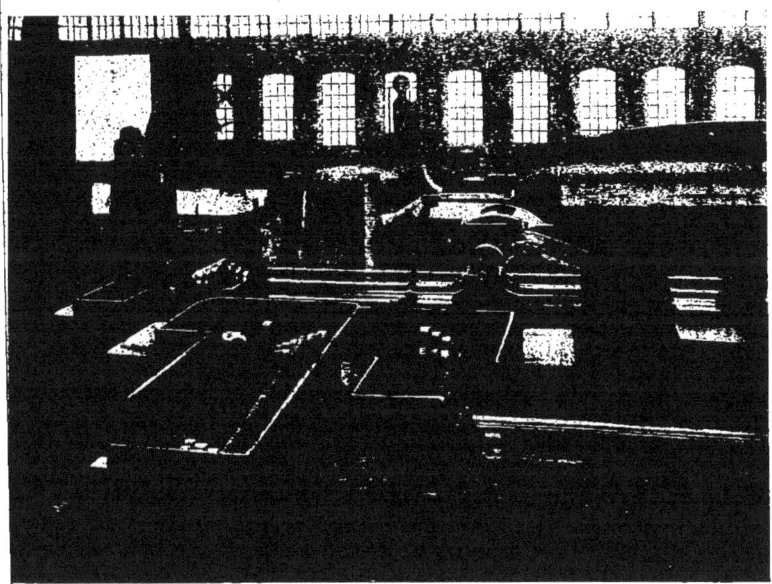

FIG. 114. — Scie à froid à commande électrique (usines Krupp).
Les engrenages sont complètement séparés de l'atelier par des plaques de tôle.

Lorsque la transmission se fait par câbles (ce n'est qu'un cas particulier de la transmission par courroies), on établit au-dessous une sorte de filet protecteur ABa, partiellement jusqu'à 400 millimètres, complètement au delà (*fig.* 117).

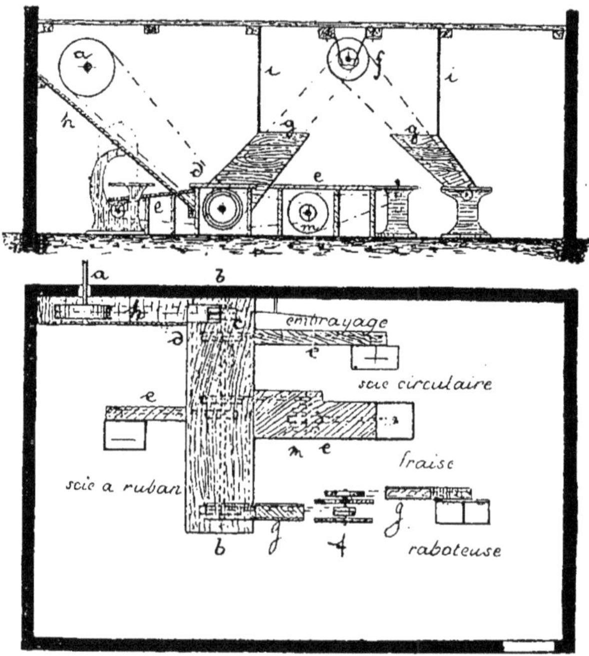

Fig. 115. — Protection des transmissions dans une menuiserie mécanique.

Lorsque l'arbre ne porte ni appareil de débrayage, ni poulie folle on peut être appelé à :

1° Passer une courroie sur l'arbre conducteur ;

2° Coudre les extrémités de la courroie ;

3° Monter la courroie sur la poulie conductrice ou l'en faire tomber.

Pendant ces trois opérations, la courroie repose sur l'arbre autour duquel elle risque de s'enrouler, en entraînant avec elle tout ce qui s'oppose à un mouvement qui devient d'autant plus rapide et dangereux, qu'à chaque instant le brin libre se raccourcit, tandis que l'autre s'allonge formant repli.

Divers moyens ont été préconisés pour éviter les accidents dus à cette cause. Ils tendent tous à empêcher le contact de la courroie avec l'arbre et à faciliter les diverses opérations dont il vient d'être parlé.

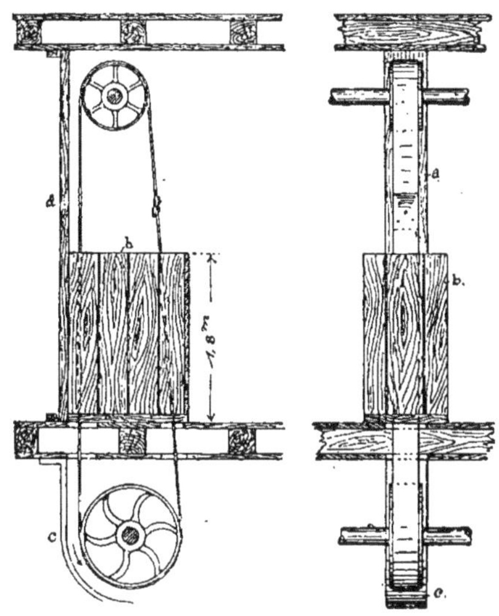

Fig. 116. — Entourage de courroie verticale à la traversée d'un plancher.

Le *crochet* **porte-courroie,** que l'on fixe à côté de la poulie

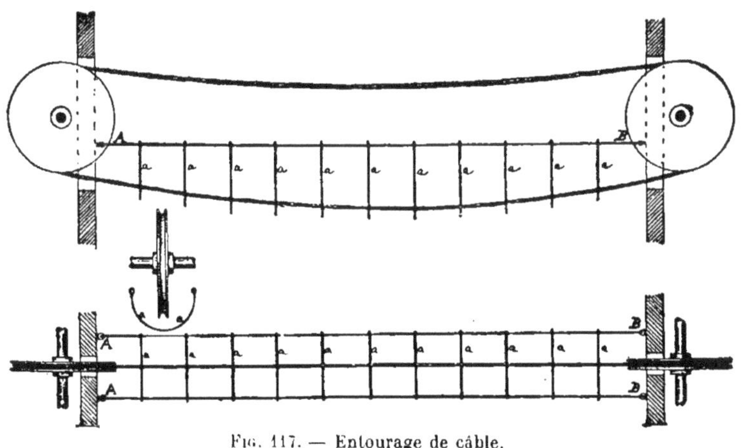

Fig. 117. — Entourage de câble.

et à environ 15 millimètres au-dessous de la jante, est le plus simple : en fer courbé à angle droit un peu plus large que la courroie qui lui sert de support quand elle n'est pas sur la poulie.

Les *porte-courroie Brüderlin* sont de simples crochets dont la tige présentant une courbure supplémentaire traverse une glissière portant écrou de serrage, ce qui permet un réglage postérieur au montage de l'appareil.

Les *porte-courroie Biedermann* ne sont, en principe, qu'un

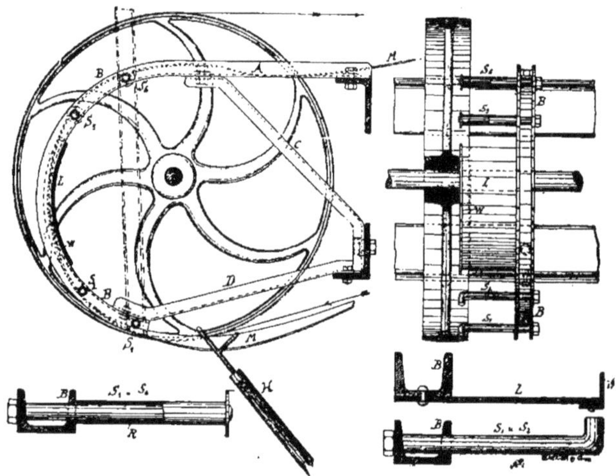

Fig. 118*.— Porte-courroie Biedermann (de Paul Huber, à Wattwyl).

crochet porte-courroie ; ils présentent cet avantage de faciliter la mise en marche des transmissions, qu'ils conservent toutes cintrées ; ils consistent en un cintre en fer B, d'un diamètre un peu plus faible que celui de la poulie et fixé à une largeur de courroie environ du bord de la jante. Ce cintre porte de 4 à 8 chevilles S, dont la première se trouve aux points d'entrée et de sortie de la courroie sur la poulie. Ces chevilles pénètrent de quelques centimètres sous la jante de la poulie et sont fixées au cintre B, suivant leur nature (plats, écrous, etc.), par écrous ou rivets (*fig.* 118).

Une règle de construction donnée par la pratique est la suivante[1] (*fig.* 119) :

Des points d'engagement et de sortie P et P′ de la courroie, on décrit, avec un rayon $= \frac{r}{2}$ de la poulie, des arcs de cercle qui coupent la circonférence U aux points S et S′ ; du point S on détermine à 2 ou 3 centimètres à l'intérieur le point A sur l'arc de cercle qui est la place de la première cheville, et de S′, avec un rayon $= \frac{r}{3}$, on fixe, sur l'autre arc de cercle, la place Z de la dernière cheville. A l'aide des points A et Z ainsi trouvés, on construit un nouvel arc de cercle avec un rayon $= \frac{4}{5}\,r$. On divise ensuite cet arc de cercle en un certain nombre de parties, de façon à ce que les chevilles du porte-courroie soient espacées de 12 à 16 centimètres.

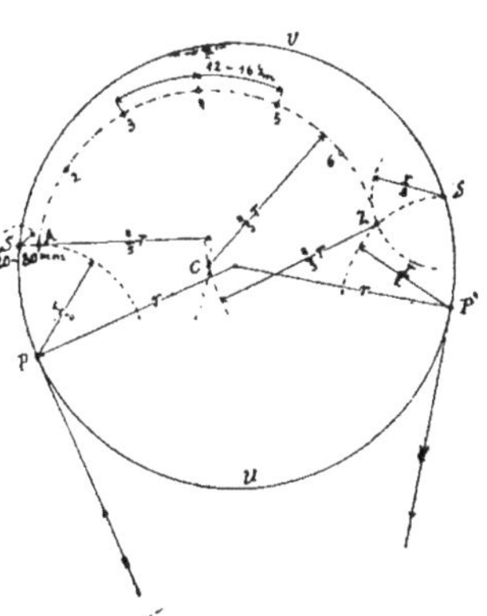

Fig. 119*. — Schéma de construction du porte-courroie Biedermann.

On assujettit ce porte-courroie, suivant le cas, par le prolongement de la barre de fer en A, ou en y adaptant des supports CD.

La seule précaution à prendre est de rendre aisée la manipulation de la courroie jusqu'à ce qu'elle soit tout à fait engagée sur la poulie. Cette manipulation ne doit, en aucun cas, se faire à la main quand les arbres sont en marche[2].

On se sert, à cet effet, de **perches à courroies :** on en rencontre de nombreux modèles plus ou moins compliqués. Le plus courant se compose d'un simple T en fer ou acier rond, enfoncé dans une perche en bois léger d'une trentaine de millimètres de diamètre et assez longue pour que l'ouvrier soit forcé

1. Polytechnicum fédéral de Zurich.

2. « Sauf le cas d'arrêt du moteur, le maniement des courroies sera toujours fait par le moyen de systèmes, tels que monte-courroies, porte-courroie, évitant l'emploi direct de la main. » (Article 12 du décret du 29 novembre 1904.)

de la tenir toujours sous son bras, contre l'épaule, et non devant lui.

On se place de préférence face au brin arrivant pour engager le T en dehors de la jante, de façon que la courroie soit soutenue par un des côtés de l'angle droit et appuyée contre l'autre, et on amène la courroie en suivant le bord de la jante au point de contact initial.

Le monte-courroie *Le Pratique* (Eug. Micault, constructeur), qui a obtenu une médaille d'argent de la Société d'Encouragement pour l'Industrie Nationale, le 8 juin 1900, consiste en un bras articulé à l'extrémité d'une perche ordinaire. A l'extrémité du bras est monté un doigt qui se compose d'un galet caoutchouté, mobile sur une soie, qui peut s'orienter à droite ou à gauche, suivant les besoins. Un ressort maintient l'appareil ouvert, à la façon d'une lame de couteau.

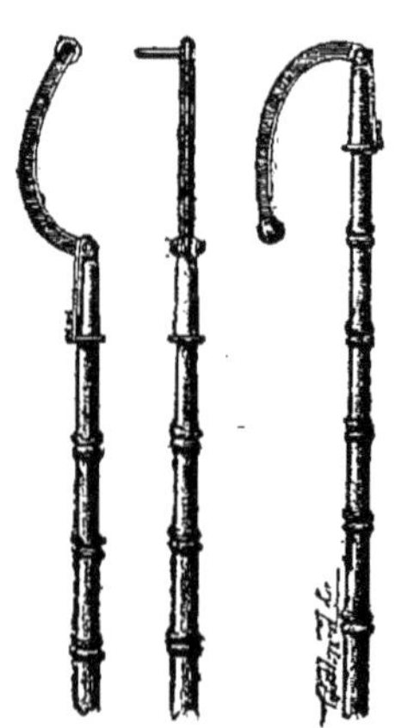

Fig. 120. — Monte-courroie *Le Pratique*.

Le doigt monté sur un tourillon est terminé par un carré qui l'empêche de tourner; une vis assujettit le tout qui a l'avantage de permettre de changer l'opération : il suffit de desserrer la vis de quelques filets, de façon à dégager le carré et à serrer à nouveau la vis après avoir fait exécuter un demi-tour au doigt (*fig.* 120).

L'appareil peut être employé de deux façons différentes (*fig.* 121) :

1° La poulie étant supposée placée très près d'un mur, on saisit la courroie avec le doigt et on l'amène contre la poulie; on pousse; arrivé au point de contact l'entraînement a lieu et la perche se plie ;

2° La perche étant ouverte, la courroie saisie par le doigt est amenée au point de contact (position 1), l'entraînement a lieu (position 2), et la perche se plie (position 3), comme dans le cas précédent.

Les perches à crochet présentant un certain danger pour ceux qui n'ont pas l'habitude de s'en servir, et les ouvriers omettant souvent volontairement de les employer, on les remplace avec avantage par les *monte-courroies*.

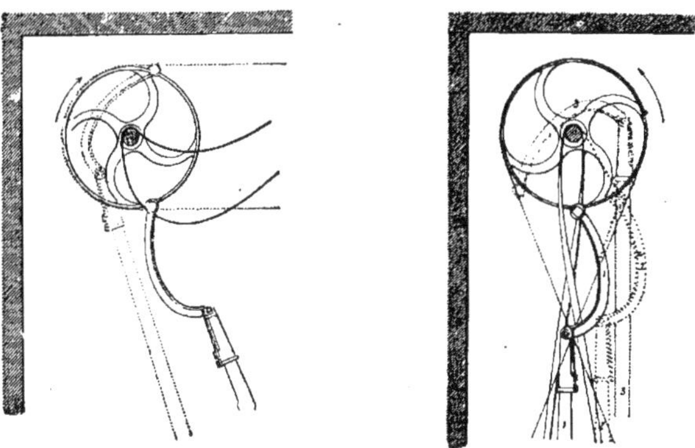

FIG. 121. — Monte-courroie Eug. Micault.

Ces appareils permettent, en outre, la mise en place, depuis le sol, de courroies sur des poulies situées à de grandes hauteurs ou au milieu d'organes rendant les opérations difficiles.

Le *monte-courroie Baudouin :* Entre la poulie R et une douille

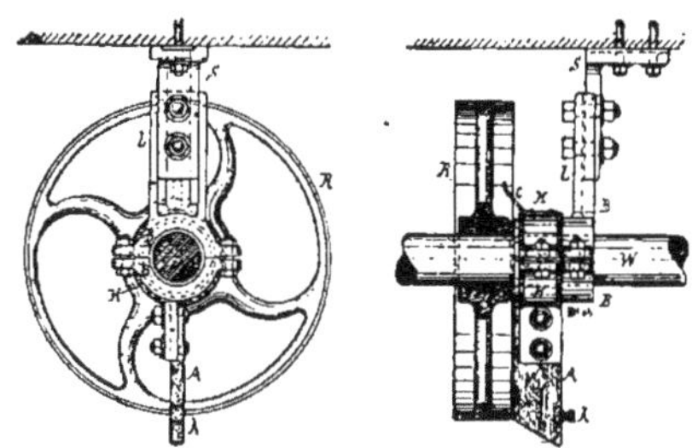

FIG. 122*. — Monte-courroie Baudouin.

en deux parties B entourant l'axe de la poulie peut tourner un manchon H, en deux parties, plus ou moins serrées sur l'arbre. Ce manchon porte : 1° une plaque C, destinée à empêcher la courroie tombant sur la douille de s'engager par la suite entre cette dernière et la poulie ; 2° un bras sur lequel vient s'adapter une latte en bois dur A, plus haute que la poulie et coupée obliquement, l'angle ainsi formé du côté de la jante étant d'autant plus obtus que la poulie est plus grande et tourne moins vite. Un bouton K, placé sur le côté, permet, au moyen d'une perche à crochet de forme spéciale, de s'emparer du monte-courroie à la position où il se trouve, de l'amener dans le sens de rotation de la poulie en contact avec la courroie, que le biseau de la latte remet progressivement en place (*fig.* 122).

Suivant la position de la poulie, et pour la facilité de la manœuvre, on peut être amené à ajouter au bras en fer un prolongement portant un second bouton de manœuvre mieux placé pour être saisi par la perche à crochet.

Le *monte-courroie Nüsperli* est semblable, quant au principe,

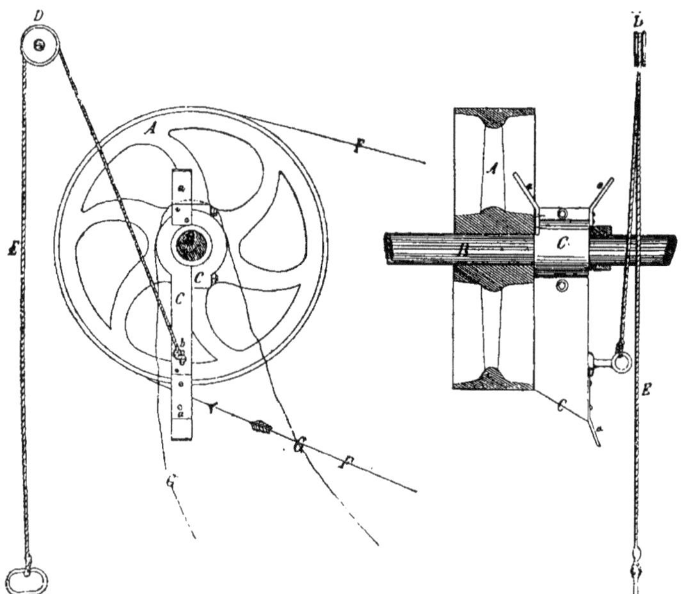

Fig. 123*. — Monte-courroie Nüsperli (Œhler, à Wildegg, const.).

au précédent : on y retrouve la douille C folle sur l'axe B, munie d'une latte, et de plaques *a* empêchant la courroie *G* de glisser hors de l'appareil et de s'engager dans la poulie A (*fig.* 123).

La manœuvre se fait au moyen d'une corde E fixée en *b* et d'une poulie D, évitant ainsi l'emploi de la perche pour replacer la courroie sur la poulie.

Le *monte-courroie Brander*, monté également sur douille, présente cette particularité qu'on interpose entre l'arbre et la douille un certain nombre de rouleaux en bois dur, qui aident le bras à conserver sa position d'équilibre quand il n'est point en service.

On a remplacé la latte en bois par une poulie folle secondaire hélicoïdale avec guide dans le *monte-courroie Durand :* pour replacer la courroie, on fait pression de la poulie secondaire

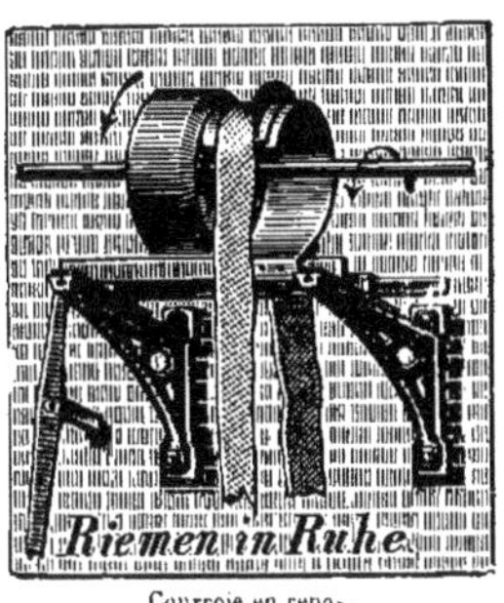

Courroie en repos.

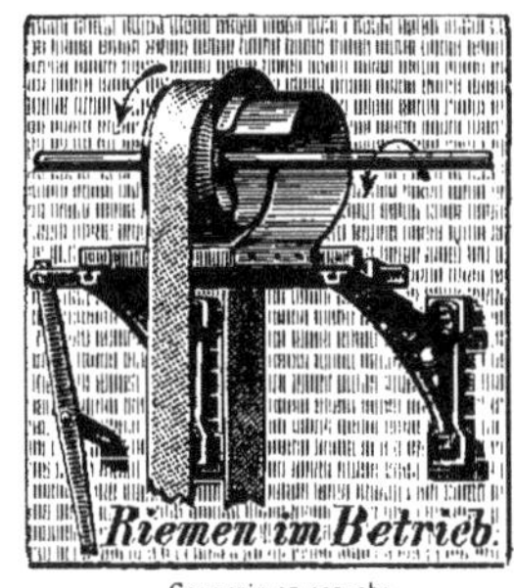

Courroie en marche.

Fig. 124*. — Glisse-courroie (brevet Dreyer) (de Wanner et Cie, à Horgen).

contre la poulie de transmission, de manière à produire un entraînement momentané.

Il faut encore citer les *glisse-courroies* (brevet Dreyer) (*fig.* 124) : La poulie de transmission se termine par un tronc de cône venu de fonte avec elle, ou ajouté ; une armature en tôle qui sert de guide à un aisselier cintré, et d'un diamètre égal à celui de la petite base de ce tronc de cône, lui fait suite. Cet aisselier aide le mouvement de la fourchette de commande de la poulie. Dans le cas de fortes courroies, on encastre, dans l'armature en tôle, des rouleaux dont la saillie empêche la courroie tombée de s'user par le frottement produit jusqu'à l'épuisement de la force vive.

Il a été construit un grand nombre d'autres monte-courroies : ce sont ceux de MM. Demengel et Juhoux, contremaîtres dans une filature, à Lure; de M. Groshens à la filature de la Butte, à Saint-Nicolas-du-Port ; de M. Hirsch pour cônes de transmission, etc., etc.

L'Association des Industriels de France contre les accidents du travail a même ouvert deux concours, l'un pour la création de monte-courroies portatifs, l'autre de monte-courroies fixes.

Nous nous contenterons de citer les noms des constructeurs récompensés.

Dans le premier genre : MM. Micault, F. Elbs, Honold, Jacquel, Obert, Renoux.

Dans le deuxième genre : MM. Thomas O. Burns Junior, Founez, Heurtier-Piat, Courty, Ertzbischoff-Simon, Groshens, Quenneville.

ENGRENAGES

Ces appareils sont dans les usines la cause d'accidents nombreux et graves, tels que mutilation de doigts ou de membres, provenant souvent de ce que les vêtements et particulièrement les manches sont pris par les dents qui les entraînent jusqu'au point dangereux. Il est donc nécessaire de protéger tout particulièrement ces organes (*fig.* 128).

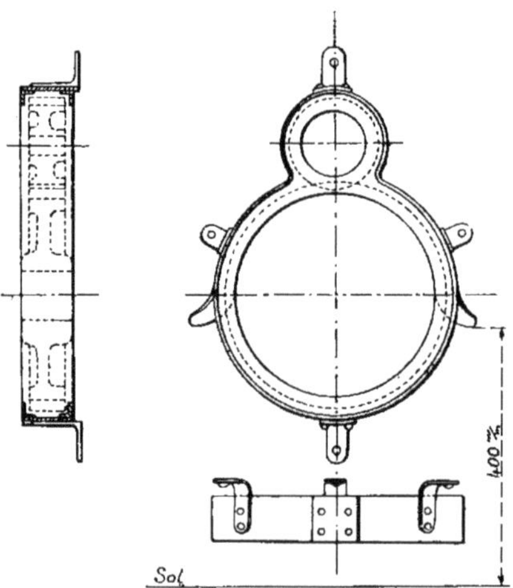

Fig. 125. — Protecteurs d'engrenages situés à moins de 400 millimètres au-dessus du sol (Établissements Schneider).

Les établissements Schneider recouvrent les dentures, partiellement jusqu'à 400 millimètres, complètement au delà, de tous les engrenages placés à plus de 1^{m},80 de hauteur au-dessus du sol des ateliers d'une bande en tôle de fer ou d'acier en U dont le corps principal a (*fig.* 125) :

3 millimètres	d'épaisseur	jusqu'à	250	de diamètre
4 —	—	de 250 à	500	—
5 —	—	au-delà de	500	—

Les ailes de côté sont formées par des petits bords tombés d'équerre faits en zinc fort pour les petites garnitures, ou en tôle d'acier de 1 millimètre à 1 millimètre et demi pour les garnitures à partir de 300 millimètres de diamètre. Ces ailes sont rivées ou soudées à l'étain après le corps principal, dont la largeur devra excéder de 1 centimètre celle de la couronne dentée (*fig.* 126).

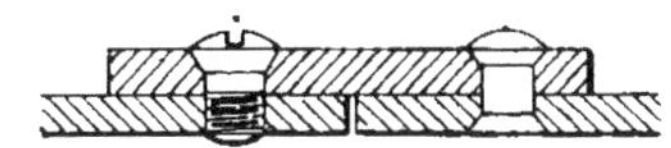

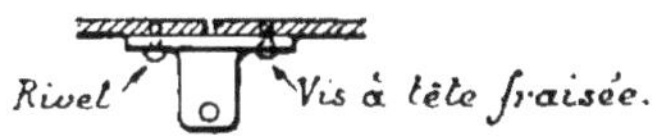

Fig. 126. — Fixation de bandes protectrices à la machine (Établissements Schneider).

Pour que les bandes ne portent pas sur les extrémités de la denture, il est ménagé une distance ou vide de 3 à 4 millimètres entre la bande et le bout des dents.

Pour les engrenages droits et les engrenages coniques, quand les dents ont moins de 1 centimètre de hauteur, la bande protectrice n'est pas pourvue d'ailes sur les côtés, et sa largeur est égale à celle de la couronne dentée. On laisse un vide de 2 à 3 millimètres entre la bande et le bout des dents.

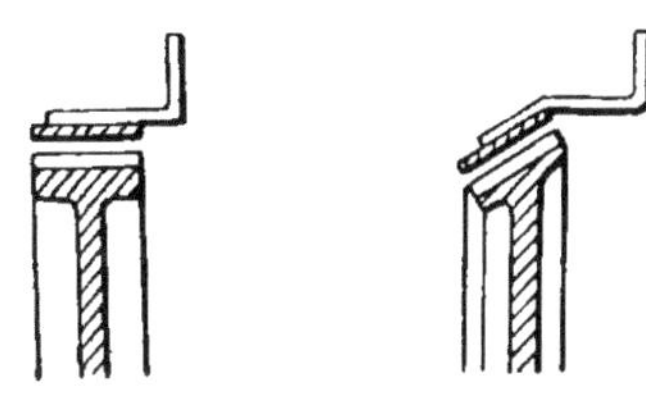

Fig. 127. — Bande protectrice pour engrenages droits et engrenages coniques pour dents de 1 centimètre de hauteur (Établissements Schneider).

Dans le cas d'un pignon ou d'une roue devant se débrayer en glissant dans le sens longitudinal de son arbre, la bande recouvre la denture de l'engrenage débrayé sur toute sa largeur (*fig.* 128).

Pour les roues à vis sans fin, les dispositions ci-contre ont été adoptées; les engrenages coniques comme les engrenages droits sont munis de la bande protectrice ayant 1 centimètre de plus de largeur que celle de la couronne dentée (*fig.* 129, 130, 131).

Pour les tours ayant des engrenages montés sur tête de cheval, on construit une armature aussi légère que possible garnie de toile métallique et de tôle, qui se place le plus près possible de la poupée, à sa base on fixe trois ou quatre petits tenons qui peuvent entrer dans les trous de 2 à 3 centimètres de profondeur faits dans le sol pour en assujettir la position (*fig.* 132).

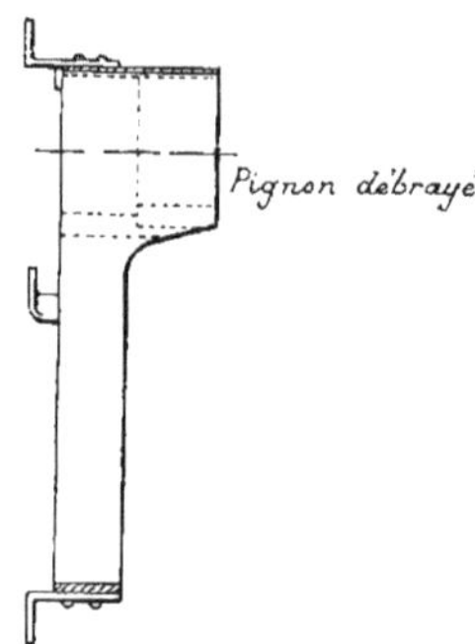

Fig. 128. — Bande protectrice pour pignon devant se débrayer (Etablissements Schneider).

Si les engrenages de la tête de cheval sont éloignés du sol, on peut donner à la garniture, la forme ci-contre ayant à sa partie supérieure une charnière fixée à ladite garniture et à la tête arrière de la poupée, pour que l'on puisse la soulever quand on devra changer les engrenages (*fig.* 134).

Le soulèvement peut s'opérer de manières différentes : la garniture ayant deux douilles au bout de tubes pouvant s'emboîter sur des axes fixés au tour-garniture, on peut l'enlever en la sou-

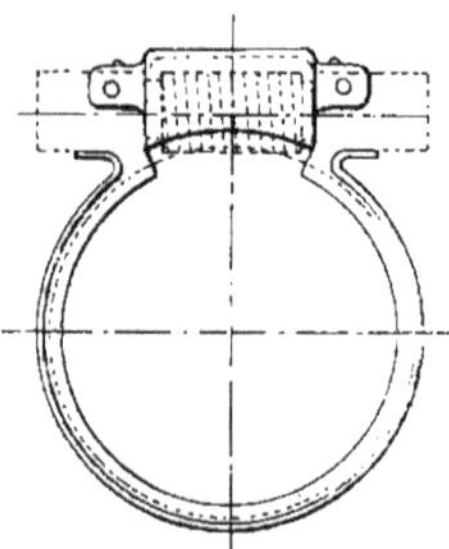

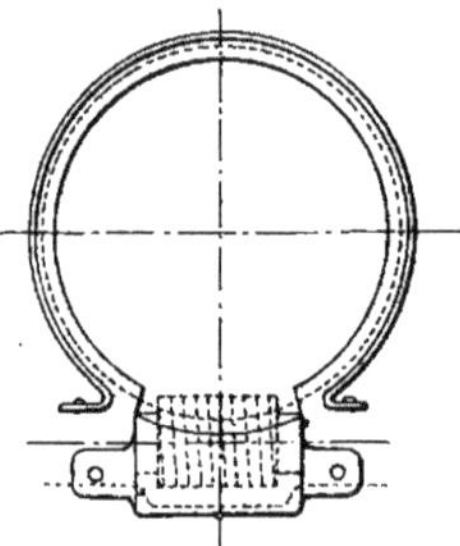

Fig. 129 et 130. — Protections des roues à vis sans fin (Établissements Schneider).

levant, pour la dégager des axes (*fig.* 135) ou douille unique, du côté opposé au point de suspension avec arrêt permettant de développer la garniture en la faisant tourner sur l'axe de ladite douille (*fig.* 136).

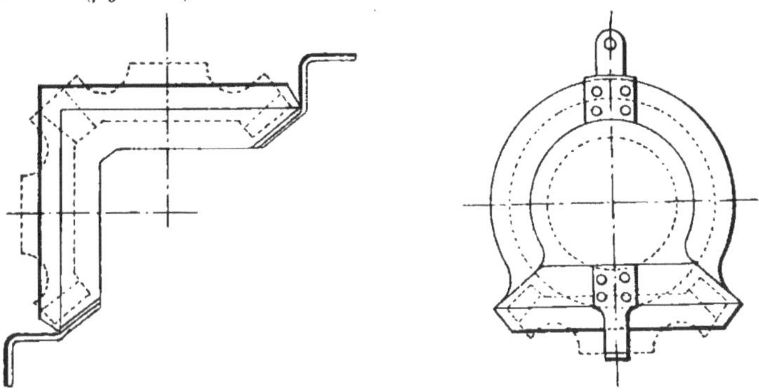

Fig. 131. — Protection des engrenages coniques (Établissements Schneider).

Citons encore :

Le dispositif de *Stapfer*, de *Duclos*, formé d'une enveloppe en toile à volets.

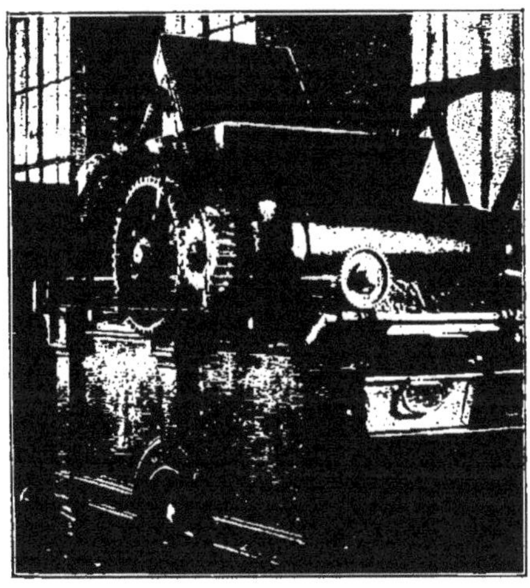

Fig. 132. — Protection d'engrenages d'une broyeuse à cacao (usines Menier, Noisiel).

Trois dispositifs *Delaunay-Belleville*, l'un à volets, le deuxième constitué par une capote protectrice pivotant autour d'un axe, le troisième à glissière, une simple enveloppe en tôle guidée par deux tiges verticales.

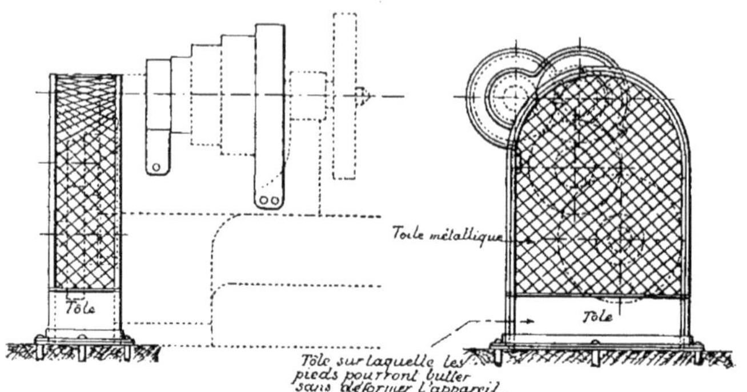

FIG. 133. — Protection des engrenages d'un tour montés sur tête de cheval (Établissements Schneider).

Nous retrouverons par la suite de nombreux exemples de transmissions ainsi protégées.

En résumé, voici, d'après les lois et les règlements actuelle-

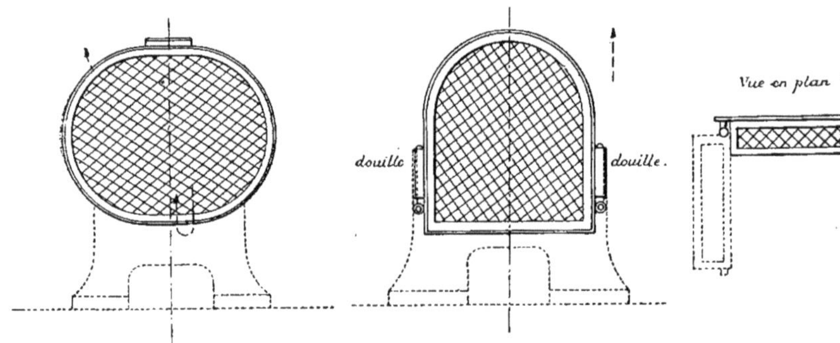

FIG. 134, 135, 136. — Garnitures à charnière ou à douille pour engrenages montés sur tête de che (Établissements Schneider).

ment en vigueur (Établissements Schneider, Association des Industriels de France, etc.), les précautions à prendre.

Aucun ouvrier, s'il n'en est spécialement chargé, ne devra toucher aux transmissions. On ne graissera les transmissions principales et les renvois intermédiaires que pendant les arrêts réglementaires.

En cas d'impossibilité avant de graisser pendant la marche une poulie folle, on préviendra le conducteur de la machine-outil qu'elle commande, afin qu'il ne touche pas au débrayage avant l'achèvement du graissage.

Le nettoyage des arbres de transmission pourra se faire au-dessous pendant la marche, mais seulement depuis le sol au moyen d'une perche tenue à la main, sans se servir d'échelle, ni d'escabeau et sans monter sur le bâti des machines. Cette perche pourra être munie d'un coussinet, d'une brosse ou d'un crochet entouré de chiffons ou de cordes usées.

On n'exécutera, en aucun cas, en marche, les nettoyages ou réparations de transmissions ; on profitera pour le faire d'un arrêt prolongé (jour férié, etc.).

Les courroies secondaires pourront être jonctionnées pendant la marche, pour éviter toute chance d'entraînement si l'arbre qui les commande est arrêté, ou si ces courroies sont suffisamment éloignées de l'arbre en mouvement.

Il sera interdit d'une façon absolue de monter les courroies à la main pendant la marche.

On ne devra toucher aux courroies de commande de transmissions principales qu'après arrêt complet de la transmission.

Pour le montage des courroies de dimensions moyennes, on fixera la courroie sur la jante de la poulie au moyen d'une corde goudronnée, assez librement nouée pour pouvoir se détacher, si la tension de la courroie ne suffisait pas pour la rompre ; on fera marcher la machine au moyen du vireur ou l'arbre de transmission au moyen d'un levier, s'il est muni d'un débrayage.

La jonction des courroies très fortes se fera après montage, au moyen d'un tendeur.

Le montage et le démontage des petites courroies pourra se faire pendant la marche à l'aide de monte-courroies, de perches ; celles-ci devront être tenues sur le côté du corps, il est dangereux de les placer devant soi ; elles seront assez longues pour que le bas de la perche ne puisse s'élever au-dessus de la hanche pendant le mouvement et quitter ainsi l'appui qu'elle doit prendre sur le haut de la cuisse.

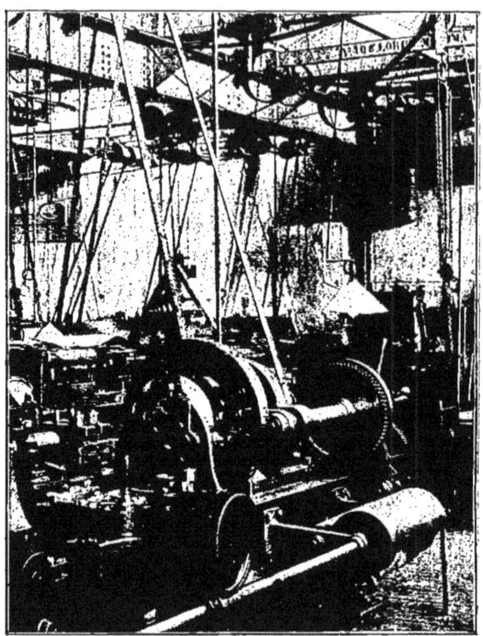

FIG. 137. — Protection d'engrenages, usine Weyher et Richemond (Pantin).

Tour de longueur = 6,m10. — Hauteur de pointes = 0m,550. — Vitesses : grande = 360 tours (commande); petite = 26 tours. — Vitesse des engrenages protégés : grande = 350 tours; petite = 26 tours.

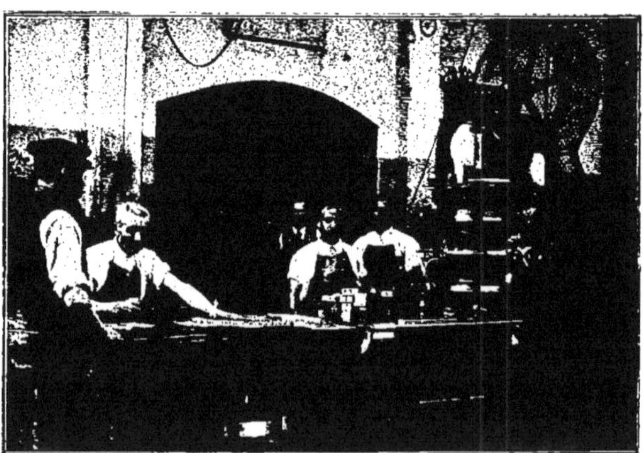

FIG. 138. — Protection d'engrenages d'une rapoteuse, usines Menier (Noisiel).

Il sera formellement défendu de se servir d'un bâton ou autre objet non destiné à cet usage (un manche d'outil par exemple) pour remettre les courroies en place.

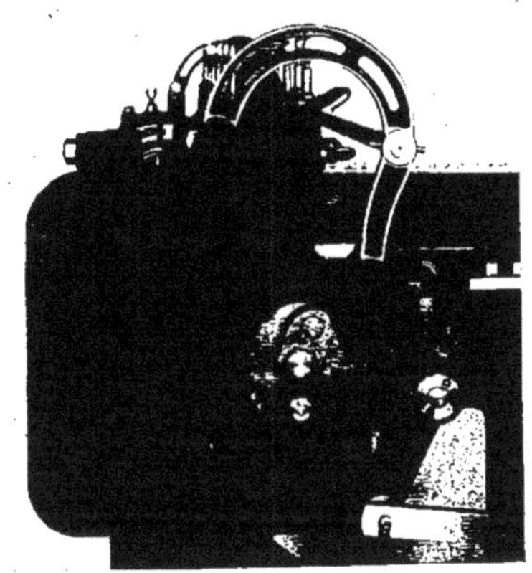

Fig. 139. — Engrenages couverts.

Dispositifs pour transmissions devant subir de fréquentes transformations (Krause).

Le déplacement d'une courroie de la poulie fixe à la poulie folle et *vice versa* sera fait au moyen d'un appareil de débrayage et jamais à la main.

Le nettoyage ou le graissage des courroies se fera à l'aide des brosses à long manche et seulement du côté du brin de la courroie quittant la poulie.

En aucun cas, on ne devra prendre appui ou se retenir à une courroie reposant sur un arbre de transmission. On ne cherchera surtout pas à l'arrêter si elle venait à s'enrouler sur l'arbre de transmission ou à être nouée par une courroie voisine.

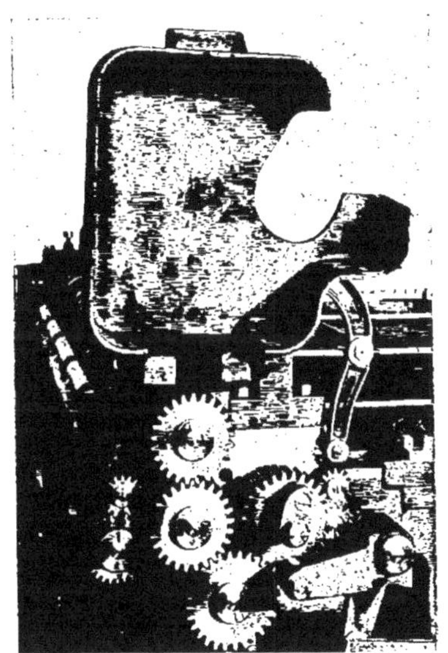

Fig. 140. — Couverture relevée.

Le port des sabots sera interdit aux ouvriers ayant à se servir d'échelles ou à monter sur les chemins de graissage.

Les ouvriers chargés de l'entretien des transmissions seront habillés avec des vêtements ajustés à manches étroites.

Lorsque la transmission court le long d'un mur, on appuiera l'échelle sur l'arbre du côté opposé au mur.

Pour le service des transmissions on se servira d'échelles spéciales à patin de caoutchouc ou autre, et on veillera à ce qu'elles soient en bon état.

Lorsqu'un ouvrier travaillera à une transmission pendant un arrêt accidentel, le mécanicien de la machine motrice devra en être averti par la personne qui aura donné l'ordre d'exécution, et le mécanicien ne pourra remettre sa machine en marche que sur un ordre émanant de cette même personne.

CHAPITRE VI

APPAREILS DE LEVAGE

CRICS, TREUILS, PONTS ROULANTS, GRUES, MONTE-CHARGES

Les appareils de levage que l'on rencontre dans tous les ateliers nécessitent l'emploi d'engrenages.

Les plus courants manœuvrent à la main au moyen d'une manivelle ; celle-ci peut être cause d'accidents provoqués par son retour en arrière, par suite de la prise défectueuse du cliquet sur les dents de la roue à rochet.

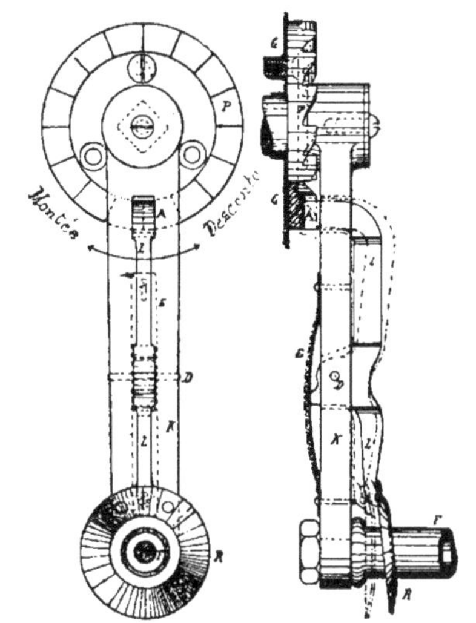

Fig. 141. — Manivelle de sûreté pour treuils à freins (de Knobel et Heer à Flums).

Un des moyens les plus simples pour éviter ce danger consiste à employer un cliquet de forme spéciale.

Le cliquet L, à deux branches de même longueur que la manivelle K, est appliqué contre son bras et est construit de telle façon qu'il est constamment en prise avec les dents P d'une roue à rochet fixée au bâti G par suite de l'action d'un ressort E (*fig.* 141).

Pour la descente de la charge, on fait pression sur l'extrémité du cliquet par l'intermédiaire de la rondelle R. L'autre extrémité abandonne les dents du rochet.

Si cette pression cesse involontairement ou intentionnellement, le ressort engage immédiatement le déclic dans les dents du rochet.

Dans le cas où la manivelle n'est pas nécessaire pour empêcher une descente brusque (dispositifs à frein), on emploie divers moyens pour la mettre momentanément hors de service.

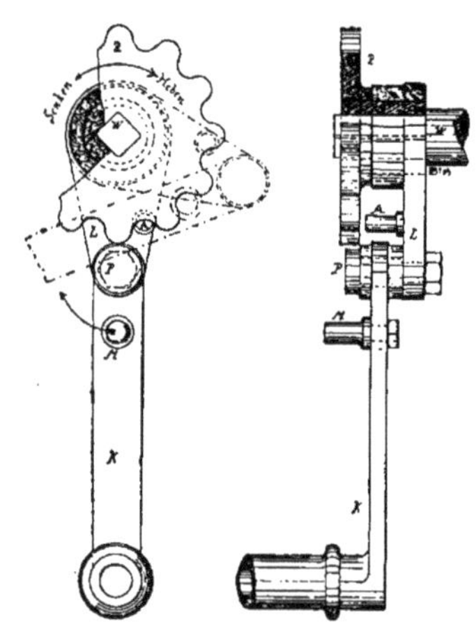

Fig. 142*. — Manivelle de sûreté pour treuils sans fin (de Knobel et Heer à Flums).

Un des moins compliqués, qui permet soit la descente libre, soit la descente au moyen de la manivelle, consiste en (*fig.* 142) :

1° Une roue dentée Z fixée à l'arbre W de la manivelle;

2° Une pièce folle L autour de cet arbre et portant sur un pivot P un contrepiton fixe A et la manivelle;

3° La manivelle K avec son piton M.

La pièce folle L et la manivelle sont articulées de telle sorte que, pour la montée et la descente commandées, le piton M vient s'engager dans une des dents de la roue Z, le contrepiton A empêchant l'articulation de se faire dans le sens opposé au mouvement.

Pour la descente libre, on dégage la manivelle qui devient folle autour de l'arbre. Il est bon de prévoir un dispositif de rabattement de la manivelle, ce qui supprime toute chance d'accidents (*fig.* 143).

Quand on est appelé à enlever les manivelles, on doit veiller à ce qu'aucun carré ne reste apparent aux extrémités des arbres. A cet effet, les Établissements Schneider garnissent de bagues circulaires, fixées avec des vis à tête fraisée, le carré non recouvert de ses manivelles (*fig.* 144).

Crics. — Les dispositions ci-dessus peuvent être utilement employées ; on en rencontre d'autres, parmi lesquelles nous citerons le *cric à noix*, avec transmission d'énergie par roue dentée hélicoïdale et vis sans fin.

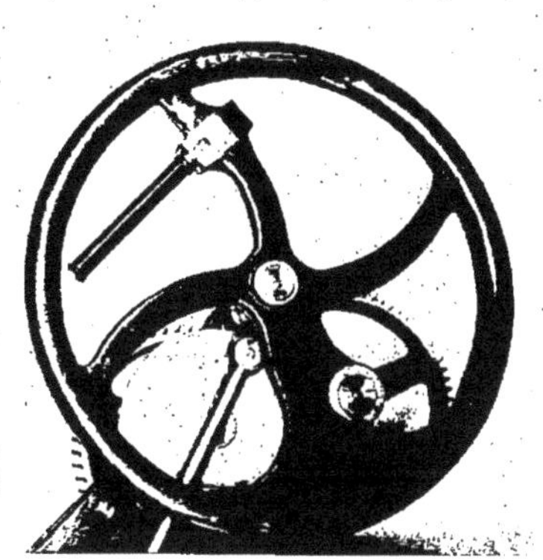

Fig. 143. — Manivelle pouvant se rabattre.

Le *cric hydraulique*, quand on ne cherche pas à réaliser un appareil transportable, est sans danger.

Treuils. — Les *treuils* sont employés à la manœuvre de ponts roulants, grues, monte-charges, etc.

Ceux qui se manœuvrent à la main utilisent les manivelles susdites et des freins à bande.

On combine parfois la manivelle et la commande du frein.

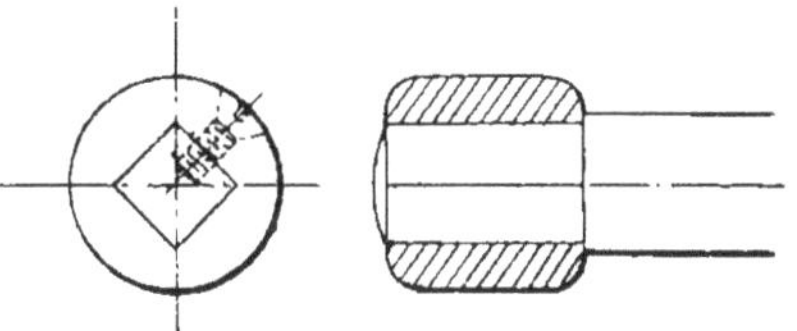

Fig. 144. — Protection du bout d'arbre à manivelle (Établissements Schneider).

Dans le système *Mégy*, pour la levée de la charge, l'arbre de la manivelle entraîne un tambour qui engrène avec la roue dentée du treuil. Pour la descente, un mouvement en arrière de la manivelle détruit l'accouplement et laisse libre le tambour ; le mouvement de ce dernier est réglé par une lame flexible garnie de cuir qui vient s'appliquer contre lui en formant frein.

Pour actionner le tambour mécaniquement, on place le plus simplement une poulie calée sur son axe ; la courroie est tendue au moment du travail par un galet qui vient faire pression sur elle ; ce système employé dans les meuneries aux monte-sacs nécessite l'adjonction d'un frein automatique (par exemple frein Mégy, Bourgougnon, à cônes de friction, etc.), empêchant la tombée du fardeau par suite de la cessation accidentelle de la tension de la courroie.

Plus généralement le mouvement est transmis aussi bien pour la montée que pour la descente, ce qui nécessite un dispositif de commande du sens de rotation du tambour.

On est amené, pour l'entraînement par courroie unique, à employer un manchon et trois roues d'angle.

Mais il est préférable d'utiliser deux courroies, l'une directe, l'autre croisée, actionnant une poulie fixe située entre deux poulies folles, bien que ce dispositif exige un tambour de commande d'une largeur égale à au moins cinq fois celle de la courroie (deux fois la largeur par poulie folle et une fois pour la poulie fixe). On remédie à cet inconvénient par l'emploi de deux plateaux de frictions et d'un levier ; on n'a ainsi aucun déplacement de courroie à opérer. Lorsque la commande du treuil se fait directement de l'axe de la poulie fixe, par une série d'engrenages droits, on doit prévoir un frein pour maintenir le fardeau quand les courroies sont sur les poulies folles ; ce frein est rendu inutile par le système de transmission, roue hélicoïdale calée sur l'arbre du treuil et vis sans fin, puisque le dévirage de cette dernière est impossible.

L'entraînement du fardeau se fait par corde en chanvre, câble métallique ou chaîne.

Le mode d'entraînement peut être soit direct, soit à adhérence.

L'entraînement direct s'obtient par l'emploi de tambours enrouleurs, noix, poulies à empreintes, roues dentées ; ils présentent l'inconvénient de n'avoir aucune élasticité et de faciliter par là les ruptures.

L'entraînement à adhérence se fait au moyen de poulies à

gorges. Les gorges sont garnies de bois pour la traction par cordes ou munies de rainures pour la place des maillons de chaîne. L'adhérence se fait sur la moitié de la poulie ; on peut l'augmenter par l'emploi de poulies de renvoi.

Ce dispositif a l'inconvénient d'augmenter rapidement l'usure de la corde ; le nombre de flexions est une des fonctions les plus importantes de l'usure, qui croît avec la raideur de la corde et amène l'obligation d'augmenter le diamètre des poulies[1].

C'est également l'inconvénient des câbles métalliques ; leur souplesse très relative exige l'emploi de tambours de grand diamètre.

Les chaînes, si elles n'ont aucune qualité élastique, présentent en revanche celles de durée, solidité et surtout souplesse, cette dernière permettant l'utilisation de poulies de petit diamètre.

Leur défaut, qui ne permet pas leur emploi sans l'adjonction de câbles de sûreté, consiste en leur rupture possible par suite d'accidents provenant d'un maillon endommagé sans qu'il soit possible de s'en rendre compte.

Si nous passons à la protection des appareils utilisant les treuils, nous trouvons, en première ligne, les *grues* et *ponts roulants ;* il est difficile d'entourer le chemin que parcourt le fardeau ou le crochet dans sa course à travers l'atelier ; on ne peut que recommander de les élever toujours à une hauteur minimum de 2m,50 au-dessus du sol, et de placer à la portée du mécanicien un appareil avertisseur (timbre, cloche, etc.) permettant de donner aux ouvriers l'ordre de se placer hors du parcours dangereux.

Les *monte-charges* donnent lieu à des accidents qui peuvent se classer en deux catégories :

1° Accidents dus aux chutes dans la cage des monte-charges ;

2° Accidents dus au monte-charges lui-même par suite de vice de construction, d'usure, etc.

Les chutes dans la cage sont de deux sortes :

1. On remplace le toron unique par un système de plusieurs brins, tel que la rupture de l'un d'eux n'entraine pas la chute des fardeaux.

a) Chute d'objets dans la cage pouvant blesser les personnes se trouvant dans l'ascenseur ;

b) Chute de personnes dans la cage.

Il est aisé, dans le cas où le monte-charges ne descend qu'un

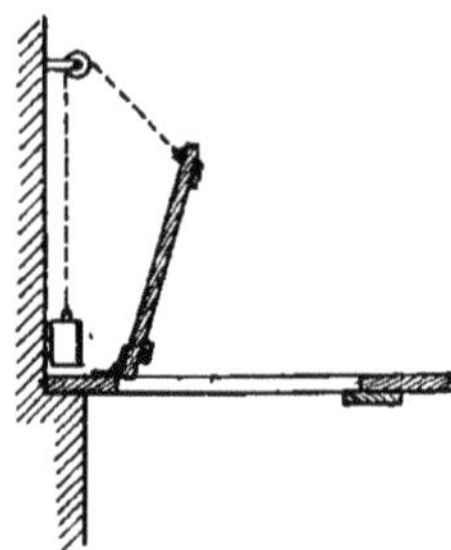

Fig. 145. — Faux plancher pour monte-charges à contrepoids.

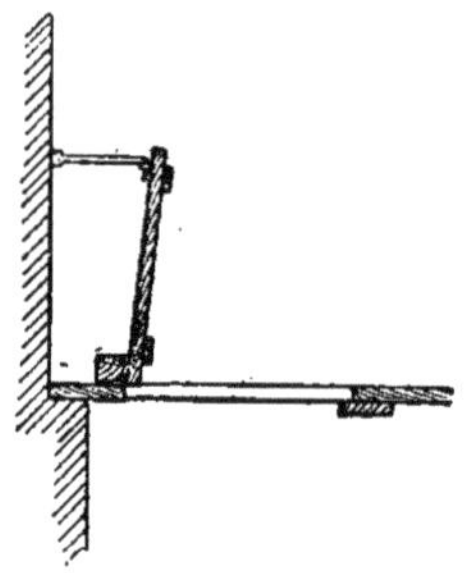

Fig. 146. — Faux plancher pour monte-charges à crochet.

étage de les empêcher en même temps ; il suffit d'établir à l'étage supérieur un faux plancher en lattes de bois ou en tôle qui recouvre l'ouverture du monte-charges perforé pour laisser passer les cordes ; le faux plancher peut affecter la forme des entretoises supérieures de la cage et porter une sorte de cheminée haute de 1m,50 environ, qui protège les cordes en temps ordinaire. Il coulisse au moment où la cage arrive au niveau de l'étage supérieur le long du guidage (*fig.* 145 à 148).

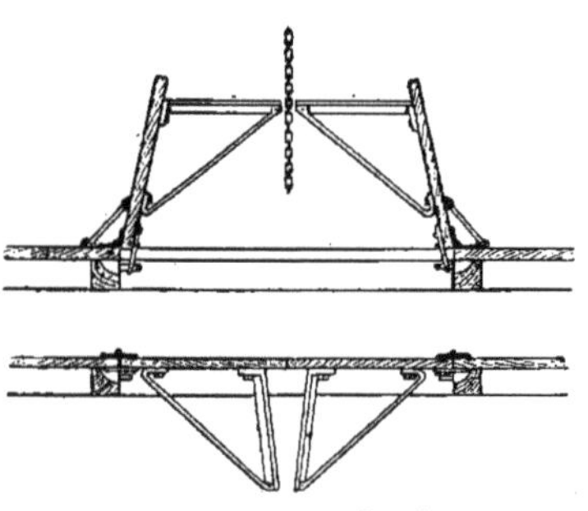

Fig. 147. — Faux plancher pour monte-charges.

Plus généralement on évite les chutes d'objets en couvrant le monte-charges. Cette toiture doit être amovible pour permettre la visite du système d'amarrage.

L'entourage de la voie des cages, qui elles-mêmes doivent être closes autant que possible, empêche la chute des personnes. Cet entourage qu'il est bon de faire sur toute la hauteur du parcours, ne doit pas être inférieur à $1^m,50$. On le construit en planches ou en lattes assez rapprochées pour empêcher le passage d'un membre. Des portes sont ménagées pour en fermer les entrées.

Ces portes doivent toujours être munies de systèmes d'ouverture et de fermeture absolument automatiques, c'est-à-dire fonctionnant de façon entièrement indépendante de la volonté des personnes qui se servent de ces appareils[1].

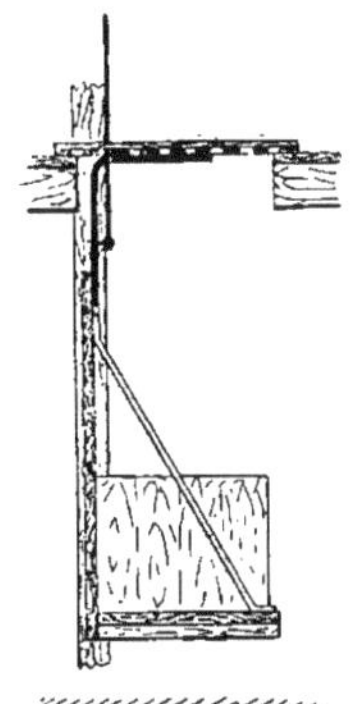

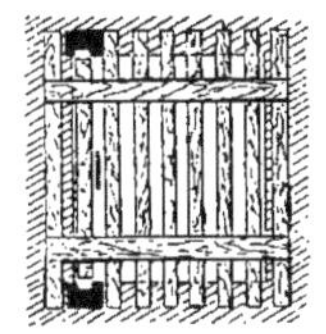

Fig. 148
Faux plancher pour monte-charges.

Lorsque le monte-charges ne dessert qu'un étage, on emploie des appareils fort simples basés sur un déplacement produit par la cage à son arrivée.

Pour un service plus considérable, et où on est souvent appelé à franchir plusieurs étages, pouvant être desservis cependant, sans s'y arrêter, ce système aurait l'inconvénient de produire l'ouverture de toutes les portes intermédiaires, et on est conduit à utiliser les portes à verrou avec tige d'arrêt.

Dans le premier cas, nous citerons la *fermeture Freissler* (de Vienne) (*fig.* 149).

Le monte-charges F porte une barre de frottement affectant la forme d'un trapèze isocèle FCDF.

En arrivant à l'étage, le côté incliné de ce trapèze vient pousser progressivement un rouleau R jusqu'à l'amener sur le petit côté CD du trapèze.

Ce rouleau est fixé à un arbre W courbé en U pour former manivelle, arbre qui supporte à une de ses extrémités, par l'intermédiaire d'un levier H, la porte de l'autre extrémité étant fixe.

1. « Les monte-charges, ascenseurs, élévateurs, seront guidés et disposés de manière que la voie de la cage du monte-charges et des contrepoids soit fermée; que la fermeture du puits à l'entrée des divers étages ou galeries s'effectue automatiquement; que rien ne puisse tomber du monte-charges dans le puits.

« Pour les monte-charges destinés à transporter le personnel, la charge devra être calculée au tiers de la charge admise pour le transport des marchandises, et les monte-charges seront pourvus de freins, chapeaux, parachutes ou autres appareils préservateurs.

« Les appareils de levage porteront l'indication du maximum de poids qu'ils peuvent soulever. » (Art. 11 du décret du 29 novembre 1904.)

Cette manivelle, sous la poussée de la barre de frottement, décrit un quart de cercle et la porte suit ce mouvement.

Au moment où la cage quitte l'étage, la porte tend à s'abaisser par son propre poids et reprend sa place primitive sur les

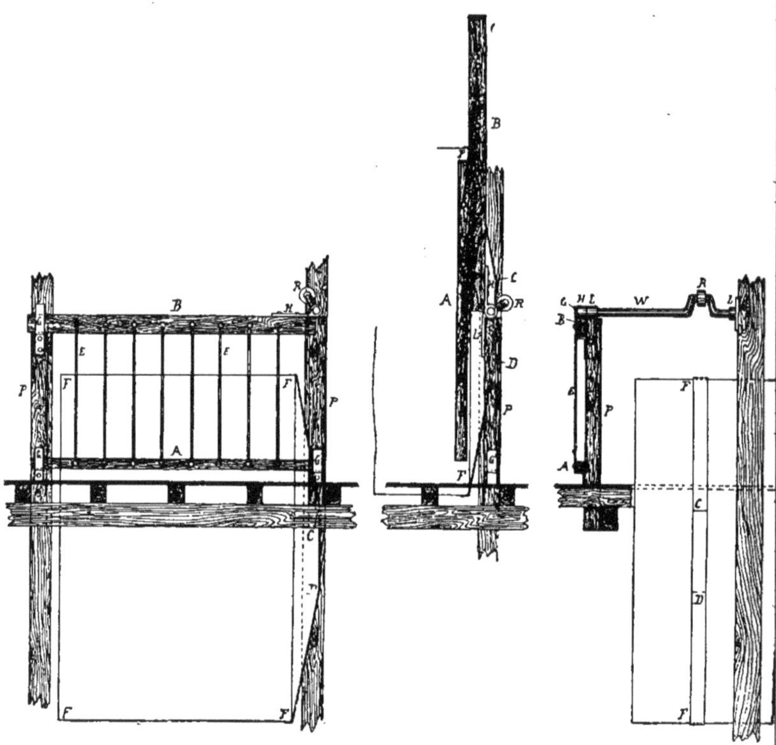

Fig. 149*. — Barrière de fermeture automatique (de Ant. Freissler, à Vienne).

supports G des montants P, lorsque le contact cesse entre le rouleau et la barre de frottement. La porte est constituée par deux traverses A, B, reliées entre elles par des barres mobiles E, leur permettant l'ouverture au moment de leur rapprochement.

Ce dispositif a l'inconvénient de faire travailler le levier et l'arbre de commande dans des conditions très défavorables. Il a été modifié de la façon suivante (*Tissage Azmoos*) (*fig.* 150) :

La barre de frottement C refoule le petit bras d'un levier coudé terminé à chaque extrémité par un rouleau (eb''').

Le rouleau situé à l'extrémité du grand bras tend une corde *a*

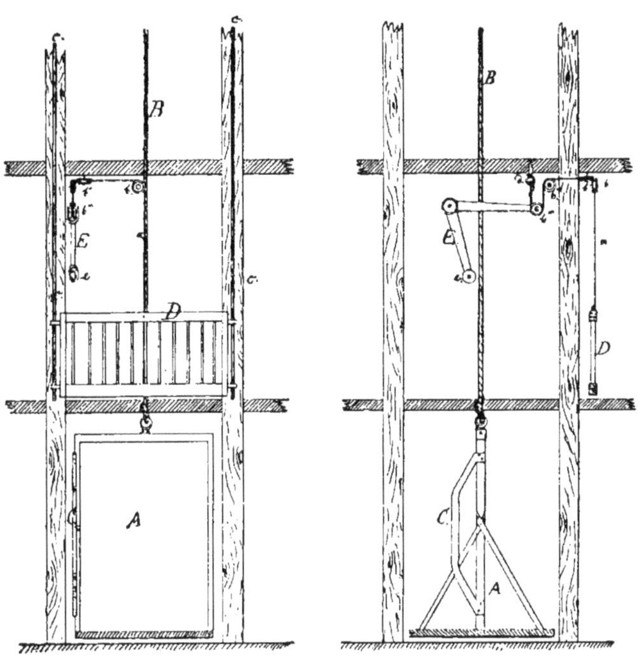

Fig. 150*. — Fermeture automatique de monte-charges (tissage Azmoos).

qui enlève la porte D par un système de poulies *b*. La porte coulisse le long des guides *c* et tend à s'abaisser par son propre poids dès que la barre de frottement C a abandonné le galet *e*. D'autres dispositifs emploient les portes à battants; le retour s'effectue alors sous l'action de ressort ou de contrepoids.

Dans le cas d'une porte à deux battants, on fixe un dispositif de rappel à chacun d'eux, et on les rend solidaires au moyen d'une tringle (*fig*. 151) :

Le trapèze ABCD en tôle de la cage F produit une pression sur le rouleau R de la tige E coulissant entre les barres K; au moment de l'ouverture des portes, le ressort G fixé sur une cornière L de cette tige, se tend, entraînant le levier H et un des battants

T, cependant que l'autre reçoit son mouvement par l'entremise de la tringle J.

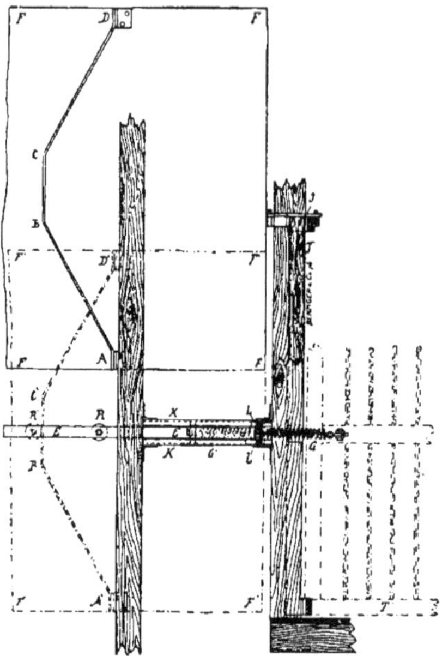

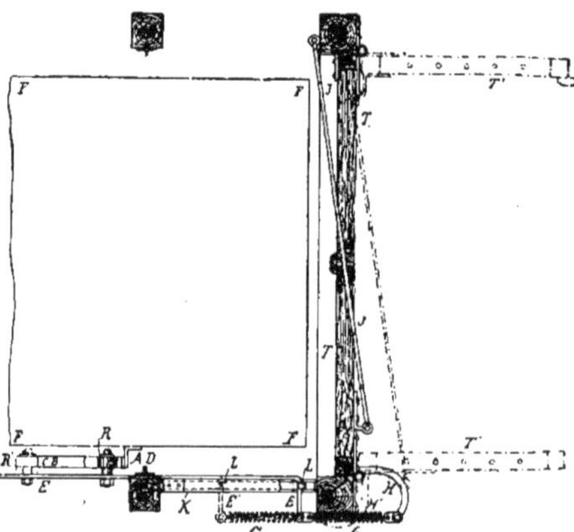

Fig. 151*. — Fermeture automatique de monte-charges (de Ferd. Hürlimann, à Zurich).

Parmi les nombreux systèmes à verrou et tige d'arrêt employés pour les monte-charges desservant plusieurs étages, nous citerons :

La *fermeture Sulzer* (de Winterthur), qui se compose de deux parties : la première consiste en un simple verrou R, maintenu en temps normal par un ressort ou un poids J, contre l'équerre W, placé entre deux traverses E de la porte à coulisse T (*fig.* 152).

La cage F est munie d'un galet L qui vient agir sur la partie H (bras de levier opposé à celui supportant le poids), au moment où elle arrive à l'étage, dégageant ainsi le verrou et permettant l'ouverture de la porte.

La deuxième partie de ce dispositif a pour but, la cage étant à un étage déterminé, et la porte ouverte, d'empêcher tout mouvement fortuit en immobilisant la barre de commande A ; à cet effet, sur cette dernière est fixé un disque B qui vient se loger entre les deux traverses E, quand la porte est ouverte.

Un système analogue empêchant l'ouverture de la porte, quand la cage n'est pas à l'étage et empêchant toute commande fortuite, la porte étant ouverte, est le suivant (*fig.* 153)[1] :

Le levier *a*, actionnant la barre de commande *b*, représenté sur la figure dans sa position moyenne, se place pour la montée ou

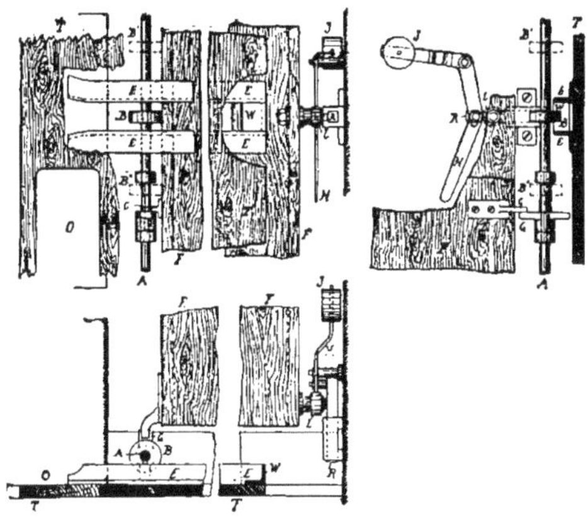

Fig. 152*. — Fermeture de sûreté pour monte-charges (de Sulzer frères, à Winterthur).

la descente à la hauteur de l'une ou l'autre des griffes *c* fixées à la porte de la cage. Ces griffes recourbées à leur extrémité viennent buter, si l'on veut ouvrir la porte contre le levier *a*, lorsque celui-ci n'est pas dans sa position moyenne, empêchent l'ouverture et l'entourent, supprimant toute possibilité de manœuvre, la porte étant ouverte.

On évite les accidents dus au monte-charges lui-même par l'emploi de clichage et parachute.

Le **clichage** a pour but de supprimer tout mouvement inopiné de la cage pendant les chargement ou déchargement à un étage ;

1. La commande de l'arrêt peut se faire automatiquement au moyen de l'équerre C qui, en venant buter contre la pièce placée à cet effet à travers l'orifice O, amène dans sa position moyenne la barre de commande sur laquelle elle est goupillée.

il peut être commandé ou automatique et se compose en principe d'une série de verrous manœuvrés par un levier et généralement solidaires l'un de l'autre, sur lesquels le monte-charges prend appui.

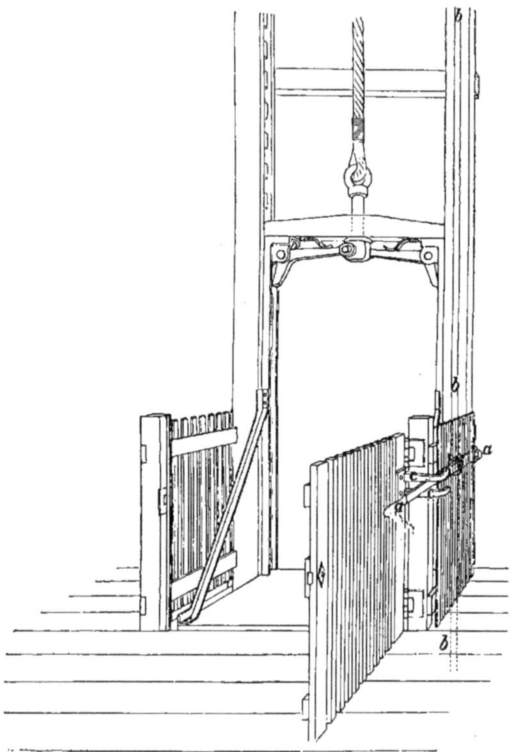

Fig. 153 *. — Fermeture à crochets pour monte-charges (de Ferd. Hürlimann, à Zurich).

Le *monte-charges de la Vieille-Montagne* (Oberhausen) est muni de taquets qui s'écartent à la montée sous la poussée de la cage, pour revenir à leur position normale sous l'influence d'un contrepoids après son passage. Le déclenchement automatique du moteur s'opère au moyen d'une tige débrayant la courroie sur la poulie folle, quand le monte-charges atteint la position extrême de sa course, en A (*fig.* 154).

Dans les ateliers de produits réfractaires d'*Angleur*, pour les monte-charges à étages multiples, le problème de protection a été résolu de la façon suivante :

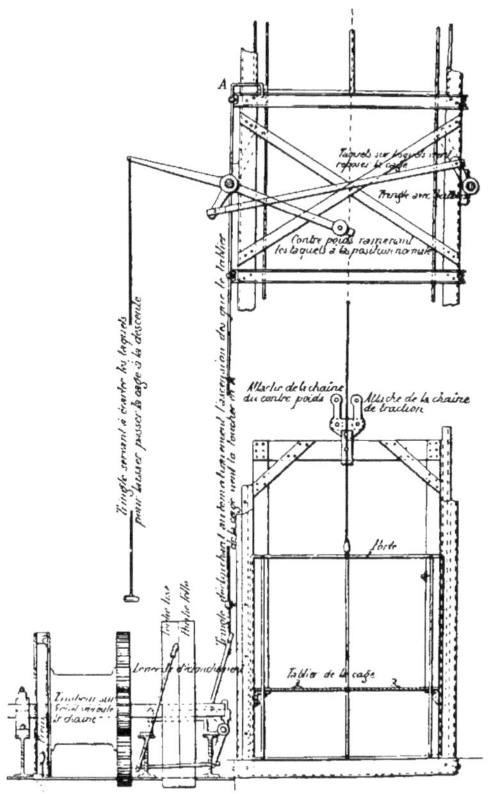

Fig. 154. — Monte-charges de la Société de la Vieille-Montagne (à Oberhausen), avec taquets de clichage et désembrayage automatique du moteur à fin de course.

1° A chaque palier se trouvent des portes de fermeture ne s'ouvrant que si la cage est vis-à-vis d'elles.

A cet effet la cliche de ces portes entraîne dans son mouvement un levier vertical dont l'extrémité, si la cage est en place, peut glisser dans l'encoche d'un verrou horizontal à ressort mû par la cage; si la cage est à un autre étage ou en marche, le verrou tiré ar son ressort ne présente plus son encoche au levier vertical de la cliche; ce levier butant contre le verrou ne permet donc pas à la cliche de s'ouvrir;

2° Quand une porte est ouverte, il est impossible de mettre le monte-charges en marche.

En effet, la tringle de mise en marche, qui court du haut en bas, présente, au niveau des portes, des encoches dans lesquelles des verrous mus par les charnières de ces portes viennent s'engager lorsqu'on les ouvre; il est donc de toute nécessité, pour mettre la tringle de commande en mouvement, c'est-à-dire pour mettre le monte-charges en marche, de dégager ces verrous en fermant les portes.

Les **parachutes** ont pour but d'éviter la descente en chute libre de la cage par suite de la rupture du câble; que cette rupture provienne d'une cause fortuite comme l'usure ou d'une cause voulue, par exemple, dans le cas d'évite-molettes.

Un parachute très simple est celui de *G. Mennesson.*

Il s'applique aux monte-charges à treuil munis de câbles ou de chaînes. Il est constitué simplement par une contre-chaîne de sûreté de quelques centimètres plus longue que la corde ou la chaîne normale du monte-charges. Habituellement elle ne travaille pas et, par conséquent, ne s'use pas; mais, si la chaîne de suspension s'allonge brusquement ou se rompt, elle entre en fonction immédiatement et prend charge.

Mais, en général, les parachutes sont basés sur le même principe que les parachutes de mines découverts par le mineur Fontaine : faire agir automatiquement de la cage un frein qui mord sur le guidage.

De nombreux dispositifs ont été préconisés; mais il faut, avant de fixer un choix, considérer, tant la vitesse, que les poids du monte-charges [1].

Afin de se rendre compte des efforts auxquels sont soumis les organes d'un parachute pour amener la cage au repos, on peut supposer que l'appareil agisse immédiatement après la rupture et qu'il s'écoule un temps t jusqu'à ce que les griffes soient

1. Association pour prévenir les accidents de fabrique (Mulhouse).

mises en contact avec les poids ; l'espace S parcouru par la cage pendant ce temps t sera :

$$S = \frac{gt^2}{2}.$$

Après avoir parcouru le chemin S, la cage de poids P aura encore à parcourir un chemin S′ jusqu'à ce que les griffes, en pénétrant dans les brides, aient réussi à arrêter complètement la cage.

Dans ces conditions :

1° Si la rupture se produit pendant l'arrêt de la cage, le travail auquel les organes auront à résister sera :

$$T_1 = P(S + S') = P\left(\frac{gt^2}{2} + S'\right);$$

2° Si la rupture se produit pendant la montée de la cage $t = 0$, le travail se réduit à :

$$T_2 = P \cdot S';$$

3° Si la rupture se produit pendant la descente de la cage, alors que celle-ci est animée d'une vitesse propre V′ correspondant à un espace $\frac{V'^2}{2g}$, le travail devient :

$$T_3 = P\left(\frac{V'^2}{2g} + \frac{gt^2}{2} + S'\right).$$

Les parachutes agissent en général sur le guidage par pénétration, compression ou frottement. D'autres systèmes utilisent soit des contrepoids, la compression de l'air faisant matelas au-dessous du monte-charges, soit des freins de vitesse agissant sur la corde des contrepoids.

Les guides se font en bois, en fer ou en acier; le bois moins coûteux a l'inconvénient de se gondoler, d'avoir des esquilles, ce qui peut provoquer le coïncement du monte-charges, et nécessite un jeu dans le système du parachute et, par conséquent, augmente le temps t dont il a été parlé ci-dessus.

Avec des parachutes agissant sur les faces internes, les

dimensions des guidages doivent être plus considérables qu'avec ceux s'appliquant de part et d'autre sur les faces latérales, qui se trouvent ainsi soumises à des forces égales et de sens contraire.

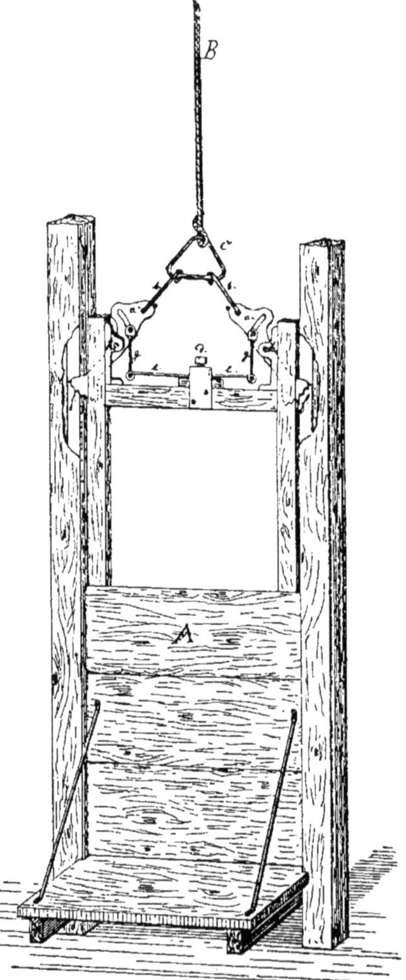

Fig. 155 *. — Parachute pour monte-sacs (système Suchard).

Leur position doit être autant que possible symétrique par rapport à l'axe de la cage (*fig.* 155).

L'appareil cité en premier lieu fonctionne presque toujours par l'intermédiaire d'un ressort *l* supportant une partie du tirage du câble B et qui, constamment tendu de cette manière actionne en cas de rupture par l'intermédiaire de leviers *g*, les griffes *f* excentriques ou coins, les aidant à se loger soit dans des cavités du guidage (Voir *fig.* 153), soit plus simplement à s'y enfoncer.

Le *parachute pour monte-charges de moulins* de *A. Millot*, très répandu dans les meuneries suisses, se compose d'une tringle E soutenue en temps normal par le crochet A auquel est fixé le câble L, cette tringle actionne les leviers et griffes situés entre les montants G, en cas de rupture du câble par suite de l'action du ressort D qui se détend en prenant appui sur la traverse C. Les griffes mordent dans les guides H et produisent l'arrêt de la cage (*fig.* 156).

Aux Établissements Schneider, la manœuvre des appareils mécaniques de levage et des monte-charges est confiée à des ouvriers spéciaux; il est interdit à tout autre de les faire fonctionner.

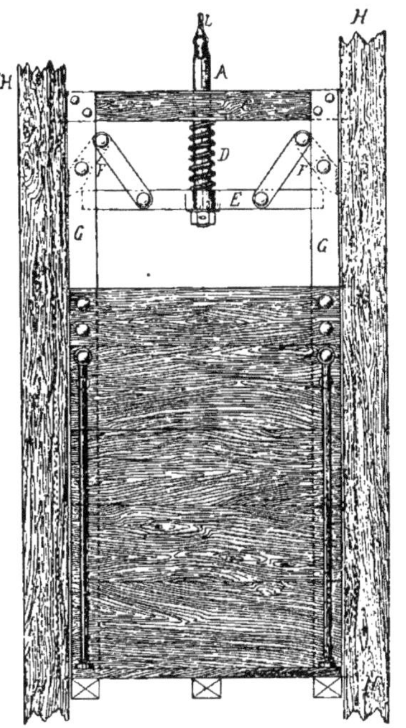

Fig. 156*. — Parachute pour monte-charges de moulins (de A. Millot, à Zurich).

Pour les appareils de petite dimension, comme vérins et crics, on doit s'assurer que le pied et la tête de ceux-ci sont solidement appuyés, afin qu'ils ne glissent pas et manœuvrent régulièrement et sans chocs.

Il faut se méfier des déplacements imprévus par suite de glissement ou pour toute autre cause de la pièce manœuvrée.

Il est défendu de soulever des poids supérieurs à leur puissance, et de porter les mains sur les engrenages des treuils; les mains doivent toucher uniquement les manivelles ou le levier du frein.

Les ouvriers doivent être en nombre suffisant pour affaler les charges fortes relativement à la puissance de l'engin et se servir uniquement des manivelles; s'il arrive qu'ils soient impuissants à retenir les manivelles, ils doivent en prévenir le personnel qui se trouve à proximité, puis lâcher les manivelles avec ensemble en évitant de se placer dans la direction que prendrait une manivelle venant à être projetée.

Il n'est permis d'affaler au frein que les charges relativement faibles. Le déclic sera bien dégagé du rochet et rabattu de façon à ne pouvoir y retomber par suite des vibrations. En aucun cas ne rabattre le déclic pour arrêter brusquement.

La vérification des cordes des palans, avant de s'en servir, surtout si la charge prévue est relativement forte, doit être faite avec soin. Il faut s'assurer que les manivelles sont bien emmanchées et que le dispositif empêchant leur chute est en place.

Il est défendu de toucher avec les mains, les pièces en mouvement pouvant présenter le moindre danger, de nettoyer les organes mobiles, ou de graisser pendant la marche. On doit, se tenir toujours prêt à exécuter les ordres du chef de manœuvre, ne jamais exercer une traction en dehors du plan d'enroulement des chaînes ou de celui de la volée, ne pas perdre de vue le fardeau et éviter de le faire passer par dessus des hommes ou des machines.

Le soulèvement d'un fardeau d'un poids supérieur à la puissance maximum inscrite sur l'appareil de levage est interdit.

Pour les grues, il faut se conformer d'après les charges à soulever, d'après la position de leur volée, et suivant que leur chariot est ancré ou non, aux indications données. Lorsqu'elles sont appelées à soulever de fortes charges, on s'assure au préalable de leur stabilité, en soulevant d'abord légèrement le fardeau.

On doit maintenir le fardeau près du sol, pendant les transports, surtout si son poids est considérable, et marcher autant que possible avec la volée tournée dans la direction de la voie, et veiller à ce que la volée ne vienne pas buter contre les conduites de vapeurs, tirants ou ferme des charpentes.

On ne doit jamais amener le crochet à butter contre l'extrémité de la flèche.

La vérification du calage des véhicules placés sur le monte-charges avant de mettre en marche est obligatoire. Défense est faite de s'introduire en aucun cas sur le monte-charges, avant arrêt complet. A l'exception des hauts-fourneaux, les monte-charges doivent être employés exclusivement aux transports des matériaux.

DEUXIÈME PARTIE

INDUSTRIES DIVERSES

CHAPITRE I

MINES

L'industrie minière est une de celles où les accidents de toutes sortes sont les plus fréquents et les plus graves. Aussi conçoit-on que l'État ait cherché, par une réglementation établie le mieux possible, à préserver la vie des mineurs, et que les compagnies de mines aient étudié quantité de dispositifs pour éviter les accidents ou tout au moins en atténuer la gravité. Nous n'essaierons pas de passer en revue toutes les précautions dues, non seulement à l'observation des règlements, mais encore à l'initiative privée, que l'on peut rencontrer dans une exploitation minière.

Nous nous bornerons à citer les plus importantes en suivant rapidement les différentes phases du travail de chacune des catégories suivantes :

1° Mines de charbon ;

2° Mines métalliques ;

3° Carrières souterraines,

où nous trouvons également le travail « au jour » et le travail « au fond ».

MINES DE CHARBON

Vestiaires. — Dans les mines de charbon, le mineur, avant de descendre dans la fosse, passe par le *bâtiment d'équipement :* c'est là que se trouvent les vestiaires, dans lequel il échange ses vêtements civils contre l'équipement professionnel. Cette opération, qui n'a lieu que bien rarement en France, comporte l'installation d'une série de placards ou d'une penderie où l'une des deux tenues peut être accrochée et mise en sûreté (*fig.* 157).

La *penderie* a l'avantage de permettre une aération plus com-

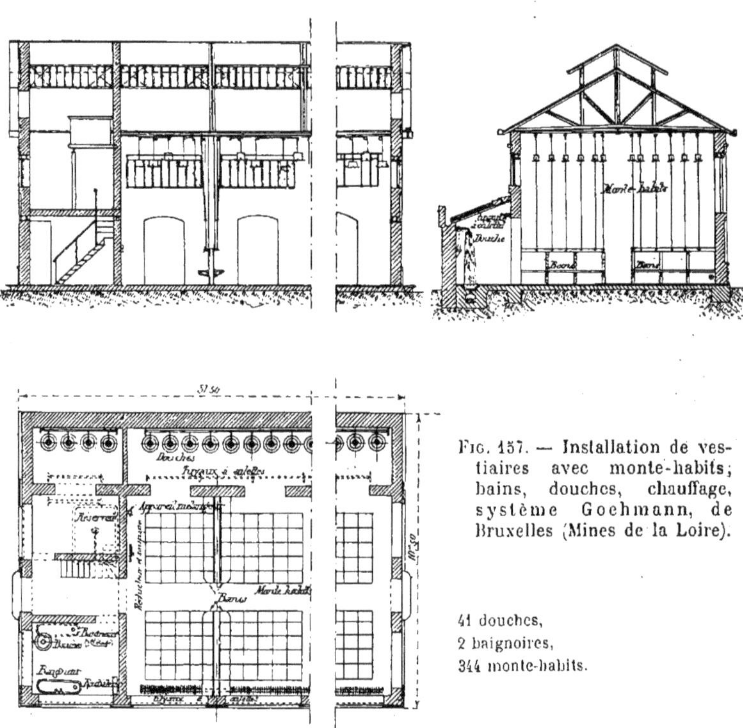

Fig. 157. — Installation de vestiaires avec monte-habits; bains, douches, chauffage, système Goehmann, de Bruxelles (Mines de la Loire).

41 douches,
2 baignoires,
344 monte-habits.

plète des vêtements suspendus au plafond, où ils sont remontés par poulies et cordes, en dégageant les salles d'habillage (*fig.* 158).

Des bains, le plus souvent des douches, sont installés aux alentours, qui facilitent au travailleur, après le travail, un nettoyage hygiénique et reposant. Ces ablutions doivent toujours être faites à une température douce, qui peut être obtenue par les vapeurs perdues des chaudières, pour éviter aux hommes remontant du fond couverts de sueur, des refroidissements extrêmement graves.

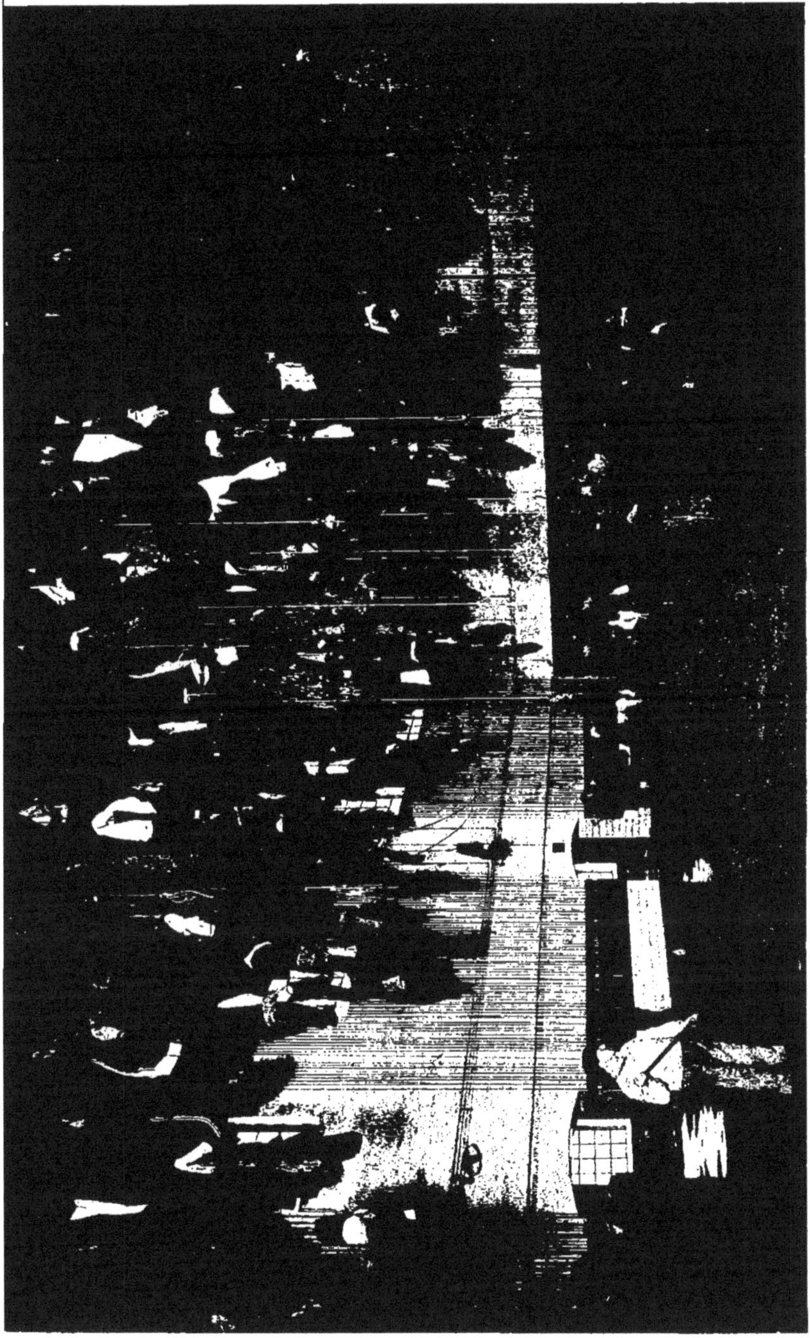

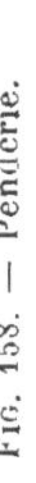

Fig. 158. — Penderie.

Sur le chemin de la lampisterie, où le mineur complète son équipement, se trouvent les « lieux ». Ils sont généralement attenant aux vestiaires et bien en évidence : c'est, ainsi qu'il a été dit, le seul remède contre l'ankylostomiase, les mineurs devant s'arranger de manière à satisfaire leurs besoins avant de descendre au fond.

Lampisterie. — La *lampisterie* permet d'établir un contrôle d'entrée par les lampes non réclamées et de se rendre immédia-

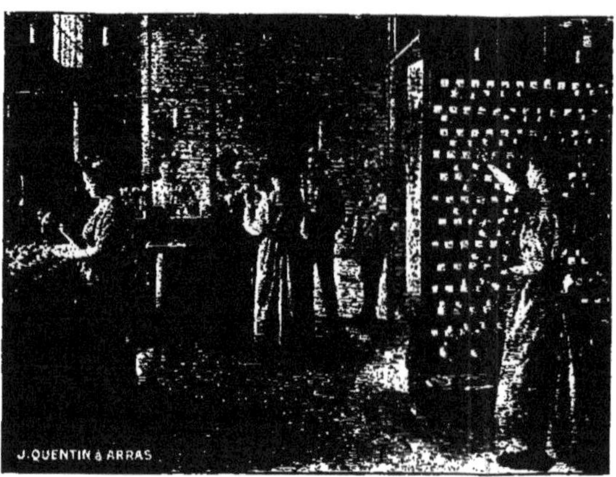

Fig. 160. — Lampisterie pour lampes à feu nu (mines de Lens).

tement compte en cas d'accidents de leur gravité, quant au nombre des victimes, par les crochets restés vides après que le personnel entièrement remonté est repassé devant les guichets; elle a de plus l'avantage de faciliter les remplissage, nettoyage, fermeture, etc., c'est-à-dire d'augmenter le rendement d'éclairage des lampes, en diminuant les chances d'accidents (*fig.* 159).

On a cherché à employer des lampes à incandescence à accumulateurs, notamment aux Mines de Bruay, où le nombre de lampes électriques fonctionnant journellement est de 1.200. Mais presque partout on se sert de lampes à combustion vive.

C'est donc sur les lampisteries pour appareils de cette dernière sorte que nous insisterons ici.

On peut établir des lampisteries pour petites comme pour

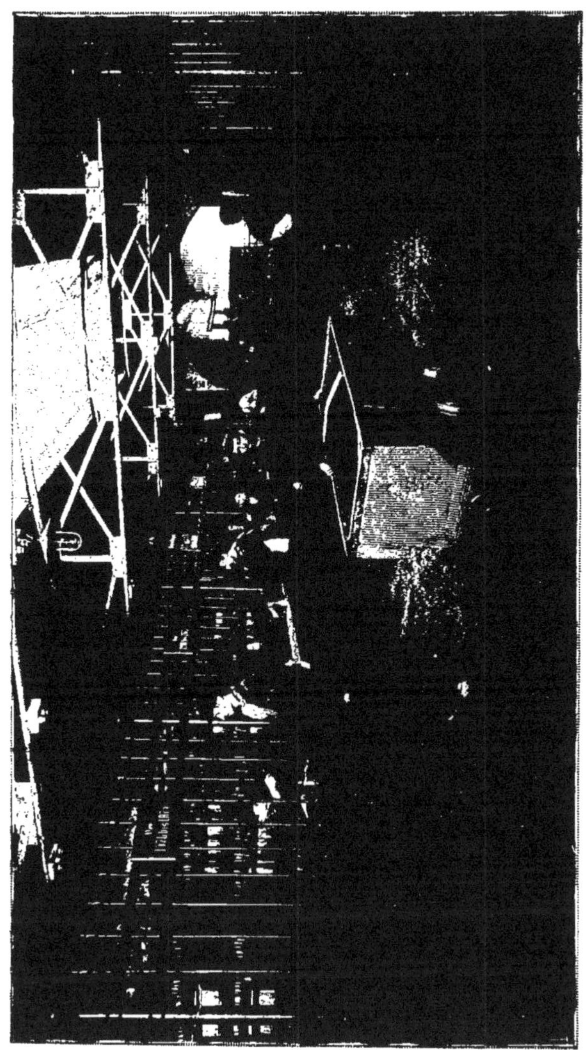

Fig. 159. — Lampisterie pour lampes à feu couvert.

grandes exploitations, aussi bien pour lampes à feu nu que pour lampes à feu couvert. Les lampisteries pour lampes à feu nu sont beaucoup moins intéressantes. On en rencontre dans quelques installations seulement — aux mines de Lens entre autres; — les mineurs sont, en général, chargés eux-mêmes de l'entretien de

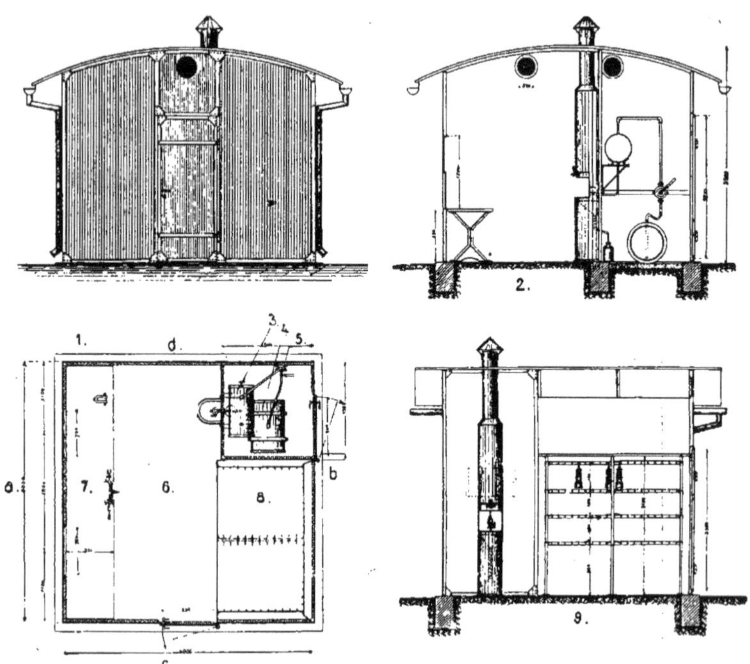

Fig. 161. — Lampisterie pour 250 lampes (Friemann et Wolf).

1. Plan. — 2. Coupe transversale. — 9. Coupe longitudinale.

leurs lampes, et ils préfèrent les emporter chez eux pour les nettoyer et les remplir (*fig.* 160).

Nous citerons parmi les lampisteries pour lampes à feu couvert :

Une *lampisterie pour* 250 *lampes :* elle est à un étage et se divise en trois compartiments (dont un, le deuxième, absolument clos).

1° Lampisterie proprement dite, avec châssis ou crinoline pour la suspension des lampes (8);

2° Salle du combustible, absolument close dans le cas de la figure qui est celle d'une lampisterie pour lampes à benzine ; on y trouve le réservoir à benzine pour remplissage 3, le tonneau dans lequel la benzine est amenée 4, et la pompe rotative à mains 5, disposition qui a pour but :

a) D'éviter le contact de la benzine avec l'air atmosphérique ;

b) D'empêcher tout excès de remplissage des lampes ;

3° Chambre de remplissage et nettoyage 6, dans laquelle nous trouvons, devant le compartiment combustible, la hotte de remplissage et sur une table 7, la machine à nettoyer les manchons. Cette machine très simple, composée d'un jeu de brosses, mue par manivelle et engrenage d'angles, a l'avantage d'éviter de passer les tamis au feu, ce qui occasionne la réduction de ses fils et le défonçage ou l'écrasement des manchons par le nettoyage à la main (*fig*. 162).

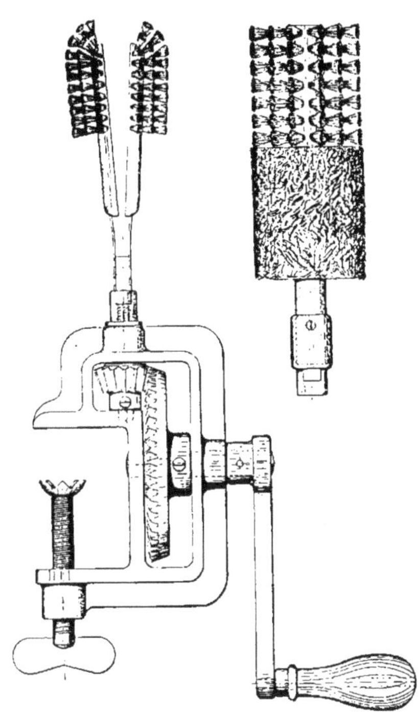

Fig. 162. — Machine à nettoyer les manchons (Fabrique liégeoise pour lampes de sûreté).

La distribution des lampes se faisant assez rapidement s'opère en ouvrant la porte *c*.

Il n'en est pas de même pour la *lampisterie pour* 2.000 *lampes*, qui possède un couloir de distribution avec guichets (*fig*. 163).

Ce couloir, situé à l'étage supérieur, avoisine la lampisterie proprement dite avec ses châssis.

Les lampes qui doivent y être suspendues sont remontées par un monte-charges à balance de l'étage inférieur, où se trouvent les ateliers de réparation 4, les salles de nettoyage 5, et de remplissage 6.

Le nettoyage, vu le nombre de tamis à brosser, se fait avec

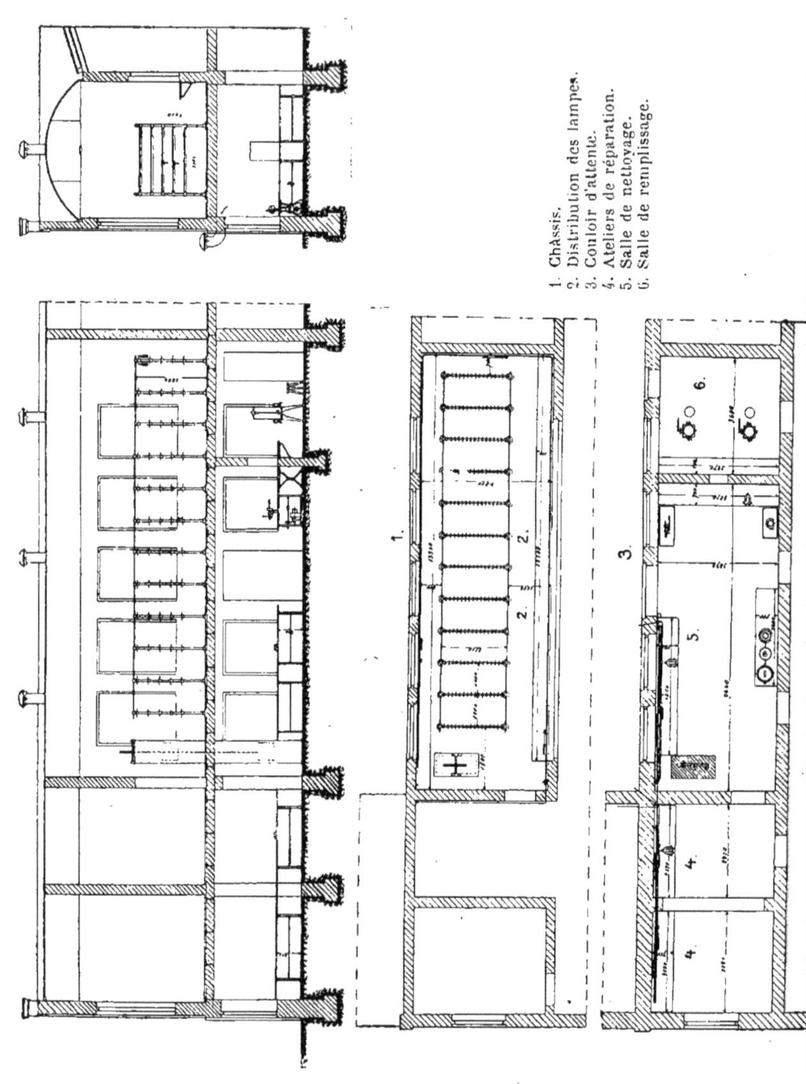
1. Châssis.
2. Distribution des lampes.
3. Couloir d'attente.
4. Ateliers de réparation.
5. Salle de nettoyage.
6. Salle de remplissage.

une machine mue mécaniquement (mines de Lens et de Carmaux).

Le moteur électrique employé dans le cas de la figure, pour actionner le jeu des brosses, entraîne en même temps un ventilateur qui aspire les poussières des tamis au fur et à mesure de leur nettoyage (*fig.* 164).

Lampes. — Les *lampes* suspendues dans les lampisteries sont de modèles très variables. Le perfectionnement de la lampe Davy, qui consiste dans le remplacement du treillis métallique sur une partie de sa hauteur par un cylindre transparent en cristal, en même temps qu'il augmentait le pouvoir éclairant des lampes, a ajouté aux difficultés de leur construction. Il a fallu tenir compte de la façon dont l'air pénètre dans la lampe et du départ des gaz de la combustion.

L'air doit, en effet, parvenir à la flamme avec une vitesse suffisamment réduite pour que le courant d'air d'entrée ne l'éteigne pas, le départ des gaz s'effectuant de telle sorte qu'une inclinaison trop grande ne produise pas l'extinction de la flamme.

Les lampes *Mueseler* et *Fumat*, par exemple, sont construites avec cheminée intérieure et ne s'éteignent que sous une inclinaison de 40° et 55° à partir de la verticale ; d'autres, du type *Marsaut*, n'ont pas de cheminées.

Le combustible employé était, autrefois, toujours l'huile ; il tend de plus en plus à être remplacé par la benzine. Cet éclairage est en effet plus intense, moins fumeux et permet facilement de décéler, à flamme réduite, jusqu'à 1 et 3/4 0/0 de grisou.

La lampe du type *Wolff* à arrivée d'air par le haut que nous décrivons se compose de trois parties principales (*fig.* 165) :

1° Le réservoir à benzine ;

2° Les treillis métalliques ;

3° Le verre.

Le « réservoir » 1*g* est en acier embouti avec raccord, et contient environ 10 grammes d'ouate ; il est percé de trois orifices pour :

a) Le passage du porte-mèche 53, maintenu dans la douille, son arrêt 54 (la mèche est réglée par l'intermédiaire d'une tige 19 à bouton 78 placée dans le tube-guide 21) ;

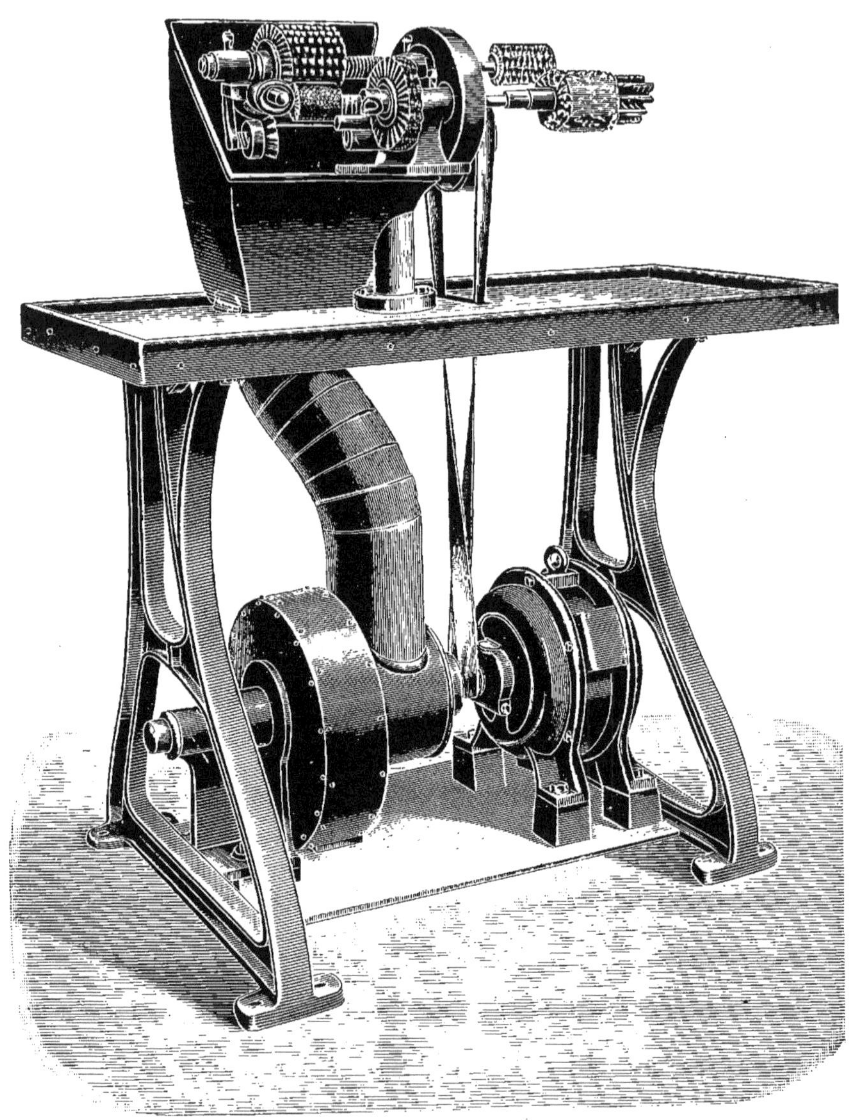

Fig. 164. — Machine pour l'entretien des tamis en toile métallique (Fabrique liégeoise de lampes de sûreté).

b) Le remplissage de la lampe : un orifice fileté 14 de la lanterne 16 destinée à maintenir l'ouate, sert d'écrou au bouchon 13 qui vient s'appliquer sur la rondelle en cuivre 15.

c) Un système de rallumage.

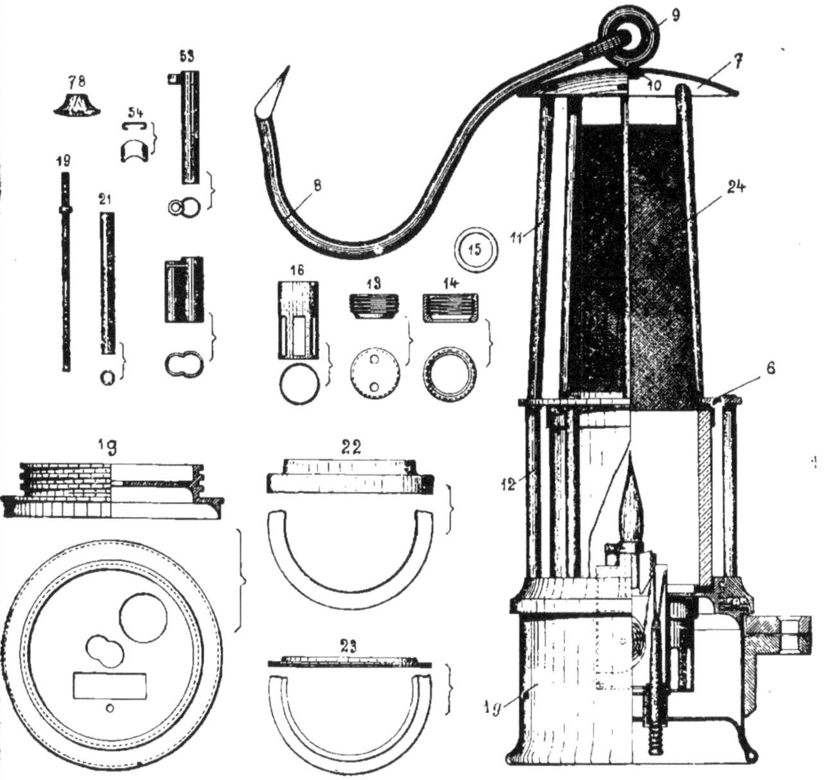

Fig. 165. — Lampe Wolf. — Fermeture à rivet de plomb; air par le haut et rallumeur par bande paraffinée.

Les « treillis » 24 sont doubles, en toile métallique, le tamis extérieur est à agrafage ordinaire; le tamis intérieur est agrafé en dedans mécaniquement, ils sont situés sous le chapiteau 7, qui soutient par la paillette 10, l'œillet 9 du crochet 8 et repose sur l'anneau 6 rendu solidaire du chapiteau par les baguettes en fer 11.

Le « verre » est maintenu entre cet anneau 6 et le réservoir, par 2 douilles en laiton 22, 23. La douille 23, prend appui sur le support 1*g*, les parties 3 et 1 de la lampe étant réunies par les tirants en laiton 12.

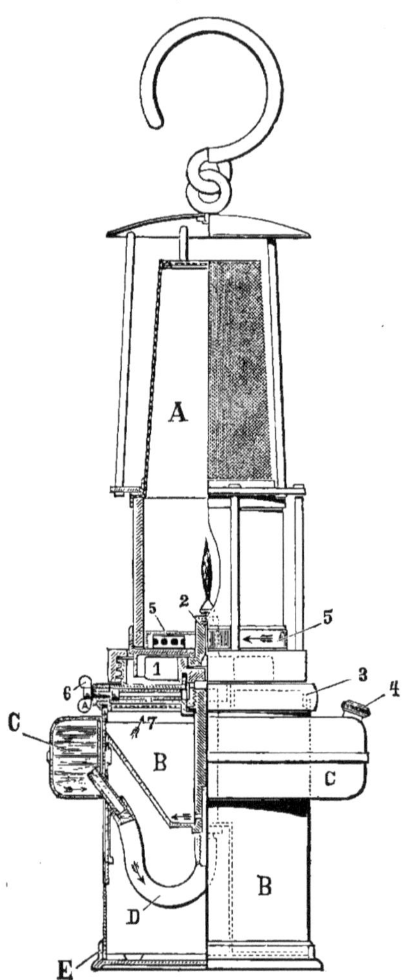

Fig. 166. — Lampe de sûreté à acétylène de la Fabrique liégeoise : air par le haut ; rallumeur horizontal par bande à fulminate.

La fermeture de la lampe, qui consiste à empêcher la rotation du raccord vissé sur le réservoir après la remise de la lampe au mineur fera l'objet d'une étude spéciale.

Tout dernièrement, pour augmenter l'intensité d'éclairage, la Fabrique Liégeoise de lampes de sûreté a construit une *lampe à acétylène* qui présente l'avantage de permettre une grande inclinaison de la lampe sans risque d'extinction, le gaz sortant sous pression et maintenant ainsi constamment la flamme dans l'axe de la lampe. Le réservoir est divisé en deux compartiments : le plus grand B, destiné à recevoir le carbure de calcium est muni d'un fond étanche ; l'autre sert de logement au tuyau flexible D et de guide (dans son mouvement de bas en haut et *vice versa*) au réservoir annulaire C qui contient l'eau. Un socle E rapporté et vissé au fond du pot à carbure B protège celui-ci et sert de fond au petit compartiment. Le tuyau en caoutchouc D met en communication le conduit de sortie de l'eau du réservoir C avec celui destiné à amener cette eau dans le pot à carbure.

Dans sa position inférieure, le niveau de l'eau du réservoir est en dessous de l'orifice d'écoulement vers le pot à carbure; l'eau n'arrive donc pas au carbure, et il n'y a pas de production de gaz.

En remontant le réservoir, on augmente l'afflux d'eau par l'orifice de sortie et par conséquent la production du gaz. L'orifice d'écoulement de l'eau est protégé par un tamis contre les résidus de carbure. Si la pression devenait trop forte à l'intérieur du réservoir, le gaz suivrait une marche inverse à l'eau et, en la refoulant, irait se loger au-dessus du réservoir puis en sortirait par un orifice ménagé dans le bouchon de remplissage 4.

L'arrivée du gaz au brûleur est réglée par un dispositif spécial 3; il se compose d'un tiroir 7 plus ou moins ouvert, suivant besoin, par l'intermédiaire d'un écrou à oreilles (A), qui l'entraîne dans son mouvement d'avancement ou de recul dans l'écrou 6. Le gaz est allumé au brûleur 2, l'arrivée de l'air se faisant par les chicanes 1; en cas d'extinction, il a été prévu un système de rallumage 5 qui sera décrit plus loin (*fig.* 173).

Le tamis A est simple; le système de fixation du verre est semblable à celui de la lampe précédente. Cette lampe, malgré sa complication apparente, ne pèse que 1.600 grammes, poids comparable à celui des lampes Marsaut (1^{kg},500) (*fig.* 166).

Fermeture des lampes. — C'est dans la lampisterie que s'opère la *fermeture des lampes*. Le principal danger des mines grisouteuses provient, en effet, depuis la découverte de Davy, de l'ouverture, au fond, dans une atmosphère explosive, de la lampe par le mineur. On a cherché à rendre ces accidents impossibles par l'emploi de dispositifs qui nécessitent des outils spéciaux pour permettre l'ouverture des lampes (*fig.* 167).

Parmi ceux-ci, nous citerons d'abord la *fermeture à rivets de plomb* [1]. Deux pattes (28 *sp*) et (30 *sp*) percées d'un trou, venues

1. Dispositif Pirckher employé aux mines de Béthune sur lampes Marsaut.

sur le réservoir et sur l'anneau de fermeture sont amenées en face l'une de l'autre; une tige de plomb est introduite dans les deux orifices et aplatie de part et d'autre dans des matrices au chiffre de l'exploitation. Le raccord de fermeture (2 *sp*) est muni d'un anneau à encoches (30 *sp*) où viennent s'engager les ressorts pour empêcher le rivet de plomb d'être cisaillé par le dévissage des deux parties de la lampe. Le rivet doit être trouvé intact après le travail (*fig.* 169).

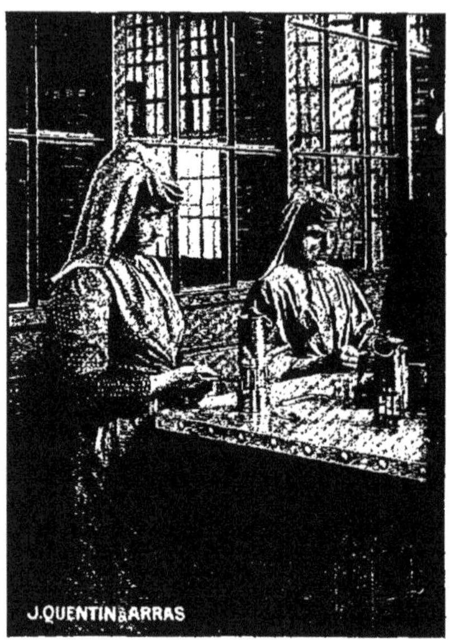

Fig. 167. — Fermeture des lampes aux Mines de Lens.

Il existe quantité de fermetures à rivets de plomb, entre autres les fermetures *Catrice*, adoptées par les mines de Carvin, Courrières, Dourges, l'Escarpelle, Meurchin, Liévin, etc.

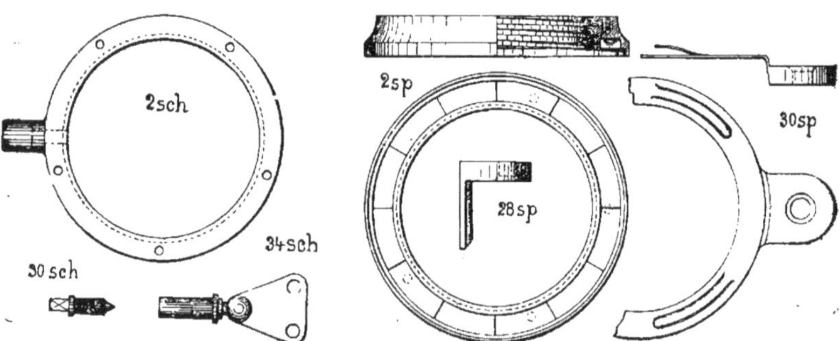

Fig. 168 et 169. — Détail des fermetures à vis et à rivet de plomb (Friemann et Wolf).

La fermeture peut être également faite par un système à vis de pression. Une vis (30 *sch*) s'engage dans l'anneau de fermeture

(2 *sch*) par l'action d'une clé (34 *sch*) qui n'est pas entre les mains de l'ouvrier. Ce système présente l'inconvénient qu'il n'est si bonne serrure qui ne finisse par être ouverte, et, malgré sa simplicité, il n'est pas à recommander (*fig.* 168).

Il est préférable d'employer des fermetures à ressort qui nécessitent, pour la tension de ceux-ci, soit l'eau sous pression, soit un aimant.

Parmi les premières nous citerons la fermeture *Cuvelier-Catrice:* elle se compose d'un tube manométrique de Bourdon qui, sous l'influence d'une pression élevée, dégage en se tendant l'extrémité d'un verrou; celui-ci s'abaisse alors sous l'action d'un ressort à boudin.

La fermeture *Debus*, employée au charbonnage de Seraing, fonctionne magnétiquement : elle se compose d'un bouton che-

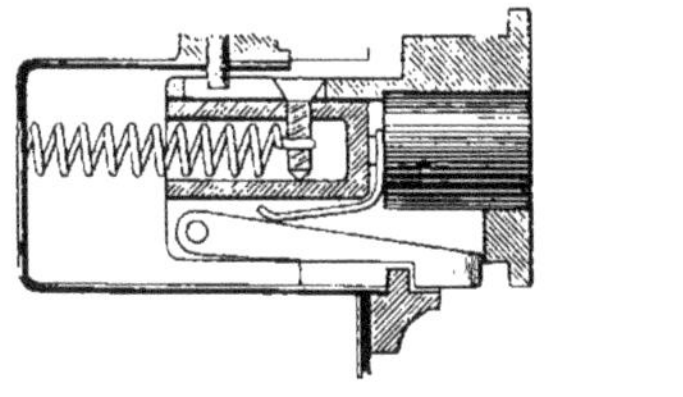

Position d'ouverture.

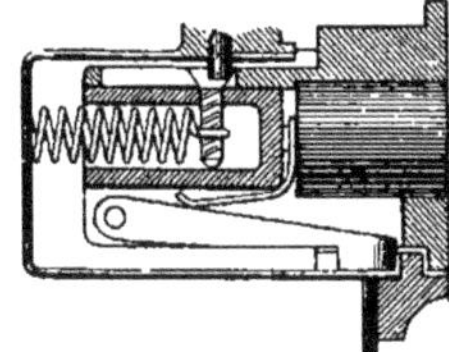

Position de fermeture.

FIG. 170. — Fermeture magnétique Debus (Fabrique liégeoise).

villé en laiton mobile dans un espace ménagé dans le réservoir de la lampe et dans l'anneau de fermeture (*fig.* 170).

Le bouton une fois placé ne permet pas le dévissage de la partie supérieure de la lampe, c'est-à-dire son ouverture. Un cylindre en fer doux de longueur convenable y est fixé pour transmettre l'attraction magnétique. Trois rainures radiales venues en dessous du bouton servent de logements à trois bras susceptibles de prendre l'aimantation. Chaque bras pivote autour d'un axe horizontal traversant son extrémité postérieure. De petits ressorts maintiennent constamment ces bras hors des rainures.

L'attraction magnétique doit vaincre la tension des ressorts pour ramener les bras au contact du cylindre de fer doux. Dans cette position, ces bras ne faisant plus saillie hors des rainures, on peut retirer le bouton ; l'attraction cessant au contraire, ils font saillie à nouveau et viennent se buter contre un collet servant de guide au bouton et rétrécissant à l'avant son logement, logement constitué par une boite de laiton isolant complètement la fermeture de l'intérieur du réservoir de l'huile.

Une autre fermeture magnétique, employée par exemple aux mines de Bruay, est la fermeture *Wolf*, elle est basée sur le prin-

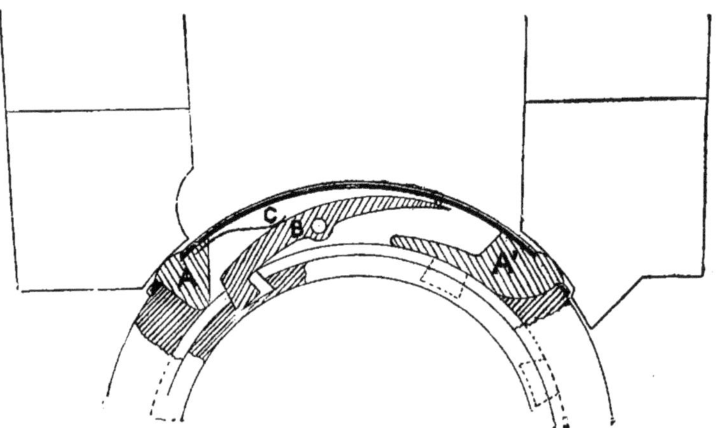

Fig. 200. — Fermeture magnétique Wolf.

AA'. Boutons en fer doux. — B. Cliquet en fer doux. — C. Ressort.

cipe suivant : un cliquet en fer doux, B mobile autour d'un axe parallèle à celui de la lampe, est logé dans l'anneau inférieur du cadre et maintenu dans une des encoches, que présente le réservoir, par un ressort C fixé sur l'une des deux pièces A en fer doux, rivées à l'anneau (*fig.* 200).

Sous l'influence d'un aimant, le cliquet tend à se placer dans un plan perpendiculaire au plan d'action de l'aimant, en pivotant autour de son axe, ce qui le fait sortir de l'encoche, et permet de dévisser le réservoir.

Ce dispositif présente sur le précédent l'avantage de réunir en une seule pièce verrou et cliquet.

L'ouverture des lampes munies de ces deux derniers appareils nécessite l'emploi d'un aimant : on se sert soit d'un électro-aimant, soit d'un aimant ordinaire.

La lampe prise dans les deux mains est approchée des deux bras de l'aimant ; la partie saillante de la fermeture prend contact avec les deux pôles, la rotation du cliquet se produit instantanément,

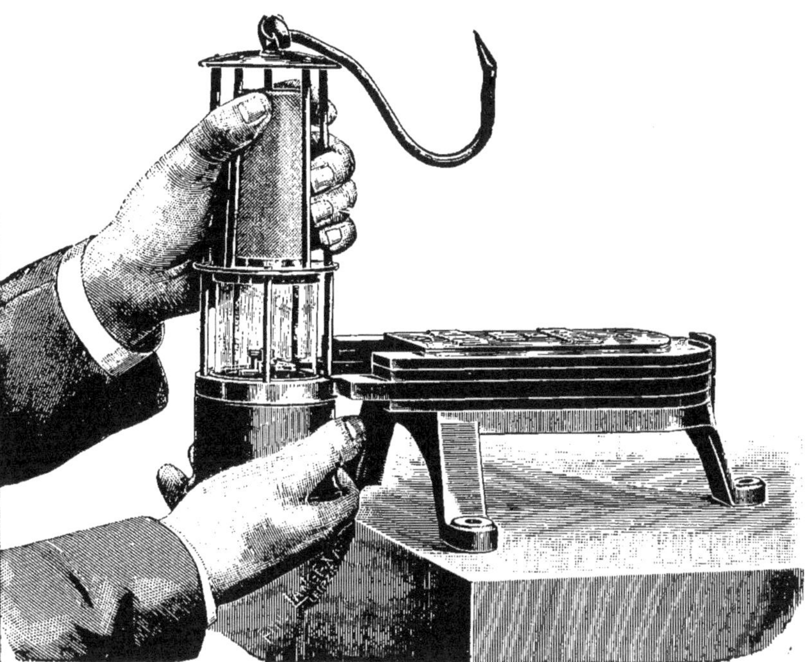

Fig. 171. — Ouverture d'une lampe à fermeture magnétique.

et cependant que l'une des deux mains maintient la partie supérieure de la lampe, on obtient de l'autre le dévissage (*fig.* 171).

Toutes ces fermetures sont absolues, en ce sens qu'à moins de briser une partie de la lampe, son ouverture est impossible ; elles suppriment donc les postes de rallumage et nécessitent pour éviter aux mineurs, dans le cas où leur lampe s'éteindrait, l'obligation de remonter au jour à la lampisterie, soit l'installation au fond d'une station de lampes de réserve, soit l'emploi d'un système de rallumeur.

Rallumeurs. — Cette question du rallumage est des plus importantes, car, en outre des économies résultant de la suppression des lampes de réserve et du service de lampisterie au fond de la mine, elle offre l'avantage d'accroître la sécurité pendant l'exploitation, le mineur n'étant plus tenté d'ouvrir sa lampe pour la rallumer lui-même.

Les *rallumeurs* sont basés sur le principe suivant : mise en contact, ou frottement avec un appareil (pointe, frottoir, masselotte) capable de produire l'allumage d'une matière inflammable. La matière inflammable, généralement du fulminate de mercure ou du phosphore, est placée par petits tas espacés sur une bande de papier paraffiné ou non, enroulée en bobine et dont l'extrémité est griffée par le racloir.

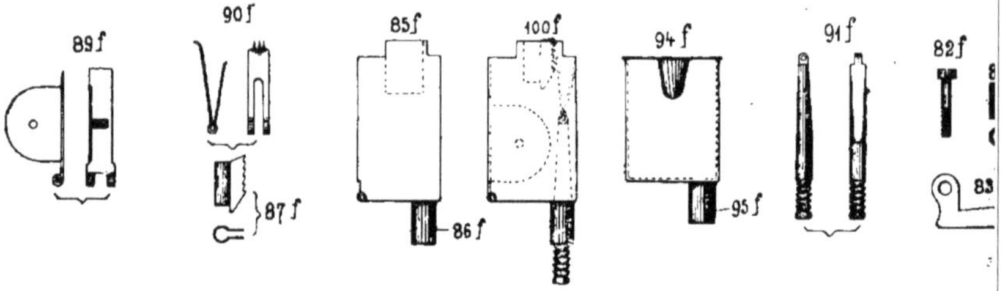

Fig. 172. — Rallumeur Wolf pour lampe à benzine, par friction sur bande paraffinée.

Aux mines de Lens, le rallumeur (100 *f*) se compose d'un étui (85 *f*) contenant une bobine (89 *f*), sur laquelle s'enroule une bande paraffinée. Cette bande fixée après les dents du racloir (90 *f*), — racloir à ressort l'appliquant constamment contre la crémaillère (87 *f*), — est déroulée sous l'action d'un tirant (91 *f*) coulissant dans un guide (86 *f*) dans son mouvement de va-et-vient. Le fulminate griffé entre la crémaillère et les dents prend feu et rallume la lampe. La bobine, qui fait corps avec un des côtés de la boîte du rallumeur, peut être rabattue autour de la charnière (82, 83, 84 *f*) pour son rechargement en bande d'amorces. Le rallumeur est logé dans une boîte (94 *f*) placée au milieu du réservoir, boîte munie d'un tuyau (95 *f*) qui doit entourer le tube (86 *f*) (*fig.* 172).

L'axe des bobines du rallumeur précédent est horizontal. On construit des rallumeurs à axe vertical. L'un de ceux-ci se compose d'une boîte ronde contenant une bobine envideuse *f*, qui entraîne la bande à fulminate autour des poulies de renvoi *e*, *b*, depuis la bobine dévideuse *a* en passant entre le guide *c* qui l'amène devant le racloir *d*. Ce mouvement est donné en tournant la boîte, l'axe de la bobine restant fixe[1] (*fig*. 173).

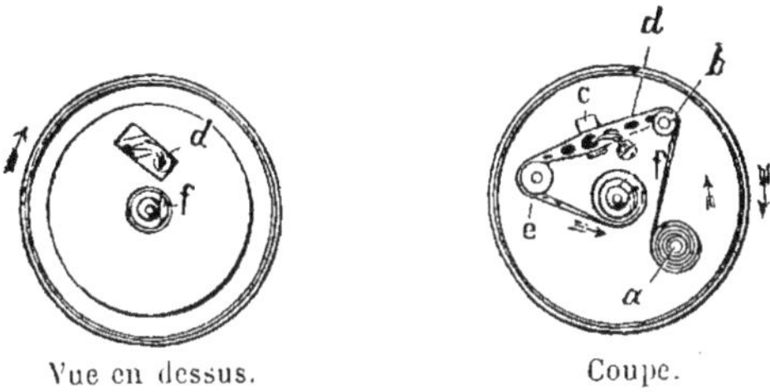

Vue en dessus. Coupe.

FIG. 173. — Rallumeur horizontal par bande au fulminate (Fabrique liégeoise de lampes de sûreté).

Certains rallumeurs fonctionnant à percussion (*Seippel*) remplacent le frottoir par une masse formant marteau qui vient écraser le fulminate contre une petite enclume percée de trous pour donner passage à la flamme produite.

D'autres enfin, pour le *rallumage des lampes à huile*, basés sur un principe différent, emploient des allumettes-bougie (système *Catrice*); ce rallumeur se compose d'une gaîne en laiton autour de laquelle tourne, à frottement doux, un barillet semblable à celui d'un revolver et percé de 8 trous destinés à recevoir de petites allumettes de 27 millimètres de longueur. Un ressort en spirales, fixé dans le socle, produit la rotation du barillet dans un sens déterminé et cette rotation ne peut excéder un tour complet par suite d'un petit arrêt disposé à la partie inférieure. Une tige, avec bouton, sert à pousser vers le haut au fur et à mesurs des besoins les allumettes dont le pied vient se loger à chaque huitième de tour dans une petite cuiller située à l'extrémité supérieure de la tige, elles s'enflamment à leur passage sur un ressort denté placé près de la mèche.

1. Voir *Lampe à acétylène*, page 196.

Les nombreuses expériences faites sur les rallumeurs dans les mélanges explosifs au repos et en vitesse ayant prouvé : 1° que leur emploi ne présentait aucun danger; 2° qu'en chassant les gaz remplissant la lampe avant de les faire fonctionner, le nombre de ratés étant insignifiant, on ne saurait trop les recommander, car en dehors des services rendus à l'exploitation même, il faut tenir compte de ce qu'un accident de mine est d'autant moins grave que les secours sont plus prompts, secours qui sont presque toujours eux-mêmes en rapport avec l'intensité de l'éclairage donné aux sauveteurs.

De l'avis du directeur des mines de Polnisch-Ostrau, M. Cziceck, il y aurait eu, au moins, 200 morts de plus à déplorer, lors de l'accident du 8 juin 1891, si les mineurs qui avaient réussi à se sauver n'avaient été en état de rallumer immédiatement leurs lampes éteintes par l'explosion, de se mettre d'abord hors d'atteinte des mouflettes, et de revenir ensuite en arrière, rechercher ceux de leurs compagnons déjà étourdis.

D'autre part, dans un rapport publié par l'Administration compétente sur l'accident qui survint, le 14 mai 1887, dans le Léopoldschacht der Donau Reschitzaer Kohlengruben, et qui fit 15 victimes, il est dit : « Grâce à la lampe de sûreté à benzine avec rallumeur intérieur, système Wolf, les mineurs qui se trouvaient dans la mine, aux endroits voisins de l'explosion et où celle-ci n'avait produit que l'extinction des lampes, purent, sans ouvrir leurs lampes, les rallumer au moyen du rallumeur dont elles sont pourvues, organiser les premiers secours et sauver ainsi leurs compagnons de travail blessés. »

Lampes électriques. — Pour terminer cette question de l'éclairage dans les souterrains, disons quelques mots des lampes électriques portatives, qui présenteraient le grand avantage d'écarter toute possibilité d'inflammation directe du grisou, la source de lumière étant isolée. M. l'ingénieur en chef, Le Chatelier, a écrit à ce propos : « L'emploi des lampes électriques de mine portatives supprimerait complètement les dangers résultant de l'éclairage, tandis que, par le perfectionnement des lampes à flamme, on n'obtiendra jamais qu'un accroissement de sécurité insuffisante. »

La lampe électrique de mine portative peut être à piles (dans ce cas, elle est de peu de durée et exige des manipulations délicates), ou à accumulateurs (lampes *Susmann*, *Neu-Catrice*, *Max*, *Lindeman*). La forme générale de cette dernière est la même que celle de la lampe ordinaire. A la partie supérieure, l'ampoule renfermant un filament d'une résistance telle que, sous une tension de 4 volts environ, il passe un courant d'un ampère ou d'une fraction d'ampère, est placée à l'intérieur d'un globe de verre très épais, protégé lui-même par des colonnettes en cuivre reliées au crochet-support (*fig.* 174).

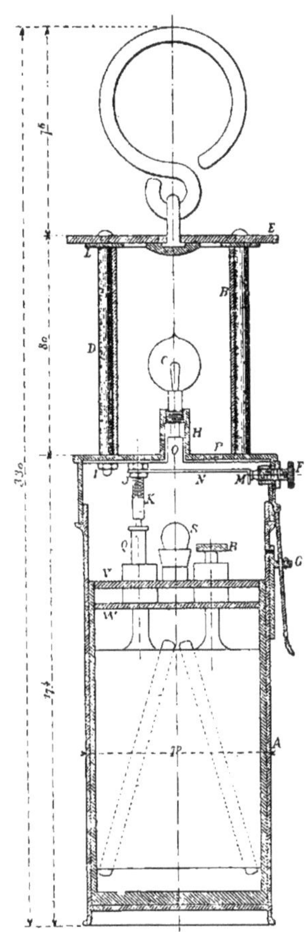

Fig. 174. — Lampe électrique Mallet-Parent.

La partie inférieure contient la batterie d'accumulateurs formée de deux éléments, chacun constitué par une plaque positive comprise entre deux plaques négatives.

Ces lampes sont, en général, chargées par séries de 20 sur sept étagères à quatre étages. Ces étagères sont en sapin imprégné de lignosotine, produit qui les protège contre l'attaque de l'acide.

Le tableau ci-dessous donne, d'après les constructeurs, quelques

A. Corps de lampe. — B. Verre. — C. Lampe de 1 bougie. — D. Colonnettes en laiton. — E. Plateau à anneau. — F. Interrupteur. — G. Fermeture à plomb. — H. Douille de la lampe C. — I. Ecrous des colonnettes G. — J. Ecrous de la plaque de prise de courant. — K. Pompe de prise de courant. — L. Rondelle en caoutchouc. — M. Ressort de l'interrupteur. — N. Lame d'amenée de courant. — O. Petite pompe d'appui du culot de la lampe avec lame d'amenée du courant. — P. Plaque en fibre reposant dans le fond du couvercle et évitant tout court-circuit à la masse. — Q. Contacts de prise de courant. — R. Bande de jonction reliant en tension les deux cellules. — S. Bouchons en caoutchouc munis d'empoules en verre. — V. Couvercle du bac. — W. 2me couvercle percé d'un trou de 3 mm. pour l'échappement des gaz.

renseignements numériques sur les dimensions, le poids et le pouvoir éclairant de quelques lampes particulièrement étudiées :

LAMPES		DIMENSIONS	POIDS	POUVOIR ÉCLAIRANT
Neu-Catrice	Petit modèle...	250 × 57 × 57	1k,500	0bougie,8 pendant 11 h.
	Moyen modèle..	260 × 75 × 65	2k,300	1 — — 13 h.
	Grand modèle..	270 × 75 × 70	2k,700	1 — — 15 h.
Mallet-Parent, modèle Carvin..		330 × 70 × 70	2k,000	1 — — 15 h.
Max........................		280 × 80 × 80	2k,450	1 — 5 — 10 h.
Sussman....................		250 × 73 × 73	2k,200	Le double de la lampe Mueseler pendant 15 h.

Bien que le poids de ces lampes soit encore assez élevé, il ne constitue pas un obstacle à leur emploi, surtout pour l'ouvrier des tailles, qui accroche sa lampe en arrivant à son chantier. Elles peuvent, en tout cas, fournir pendant la durée d'un poste un éclairage égal, sinon supérieur à celui des meilleures lampes à benzine, dont le poids est 1kg,700.

Quoi qu'il en soit, et à la suite d'un essai satisfaisant fait par elle, la Compagnie des Mines de Bruay a décidé l'établissement d'une lampisterie pour 1.200 lampes Neu-Catrice ; à Carvin, une installation pour 400 lampes a été montée récemment, et d'autres Compagnies ont mis cette question à l'étude.

Il nous faut citer, cependant, les causes de danger que présente la lampe électrique :

1° Le bris de l'ampoule. D'après les expériences de MM. Mallard, Le Chatelier et Chesneau, en 1890, le bris de l'ampoule d'une lampe débitant 0amp,50 à 0amp,70 peut déterminer l'inflammation d'un mélange détonant d'air et de grisou si la température, à laquelle est porté le fil de charbon, est suffisamment élevée. Pratiquement ce danger est réduit par l'emploi de globes de protection d'épaisseur suffisante (en Belgique on exige 4mm,5) et par des joints hermétiques ;

2° Les étincelles de fermeture ou d'ouverture du courant ou celles provenant d'un court-circuit entre les bornes. Les premières sont toujours très faibles et n'allument pas le grisou tant que le voltage ne dépasse pas 4 à 5 volts. Les secondes peuvent être dangereuses, et il convient d'isoler la partie supérieure des contacts et d'enfermer les bacs d'accumulateur dans des boîtes imperméables à l'air et aux liquides, boîtes à fermeture spéciale ;

3° La production d'un court-circuit résultant de l'écrasement des accumulateurs. Les dangers et les précautions à prendre sont les mêmes que pour les étincelles provenant d'un court-circuit entre les bornes.

Enfin, la lampe électrique ne permet pas de reconnaître pratiquement la présence du grisou et nécessite l'emploi d'appareils spéciaux.

Puits, galeries, etc. — Les mineurs, munis de leurs lampes, se dirigent vers la recette supérieure, où, accroupis dans les berlines vides, et serrés les uns à côté des autres, on les descendra à l'étage de leur front de taille (*fig.* 175).

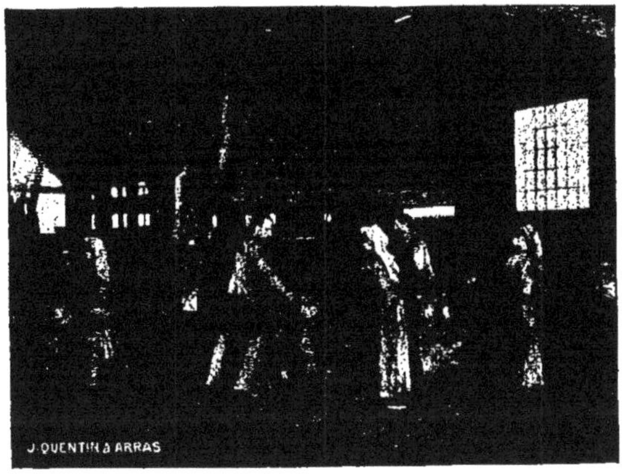

Fig. 175. — Recette au jour. Déchargement des berlines (mines de Lens).

Les cages doivent être visitées chaque jour par des forgerons qui s'assurent de la solidité et du bon fonctionnement de tous les organes. Leurs faces latérales sont garnies de tôles ou de feuillards qui empêchent les ouvriers de passer leurs membres au dehors ; les bords inférieurs sont munis de cornières destinées à empêcher le glissement des pieds.

Arrivés à l'accrochage intermédiaire, les mineurs s'engagent dans la voie d'allongement percée dans le roc, en prenant soin d'éviter les rames ou trains de berlines qui la traversent sans

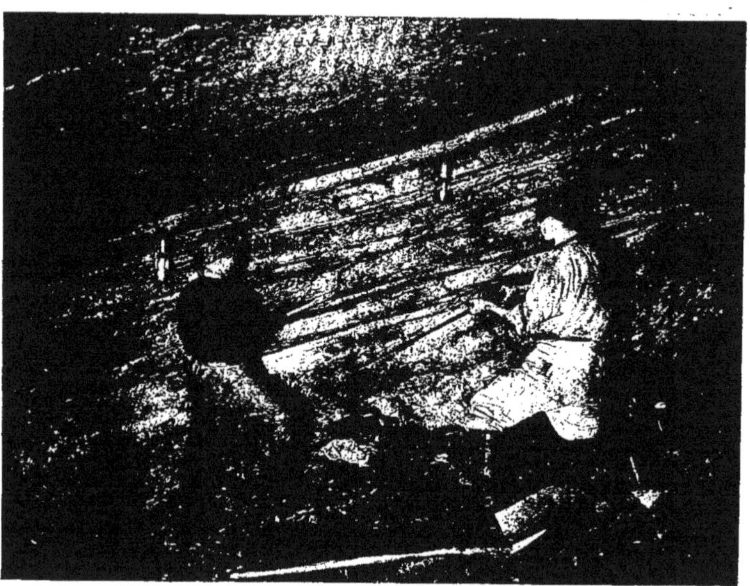

FIG. 176. — Front de taille (mine grisouteuse) (*Illustration*).

cesse. Ces voies d'allongement sont pourvues, ainsi d'ailleurs que le puits, de soutènements métalliques ou blindages en maçonnerie qui maintiennent les terrains friables et empêchent les éboulements. Le soutènement est fait par des équipes spéciales de travailleurs. Il n'en est pas de même dans les tailles, où les haveurs font eux-mêmes le boisage ou le remblayage.

Le boisage se compose d'une série de traverses de bois (chapeaux) soutenues par deux montants (moutons), assemblés suivant le sens et l'importance de la poussée. Cet ensemble constitue des « cadres ».

On ne saurait trop veiller à la bonne confection et à l'entre-

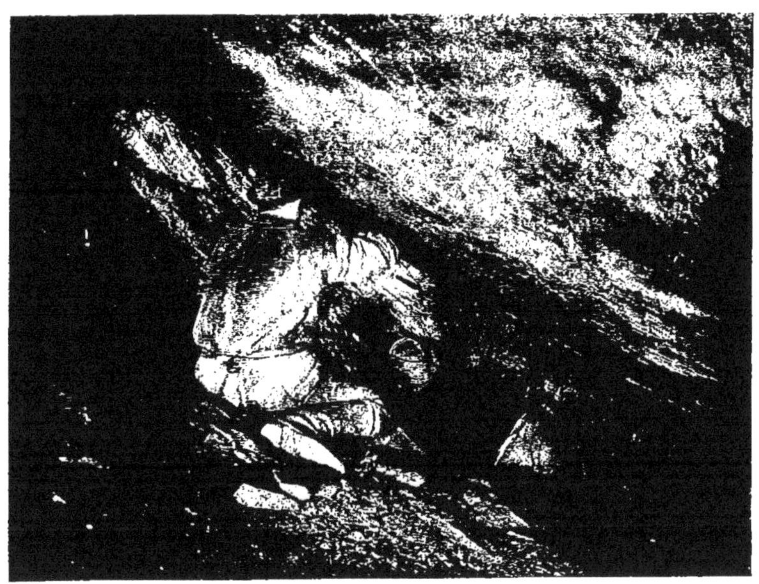

Fig. 177. — Front de taille (mine grisouteuse) (*Illustration*).

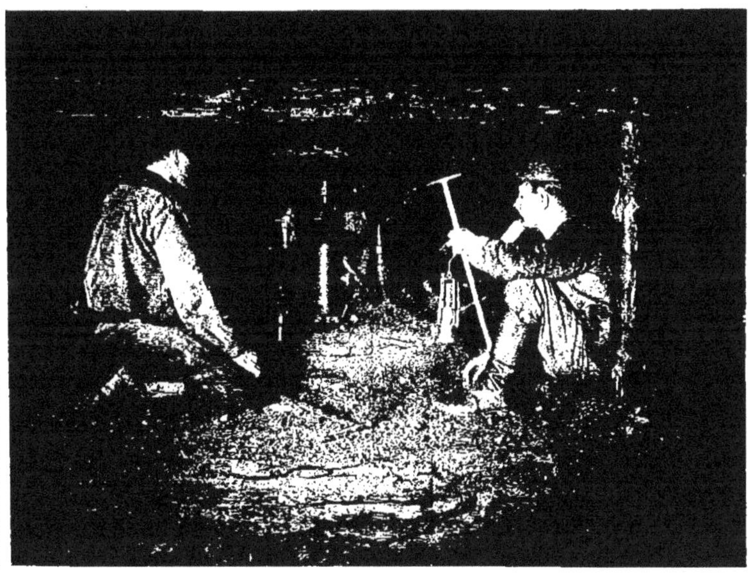

Fig. 178. — Havage pneumatique (mine grisouteuse) (*Illustration*).

tien du boisage; les éboulements sont, en effet, la source du plus grand nombre d'accidents, ils proviennent de la rupture du cuvelage des puits, des soutènements ou du boisage (*fig.* 179).

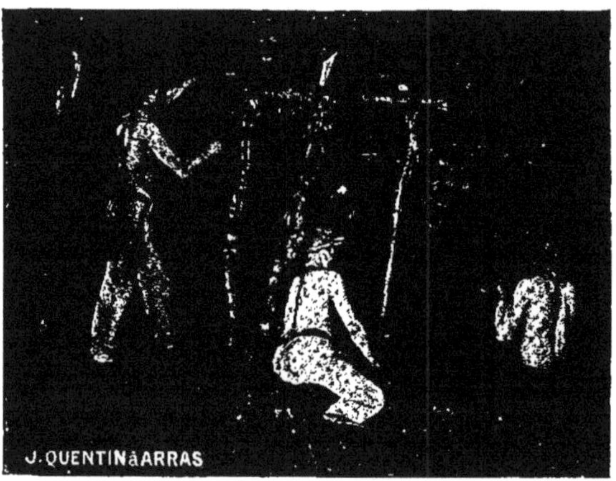

Fig. 179. — Réparations au boisage (mines de Lens).

La statistique des accidents de Mines pour 1900 (France et Algérie) donne sur un effectif de 1.000 ouvriers employés :

CAUSES	ACCIDENTS	TUÉS	BLESSÉS
Éboulements	34,0	5,0	30,0
Grisou	1,1	0,7	1,0
Chute dans les puits	4,9	2,4	2,6
Rupture de câble	0,2	0,1	0,2
Coup de mine dans les puits	2,7	0,6	2,7
Exploitations de voies ferrées souterraines	30,6	2,3	28,9
Travaux manuels	12,8	0,1	12,7
Divers	11,7	5,0	11,7
Totaux	98,0	16,2	89,8

Outre les accidents d'éboulement, l'ouvrier mineur n'a à souffrir, au front de taille, que de la position mal commode qu'il peut être appelé à prendre et du manque d'air qui rend le travail pénible. (*fig.* 177)

Dans certains cas, l'emploi des haveuses pneumatiques vient y remédier ; c'est le seul remède à apporter, encore qu'il ne supprime pas toujours les difficultés du métier (*fig.* 178).

La statistique montre également la fréquence des accidents dans l'exploitation des voies ferrées souterraines ; ils proviennent, non seulement des rencontres de rames confiées à un galibot, gamin trop souvent inexpérimenté et somnolent, mais encore de la manœuvre des plans inclinés qui servent à ramener aux galeries d'allongement aboutissant aux recettes, les berlines provenant des étages intermédiaires en exploitation (*fig.* 180).

Les chaînes pendantes, cordes sans fin, ainsi que tous les autres moyens mécaniques, sont également loin d'être sans dangers, dangers difficilement évitables.

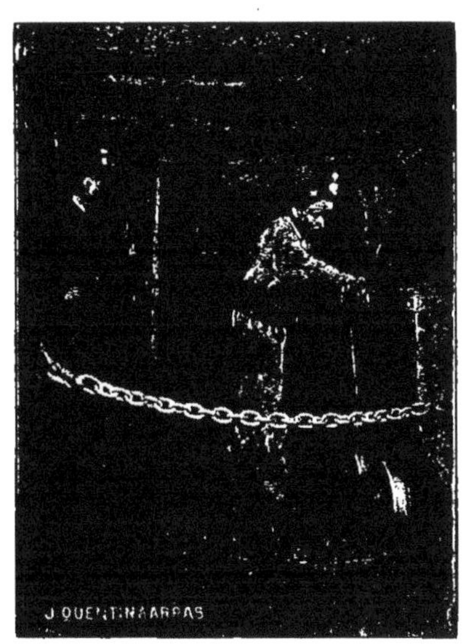

Fig. 180. — Chaîne de sûreté fermant l'entrée d'un plan incliné (mines de Lens).

Le mineur, son travail terminé, rejoint la recette intermédiaire, d'où il sera remonté au jour : il est soumis, durant tout le parcours, soit généralement plus de 1 kilomètre de long, à un courant d'air d'autant plus violent qu'il se rapproche du puits. On ne saurait trop recommander, dans ces conditions, d'éviter un séjour prolongé au carré de la recette pour ne pas soumettre des poumons affaiblis par l'inhalation perpétuelle du charbon à une trop grande épreuve.

Les chambres d'accrochage doivent, outre les barrières réglementaires qui en ferment l'accès, être munies de chaînes tendues 3 ou 4 mètres en arrière, chaînes au-delà desquelles on ne laisse pénétrer que le nombre d'ouvriers pouvant prendre place dans la cage. Quand la cage est prête à mettre en marche, on le signale au machiniste du jour; le moyen le plus généralement

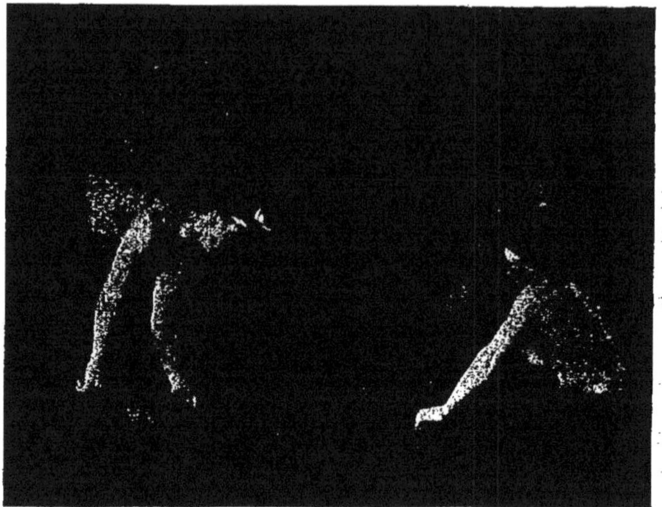

Fig. 181. — Travail « au fond » (mines de Lens).

employé se compose d'un cordon de sonnette en fil de fer abou-

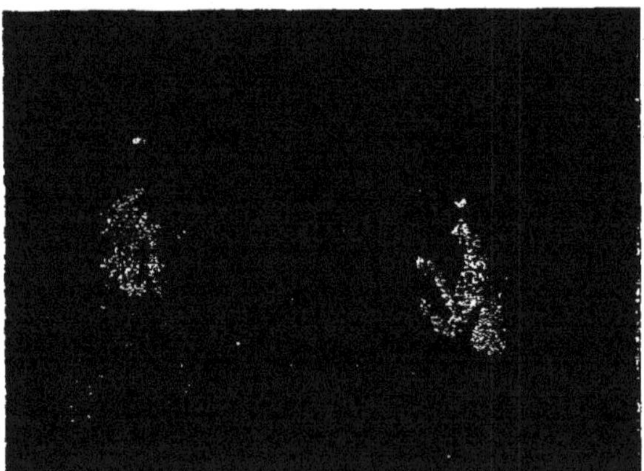

Fig. 182. — Front de taille (mines de Lens).

tissant à un timbre situé dans la salle des machines; on sonne, suivant le cas, « au matériel » ou « à la viande » (*fig.* 183).

On ajoute dans les installations plus récentes, à côté du fil ordinaire, un fil électrique dont on se sert pour commander la montée des matériaux inertes, et l'on réserve le cordon de sonnette ordinaire pour la montée des ouvriers.

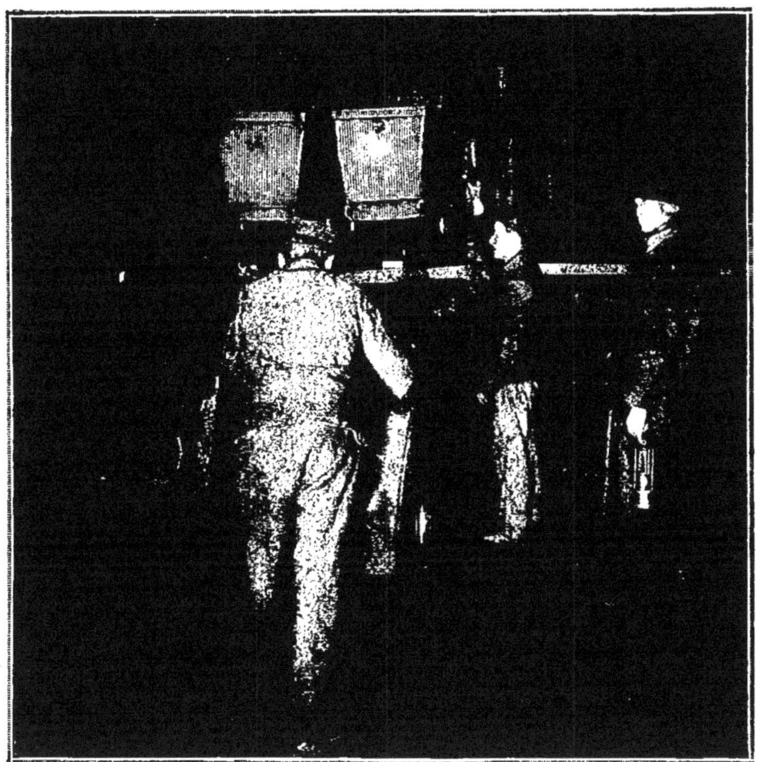

Fig. 183. — Une recette intermédiaire : le porion s'apprête à faire sonner « au matériel » (*Illustration*).

Aux charbonnages Cockerill, on a placé, à côté du fil électrique, un fil téléphonique qui permet la communication immédiate entre le fond et la surface ; si un déraillement de la cage se produit, si un organe de la machine se brise, le téléphone permet immédiatement de faire connaître les causes d'arrêt de l'extraction et de donner les ordres nécessaires pour la remontée du personnel par un autre puits, le puits d'aérage, par exemple.

Appareils télégraphiques et téléphoniques. — Nous nous étendrons un peu longuement sur l'installation de ces télégraphe et téléphone dans les mines, installation dont l'importance au point de vue de la sécurité du personnel est incontestable, et tout d'abord, nous étudierons les sonneries électriques qui constituent l'une des parties indispensables de ces appareils.

Sonneries électriques étanches[1]. — Ces sonneries doivent être évidemment étanches à l'eau, à l'humidité et aux gaz.

Le mouvement de la sonnerie (électro-aimant et palette) peut être enfermé dans une boîte en fonte étanche, l'étanchéité étant obtenue au moyen d'une bague en caoutchouc sur laquelle presse le couvercle de la boîte. Sur une partie du pourtour de la boîte en fonte est soudée une membrane métallique élastique, dont la face intérieure reçoit les mouvements d'oscillation de la palette, et dont la face extérieure porte la tige et le marteau de la sonnerie. La membrane sert donc d'organe de transmission au marteau, des oscillations de la palette placée dans l'espace étanche.

La tige et le marteau sont placés, soit sous le timbre, soit à l'intérieur d'une enveloppe de protection en fonte.

Les conducteurs d'amenée de courant sont fixés extérieurement à des bornes étanches, ou pénètrent dans l'intérieur de la boîte par un joint étanche.

Les sonneries pour courant continu sont actionnées par quelques éléments de piles ou d'accumulateurs, ou par le courant direct de 110 volts d'une dynamo ou d'une station centrale, sans résistance additionnelle séparée ; elles peuvent être montées pour fonctionner suivant besoin, soit comme sonneries trembleuses, soit comme sonneries à coups.

Les sonneries pour courant alternatif ou sonneries magnétiques, comportent généralement deux timbres, sur lesquels le marteau frappe alternativement. Ces sonneries magnétiques

1. Ces appareils, ainsi que les transmetteurs d'ordres, les téléphones haut-parleurs et l'évite-molette Karlik Witte, ont été construits par la Société Siemens et Halske ; ils nous ont été communiqués par la maison Rousselle et Tournaire, à Paris.

peuvent être actionnées soit par des magnétos ou inducteurs, soit par le courant direct de 120 volts d'un alternateur ou d'une station centrale, sans organe accessoire additionnel.

Outre différents autres modèles de sonneries encore couramment employées, nous devons parler encore de la sonnerie à moteur, qui trouve des applications assez fréquentes :

La *sonnerie à moteur* est une sonnerie étanche constituée par un timbre en fonte dure de 360 millimètres de diamètre, sous lequel se trouve enfermé, dans une enveloppe étanche en fonte, le mécanisme qui est composé d'un petit moteur électrique lançant, à des intervalles réguliers, aussi longtemps que l'on envoie le courant dans l'appareil, le marteau contre le timbre, les coups frappés produisent ainsi des sons extrêmement puissants, qui peuvent être entendus à très grande distance. Les petits moteurs sont généralement construits pour des tensions : de 15 volts, lorsque la source de courant est une batterie de piles, de 110 ou 120 volts, lorsque la source de courant est une dynamo, un alternateur ou une station centrale.

Pour actionner ces différents types de sonneries, on emploie soit des boutons, contacts ou tirages étanches, lorsqu'il s'agit de courant continu, soit des magnétos disposés pour donner des coups séparés ou un roulement continu, suivant les différents signaux à transmetteurs. Tous ces appareils doivent également remplir, ainsi que les sonneries, les conditions d'étanchéité et de solidité indispensables dans les services des mines.

Transmetteurs d'ordres. — Les transmetteurs d'ordres, appelés aussi télégraphes de mines, permettent d'envoyer et de recevoir un certain nombre de commandements spéciaux inscrits dans les secteurs d'un cadran, devant lequel se meut une aiguille. Ils sont destinés à transmettre des signaux de service entre les différentes équipes situées à l'intérieur et à l'extérieur de la mine. Ils sont généralement combinés avec des sonneries qui servent à avertir de la transmission d'un ordre, et qui tiennent souvent lieu de contrôle ou d'accusé de réception de cet ordre ; d'autres fois la construction est établie pour que l'on puisse à volonté se servir ou des sonneries seules, ou des transmetteurs d'ordres et des sonneries simultanément.

Fonctionnement des télégraphes de mine. — La partie électrique est formée de six bobines disposées en cercle, et dont le noyau porte un prolongement radial ; les bobines diamétralement opposées E_1E_2, — E_3E_4, — E_5E_6 constituent ainsi trois électro-aimants, qui sollicitent tour à tour une palette montée sur un axe vertical. Si l'on fait tourner la manette du commutateur *abcd* dans un

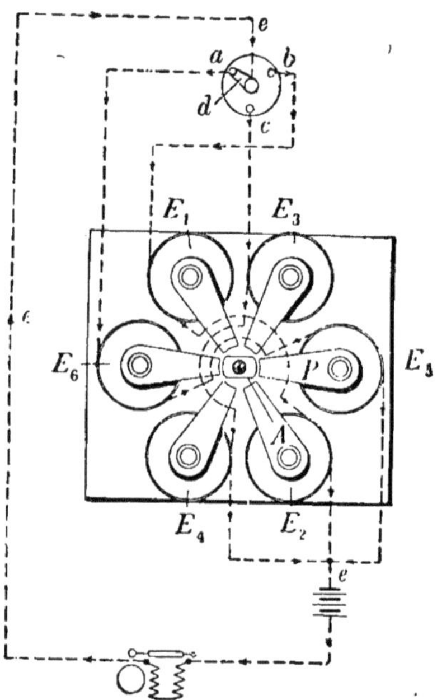

Fig. 184. — Schéma d'un transmetteur d'ordres.

sens ou dans l'autre, chacun des trois électros sera excité à son tour par le courant de la source *e*, et la palette sera sollicitée à se placer successivement devant le sarmatures de chaque électro parcouru par le courant ; la palette tournera donc dans un sens ou dans l'autre, suivant le sens dans lequel on fera tourner la manette du commutateur. A chaque émission de courant, une sonnerie, intercalée dans le fil *ee*, émettra un court tintement.

Le circuit magnétique des bobines est ainsi disposé pour avoir le maximum de puissance ; la force qui sollicite la palette est donc très grande, et le fonctionnement de l'appareil offre toute sécurité. En outre, comme le courant ne traverse les bobines que momentanément, on peut lui donner une valeur relativement importante (*fig.* 184).

Le mouvement de la palette est transmis à l'aiguille qui se meut devant le cadran au moyen d'une vis sans fin et d'un pignon ; on peut, en faisant varier le rapport de proportion de ces deux organes, obtenir un déplacement déterminé de l'aiguille sur le cadran pour un tour complet de la manivelle du commutateur, et diviser, par suite, le cadran en autant de secteurs que l'on voudra. Dans chaque secteur, on inscrira un ordre, et, si l'on fait tourner le commutateur d'un nombre voulu de tours, 5 par exemple, l'aiguille viendra se placer devant l'ordre n° 5.

Si le commutateur est placé dans la boîte qui contient le système électrique, l'appareil peut être à la fois transmetteur et récepteur ; lorsque la boîte ne contient que le système électrique avec ses organes accessoires, l'appareil n'est que récepteur.

Différents dispositifs mécaniques spéciaux sont adaptés aux appareils et leur donnent une sûreté complète de bon fonctionnement ; entre autres, la manivelle du commutateur placée dans les transmetteurs d'ordres, doit toujours faire un tour complet, et ne peut pas s'arrêter dans une position intermédiaire pendant une rotation : tout tour commencé s'achève forcément.

L'ensemble des organes décrits ci-dessus est enfermé dans une boîte en fonte étanche, très robuste, avec couvercle à joint de caoutchouc, et fermé par une glace qui laisse voir l'aiguille et le cadran.

Les appareils peuvent être actionnés par une batterie d'accumulateurs ou de piles sèches, ou, de préférence, par le courant même de la station centrale ou de la dynamo de l'installation générale d'éclairage.

Nous examinerons maintenant les cas de fonctionnement les plus usuels des télégraphes de mines.

Installation de deux transmetteurs d'ordres. — Le diagramme représente l'installation la plus simple possible de transmetteurs d'ordres : le commutateur est ici le transmetteur, et le système de bobines, le récepteur. Une installation ainsi effectuée n'offrirait pas assez de garanties, car on ne pourrait pas contrôler, au poste de transmission, l'ordre que l'on donne. Aussi, le poste transmetteur comporte toujours au moins le système électrique avec aiguille et cadran, le commutateur et une sonnerie; le poste récepteur peut ne comporter que le système électrique

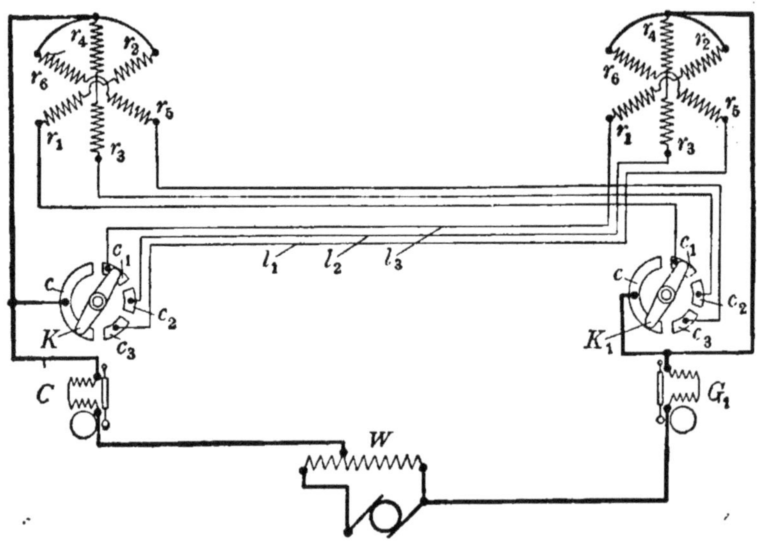

Fig. 185. — Schéma de l'installation de deux transmetteurs d'ordre.

avec aiguille et cadran; mais alors, il ne peut pas répéter les ordres reçus et le contrôle n'existe pas encore. Par suite, le diagramme d'installation de deux postes, à la fois transmetteurs et récepteurs, est, en général, effectué de la façon suivante :

Chaque poste comporte deux ensembles d'appareils identiques : le système électrique (r_1, r_2, r_3, r_4, r_5, r_6) avec cadran et aiguille, le commutateur à manette Kc_1, c_2, c_3, et une sonnerie G.

W représente la source de courant : une dynamo de 110 volts, par exemple, avec montée en dérivation aux bornes, une résistance qui permet de réduire le courant à la proportion voulue.

L'installation de deux postes à la fois transmetteurs et récepteurs comporte donc 7 fils, et il est de bonne règle d'ajouter un conducteur en plus qui sert de réserve. (*fig.* 185).

Ainsi qu'il est facile de s'en rendre compte en suivant le diagramme des connexions, lorsqu'un poste envoie un ordre déterminé, en faisant faire à la manivelle de son appareil le nombre de tours correspondant, l'aiguille de l'autre appareil vient se placer sur l'ordre donné, en même temps que les sonneries des deux postes retentissent et avertissent, au poste transmetteur, que l'ordre est bien transmis, et au poste récepteur que l'on transmet un ordre. Pour le contrôle, le poste récepteur répète exactement l'ordre donné, ce qui a pour effet d'amener l'aiguille du premier poste sur l'ordre qu'il a primitivement donné. Les deux postes peuvent ensuite ramener les aiguilles à la première division sans inscription qui sert de zéro, et les appareils sont prêts pour la transmission de nouveaux ordres.

Les sonneries, au lieu d'être de simples sonneries trembleuses, sont de préférence des sonneries à coups, et le tout est établi de façon que chaque sonnerie émette un seul coup de timbre par tour de manivelle, c'est-à-dire par chaque secteur que parcourt l'aiguille; autrement dit, si l'on transmet, par exemple, l'ordre n° 5, les deux sonneries émettront cinq coups de timbre.

Pour obtenir encore plus de sécurité dans la transmission des ordres, les appareils sont souvent organisés de la façon suivante :

L'appareil est pourvu d'un dispositif d'accusé de réception. Chaque appareil possède deux aiguilles, une aiguille rouge, reliée mécaniquement à l'axe de la manivelle, et une aiguille noire, commandée par le système électrique d'électro-aimants. Lorsqu'à l'un des postes on veut transmettre un ordre, on fait faire à la manivelle de ce poste un nombre de tours correspondant à l'ordre voulu; cette manœuvre a pour effet d'amener sur l'ordre donné l'aiguille mécanique rouge du poste transmetteur et l'aiguille électrique noire du poste récepteur. Pour accuser réception, on fait faire à la manivelle du poste récepteur le même nombre de tours correspondant à l'ordre reçu, ce qui amène, dans chacun des deux postes, les aiguilles en concordance. Au poste transmetteur, on est donc certain que l'ordre a été transmis et reçu exactement.

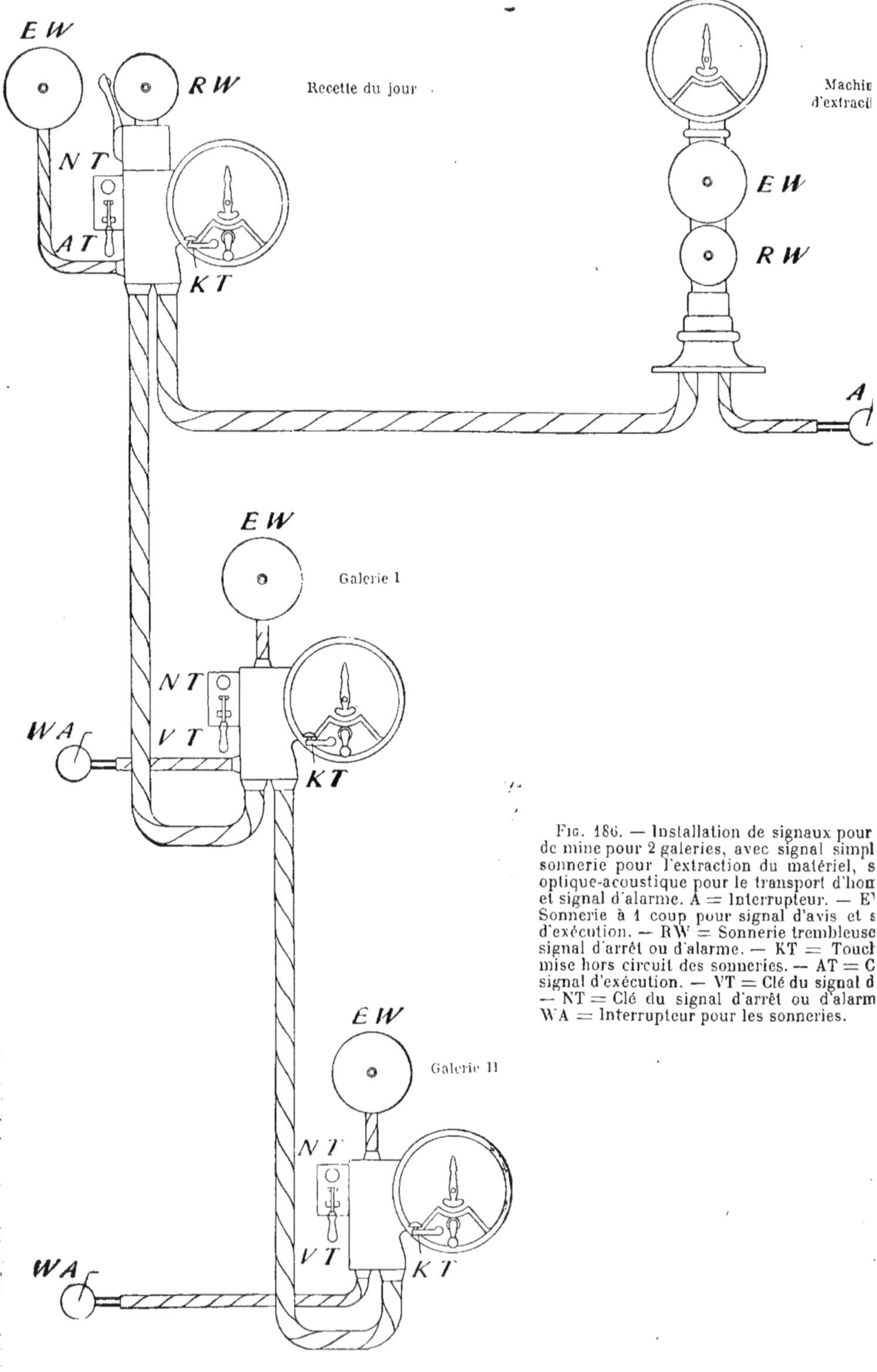

Fig. 186. — Installation de signaux pour
de mine pour 2 galeries, avec signal simpl
sonnerie pour l'extraction du matériel, s
optique-acoustique pour le transport d'hom
et signal d'alarme. A = Interrupteur. — E
Sonnerie à 1 coup pour signal d'avis et s
d'exécution. — RW = Sonnerie trembleuse
signal d'arrêt ou d'alarme. — KT = Touch
mise hors circuit des sonneries. — AT = C
signal d'exécution. — VT = Clé du signal d
— NT = Clé du signal d'arrêt ou d'alarm
WA = Interrupteur pour les sonneries.

Lorsqu'on ramène les aiguilles au zéro, il est souvent utile que les sonneries des appareils ne fonctionnent pas, ce qui pourrait amener des confusions; chaque appareil comporte, alors, à gauche de la manivelle, une clef spéciale sur laquelle il faut appuyer forcément pour faire tourner la manivelle en sens inverse; les sonneries étant, en même temps, mises en court-circuit.

Installation de plusieurs télégraphes de mines. — Nous avons montré la possibilité de transmettre d'un endroit des ordres à plusieurs postes à la fois. Ces installations peuvent être résolues de plusieurs façons, et nous n'examinerons en détail que le cas suivant :

Installation type pour puits de mines. — L'installation a trait aux communications entre deux galeries de mines, la recette du jour et la salle des machines; la même installation est applicable à un puits qui comporte plus de deux galeries.

L'installation comporte (*fig.* 186) :

A la salle des machines, un appareil à cadran simplement récepteur, monté sur colonne, sur laquelle sont fixées une sonnerie à coups EW et une sonnerie trembleuse d'alarme RW.

A la recette du jour, l'appareil à cadran est transmetteur et comporte une sonnerie à coups EW, une sonnerie trembleuse d'alarme RW, une clef de court-circuit KT du circuit général des sonneries à coups, une clef d'exécution AT, un bouton d'alarme NT, peint en rouge, et une boîte étanche d'entrée de câbles.

Aux deux galeries, les deux appareils sont identiques et ressemblent à l'appareil de la recette du jour. Chaque poste comporte l'appareil transmetteur à cadran, une sonnerie à-coups EW, une clef d'entente VT, un bouton d'alarme NT, peint en rouge, une boîte d'entrée de câble et un commutateur WA, pour mettre hors circuit la sonnerie de la galerie qui n'est pas en service.

Les appareils permettent de faire soit de simples signaux acoustiques par coups de timbre, soit des signaux acoustiques et optiques par coups de timbre et par le déplacement des aiguilles des télégraphes.

Les signaux s'effectuent des façons suivantes :

A. *Signaux acoustiques simples en cas d'extraction du matériel.* — Lorsqu'il s'agit d'extraction de matériel, qui ne demande pas d'aussi grandes précautions que lorsqu'il s'agit de transport d'hommes pour lequel il faut une attention et une sûreté particulières, on se contente souvent de simples signaux de sonneries, qui sont beaucoup plus rapides que les signaux optiques et acoustiques échangés au moyen des transmetteurs d'ordres.

Lorsqu'on juge que ce mode d'opérer est suffisant, les appareils décrits ci-dessus sont agencés pour l'emploi des sonneries seules.

Supposons que l'on veuille transmettre des signaux de la galerie I, par exemple. On commence auparavant, une fois pour toutes, à mettre hors circuit la sonnerie EW de la galerie II, qui n'est pas en service, en tournant le commutateur WA de la galerie I. Si l'on veut transmettre un signal représenté par cinq coups de timbre, par exemple, on appuiera cinq fois à la galerie I, sur la clef VT, et les deux sonneries à coups EW de la galerie I et de la recette du jour émettent cinq coups de timbre ; la sonnerie de la salle des machines ne retentit pas encore, car le mécanicien ne doit faire marcher sa machine que lorsque toutes les manœuvres préparatoires ont été exécutées, aussi bien au fond qu'au jour. On a donc l'habitude de faire passer les ordres venant du fond par la recette du jour, de façon que du jour on ne puisse pas transmettre des signaux directement à la salle des machines. C'est le préposé à la recette du jour qui les transmet au machiniste, au moment précis où l'extraction doit commencer. Dès que l'extraction peut avoir lieu, le préposé à la recette du jour appuie cinq fois sur la clef d'exécution AT, et les trois sonneries à coups EW de la galerie I, de la recette du jour et de la salle des machines émettent 5 coups de timbre.

On a ainsi atteint un triple but : *a*) le machiniste a reçu le signal d'exécution, *b*) l'ouvrier accrocheur du fond est prévenu que le signal d'exécution est donné, *c*) le préposé à la recette du jour peut contrôler la transmission du signal.

B. *Signaux acoustiques et optiques en cas de transport*

d'hommes, etc. — On agit dans ce cas sur les manettes des télégraphes à cadrans, et on n'utilise plus les clefs VT; la manœuvre est la même que dans le cas précédent, avec cette différence que l'on agit sur la manette du télégraphe à cadran, au lieu d'agir sur la clef VT.

Si la galerie I veut transmettre l'ordre n° 5, on tournera la manette du télégraphe de l'appareil de cette galerie, jusqu'à ce que l'aiguille vienne en regard du secteur n° 5, c'est-à-dire qu'on lui fera faire cinq tours; en même temps les aiguilles de tous les autres postes (galerie II, recette du jour et salle des machines) se placeront sur l'ordre n° 5, et les sonneries à coups de la galerie I et de la recette du jour seulement émettront cinq coups. A la galerie II, qui n'est pas en service, et à la salle des machines, on pourra donc suivre les ordres transmis; mais les sonneries de ces postes ne résonneront pas. Le mécanicien pouvant, à tout instant, se rendre compte de ce qui se passe, ne devra exécuter les signaux que quand le timbre de son appareil entrera en fonction.

Ensuite, le préposé à la recette du jour appuiera cinq fois sur la clef d'exécution AT, et les trois sonneries de la galerie I, de la recette du jour et de la salle des machines retentiront; le mécanicien devra alors seulement exécuter l'ordre demandé.

On a donc encore atteint un triple but, comme dans le cas précédent, avec en plus un signal optique permanent. L'ordre une fois transmis, les aiguilles ne doivent être ramenées au zéro, c'est-à-dire en face du premier secteur blanc correspondant au repos, qu'au moment où l'on a à transmettre un nouvel ordre, afin que le contrôle du dernier ordre reçu puisse toujours être fait. Il est possible, en effet, de constater, à la position de l'aiguille, s'il y a eu erreur dans la transmission de l'ordre ou dans son exécution.

C. *Signal d'arrêt ou d'alarme.* — Les sonneries d'alarme RW installées à la recette du jour et à la salle des machines sont des sonneries trembleuses, dont le son, très différent des sonneries à coups, est en même temps très perçant, afin de dominer le bruit fait par les sonneries à coups. Il devient donc possible, en appuyant sur un des boutons d'alarme NT à une des galeries ou à la recette du jour, d'arrêter dans un cas urgent l'exécution d'un ordre transmis.

Les conducteurs employés sont, en général, constitués par des câbles armés sous caoutchouc et sous plomb. Dans l'installation décrite ci-dessus, les transmetteurs des galeries et de la recette du jour sont reliés par un câble à douze conducteurs, dont un sert de réserve ; les appareils de la recette du jour et de la salle des machines sont reliés par un câble à sept conducteurs, dont un sert également de réserve.

La source de courant peut être constituée par une batterie de piles ou d'accumulateurs, car les appareils fonctionnent avec du courant de travail ; on peut également se servir du courant continu d'une dynamo ou d'une station centrale, en intercalant les résistances nécessaires.

Appareils téléphoniques pour mines. — L'emploi des postes téléphoniques haut-parleurs est tout indiqué dans les mines, car ils sont généralement placés dans des endroits bruyants : grâce à leur résonance élevée, ils peuvent remplacer très avantageusement les porte-voix ; leur sonorité étant indépendante de la distance, il est possible de relier entre eux un nombre quelconque de ces postes.

Les postes haut-parleurs sont un complément des télégraphes de mines, qui ne peuvent servir que pour un nombre restreint de signaux déterminés et se répétant constamment, tandis que les postes téléphoniques permettent toutes les communications possibles entre les différents locaux où ils sont installés.

Les organes des postes étanches sont enfermés dans une boîte en fonte, à joint de caoutchouc, s'ouvrant à charnières, très robuste, étant donné qu'ils sont souvent maniés sans précaution aucune (*fig.* 187).

Les postes sont le plus souvent à appel par pile, avec microphone et récepteur unique placés à l'intérieur de la boîte étanche en fonte ; lorsqu'on ne se sert pas des postes, il est bon de fermer les embouchures du microphone et du récepteur par des bouchons ; un fort grillage métallique, destiné à protéger la membrane du microphone contre les chocs termine l'ouverture inférieure ménagée devant le microphone. Derrière l'ouverture supérieure se place le récepteur. Un bouton d'appel et un levier de conversation sur lequel on appuie, pour fermer le circuit du microphone pendant que l'on parle, complètent l'ensemble de la boîte, au-dessus de laquelle prend place la sonnerie étanche du poste, et, au dessous, un tube de raccord, à l'extrémité duquel on place une fiche à broches formant l'extrémité d'un câble, auquel sont reliés la pile et l'autre poste ; cet organe peut être remplacé par une entrée de câble.

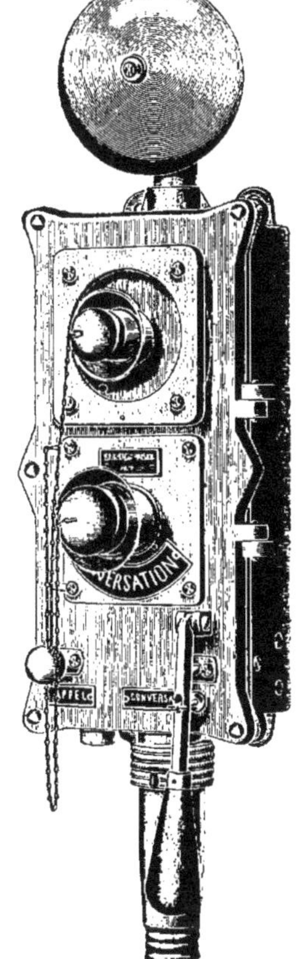

Fig. 187. — Poste haut-parleur étanche.

Les postes sont, en général, montés par deux, de façon que chacun d'eux puisse servir de transmetteur et de récepteur, et reliés directement entre eux, lorsque leur distance est inférieure à 200 mètres ; pour des distances plus grandes, il est nécessaire d'intercaler des bobines d'induction.

Le courant nécessaire aux microphones et aux sonneries, habituellement fourni par des batteries primaires ou secondaires, peut également, avec avantage, être emprunté directement à la dynamo ou au secteur à courant continu de l'installation d'éclairage ; la tension du réseau est réduite en conséquence au moyen de résistances additionnelles. Les microphones restent alors continuellement en circuit ; les leviers de conversation sont inutiles et les appareils sont toujours prêts à fonctionner.

Lorsque l'installation doit comporter plus de deux postes, qui doivent pouvoir communiquer les uns avec les autres, ou avec un poste central, on emploie des commutateurs ou appareils spéciaux à leviers. Dans le premier cas, chaque poste et dans le second cas, le poste central seul est muni d'un de ces commutateurs placé au-dessous de l'appareil téléphonique, auquel il est relié par un câble armé ou placé dans un tube isolant.

Comme exemple d'intallation existante avec transmetteurs de signaux électriques, nous citerons :

Le puits *Cécile du siège Collard*, qui a actuellement sept étages en activité, au niveau 312, 372, 442, 482, 523, 540, 580.

De cette multiplicité d'étages il résultait pour les signaux une grande complication, et, le machiniste s'y trompant, de nombreux accidents étaient à redouter.

Il était donc nécessaire d'établir entre le machiniste et les sept étages une communication telle, que de l'un quelconque de ces étages on put demander au machiniste d'envoyer la cage à l'un des six autres, ou à la surface, en donnant au machiniste le moyen de faire connaître qu'il avait compris ce qu'on lui demandait.

On plaça, à cet effet, un câble électrique à sept fils aboutissant tous par leur extrémité supérieure à un appareil indicateur placé près du machiniste et par leur extrémité inférieure à l'un des sept étages du puits.

Si, par exemple, un porion veut se transporter de l'étage du 523 à l'étage du 442 suivant les indications d'un tableau des signaux, il sonnera trois coups espacés en appuyant trois fois sur le bouton de la sonnerie électrique. Chaque coup de bouton fera sonner en même temps un timbre près de lui et le timbre du machiniste. Le premier coup de bouton transmis à la surface par le fil de 523 fera tomber un indicateur en cuivre qui découvrira au machiniste le nombre 523 et lui indiquera ainsi le point d'où l'on sonne. Le nombre de coups lui montrera, d'après les indications du tableau des signaux, qu'on demande à 523 pour la remontée à 442. Comme vérification, il se mettra en communication avec l'étage du 523 et répétera le signal entendu. Si l'ordre a été bien compris, le machiniste ne reçoit pas de nouveau signal et exécute l'ordre. En cas de confusion, le porion sonne au téléphone, c'est-à-dire donne le nombre de coups de bouton indiqué par le tableau des signaux pour dire au machiniste qu'il veut lui parler.

A chaque appareil est, en effet, pendu un petit téléphone transmetteur et récepteur. Il suffit de le décrocher pour que le fil électrique soit transformé en fil téléphonique. Le machiniste, portant le sien à son oreille, écoute les ordres du porion, les répète et, quand on est d'accord, on exécute l'ordre.

Les signaux d'avertissement appellent bien l'attention du machiniste au moment de la transmission des ordres, sans cependant empêcher ses distractions pendant leur exécution; il est nécessaire de parer à des inattentions possibles, pour éviter des accidents provenant de l'emballement de la machine ou de l'oubli de son arrêt en bon temps.

L'emballement de la machine est empêché par le réglage de l'admission au moyen du régulateur.

L'arrêt de la cage dans son mouvement ascensionnel lorsqu'elle dépasse la recette supérieure est produit soit par la suppression de son accouplement avec le cadre, soit par une action automatique sur le moteur.

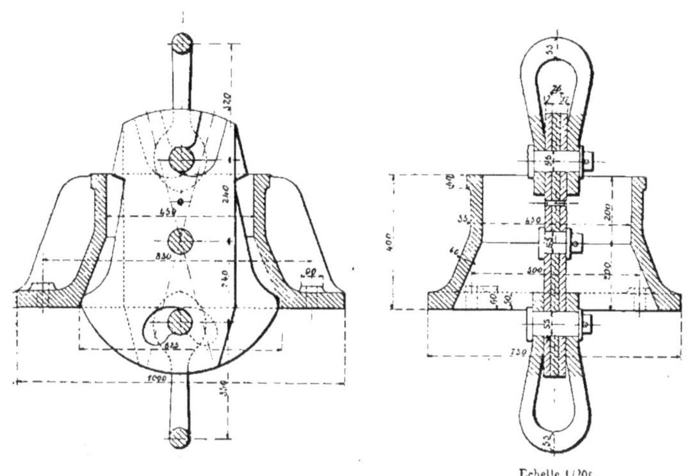

Fig. 188. — Évite-molettes Humboldt.

Évite-molettes. — Les évite-molettes (les molettes sont des poulies situées en haut des chevalements) du premier genre sont eux-mêmes de deux sortes :

1° *Action sur la cage :* la cage ayant dépassé la limite extrême de sa course vient s'engager dans une série de pièces de bois fixées au chevalement entre lesquelles elle se coince progressivement ;

2° *Action sur le câble :* la cage est fixée au câble par l'intermédiaire d'un crochet de sûreté qui, lorsqu'elle dépasse les paliers d'accrochage supérieur, s'engage dans une entretoise *ad hoc* du chevalement après laquelle elle se fixe (*fig.* 188).

Les évite-molettes du second genre fonctionnent en agissant directement sur l'admission qu'elles ferment, en même temps qu'elles provoquent l'action d'un frein à serrage instantané sur le volant. Ils sont basés sur le mouvement d'un curseur qui avance proportionnellement à la marche de la cage, devant un cadran indicateur de profondeur, et agit sur l'admission d'un piston secondaire. Le curseur attaque d'abord un avertisseur (sonnette ou timbre), qui suffit parfois à rappeler l'attention du machiniste.

Parmi les évite-molettes employés dans le bassin houiller du Nord de la France, nous citerons :

1° L'évite-molettes de M. *E. Reumaux*, directeur général des mines de Lens, qui a inventé de nombreux appareils en dehors de celui que nous signalons ici, pour l'arrêt automatique des machines d'extraction ; ces appareils sont bien connus, nous n'y insisterons pas.

2° L'évite-molettes de M. *Sohm*, ingénieur divisionnaire des mines de Bruay (*fig.* 189).

L'appareil a pour but :

1° De suppléer au défaut de fermeture ou à la fermeture tardive du modérateur de prise de vapeur, par une obturation automatique de la conduite d'arrivée de vapeur, à chaque ascension et au moment précis où elle doit être normalement fermée ;

2° De déterminer, simultanément, la suppression de l'arrivée de la vapeur et le serrage à bloc du frein de la machine d'extraction, dès que la cage montante s'engage dans le chevalet, au-delà de l'espace qui est reconnu pratiquement nécessaire dans les recettes ;

3° D'obtenir automatiquement le ralentissement de la machine par un serrage d'intensité réglée du frein si, dans la dernière partie de l'ascension, la vitesse n'a pas été modérée par le mécanicien, dans les limites du fonctionnement normal.

L'obturateur pour arrêt à distance se compose d'une valve *h* à pistons équilibrés, actionnée directement par un électro-aimant à course *i*.

Normalement, la valve se trouve maintenue ouverte par le poids du système mobile de l'électro (tiges et noyau) et livre passage à la vapeur. Dès que l'électro-aimant reçoit le courant, il attire son noyau et détermine la fermeture de la valve.

Le courant est envoyé à l'électro-aimant *i*, à chaque ascension, par un interrupteur fixe *m*, convenablement placé sur le parcours des index de l'indicateur de position des cages.

Un encliquetage *k* accroche un secteur solidaire du mouvement de la valve et maintient celle-ci dans la position fermée, tant que le mécanicien n'a pas accompli la manœuvre habituelle de fermeture à fond du modérateur, dont il a le levier en main.

Mais la machine continuant à tourner, en vertu de la vitesse acquise, l'index de l'indicateur dépasse l'interrupteur *m* et le lâche, supprimant ainsi le courant à l'électro-aimant. La manœuvre de fermeture du modérateur a, alors, pour effet de dégager l'encliquetage et de permettre, du même coup, la chute du noyau de l'électro et le retour de la valve à la position ouverte. La vapeur pourra ainsi, de nouveau, affluer au modérateur, pour l'achèvement de la cordée. Il faut donc que le mécanicien fasse sa manœuvre ordinaire pour amener la cage au jour, si non la machine, privée de vapeur, s'arrête avant que celle-ci ne se présente à la recette.

Pour parer au dévirage de la cage montante, il est prévu que la valve n'obturera pas, d'une façon complète, la conduite de vapeur; la machine recevra, alors, une quantité de vapeur qui, tout en étant insuffisante pour assurer la marche, dans le sens donné par la position de la distribution, sera néanmoins suffisante pour former matelas élastique résistant, en se comprimant, sous l'effet de la marche inverse.

« L'appareil d'arrêt absolu et instantané » est ainsi constitué : dès

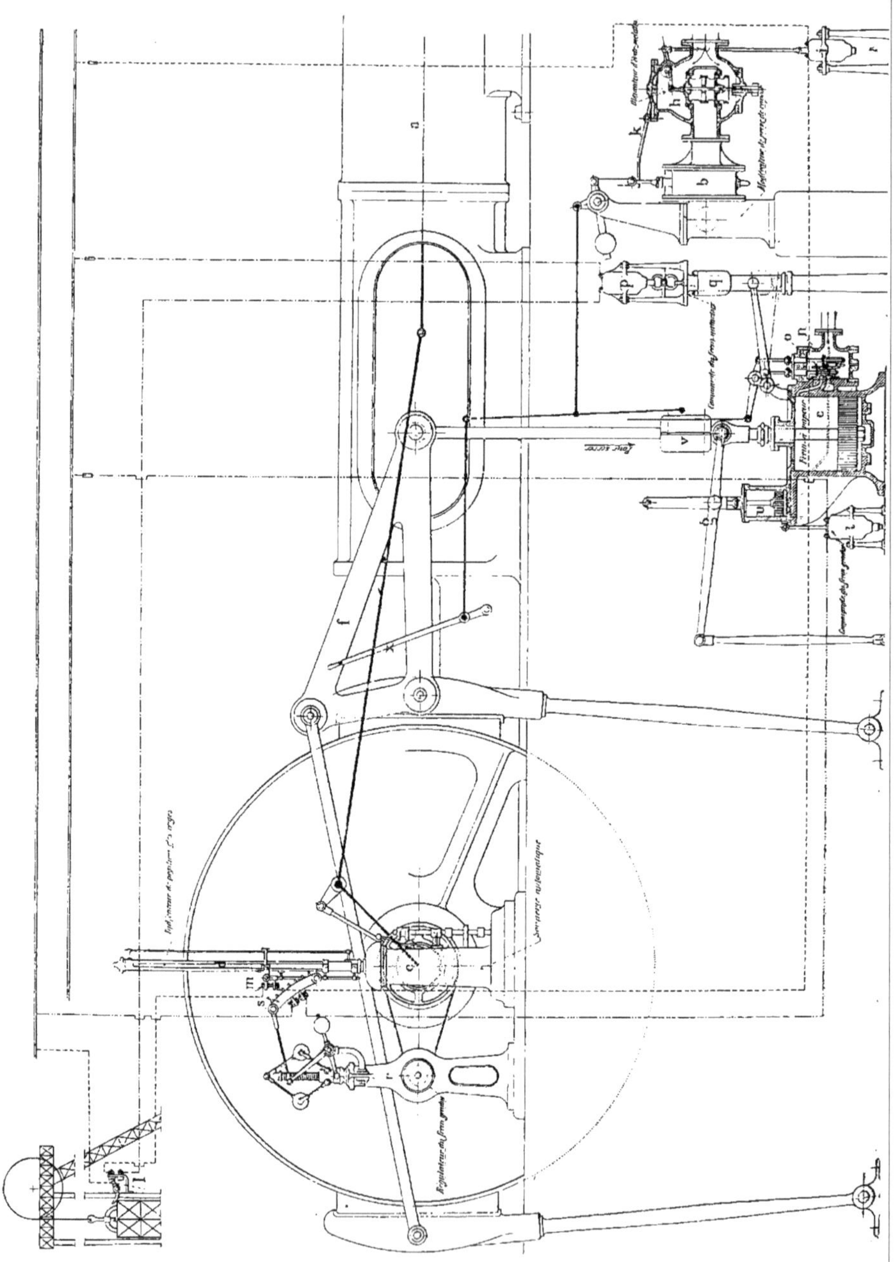

que la cage montante s'élève à 2m,50 au-dessus des taquets de la recette des charbons, elle attaque un interrupteur double *l* placé dans le chevalet. Cet interrupteur est enfermé dans une boîte étanche, de laquelle se dégagent deux sabres qui soulèvent, respectivement, l'une ou l'autre des deux cages dépassant le point limite.

Il agit du même coup par sa fermeture :

1° Sur l'électro-aimant *i* de l'obturateur déjà cité ;

2° Sur l'électro-aimant *p* du frein à serrage instantané.

L'arrivée de la vapeur est interceptée et le frein mis en serrage à bloc.

La commande du frein instantané présente un agencement un peu spécial. Le cylindre à vapeur ordinaire du frein est conservé, mais il a été doté de deux tiroirs d'admission, superposés et indépendants : l'un *n* est actionné par le levier à main du poste de manœuvre à la façon habituelle ; l'autre *o*, directement appliqué sur la glace du cylindre, est spécial à l'évite-molettes.

Ce tiroir est complètement indépendant de la manœuvre du tiroir à main et sa mise en position d'admission n'est obtenue que par la chute du poids sur le levier qui le commande. Le poids *q* est normalement retenu par l'électro-aimant *p* et sa chute libre (sur 120 millimètres environ) a pour but de provoquer, par le choc qui en résulte, le décollement instantané du tiroir *o* et d'assurer son rapide déplacement. Cette chute est provoquée par l'attraction du noyau de l'électro-aimant qui forme verrouillage de la suspension du contrepoids.

Le desserrage du frein sera obtenu ensuite, en replaçant, dans leur position primitive, l'interrupteur double *l*, le contrepoids *q* et le levier du tiroir *o* du frein à vapeur.

Pour « le ralentissement automatique à fin de cordée », lorsque la cage montante arrive au voisinage du jour, la vitesse de la machine doit être ralentie progressivement par le mécanicien.

On emploie à cet effet un appareil de ralentissement qui peut s'appliquer aux deux marches ; mais à la fosse n° 1 il fonctionne seulement pendant la circulation du personnel dans le puits.

Lorsque la cage montante franchit les 60 derniers mètres avant le jour, si la vitesse de la machine dépasse de 1/10e la valeur de la vitesse normale, l'appareil entre en jeu ; un régulateur à force centrifuge *r* est embrayé et rendu solidaire du mouvement de la machine ; il actionne un sabre de profil spécial *s*, portant des touches qui seront attaquées par l'index de l'indicateur de position de la cage si, comme il vient d'être dit, la vitesse est supérieure de 1/10e à la vitesse normale ; mais qui resteront effacées si cette vitesse n'est pas dépassée. Si l'une des touches du sabre est attaquée, un interrupteur, solidaire de son mouvement, envoie le courant dans l'électro-aimant *t*, qui gouverne la soupape de mise à l'échappement du cylindre *u* de desserrage du frein. La vapeur, qui tient normalement soulevé le piston du cylindre, s'échappe, et le mécanisme de desserrage tombe sous l'action du poids de ces masses mobiles, auquel on a ajouté un contrepoids additionnel *v* ; la poulie de frein se trouve ainsi serrée. Ce serrage s'effectue avec une énergie déterminée par le contrepoids *v*, de telle sorte que le travail du frottement, sur la poulie de frein, ramène la vitesse de la machine à sa valeur normale. Alors le régulateur *r* ralentissant, le sabre est ramené en arrière, la touche échappe l'index, le courant est supprimé et le mécanisme de desserrage remis en fonction. La machine continue donc sa course pour être, par le jeu de l'appareil, ralentie de nouveau si besoin est.

Ainsi donc, si, pour une cause quelconque, la machine n'arrêtait pas la cage à la recette, cette cage, continuant son mouvement ascensionnel, attaquerait les sabres de l'appareil de mise en serrage instantané du frein, à une vitesse suffisamment réduite pour que ce freinage brusque ne présente aucun danger. L'agencement du cylindre de desserrage procure encore l'avantage d'effectuer automatiquement le freinage d'intensité réglée de la machine si, pour une cause quelconque, la vapeur venait à manquer dans la conduite d'arrivée de vapeur au modérateur, parce que la prise de vapeur du cylindre *u* se fait sur ladite conduite.

Le courant nécessaire au fonctionnement de l'évite-molettes est pris sur le circuit d'éclairage, qui est constamment parcouru par le courant. Dans le cas de distribution intermittente de ce courant, l'intercalation d'une batterie d'accumulateurs est prévue.

Comme appareil adopté à l'étranger, nous citerons l'évite-molettes *Karlik-Witte*, employé entre autres aux fosses Viktor Grube (Gottesberg) et Gustav Grube (Rothenbach), constitué par :

Un indicateur vertical de profondeur, formé de deux vis sans fin, actionnées par la machine d'extraction, et dont les écrous mobiles indiquent à tout instant, sur des repères, la position exacte des cages dans le puits ;

Un secteur mobile autour d'un axe, et qui est déplacé automatiquement de sa position d'équilibre un peu avant la fin du mouvement d'extraction ; ce secteur reçoit des plots de contact, et, sur sa surface, des courbes de marche sont inscrites automatiquement ;

Un timbre, qui avertit automatiquement le mécanicien de la fin du mouvement d'extraction ;

Un régulateur à mercure d'une extrême sensibilité, mis en mouvement par la machine d'extraction ; un flotteur sur le mercure commande un stylet qui trace des diagrammes de marche représentant la vitesse de la machine sur le secteur ci-dessus, et actionne, lorsque la vitesse normale est dépassée, des organes avertisseurs et de sécurité (*fig.* 190).

La sensibilité est rendue beaucoup plus grande, par un dispositif spécial, lorsqu'il s'agit de transport d'hommes, que lorsqu'il s'agit d'extraction de matériel.

L'appareil fonctionne de la façon suivante :

Si, un peu avant la fin du mouvement d'extraction, pendant la période où le secteur est mis en mouvement, la vitesse n'est pas ralentie dans les limites voulues, un circuit électrique se trouve fermé par le stylet et les plots du secteur, et fait détoner des amorces, dont la force explosive provoque le freinage instantané de la machine d'extraction.

Si, pendant la période moyenne du mouvement d'extraction, la vitesse est trop grande, un autre circuit électrique se trouve fermé par le stylet et les plots du secteur, sur une sonnerie d'alarme, tant que le mécanicien n'a pas ramené la vitesse dans les limites prescrites.

L'appareil est généralement complété par les organes de sécurité et de contrôle suivants :

Fig. 190. — Evite-molettes Karlik-Witte.

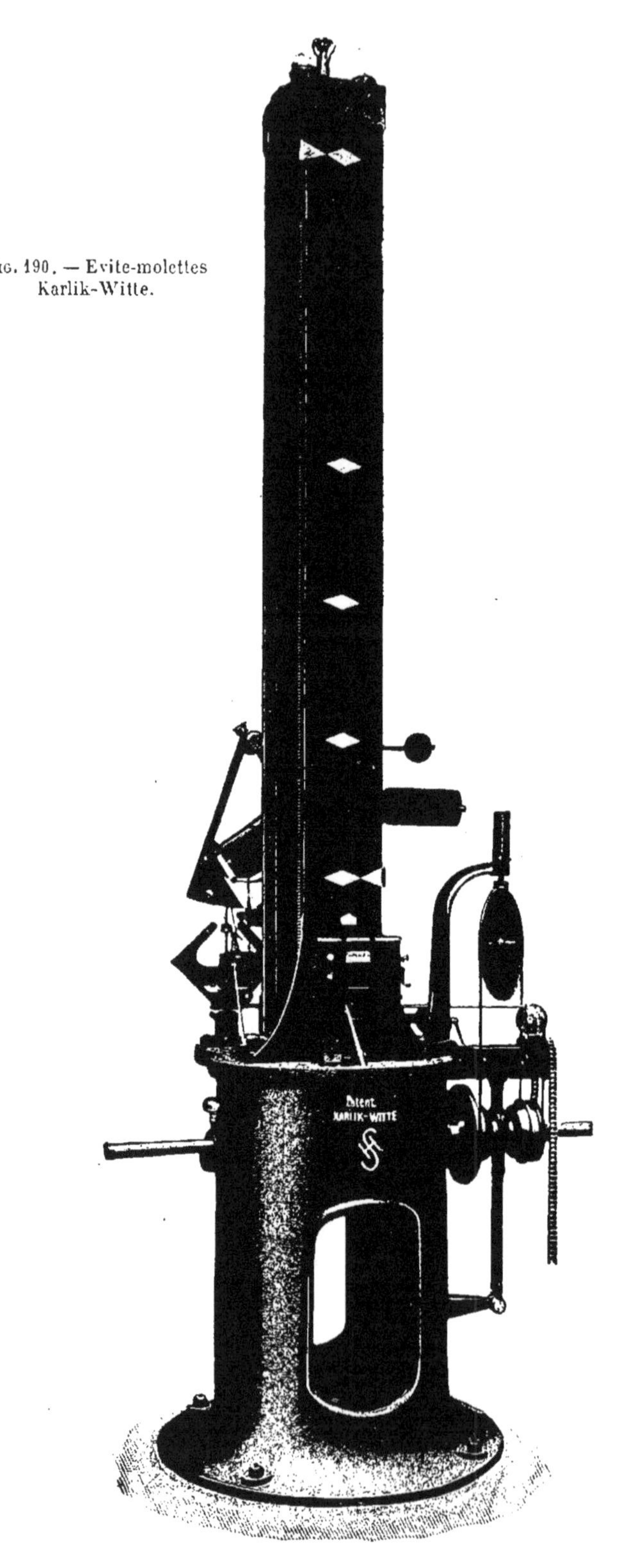

a) Un dispositif commandé électriquement et destiné à faire agir, sur la machine d'extraction, un frein de ralentissement fonctionnant lorsque la vitesse moyenne est dépassée pendant la période moyenne de la course; ce frein est libéré automatiquement lorsque la vitesse est devenue normale.

b) Un dispositif permettant, au moyen de touches d'alarme, placées à la recette du jour et à l'accrochage, de freiner instantanément de ces deux endroits la machine d'extraction, au commencement seulement du mouvement d'extraction, dans un cas d'urgence, où, par exemple, un signal aurait été mal compris.

c) Un dispositif d'essai et de contrôle permettant à tout instant de se rendre compte si la source de courant est en bon état, si les fils conducteurs sont en ordre, et si les cartouches sont conductrices et prêtes à l'allumage; les connexions sont établies de telle sorte que, en cas de dérangement de la source de courant, une batterie soit intercalée automatiquement. En outre, une sonnerie avertisseuse fonctionne dès que les cartouches sont détériorées par une cause quelconque.

Parachutes. — Pour parer aux dangers de la chute de la cage dans le puits en cas de rupture du câble, celle-ci est munie d'un système de parachute dont le principe est le même que celui appliqué aux monte-charges décrits précédemment.

Pendant longtemps (parachutes Fontaine et similaires), on ne s'est servi que du guidage en bois dans lequel les griffes du parachute mordaient facilement. Puis, lors des premières applications du guidage métallique, on conservait encore dans les puits un guidage en bois spécialement destiné au parachute.

Le *parachute Malissard* pour guidage métallique, que l'on rencontre aux mines de Bruay, d'Anzin, de Béthune, d'Aniche, d'Albi, et dont l'emploi tend à se répandre de plus en plus dans les houillères françaises, permet de supprimer le guidage supplémentaire en bois (*fig.* 191).

Ce parachute se compose essentiellement de quatre griffes en acier G placées deux à deux symétriquement de chaque côté des champignons des rails-guides AA.

Ces griffes peuvent tourner autour d'un axe horizontal excentré

PARACHUTE

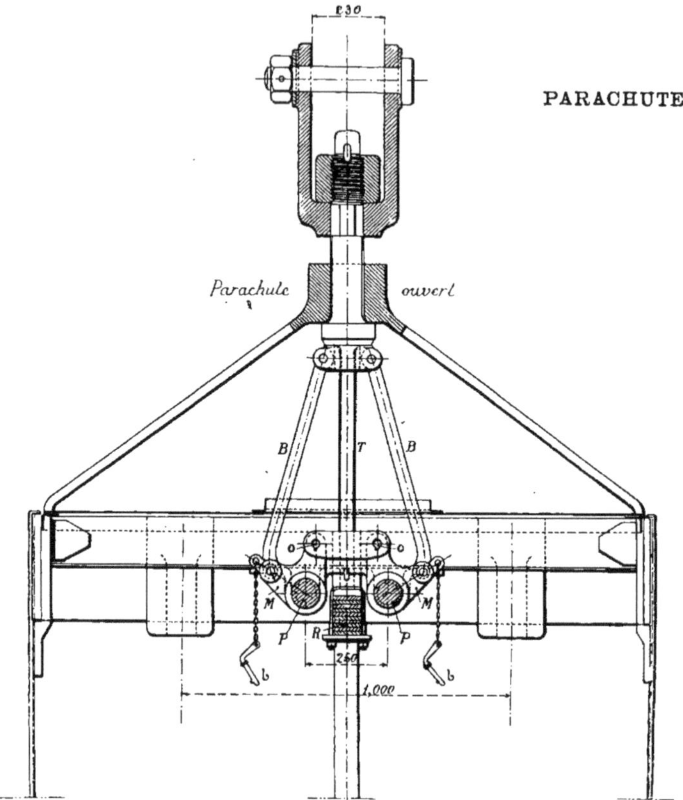

Coupe transversale du toit de la cage.

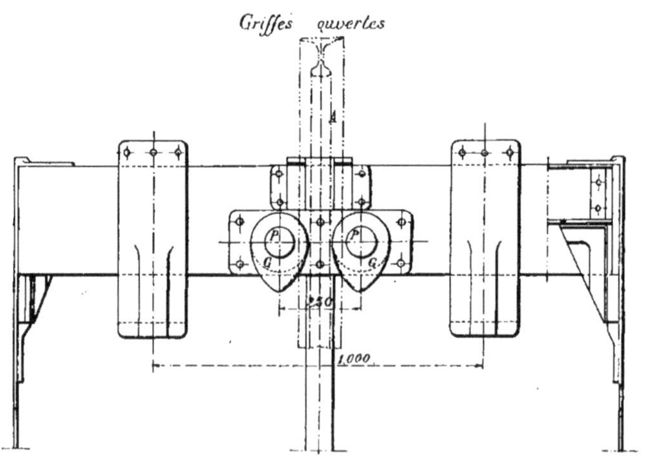

Élévation latérale du toit de la cage.

FIG. 191. — Parachute pour guidage métallique agissant latéralement sur
Compagnie des

MALISSARD

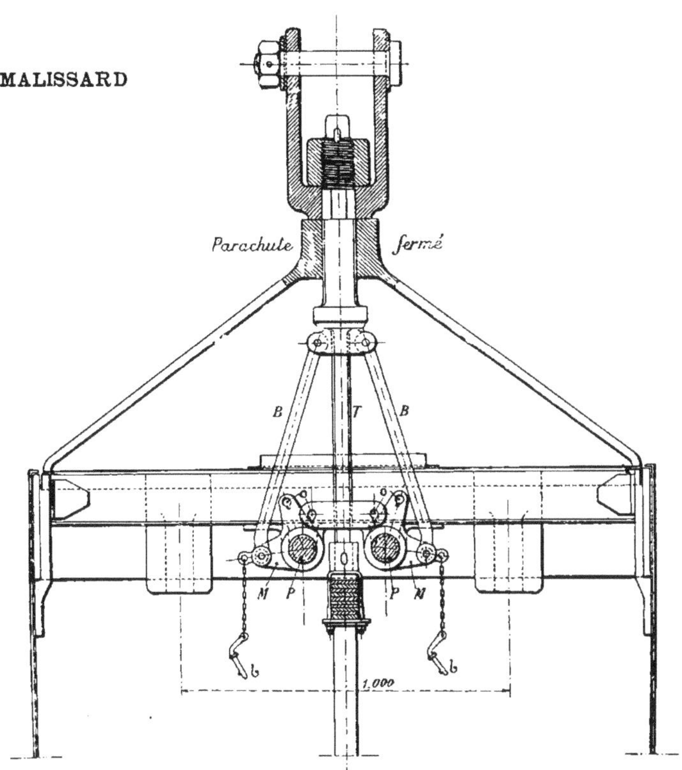

Coupe transversale du toit de la cage.

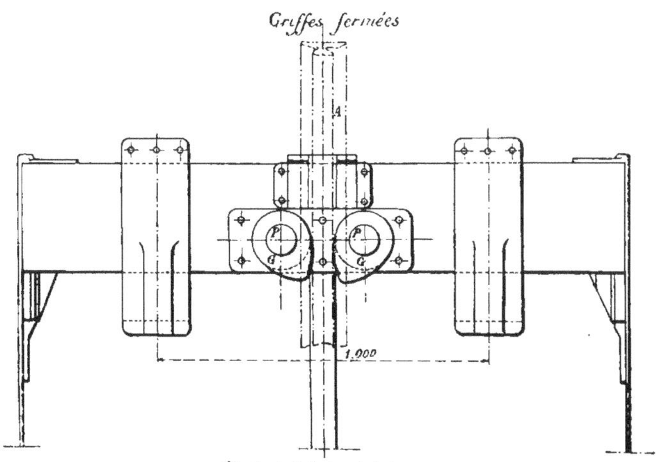

Élévation latérale du toit de la cage.

les rails-guides, appliqué à la cage à 12 berlines de la fosse d'Arenberg de la mines d'Anzin.

par rapport à leur ligne d'action ; par cette rotation elles se rapprochent du rail, arrivent en contact avec lui et, sous l'action

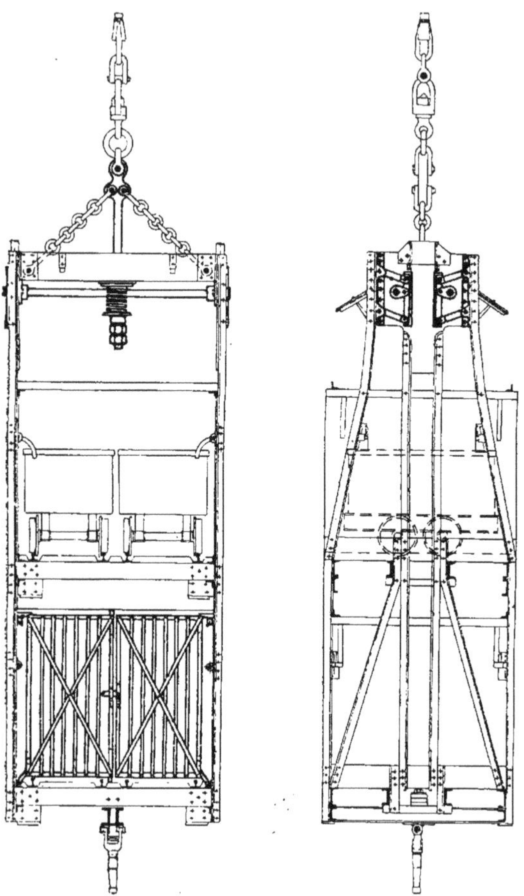

FIG. 192. — Parachute de la maison Humboldt pour cage de 4 berlines, avec portes de fermeture de la cage et taquets-butées empêchant le déchargement fortuit des berlines.

du poids de la cage, tendent à pénétrer de plus en plus dans le champignon du rail arrêtant ainsi la cage dans sa chute.

Les griffes sont calées aux extrémités de deux arbres parallèles P, qui traversent dans toute sa longueur le toit de la cage et sortent du châssis à travers deux platines en fer forgé qui forment paliers et sont rivées au châssis. Ces deux arbres portent chacun, calé au milieu de leur longueur, une manivelle M reliée à la tige de suspension T au moyen d'une bielle B. Un ressort à lames d'acier R dont la chape est clavetée sur la tige de suspension et qui s'appuie à ses extrémités sur deux poutrelles placées sous le toit de la cage, tend à faire descendre la tige et à produire,

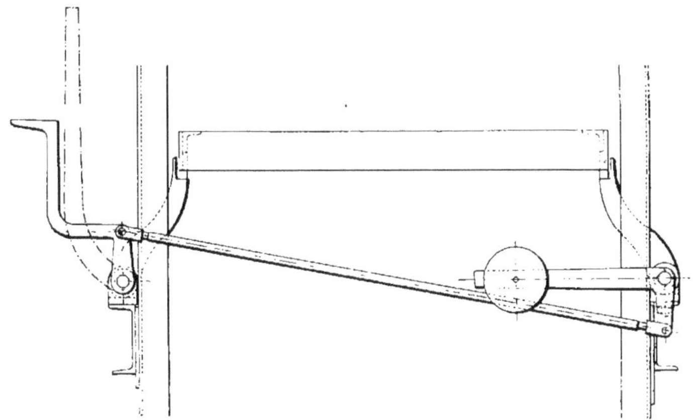

Fig. 193. — Clichage Humboldt à pied de biche.

par l'intermédiaire des bielles, la rotation des arbres appliquant ainsi les griffes contre les rails.

Dans la marche normale, la cage est suspendue à l'extrémité du câble et le ressort tendu par le poids de la cage; les griffes sont écartées des rails; au moment de la rupture du câble le ressort se détend brusquement et amène les griffes au contact des rails guides. Le poids de la cage agissant alors augmente le serrage des griffes et provoque l'arrêt de la cage.

Pendant l'extraction courante à grande vitesse, pour éviter les prises de griffes intempestives provoquées par l'irrégularité de la marche de la machine, il est bon de caler le parachute. A cet effet on passe les broches *b* dans les œillets O disposés sur les manivelles M. Ces broches fixent ainsi les manivelles au collier C et empêchent la rotation des arbres.

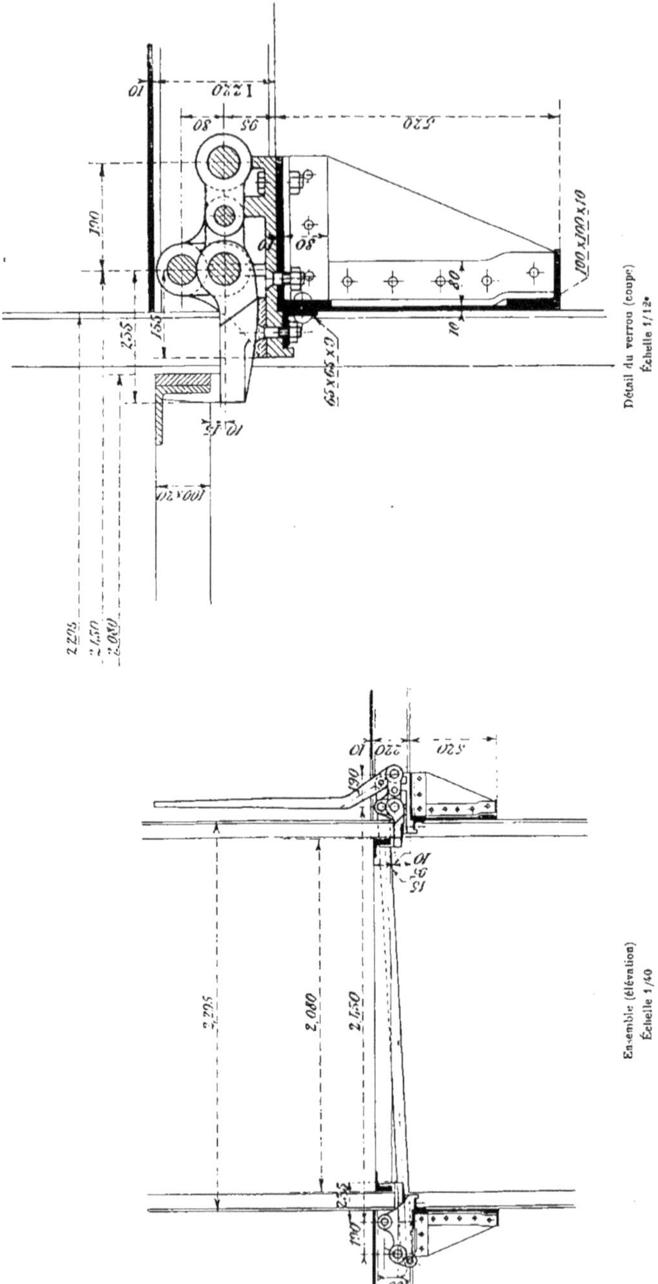

Fig. 194. — Clichage à verrou construit par la Société Humboldt, au puits Trémonia.

Un autre système, que l'on rencontre surtout dans les mines allemandes et construit par la maison *Humboldt*, consiste à produire l'arrêt en chute libre par le serrage progressif contre le guidage de deux parties qui l'entourent de part et d'autre (*fig.* 188).

Parmi les autres dispositifs de sûreté de l'extraction il faut noter les clichages, qui fixent la cage aux diverses recettes pendant son chargement, les portes de fermeture des recettes, qui fonctionnent comme celles des monte-charges, et les divers appareils de calage des berlines chargées dans une cage.

Clichages, portes, etc. — Les *clichages* sont, ainsi que les portes de fermeture des recettes, construits sur un principe identique à celui des appareils similaires que nous avons eu l'occasion d'étudier au chapitre des monte-charges.

Ils fonctionnent soit au pied, soit à la main, par l'intermédiaire d'une série de leviers, de tiges de rappel et contrepoids rendant les différentes parties solidaires les unes des autres (*fig.* 193 et 194).

Les *portes de fermeture des recettes* sont généralement d'un poids considérable et on se base sur cette propriété qui empêche leur soulèvement à la main pour provoquer leur ouverture à l'arrivée à l'étage par la cage elle-même, soit directement, soit au moyen de cordes et poulies de renvoi (*fig.* 195).

Les *appareils de calage* pour berlines chargées sont nécessités par la pente donnée au plancher des cages pour faciliter leur déchargement et en augmenter la rapidité.

Ils se composent en général de tiges terminées en U contre lesquelles les essieux des berlines viennent se caler, et surgissant ou s'abaissant sous la commande d'un système de leviers (*fig.* 196).

Réparations. — Pour les *réparations du puits*, les ouvriers sont munis, bien qu'ils restent dans la cage, de ceintures de sûreté fixées au câble ; quand ils doivent sortir de la cage, on doit établir d'abord au-dessous de celle-ci deux paliers superposés distants de 4 mètres environ qui les préservent des chutes (*fig.* 197).

Nous ne parlerons que pour mémoire de l'asséchement et de l'exhaure de la mine. Il est évident que pour l'hygiène du mineur, son travail doit s'effectuer dans des conditions telles qu'il ne soit point gêné par les courants d'eau souterrains.

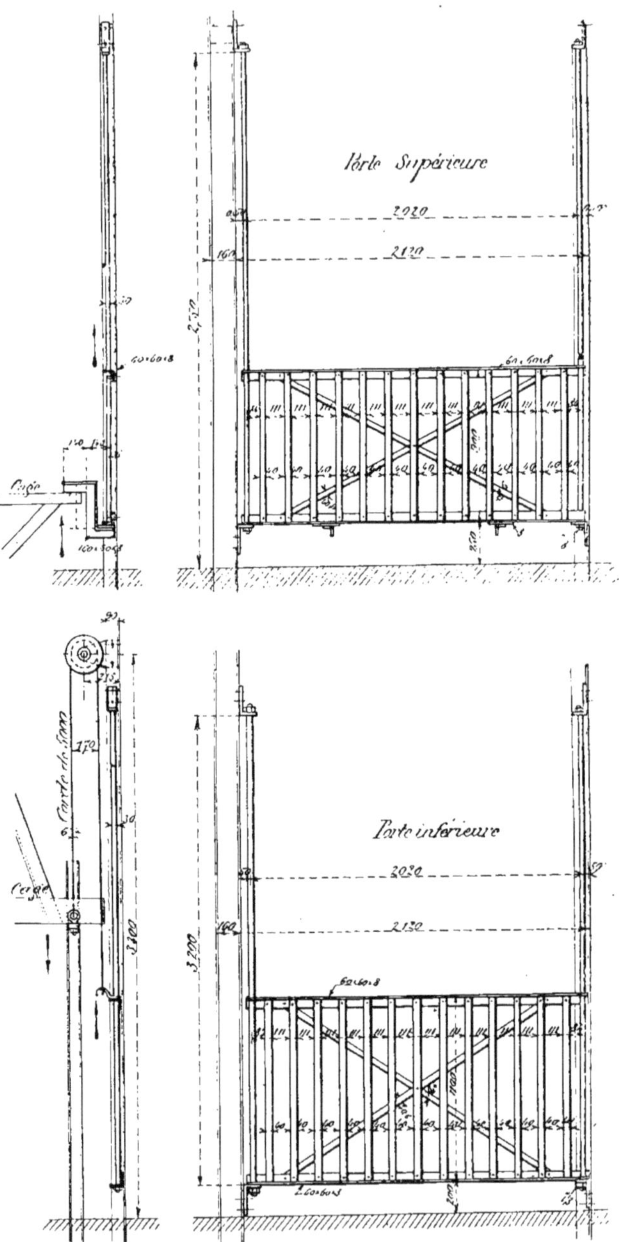

FIG. 195. — Portes pour recette du fond, construction Humboldt.

Préparation mécanique du charbon. — Le charbon remonté

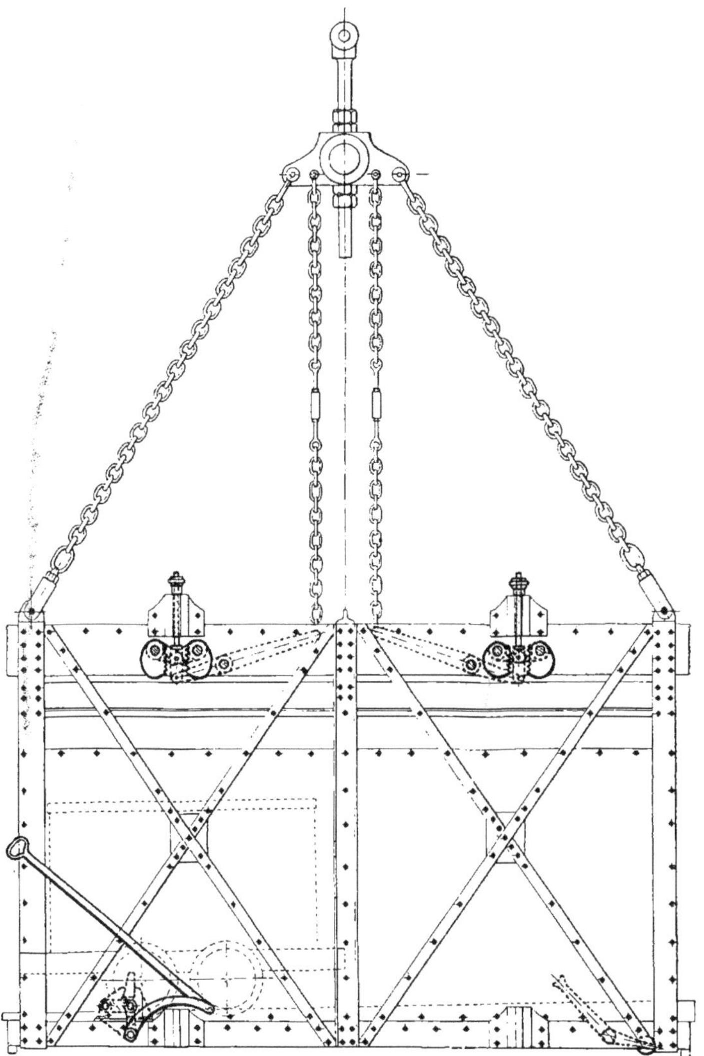

Fig. 196. — Cage avec parachute et appareils de calage (Humboldt).

au jour est basculé, criblé et envoyé au lavoir. Cette préparation

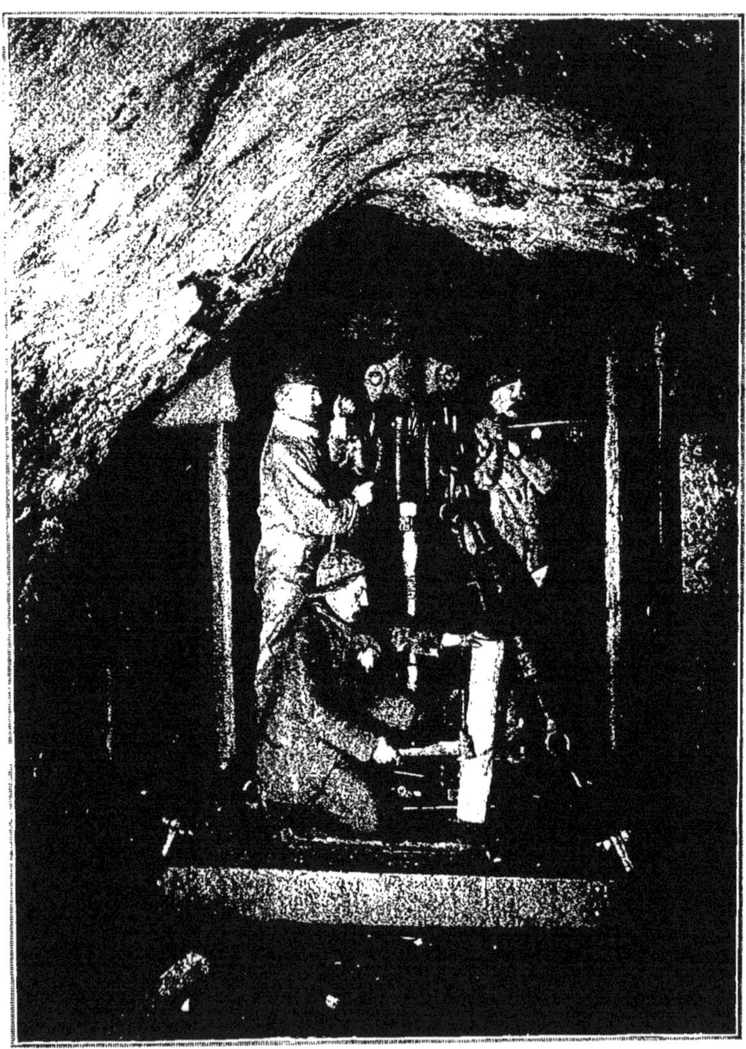

FIG. 197. — Réparations au cuvelage d'un puits (*Illustration*).

mécanique comporte tous les inconvénients des ateliers à machines-outils avec production de poussière, et par conséquent la protection du travail doit entraîner les mêmes précautions (*fig*.198).

C'est ainsi que le triage à la main, qui, en général, est fait par les femmes, produit beaucoup de poussières : les ouvrières se garantissent la chevelure en mettant sur leurs têtes des bonnets

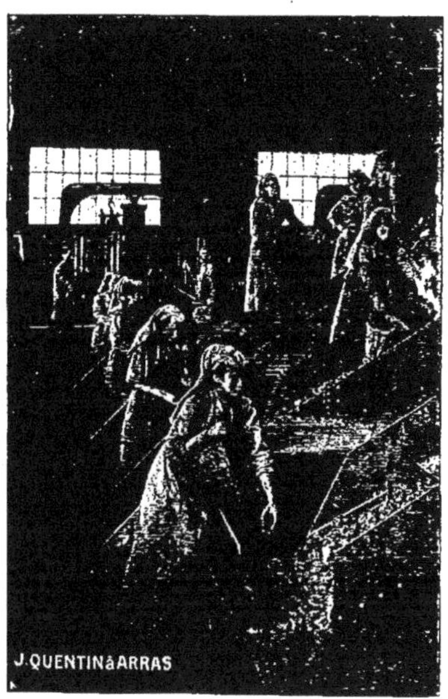

Fig. 198. — Triage du charbon aux mines de Lens.

qu'elles cabossent — la coquetterie ne perd jamais ses droits chez la femme — avec le plus de chic possible (*fig*. 199).

MINES MÉTALLIQUES

Les mines métalliques comportent, comme les mines de houille une installation au jour, simplifiée en ce sens qu'il n'y a pas nécessairement de lampisterie, les lampes employées étant presque toujours à feu nu (*fig*. 200).

Elles ont, de plus, un dépôt à explosif, qui n'existe pas dans les mines grisouteuses, la poudre n'étant employée que pour le forage des puits et galeries d'allongement.

Emploi des explosifs. — En dehors des règlements spéciaux, il est nécessaire de prendre un certain nombre de précautions dans l'emploi des explosifs.

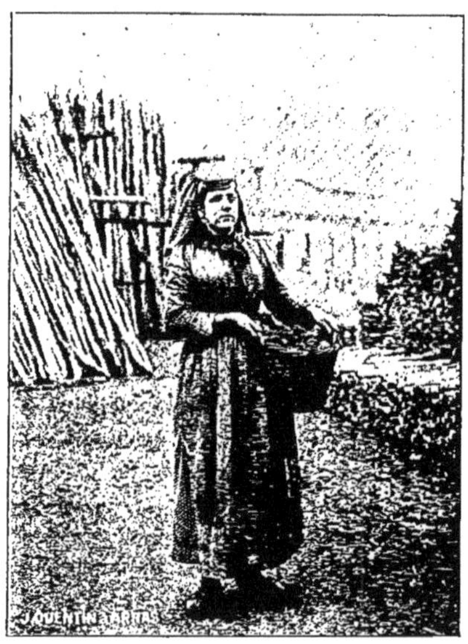

Fig. 199. — Équipement d'une trieuse de charbon (mines de Lens).

1° Quant au magasin à poudre : nous prendrons pour exemple celui de la société allemande Basalt A.G, pour 50 kilogrammes de dynamite; il se compose de deux chambres : la première, qui mesure 1m,10 × 1m × 2m, contient les amorces; la seconde, de 1m,10 × 1m,10 × 2m, les explosifs. Ces chambres sont construites en murs de briques, de 0m,40 d'épaisseur et fermées par des portes en bois en double madrier mesurant 0m,80 × 1m,60. Le plancher est en béton de 0m,10 d'épaisseur recouvert de feutre. Dans la première chambre sont ménagées des niches de

$0^m,60 \times 0^m,50 \times 0^m,25$. La porte d'entrée est en chêne de $0^m,04$ armée de tôle d'acier ; elle s'ouvre vers le dehors de façon à ne pouvoir produire d'écrasement contre le mur de la chambre, ce qui évite toute chance d'étincelles. Les murs sont suffisamment rapprochés de la porte pour qu'on ne puisse y introduire aucune pince et sont, de plus, garnis d'ancrages, coulés en Z, en bronze.

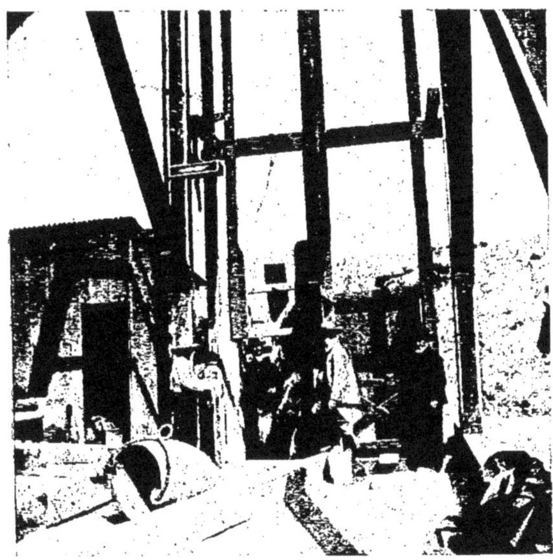

Fig. 200. — Mines de Santa-Rosalia (Mexique)

Recette du jour. La descente de 200 mètres s'effectue dans une benne sans guidage ni parachute. Le câble est rond et en fil d'acier.

Des entrées d'air grillagées font communiquer la seconde chambre avec la première et la première avec l'extérieur, afin de maintenir à l'intérieur une température moyenne. Le magasin est recouvert d'un mètre de terre au-dessus de son toit ou totalement enfoui (*fig.* 201) ;

2° Quant à l'emploi des cartouches : la distribution doit en être contrôlée d'une façon très stricte ; aucun ouvrier ne peut en avoir en sa possession ; la quantité nécessaire est remise quoti-

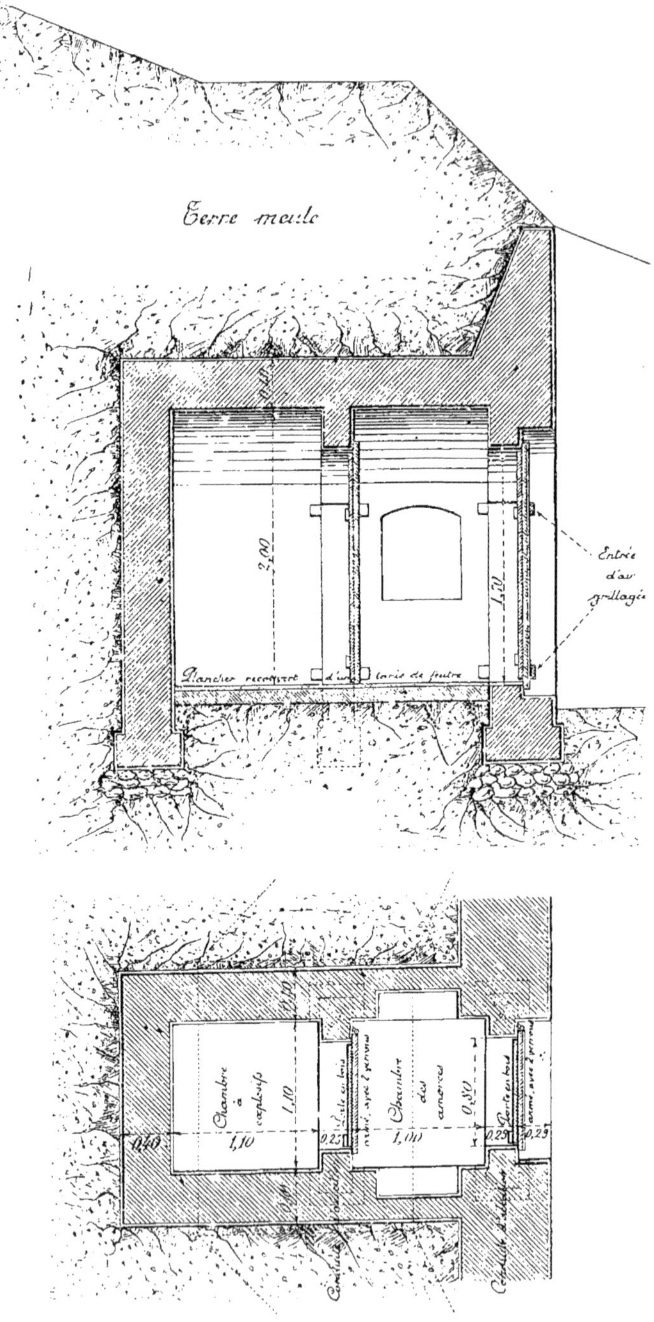

Échelle 1/50e

FIG. 201. — Magasin d'explosifs construit par la Basalt. A. G.

diennement par le magasinier à l'homme responsable, contre un bon signé ; cet homme les introduit lui-même dans les trous de mine, assiste à leur bourrage et met le feu. On évite les ratés, soit en mettant deux mèches par trou de mine, soit en se servant

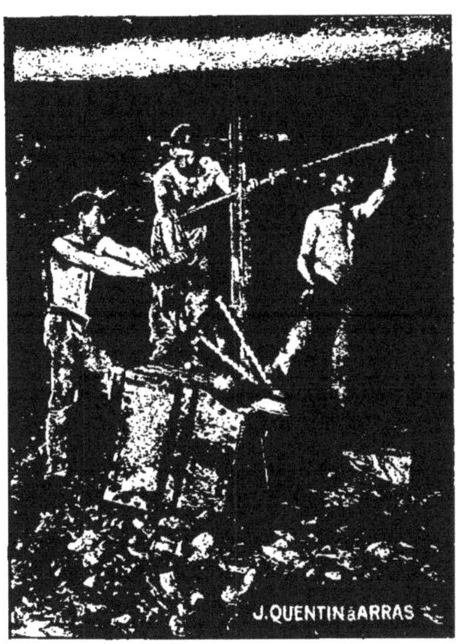

Fig. 202. — Préparation au fleuret d'un trou de mine Percement d'une voie d'allongement (mines de Lens).

d'étoupilles électriques. Si, cependant, malgré ces précautions, la mine ne sautait pas, il serait nécessaire d'interdire aux ouvriers de ce poste de retourner au front d'attaque, et ce sont seulement ceux du suivant qui y pourront aller, encore qu'il leur soit interdit de toucher à la mine ratée. On recommande avant de mettre le feu à une mine de prendre la précaution d'arroser le sol à une vingtaine de mètres aux alentours, afin d'éviter la conflagration des poussières organiques (*fig.* 202).

Procédés d'extraction. — L'extraction dans ces mines se fait de la façon suivante :

L'ouvrier perce dans les blocs des trous cylindriques de 2 à

5 centimètres de diamètre, d'une profondeur variable avec la matière à extraire, et cela avec un outil dit barre à mine. Il met dans ce trou une certaine quantité de poudre de mine ou de poudre comprimée, une amorce électrique et, par dessus le tout, pour former bourrage, un tampon d'argile. La mine est alors préparée.

Après en avoir fait de cette manière le nombre jugé convenable, tous les ouvriers s'éloignent du chantier, et on met le feu aux mines à une certaine distance avec des appareils dits exploseurs qui ont tous pour but de faire passer un courant électrique simultanément dans toutes les amorces.

Il existe une grande variété de ces exploseurs : exploseur de *Bréguet*, dit à coup de poing ; exploseur *dynamo électrique* ; exploseur électrique, de la maison *Rouselle et Tournaire*, etc.

Ces exploseurs doivent être construits pour faire détoner des amorces à incandescence, dans lesquelles l'inflammation est produite par l'échauffement d'un fil fin en platine, de préférence aux amorces à étincelles ; ces dernières présentent, en effet, par rapport aux amorces à incandescence, les désavantages suivants :

a) Comme, pour obtenir l'étincelle, le conducteur doit être interrompu dans chaque amorce, il n'est pas possible de vérifier l'état des conducteurs avant de procéder à l'explosion.

b) La tension du courant qui passe dans ces amorces étant relativement élevée, la section des conducteurs peut être faible ; mais il faut que ces conducteurs, ainsi que les exploseurs, soient parfaitement isolés.

c) Les machines d'induction électrostatiques utilisées pour la mise à feu des amorces, sont facilement influencées par l'humidité de l'atmosphère et n'offrent, par conséquent, qu'une sécurité de fonctionnement très douteuse.

Les amorces à incandescence se montent en série sur un circuit unique. Avant de procéder à l'explosion, on vérifie la continuité de la ligne à l'aide d'un appareil constitué par un galvanoscope et une pile sèche, renfermée dans une enveloppe métallique, appareil de petite dimension, très portatif et pouvant être placé dans une sacoche en cuir.

Comme source de courant, on emploie une pile sèche, un magnéto ou une dynamo.

Les exploseurs à pile comportent de 6 à 48 petits éléments secs, et permettent de faire détoner de deux à vingt amorces, sur une résistance de ligne de 2 ohms. On ferme le circuit pour produire l'explosion en introduisant dans l'appareil une clef métallique séparée, qui réunit deux contacts.

Les exploseurs à magnéto doivent être munis d'un dispositif qui ne permet la mise en circuit du conducteur qu'au moment où la vitesse de l'induit a atteint sa valeur normale, car, s'il en était autrement, par suite de l'accroissement progressif de l'intensité du courant, les amorces les plus sensibles seraient les premières actionnées, et l'interruption du circuit produite de ce fait donnerait lieu à des ratés.

Les exploseurs à dynamo permettent de faire partir quarante ou quatre-vingts amorces en série sur 17 ohms de résistance de ligne. Le fonctionnement de ces appareils est beaucoup plus sûr que celui des exploseurs à magnéto. On construit des exploseurs pour quatre-vingts amorces et plus.

Dans ces modèles, l'induit de la dynamo est commandé par un fort ressort que l'on remonte à la main avant la mise en marche. Dès que le personnel chargé de placer les amorces est en sûreté et que les conducteurs ont été vérifiés avec le contrôleur, on déclenche le ressort en pressant sur un bouton. L'induit se met à tourner ; l'inducteur est excité jusqu'à saturation complète et la force électromotrice de la machine atteint le maximum. Ce n'est qu'à ce moment que la communication est établie automatiquement avec la ligne, et que l'inflammation de toutes les amorces a lieu simultanément. La simultanéité de l'inflammation des différentes mines augmente d'une façon considérable l'effet de l'explosion.

Dans le but d'éviter des accidents par le déclenchement accidentel du ressort avant le moment voulu, les exploseurs à dynamo sont quelquefois pourvus d'un dispositif spécial de fermeture, qui empêche que la manœuvre ne puisse être effectuée avant que toutes les précautions préliminaires aient été prises.

Les autres précautions sont les mêmes que dans les mines de houille. La statistique (1900) donne, en effet, des chiffres à peu près semblables pour 1.000 ouvriers employés.

CAUSES	ACCIDENTS	TUÉS	BLESSÉS
Éboulements	45,3	12,0	36,8
Chutes dans les puits	10,3	6,8	3,4
Coups de mine	10,3	0,8	11,1
Exploitation des voies ferrées souterraines	16,2	0,8	15,4
Travaux manuels	7,7	»	7,7
Causes diverses	16,2	3,4	17,1
TOTAUX	106,0	23,8	91,5

La proportion supérieure des accidents dus à des causes diverses provient de l'emploi plus répandu de foreuses mécaniques.

Les travaux au jour comportent des appareils sensiblement plus dangereux que ceux employés dans les lavoirs à houille, concasseurs, broyeurs, etc.

Enfin, il faut signaler les dangers provenant des poussières toxiques dégagées dans l'extraction de minerais, tels que ceux de mercure, de plomb, d'arsenic.

Nous en parlerons dans le chapitre consacré à la métallurgie de ces métaux.

CARRIÈRES

Les ouvriers travaillant dans les carrières souterraines sont exposés, au point de vue de l'extraction, aux mêmes dangers que les mineurs, ainsi que le prouvent les statistiques; les carrières ont, de plus, l'inconvénient d'être en général mal ventilées, ce qui expose les ouvriers au travail dans une atmosphère viciée et à l'influence de la fumée et des gaz lorsqu'ils font usage de poudre ou dynamite.

La statistique des accidents survenus en 1900, par 1.000 ouvriers, donne, en effet, les chiffres suivants :

CAUSES	ACCIDENTS	TUÉS	BLESSÉS
Éboulements	37,3	20,9	19,4
Chutes dans les puits	7,5	6,7	2,2
Ruptures de câbles	4,5	1,5	4,5
Coups de mines	10,4	3,7	10,4
Exploitation des voies ferrées souterraines	0,7	»	0,7
Travaux manuels	14,9	0,7	14,2
Causes diverses	17,9	3,7	17,9
TOTAUX	93,3	37,2	69,3

L'exploitation des carrières souterraines comporte le travail de la taille de la pierre qui se fait au jour ; il est identique à celui que l'on rencontre dans les carrières à ciel ouvert, et nous aurons à le traiter plus loin en étudiant les conditions hygiéniques du travail des matériaux bruts après leur extraction du sol.

CHAPITRE II

MÉTALLURGIE DU FER

OBTENTION DU MÉTAL

La métallurgie, en temps qu'extraction du métal de ses minerais, s'opère par voie sèche ou voie humide. Le premier mode de traitement, pour ne parler que de celui-là, est basé sur un certain nombre de réactions chimiques; ces réactions facilitées soit par la haute température, ce qui a lieu le plus généralement, soit par l'électricité, peuvent toutes se ramener à deux opérations fondamentales :

1° Fusion de la gangue, avec, suivant les cas, adjonction d'un fondant ayant pour but la formation de silicates fusibles;

2° Reprise du produit ainsi obtenu pour un traitement définitif donnant le métal.

La marche des opérations étant toujours la même dans son ensemble, il est aisé de concevoir une classification des risques professionnels, dont la généralité saura se plier aux divers cas particuliers des appareils industriels malgré la multiplicité de leurs formes.

I. Les affections de l'organisme sont provoquées par :

a) Les poussières, gaz et vapeurs nuisibles;

b) Les traumatismes du système musculaire;

c) Le travail dans une atmosphère malsaine, l'air ambiant étant surchauffé et desséché;

d) Le passage brusque et répété dans des milieux à température très différente[1].

II. Les affections particulières résultent :

a) Des brûlures qui peuvent provenir des contacts de certaines parties du corps avec outils et appareils à haute température;

b) Des explosions de mélange gazeux;

c) Des accidents dus aux pièces en mouvement (plaies, contusions, ecchymoses, etc.);

d) De la lumière éclatante, des matières incandescentes (irritation des paupières, de la conjonctive, du nerf optique);

e) Des bruits, par leur intensité ou leur répétition (trouble de l'ouïe).

Nous nous occuperons spécialement ici de ce qui a trait à la *sidérurgie*, réservant pour un chapitre ultérieur, les opérations relatives aux métaux autres que la fonte, le fer et l'acier.

FONTE

La fonte est, on le sait, composée de fer et de carbone; elle est utilisée soit dans cet état, soit en la transformant en acier et en fer par l'élimination partielle ou totale du carbone combiné.

La fonte est produite dans les hauts-fourneaux par le mélange de minerai de fer avec un fondant et le carbone (coke ou charbon de bois[2]).

L'air nécessaire est envoyé par des tuyères; il est comprimé dans des souffleries, et traverse généralement des récupérateurs de chaleur chauffés par le gaz des hauts-fourneaux, où il est porté à une température voisine de 800°.

Le haut-fourneau est un four à cuve de grande dimension; il peut se diviser en trois parties principales:

1. La forte chaleur rayonnante détermine des transpirations qui augmentent la soif, par conséquent la tendance aux troubles de la digestion et à l'*alcoolisme*. De plus les ouvriers ont l'habitude de s'habiller le plus légèrement possible et de s'exposer, dès qu'ils ont un instant de répit, à des courants d'air, source de maladies pulmonaires et de rhumatismes.

Enfin si pour un besoin — naturel ou commandé — ils abandonnent quelques minutes leur travail, il est bien rare qu'ils prennent la peine de se couvrir.

2. On trouve encore en Suède, en Russie et en Ecosse un certain nombre de fourneaux marchant au bois; mais il est inutile de dire qu'ils sont peu nombreux.

1° A sa partie supérieure le gueulard par où l'on verse les éléments de la fonte ;

2° La cuve avec le ventre, région de la réaction ;

3° Les étalages, l'ouvrage et le creuset avec les tuyères ; c'est là que s'opèrent la séparation, puis la coulée du laitier et de la fonte par des orifices spéciaux.

Le gueulard est entouré d'une plateforme sur laquelle on amène les matières dans des wagonnets montés soit par des monte-charges, soit par skipp (dans ce cas la manœuvre se fait automatiquement et ne nécessite pas la présence d'ouvriers, au gueulard[1]).

Les wagonnets sont chargés et pesés dans les parcs à minerai et à dolomie. Ils sont généralement remplis de coke aux environs des *fours à coke*.

Les plus récents de ces derniers présentent la disposition suivante :

Le coke incandescent vient s'écraser au déchargement, pour faciliter son enlèvement, sur un plan incliné surmonté d'une passerelle d'où les ouvriers peuvent l'éteindre sans risquer d'être atteints par les parties enflammées.

Le *gueulard* est muni d'un dispositif de prise de gaz afin de les envoyer dans les « cowpers » pour le réchauffage du vent, dans les foyers des chaudières ou de préférence aux épurateurs spéciaux, gazomètres, et autres appareils permettant de les utiliser dans des moteurs à gaz.

Les prises de gaz sont de deux sortes : latérales ou centrales ; ces dernières passent au milieu de l'appareil dénommé *cup and cone* qui a pour but d'empêcher le départ des gaz et vapeurs en temps normal, tout en permettant le chargement.

Lorsque le « cup and cone » est simple, il s'échappe une assez forte quantité de gaz au chargement, environ 10 mètres cubes ; en le doublant, il ne perd que la quantité enfermée entre les deux cônes.

Ce gaz, en quelque quantité qu'il soit, est extrêmement dangereux par sa haute teneur en oxyde de carbone et, également,

1. Hauts-fourneaux américains, usines Cockerill, Differdange, etc.

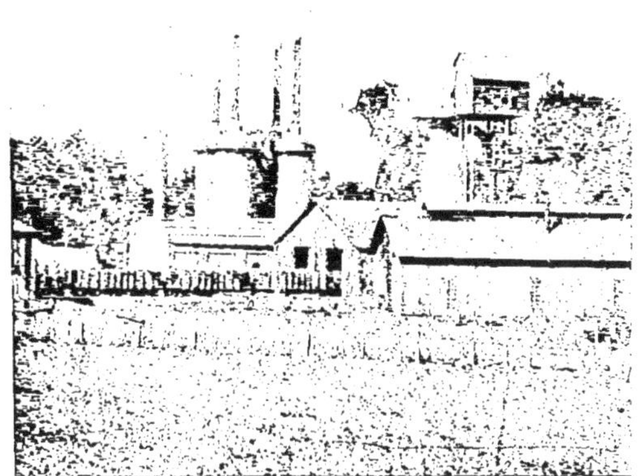

Fig. 203. — Hauts-fourneaux avant l'explosion[1].

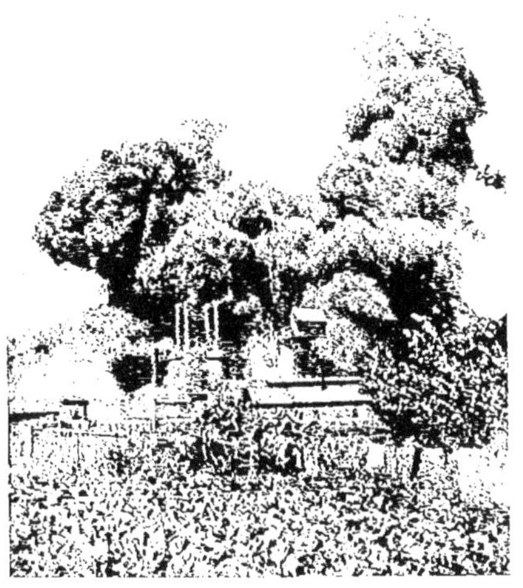

Fig. 204. — Explosion des hauts-fourneaux.

1. — Figures 203, 204, 205, 206, 207, communiquées par M. Lindeboom, ingénieur E. C. P., administrateur de la Société métallurgique du Périgord.

par l'acide sulfureux qu'il contient. Il est nécessaire de défendre en temps normal et surtout pendant les manœuvres les abords du gueulard. De plus, il est indispensable de faire à claire-voie les gardes-fous nécessaires à la plate-forme pour faciliter sa ventilation[1].

Les gaz inutilisés doivent être brûlés et par conséquent allumés au-dessus d'une cheminée spéciale, dès leur sortie.

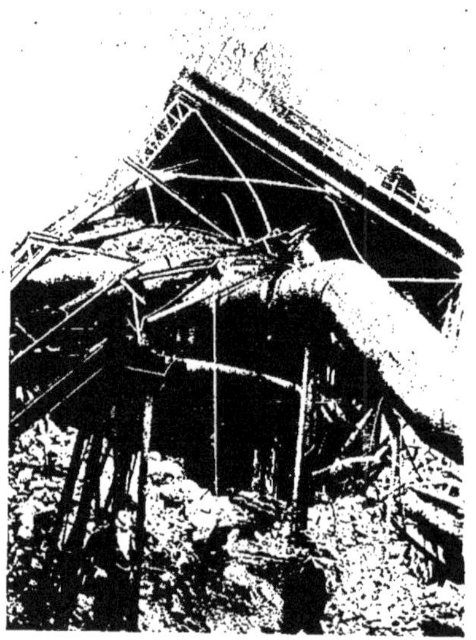

Fig. 203. — Effets d'explosion de haut-fourneau.

Si nous descendons jusqu'au ventre, nous rencontrons le long des parois du fourneau, des blindages, cerclages, etc. Des accidents peuvent résulter à cet endroit, soit de fentes, soit de ruptures de la maçonnerie, donnant passage à des matières en fusion.

La gravité de ces accidents peut s'accroître de façon considérable par la mise en contact de matières en fusion avec l'eau de refroidissement des parois, surtout lorsque cette eau est contenue dans des récipients fermés (water-jackets, tuyaux, etc.).

1. On est trop souvent tenté dans les usines de faire des gardes-fous en tôle pleine: c'est ainsi qu'il y a une dizaine d'années, aux Forges de Trignac, un ingénieur et trois ouvriers ont failli être asphyxiés par le gaz.

On les évite, par une vérification continuelle, par la réfection et la mise hors feu en temps opportun du fourneau.

Le travail au creuset présente ces mêmes dangers, auxquels s'ajoutent ceux propres au débouchage des chios, respiration des gaz nuisibles, descente rapide des pendus (agglomération non homogène arrêtant la descente normale des matières, etc.).

Des brûlures excessivement graves peuvent résulter, en outre,

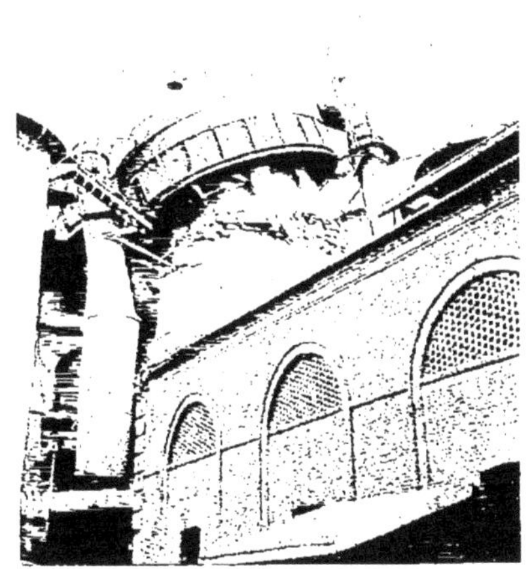

Fig. 206. — Effets d'explosion de haut-fourneau.

du contact avec des parcelles liquides de fonte ou de laitier pendant la coulée, le transport ou la granulation.

D'autre part, il faut éviter encore les accidents provenant du nettoyage même du fourneau, des nettoyages des conduites de gaz, des réchauffeurs de vent, sans compter les diverses explosions des mélanges gazeux qui peuvent y être contenus.

La prudence est, comme toujours, la meilleure protection contre les accidents. Des vêtements ignifuges, des masques, des sacs à main sont à recommander. Pour le travail au chio, on a construit des boucheurs et déboucheurs automatiques basés les uns sur le principe de la seringue, les autres formant en quelque sorte des haveuses.

Des clapets doivent être posés tout le long des conduites, et leur nettoyage facilité le plus possible.

En résumé, voici, d'après Zollenkopf[1], les principales causes d'accident du travail aux hauts-fourneaux :

1° Bris des plates-formes;

2° Explosion résultant de la mise en présence de la masse en fusion avec de l'eau :

3° Descente des « pendus »;

4° Respiration des gaz nuisibles au chio, à la coulée du laitier et aux fentes de la maçonnerie[2];

5° Nettoyage de l'intérieur du fourneau[3];

6° Respiration des gaz et poussières du gueulard;

7° Explosion dans la conduite de gaz;

8° Nettoyage des conduites de gaz[4];

9° Retard à l'inflammation des gaz destinés au chauffage;

10° Transport du laitier[5];

11° Granulation du laitier.

Les principales précautions à prendre sont donc[6] :

1° *Manutention des charges.* — Défense de monter sur les estacades sans l'ordre du surveillant.

1. *Die gefahren des hochofentriebes*, 1894 (*Zeitschrift deznt f. arbeiter wolhfarts seinricht ungen*).

2. Ces gaz sont beaucoup plus dangereux que ceux qui s'échappent du gueulard, par leurs composés carbonés, vapeurs métalliques, et surtout leur richesse en oxyde de carbone.

3. Lorsque les minerais de fer ont une haute teneur en zinc, les vapeurs de ce dernier se subliment et viennent se déposer sous forme de cadmie aux environs du gueulard. Ces dépôts augmentent sans cesse, et il vient un moment où ils gênent la descente des charges au point qu'il est nécessaire de les enlever. Pour cela on ralentit la marche et un ouvrier descend dans l'intérieur du fourneau avec les outils nécessaires; il est inutile, croyons-nous, d'insister sur les dangers que peut présenter une telle opération.

4. Des ouvriers entraient autrefois dans les conduites et dans les appareils séparateurs de poussière (basés, on le sait, sur le changement de section et coudes des conduites ou sur le filtrage sec et mouillé); il en résultait des accidents fort graves que l'on évite aujourd'hui par l'emploi d'appareils spéciaux.

5. Explosion pendant le transport au terril due à la pression des gaz enfermés par la solidification du laitier.

6. Les règlements et les mesures de précautions cités dans ce chapitre sont établis d'après ceux des établissements Schneider, qui se sont inspirés eux-mêmes des Lois et Décrets sur les accidents du travail des recommandations indiquées par l'Association des Industriels de France contre les accidents du travail, etc.

Se tenir sur la passerelle du milieu des estacades pour faire marcher les wagons à la pince.

Avant d'entrer dans une case, faire tomber les matériaux de crainte qu'ils ne s'éboulent.

Ne charger les brouettes qu'après le déchargement de la case.

Attendre que le chariot soit placé sur la plaque de déchargement pour faire avancer la brouette.

Défense de monter sur les godets des chaînes et sur les transporteurs ou de se faire porter par les câbles.

Ne jamais ouvrir les broyeurs en marche; pour les nettoyer,

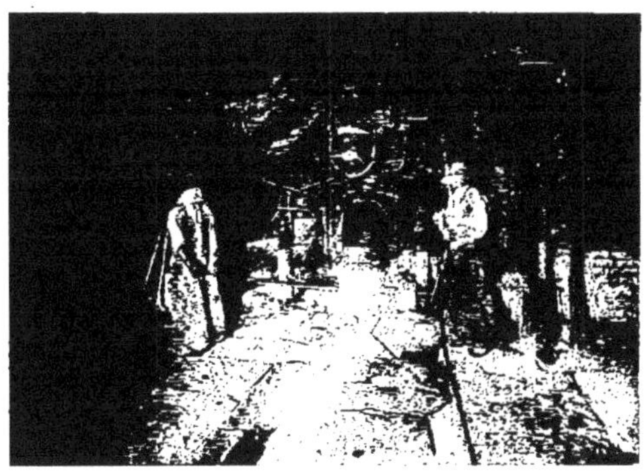

Fig. 207. — Coulée de la fonte d'un haut-fourneau. Les ouvriers sont munis de masques, sacs à mains, guêtres, etc.

débrayer la courroie et mettre l'arrêt de sûreté au débrayage ou faire tomber la courroie.

Arrêter les vis sans fin engorgées et ne jamais les nettoyer en marche.

Avertir, au moyen d'un signal (timbre, cloche), de la mise en marche et de l'arrêt des machines à agglomérer le minerai des charges.

Le chargeur ne doit jamais être seul pour affaler la charge.

Se retirer du côté de la passerelle du monte-charges, au moment où l'on affale.

Ne jamais affaler la charge, le vent étant retiré du fourneau.

Si, pendant qu'on met la charge, le vent venait à être retiré du fourneau, ne pas fermer le fourneau et attendre que le vent soit remis.

Se servir des chiens d'arrêt et fermer les barrières du monte-charges;

2° *Travail du creuset.* — Avoir soin de revêtir le tablier en cuir, les masques et manches de toile pour boucher le trou de coulée (*fig.* 207).

Employer des tampons préparés à l'avance et qui ne soient pas trop humides.

Piocher le sable de la coulée pour éviter les bouillonnements.

Défense de plonger des outils froids dans la fonte ou les crasses et de marcher sur les crasses chaudes.

Établir solidement les barrages dans les chantiers de crasses, particulièrement ceux qui sont situés à proximité des voies de chemin de fer, ainsi que les plateaux sur lesquels on passe pour charger les wagons ;

3° *Conduites des gaz.* — Le nettoyage des appareils à air chaud et des conduites de gaz doit toujours se faire en présence d'un chef.

Ne pénétrer dans les conduites qu'après avoir ouvert toutes les portes, trous d'hommes et clapets de sûreté.

Pour s'introduire dans les conduites, se munir de bottes spéciales et ceintures de sûreté, et s'assurer du secours d'autres ouvriers en cas d'accident.

Employer les lunettes pour nettoyer les appareils et pour rouler les cendres.

Faire usage de râbles à longs manches pour pousser les poussières vers les clapets.

Ne lâcher le vent chaud d'un appareil qu'après s'être assuré qu'aucun ouvrier ne se trouve à proximité.

De plus il est bon de mettre entre les mains de l'ingénieur un dispositif lui permettant de vérifier sans cesse de son bureau la marche du fourneau. La maison Siemens a construit, sur le principe des piles thermo-électriques, un appareil réalisant cette condition (*fig.* 208).

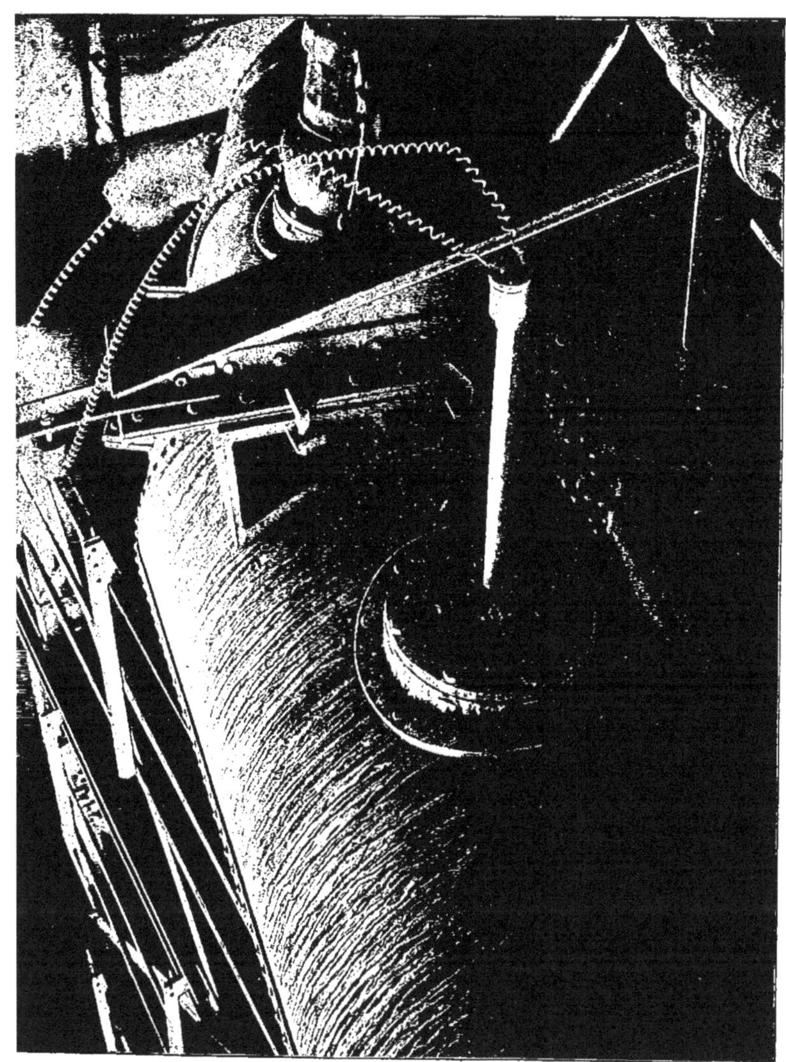

Fig. 208. — Couronne de haut-fourneau muni de l'appareil Siemens.

L'ACIER

La fonte peut être, soit transportée encore liquide aux aciéries, soit coulée en gueuses. Cette dernière opération doit être faite dans des hangars couverts pour éviter l'entrée de l'eau qui, en s'accumulant dans les moules en fer, pourrait provoquer des explosions.

Dans le premier cas, elle est transportée par les poches de coulée qui vont successivement se déverser dans de vastes cornues appelées mélangeurs, dont le but est de rendre le métal plus homogène, en mélangeant plusieurs coulées; elle est reprise suivant les besoins pour être transportée à l'atelier des Bessemer.

L'atelier des *mélangeurs* est à deux étages : l'étage d'amenée et l'étage de départ. La manœuvre de basculement se fait au moyen d'un piston hydraulique.

Aciérie Bessemer. — L'*aciérie Bessemer* est basée sur le principe suivant : enlever à la fonte une partie du carbone par l'introduction d'air soufflé qui le brûle ainsi que le silicium ; puis ajouter du manganèse qui détruit l'oxyde de fer formé, apporte la quantité de carbone nécessaire à l'acier qu'on veut obtenir et rend les scories fusibles.

L'aciérie Bessemer est à trois étages :

a) Arrivée de la fonte ;

b) Arrivée du manganèse ;

c) Plancher de coulée.

L'opération a lieu dans une grande cornue soutenue par une ceinture à tourillons revêtue de maçonnerie acide ou basique, avec fond percé pour le passage des tuyères à vent froid.

Les dangers auxquels sont soumis les ouvriers des ateliers Bessemer sont les suivants :

1° Chute d'un étage à l'autre ;

2° Brûlures, dues :

a) Au renversement inopiné du convertisseur ;

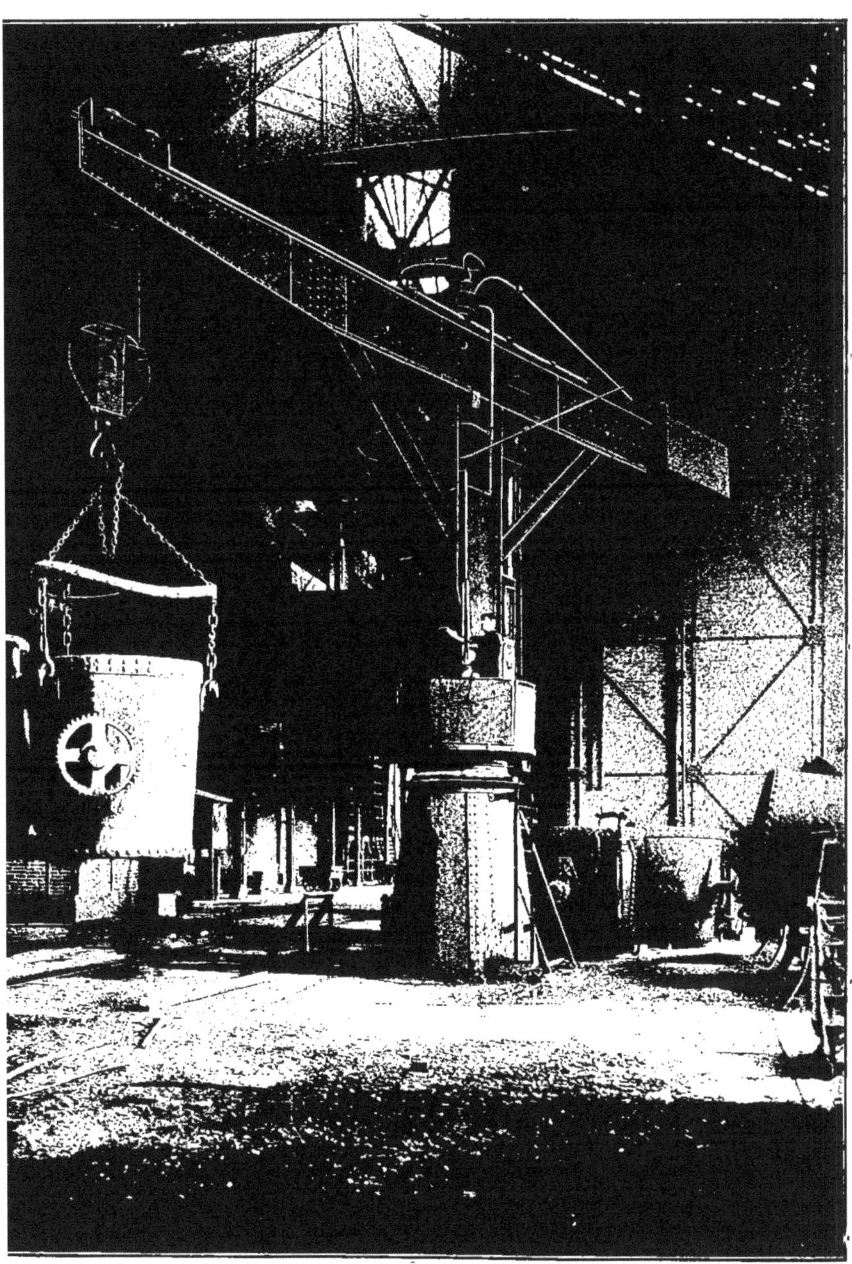

Fig. 209. — Transport d'une poche de coulée (grue Stuckenholz).

b) A la pluie d'étincelles provoquée au soufflage et pendant les basculements du convertisseur;

c) Au renversement des poches;

d) Aux éclats de scories pendant leur enlèvement;

3° Explosions dues au contact de l'eau avec des matières en fusion;

4° Explosions dans les conduites d'air comprimé du soufflage;

5° Risques inhérents aux crachements du convertisseur;

6° Manque de pression dans l'eau des appareils de manœuvre;

7° Rupture des conduites et des appareils à eau par suite de pression trop forte.

A ces dangers il faut ajouter les affections dues au séchage des étuves pour les fonds des convertisseurs.

La plupart de ces dangers, tels que ceux qui sont placés sous les numéros 1, 2, 2*a*, 6, 7 sont communs aux ateliers des mélangeurs. On les évite par l'emploi des rampes, gardes-fous, par des dispositifs spéciaux d'enclenchement, par des soupapes, des clapets.

On diminue les chances de brûlures par l'obligation de s'éloigner des convertisseurs, dès qu'un signal parti du banc de manœuvre annonce le début d'une opération.

Certaines usines ont établi des cheminées d'appel dans lesquelles s'engouffrent étincelles, gaz, vapeurs, etc.

Ces cheminées sont parfois munies de dispositifs d'extinction des matières en ignition [1], produisant en même temps un tirage forcé.

Indiquons les précautions à prendre en plus de celles qui viennent d'être signalées :

L'ouvrier spécialement chargé d'accrocher la poche de fonte à la locomotive doit l'accompagner sur tout son parcours, aller et retour, s'assurer que les voies sont libres et qu'aucun obstacle ne viendra gêner la manœuvre, donner le signal du départ, mettre en place les verrous de sûreté du monte-charge, verser la fonte dans le convertisseur et nettoyer après chaque opération la poche et le chariot porteur, afin d'en assurer le bon fonctionnement.

Le transvasement de la fonte liquide de la poche dans le con-

1. Usines Krupp, Bochum, etc.

vertisseur se fait seulement sur l'ordre de l'opérateur et après un signal, sur lequel tous les hommes non affectés au transvase-

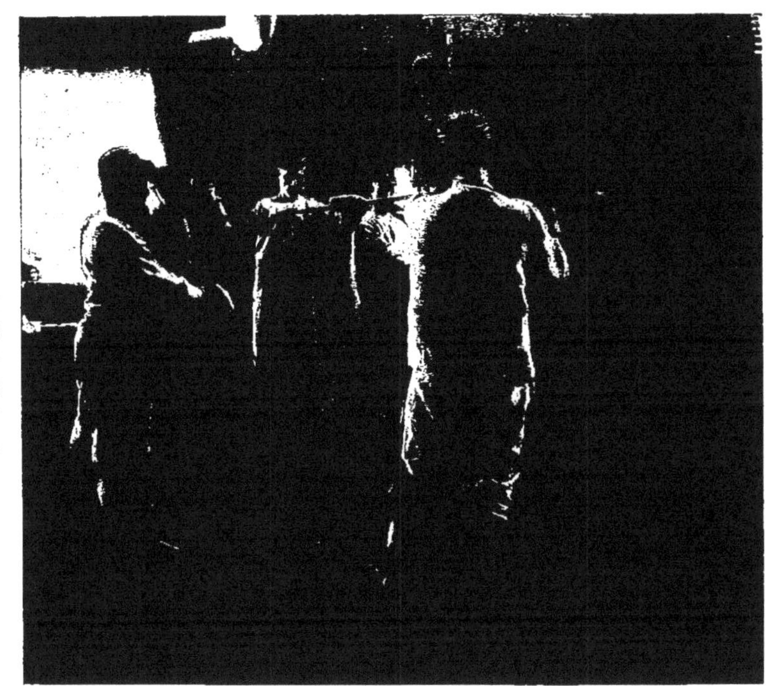

Fig. 210. — Coulée d'une charge d'acier Bessemer de la poche (usine d'Essen). Les ouvriers portent des lunettes de protection, des sacs à main, des tabliers et des guêtres.

ment s'éloignent de façon à être hors de portée des étincelles et des projections.

Toutes les manœuvres du convertisseur chargé sont exclusivement commandées par l'opérateur, sous sa surveillance directe, et annoncées par un coup de cloche.

Les ouvriers doivent éviter de se tenir à proximité pendant l'opération, de crainte d'être blessés par les étincelles, projections et chutes de matières d'addition.

Ne pas se placer devant le bec de l'appareil, à cause des coups de gaz possibles.

Quand le vent tend à manquer, le mécanicien doit prévenir l'opérateur, qui doit aussitôt renverser l'appareil horizontalement.

Lorsque, par suite d'un accident aux pompes ou à la canalisation, l'eau sous pression vient à faire défaut, on doit arrêter immédiatement les dépenses d'eau qui peuvent être différées (monte-charges, grues de manœuvre).

Si l'accident se produit pendant l'opération Bessemer et si l'opérateur craint un danger de renversement de la charge, en essayant de couler dans la poche, faire éloigner tout le personnel et laisser écouler le métal par les tuyères de l'appareil. Dans ce cas, attendre que la fonte soit décarburée, car là où l'acier peut être coulé sans danger, malgré l'eau et l'humidité, la fonte pourrait donner lieu à une explosion.

Si la pression vient à manquer pendant la coulée, on doit vérifier si la fuite s'est produite en deçà du robinet de la grue de manœuvre ou entre ce robinet et la grue. Dans le premier cas, fermer le robinet; dans le second cas, le laisser ouvert pour ralentir la descente de la grue.

Les appareilleurs chargés du remplacement des tuyères doivent se tenir hors de la portée des coups de gaz, lorsqu'ils défoncent les premières tuyères.

L'ouvrier ne doit enlever les loups au bec du convertisseur qu'après avoir donné un signal : il ne devra détacher le loup qu'après s'être assuré que personne ne se trouve en dessous.

Pendant le ramonage des cheminées, un ouvrier doit être chargé de veiller à ce que personne ne soit atteint par la chute des morceaux.

Défense absolue de jeter quoi que ce soit dans les bâches de scories liquides et de casser les galettes de scories, car elles peuvent être encore liquides intérieurement, quoique figées à la surface.

Scories de déphosphoration. — Les *scories de déphosphoration* provenant de la fabrication de l'acier par le procédé Bessemer-Thomas font l'objet d'une industrie secondaire à cause des produits phosphoreux, utilisables comme engrais, qu'elles contiennent. Dans certains cas même, on récupère le métal; c'est ce qui a lieu dans l'atelier décrit ci-dessous. Le principe de cette industrie (pulvérisation de la scorie, séparation magnétique des parties métalliques), repose sur la réduction en poussière du mélange composé pour 100, d'après Hasen Klever et Fluscher, de :

Acide phosphorique	17,5
Chaux	49,6
Magnésie	4,7
Protoxyde de fer	9,3
Oxyde de fer	4,0
Argile	2,0
Protoxyde de manganèse	4,0
Acide sulfurique	6,2
Acide silicique	7,5

Ce produit est dangereux à inhaler et a provoqué de nombreux troubles de la santé affectant la forme épidémique parmi le personnel employé dans des circonstances relatées par M. Ollive[1].

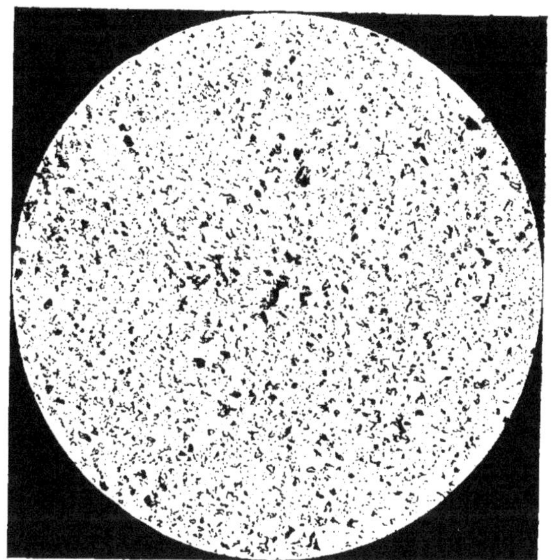

FIG. 211. — Poussières recueillies dans un atelier de traitement des scories de déphosphoration (Sommerfeld).

MM. *Schüchtermann et Kremer* ont construit un atelier de travail des scories de déphosphoration, qui présente, paraît-il, toutes

1. Ollive, *Revue d'hygiène*, 1888 : *Epidémie de pneumonie chez les ouvriers d'une usine où l'on pulvérise les scories de déphosphoration.*

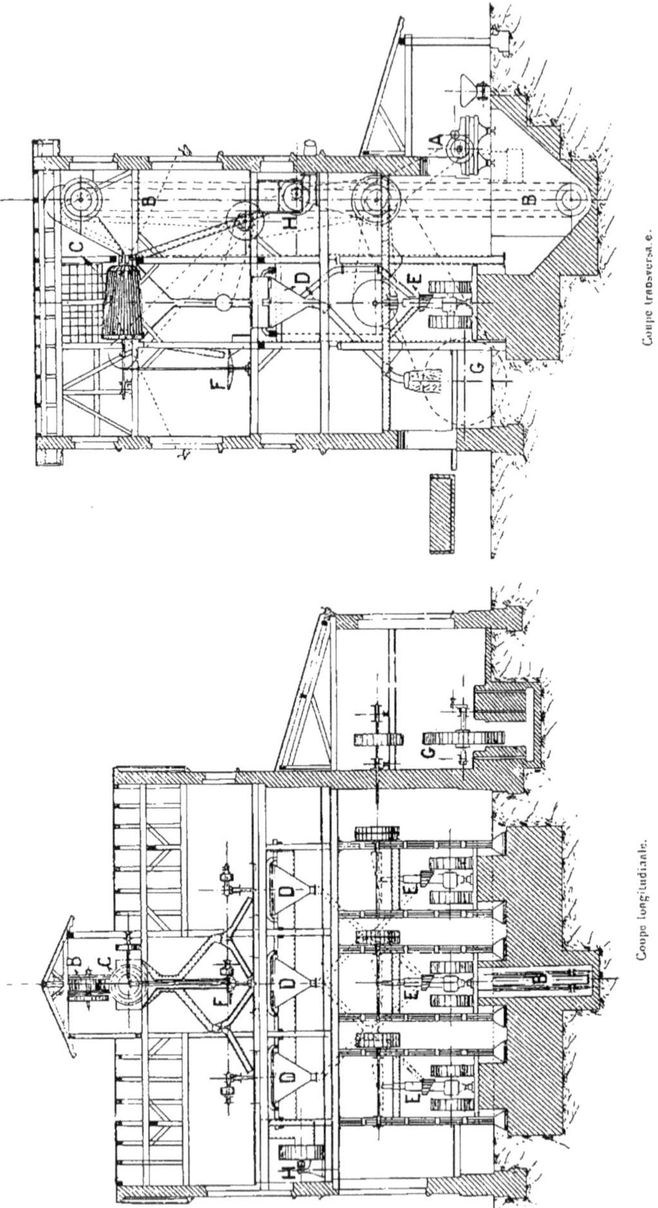

Coupe transversale.

Coupe longitudinale.

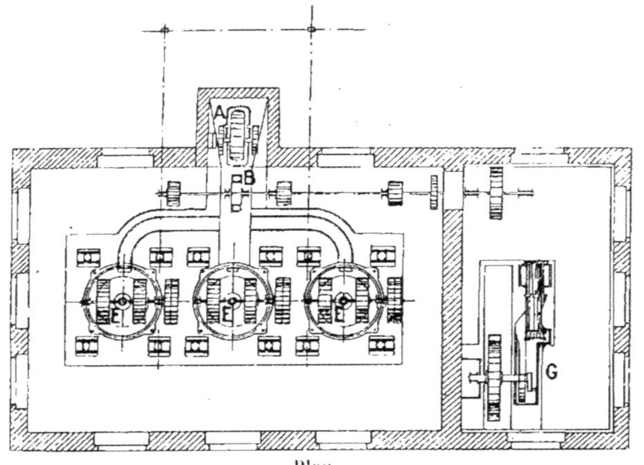

Plan.

LÉGENDE

A, concasseur.
B, noria.
C, trommel.
D, séparateurs.
E, meules roulantes.
F, table de triage.
G, machine à vapeur.
H, ventilateur aspirant.

Fig. 212. — Atelier de traitement des scories de déphosphoration, de l'Aciérie Maximilianshütte (par Schüchtermann et Kremer).

les garanties de sécurité désirables pour la santé des ouvriers : il se compose d'un bâtiment à trois étages : les scories, placées à la main dans un concasseur A situé au rez-de-chaussée, y sont broyées en fragments de la grosseur d'un grain de blé. Ces fragments, au fur et à mesure de leur production, sont remontés jusqu'au sommet du bâtiment par une noria verticale B, qui les déverse dans un trommel C où s'opère un triage en trois grosseurs (*fig*. 212) :

a) de 0 à 3 millimètres;

b) de 3 à 20 millimètres;

c) au-dessus de 20 millimètres.

Les fragments *a* sont dirigés vers les séparateurs, puis ensachés.

Les fragments *b* subissent en D une première séparation magnétique et retournent sur les meules roulantes E, d'où ils sont remontés au trommel par la noria B.

Les fragments *c* tombent sur une table de triage F, d'où, après avoir retiré les morceaux métalliques, un ouvrier les fait tomber sous les meules roulantes E où ils se mêlent aux fragments *b* devant être remontés par la noria.

Une machine à vapeur G établie dans une annexe actionne les différents mouvements. Les poussières ensachées sont soit amenées à des magasins par un dispositif automatique, soit chargées immédiatement sur des wagons.

Les différents appareils du moulin sont munis de capes d'aspiration de poussière; le réseau de leur conduite aboutit à un ventilateur aspirant H, qui entraîne les poussières aspirées jusqu'à un séparateur où elles peuvent être recueillies.

Aciérie Martin-Siemens. — La fonte coulée en gueuse peut servir non seulement en tant que fonte même, mais encore à la fabrication de l'acier par le procédé Martin-Siemens et à celle du fer.

Le *procédé Martin-Siemens* est basé sur le principe suivant : diminution de la teneur en carbone de la fonte par l'adjonction de déchets de fer ou de minerai de fer. L'opération a lieu dans un four à réverbère que traverse une flamme provenant d'un brûleur latéral, alimenté par des gazogènes et par de l'air réchauffé à son passage à travers des récupérateurs en maçonnerie, situés sur le passage des fumées de la flamme susdite.

L'atelier des Martin-Siemens, outre la batterie de gazogènes, est à deux étages :

1° Étage de chargement des matières ;

2° Étage de coulée.

L'entretien des *gazogènes* peut être soumis à la réglementation suivante :

Un contremaître ou un surveillant spécialement désigné doit assister à l'introduction ou à l'évacuation du gaz dans la galerie.

La galerie doit être suffisamment refroidie et les grilles nouvellement décrassées, noires, sans feu très apparent.

Introduire le gaz en commençant par les gazogènes les plus voisins de l'extrémité de la conduite principale, en veillant à ce que l'appel se fasse très lentement par les orifices froids les plus éloignés de cette extrémité, de façon qu'il y ait toujours une forte pression aux gazogènes. Laisser échapper à l'air libre le premier gaz.

N'augmenter le tirage que lorsque la galerie est entièrement remplie de gaz.

Faire évacuer le gaz de la galerie, en l'isolant des gazogènes et des fours en marche, puis, au bout de deux heures environ de refroidissement ouvrir les orifices froids d'évacuation.

Le nettoyage des galeries de gaz ou de fumée doit se faire par des ouvriers munis de ceintures de sûreté, sous l'observation continue d'autres ouvriers tenant la corde et sous la direction d'un chef.

Les dangers particuliers auxquels sont soumis les ouvriers travaillant dans l'aciérie proprement dite, sont les suivants :

1° Chute d'un étage à l'autre ;

2° Brûlures dues :

a) Au renversement de la poche de coulée (*fig.* 214) ;

b) Aux éclaboussures de scories ou d'acier.

3° Explosions dues à la rencontre de masse fluide avec de l'eau ;

4° Malaise provoqué par le remplissage du four et la surveillance de sa charge ;

5° Rupture de la maçonnerie (affaissement de la voûte, usure de la sole, etc.) ;

6° Accidents dus aux gazogènes, aux conduites de gaz.

On évite ces accidents comme il a été dit plus haut pour l'aciérie Bessemer. Plus spécialement on peut supprimer les inconvénients du chargement à la main, pendant lequel les ouvriers sont soumis au voisinage de flammes dont la température est extrêmement élevée, par l'emploi d'une chargeuse mécanique qui a, en outre, l'avantage de permettre un gain de temps considérable (*fig.* 213).

Il est bon de prendre les précautions suivantes :

N'allumer un four que lorsque tout est en bon ordre et que la chaudière utilisant les chaleurs perdues, quand il en existe, est remplie à son niveau normal.

Fermer le vent pendant le chargement de la grille. N'ouvrir l'introduction du gaz que lorsque la pression dans la galerie est suffisante et après s'être assuré, par des renversements successifs de vannes, de la disparition complète de l'air dans les chambres de récupération. L'inflammation est assurée par la chaleur du four ou par un feu de bois allumé à cet effet. Se tenir éloigné du four en cas d'explosion toujours possible.

Veiller au bon état des crochets, chaînes, leviers des portes, etc.

Ne laisser tomber les tenailles, pinces, pelles de chargement, etc., qu'après s'être assuré que ces outils ne peuvent blesser personne.

Renouveler l'eau des bâches à outils, avant qu'elle ne soit bouillante.

Éviter de s'asseoir ou de monter sur des bâches à eau.

Veiller à ce qu'il n'y ait pas d'humidité dans les endroits où le métal et le laitier peuvent couler.

Défense de se servir des lingotières ou poches humides pour recueillir le laitier et d'y plonger des outils mouillés.

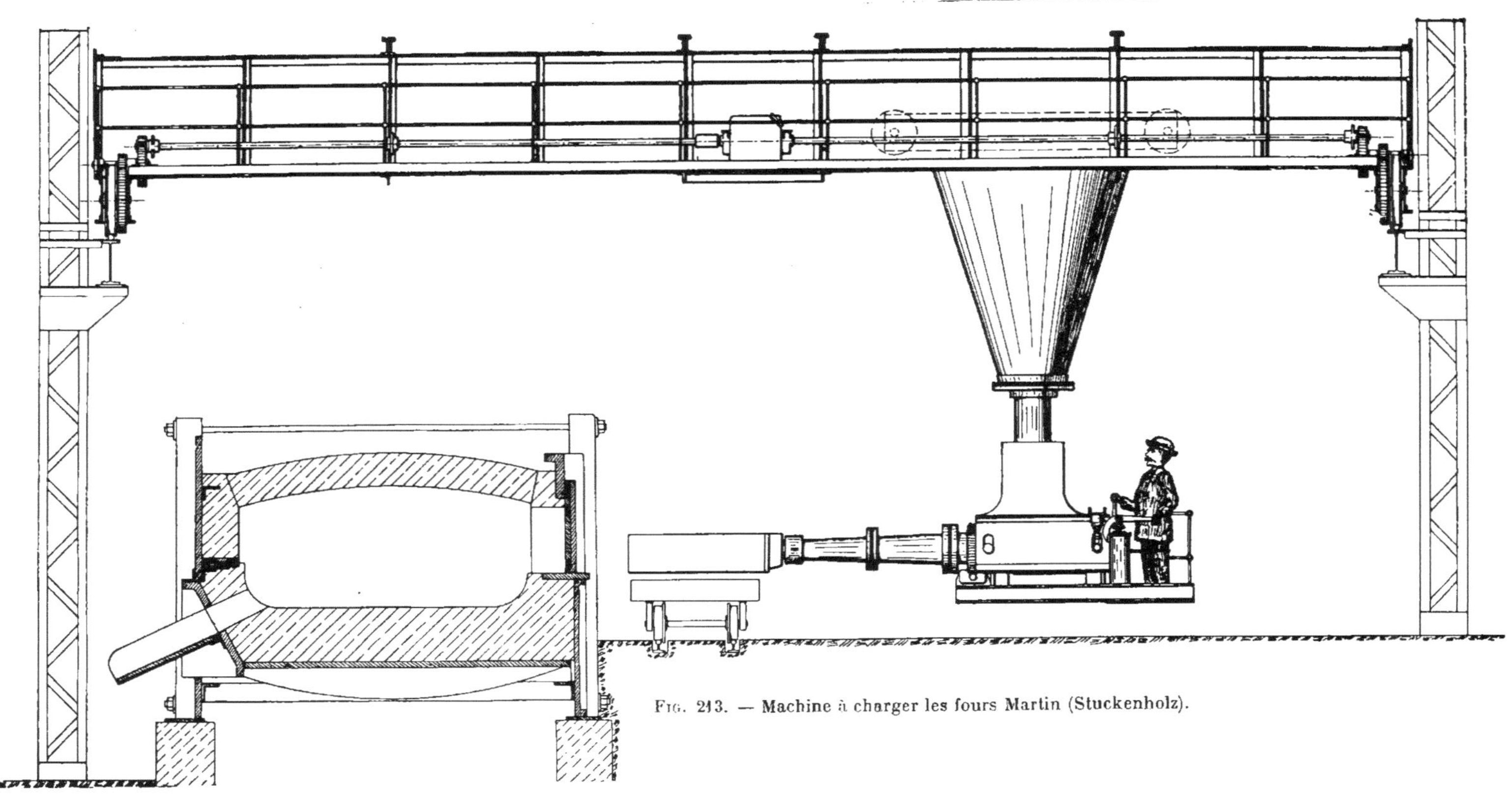

Fig. 213. — Machine à charger les fours Martin (Stuckenholz).

Ne pas marcher sur le laitier coulant du trou de crasse, même s'il n'est plus rouge.

Les pains de laitier ne doivent être conduits au dehors que complètement solidifiés ; on doit éviter de se mettre en avant des chariots à laitier pour les faire basculer.

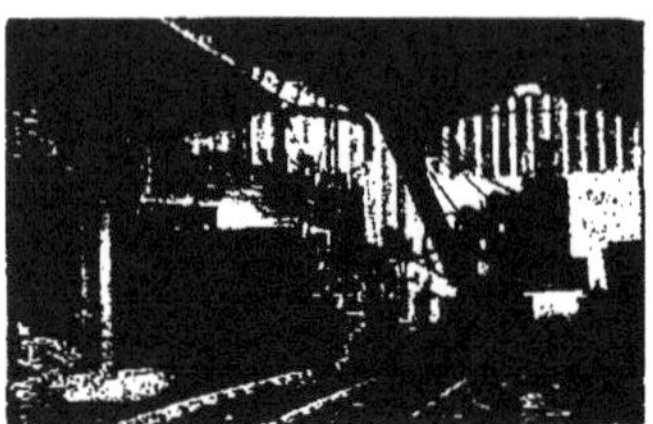

Fig. 214. — Coulée d'acier Martin aux usines Colville (Motherwell, Ecosse).

Le chauffeur doit veiller à tout ce qui intéresse sa sécurité et celle de ses aides.

Dans les réparations, que le four soit chaud ou froid, ne jamais marcher sur la voûte, mais sur des madriers reposant sur les tirants.

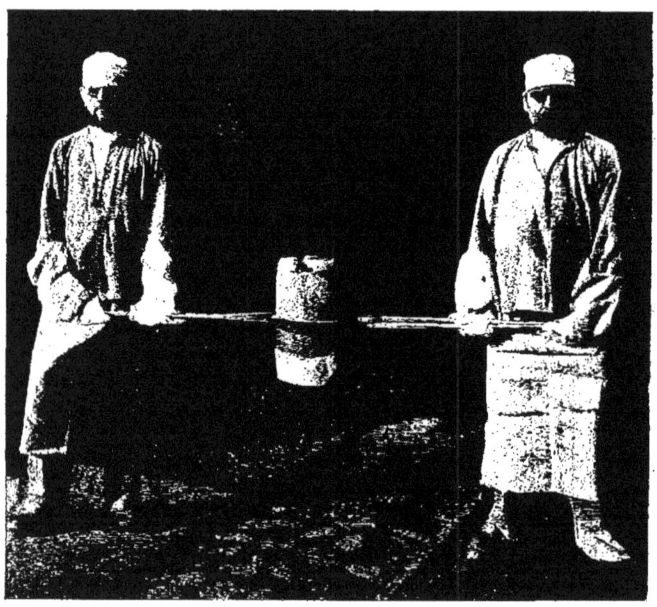

Fig. 215. — Fondeurs d'acier au creuset (usines d'Essen).

Acier au creuset. — L'acier se fabrique aussi, et principalement pour les pièces de choix, par le procédé dit *au creuset*. Les

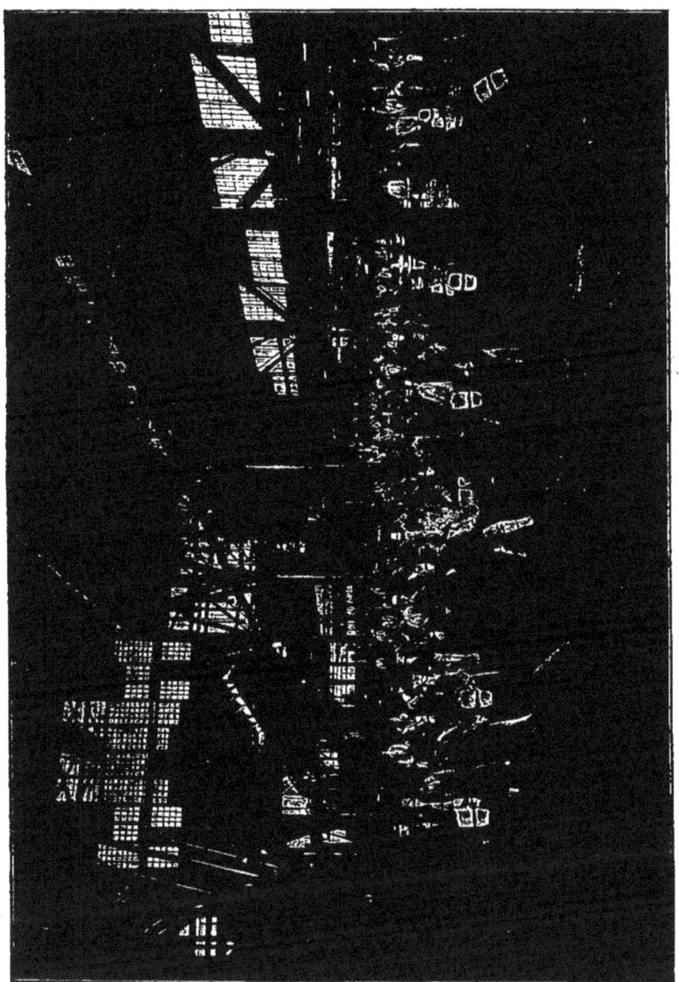

Fig. 216. — Une coulée d'acier au creuset aux usines d'Essen.

creusets, contenant un mélange déterminé, sont placés dans un four et soumis aux températures convenables. La partie la plus pénible de cette fabrication est la sortie et le transport du creuset.

On doit protéger les fondeurs par des lunettes, des sacs à main, des guêtres (*fig.* 215), et, si possible, établir au-dessus du four une petite grue mobile.

L'acier au creuset est en général utilisé directement; les différents creusets sont amenés au-dessus de la lingotière ou du moule, et vidés successivement (*fig.* 216)[1].

Pour ces opérations il est bon de protéger les ouvriers contre l'action directe de la haute température et les éclaboussures du métal.

L'acier Bessemer ou Martin, une fois obtenu, est coulé dans une poche qui sert à remplir les lingotières. Les lingots, après leur démoulage, sont soit conservés à leur haute température dans des « pits », soit mis de côté pour un réchauffage futur (*fig.* 217).

Les lingots que l'on veut utiliser sont transportés dans les halles de laminage.

FER

Le *fer* s'obtient en décarburant presque complètement la fonte par le contact avec l'oxygène de l'air; l'opération se fait dans des fours à réverbère, appelés fours de puddlage. Ces fours sont chauffés soit directement par des foyers, soit par des gazogènes.

Leur sole doit être à une température constante moyenne, ce qui nécessite leur refroidissement soit par injection d'eau, soit par un système de conduites extérieures.

Le travail du puddlage est excessivement pénible, et il faut dire qu'il tend de plus en plus à être remplacé par le travail aux fours mécaniques et même à disparaître. Le puddleur doit sans cesse se trouver devant la porte du four, examiner son contenu et le

1. Aux usines Krupp, on arrive par ce procédé à couler des blocs atteignant un poids de 85.000 kilogrammes.

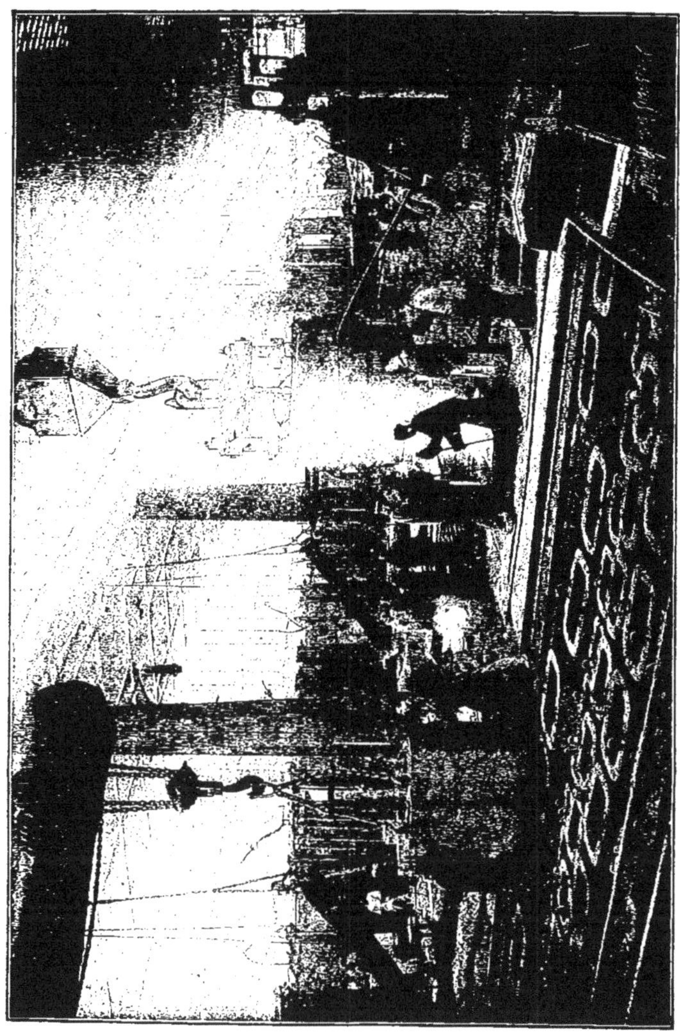

Fig. 217. — Coulée de lingots (usines d'Essen).

brasser à l'aide de ringards pour former la loupe. Le travail de cette loupe dans l'intérieur du four exige un effort musculaire considérable et d'autant plus dur que l'ouvrier est obligé de se rapprocher sans cesse des portes de travail, c'est-à-dire du foyer, du bain en fusion et des gaz qui s'en échappent.

La loupe une fois formée est saisie par de grandes tenailles et transportée au pilon pour y être cinglée.

Les dangers du puddlage sont donc les suivants :

1° Respiration des gaz, poussières et vapeurs nuisibles provenant du foyer et des réactions ;

2° Explosions dues au système de refroidissement du four ;

3° Explosions dues au système de chauffage du four ;

4° Brûlures dues aux scories ;

5° Accidents survenant par suite d'avaries au four lui-même, à sa voûte, ou à sa sole.

Il est donc bon de garnir toutes les portes de hottes d'aspiration, de n'employer pour le refroidissement de la sole du four que de l'eau propre amenée lentement par des tuyaux, et les portes du four étant toujours ouvertes ; enfin d'employer de préférence un système de refroidissement genre water-jacket, ou d'opérer le puddlage mécanique au moyen de fours tournants.

Les précautions à prendre contre les accidents dus au chauffage du four étant semblables à celles vues précédemment[1], il ne nous reste à indiquer que celles à prendre pendant l'opération même ; ce sont les suivantes :

Avoir soin de fermer la porte de travail du four à puddler, pendant qu'on fait passer la fonte du petit four dans le grand pour éviter qu'il en jaillisse des éclaboussures ;

S'assurer que le ringard est absolument sec avant de l'introduire dans un bain ; en général ne pas jeter dans la fonte liquide des battitures, riblons ou minerais humides.

N'embrayer aux fours mécaniques qu'après avoir averti des deux côtés du four.

S'éloigner le plus possible des crochets de brassage, quand on jette les scories hors du four ;

1. Voir *Aciérie Martin-Siemens*, p. 273.

En conduisant les loupes du four au pilon, se tenir autant que possible au milieu des passages et prévenir les ouvriers qui se trouvent sur le parcours.

On évite les brûlures dues aux scories, tant quand on les retire du four, que pendant le transport et le cinglage à la loupe, en munissant les forgeurs d'un masque métallique pour protéger la

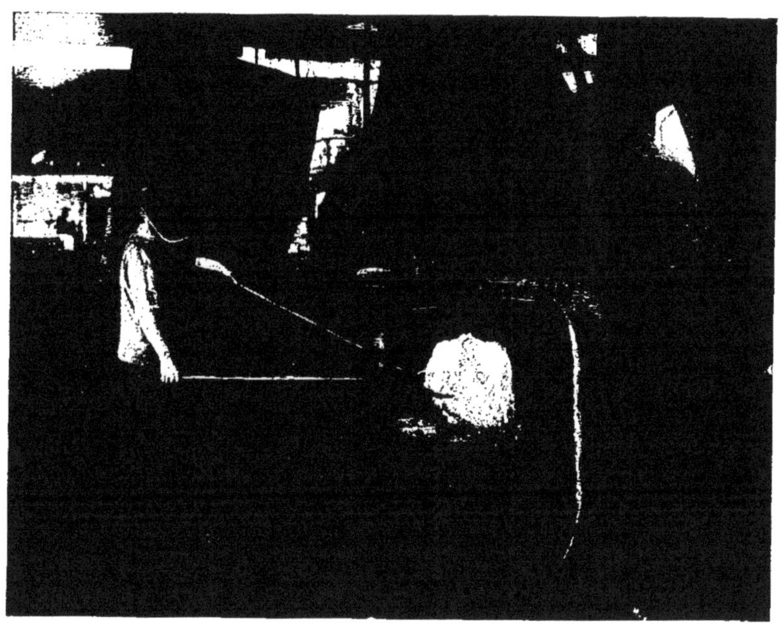

Fig. 218. — Forgeur de loupes (usines d'Essen) muni d'un masque métallique, d'un tablier en cuir et de guêtres. Le cingleur est entouré de cloisons en tôle pour empêcher que la scorie rouge ne jaillisse dans l'atelier.

figure, d'un tablier de cuir et de guêtres protégeant la partie inférieure du corps (*fig.* 218).

Les scories à leur sortie du foyer doivent être jetées dans des baquets remplis de sable ou de cendres qui ne sont vidés qu'après leur refroidissement complet, refroidissement qui ne doit être en aucun cas hâté, en les remuant avec des crochets ou des ringards et recouverts de scories froides et mouillées.

Le cingleur même doit être entouré de grandes cloisons de tôle pour empêcher que la scorie rouge ne jaillisse dans l'atelier.

Les précautions à prendre pendant le cinglage sont les suivantes :

Défense d'engager tout ou partie du corps sous un marteau-pilon soutenu seulement par la vapeur ; celui-ci doit toujours être

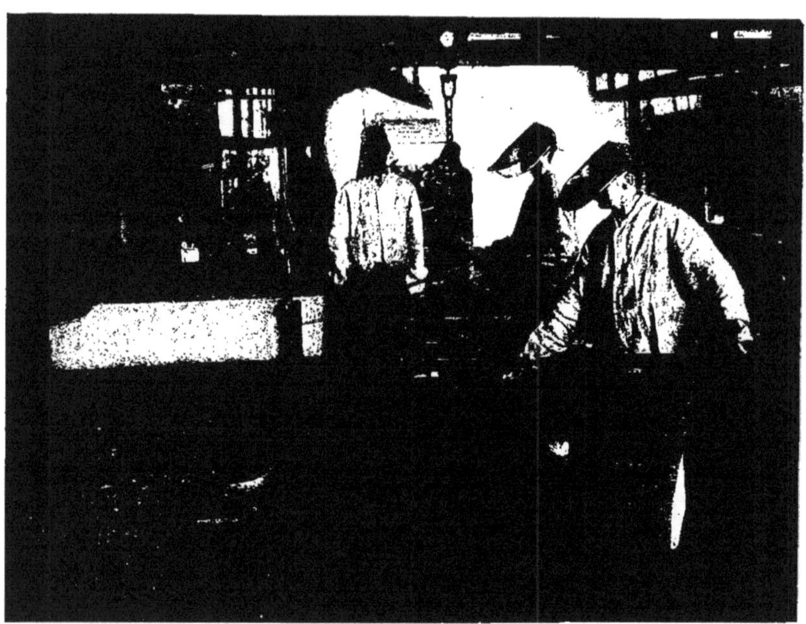

Fig. 219. — Forgerons et ouvriers maniant la pièce à forger avec des leviers, pour parer à une rupture de la chaîne de suspension (usines d'Essen).

soutenu par un chien d'arrêt pendant qu'on place et qu'on enlève la pièce à forger, à cingler ou à casser à froid et pendant qu'on retire les crasses.

Lorsqu'on fait tomber le marteau sur un outil emmanché, tenu à la main, on doit le tenir à bout de bras, et se méfier des fouettements et projections du manche.

Dans ce cas, le pilonnier ne doit frapper qu'après avoir assuré le coup ; il doit agir de même pour frapper sur une pièce entenaillée ou assujettie par un moyen quelconque à un manche de manœuvre tenu à la main par un ou plusieurs hommes.

Se méfier des contre-coups et de la chute possible de la pièce par suite de la rupture de la chaîne de suspension (*fig.* 219).

Se munir de masques et se protéger derrière les écrans, chaque fois que le coup de marteau risque de projeter des éclats de scories,

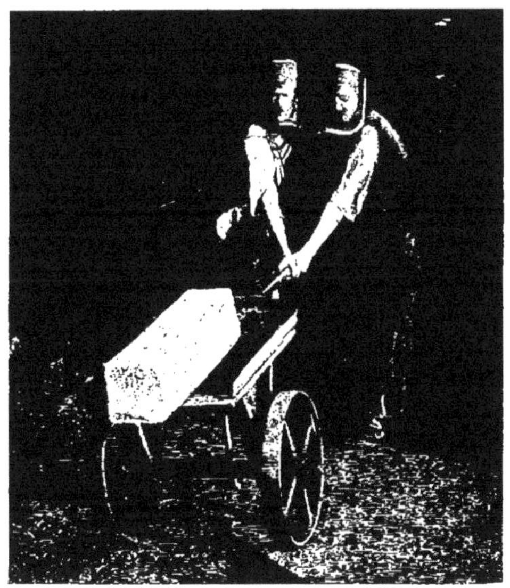

FIG. 220. — Ouvriers transporteurs de loupes (usines d'Essen).

Ils transportent les loupes forgées et dégrossies au train de laminoir, et, de plus, introduisent les loupes dans le premier calibre des cylindres ébaucheurs. Dans cette opération, il arrive souvent que des parcelles de scories jaillissent vers l'arrière; c'est pourquoi ces ouvriers portent des masques en toile métallique.

principalement dans le cinglage ; veiller à ce que personne ne soit exposé.

Quand on est obligé de frapper sur des cales, dans le cassage à froid, par exemple, s'abriter, de façon à ne pouvoir être atteint par la cale ou un éclat, soit directement, soit par ricochet.

TRAVAIL DU MÉTAL

Deuxième fusion de la fonte. — La fonte, pour son utilisation dans cet état, est en général soumise à une seconde fusion dans des cubilots (cuves cylindriques en matériaux réfractaires, recouvertes de tôles); d'où elle est reprise pour être coulée dans des moules façonnés à l'atelier de moulage.

On trouvera dans le chapitre consacré aux métaux autres que le fer, différents types de fours mécaniques qui s'appliquent aussi à la fonte de deuxième fusion.

Voici les indications à donner aux ouvriers des fonderies :

Défense de charger dans les cubilots et dans les fours des pièces creuses non cassées ou non déformées dont le contenu pourrait causer une explosion.

Le tampon de bouchage doit seulement être légèrement humide et roulé dans le sable sec.

Au moment de la coulée, se rendre compte par où l'on pourrait s'enfuir, si un accident survenait, comme la rupture d'un moule, un bouillonnement, un tampon de coulée ne fermant pas, etc.; c'est-à-dire ne jamais se placer que dans un endroit dont la sortie sera parfaitement assurée.

Éviter de trop remplir les poches, principalement celles portées à bras.

Pendant la coulée en lingotière, en moule, ou en bâche, les ouvriers occupés à ce travail doivent rester seuls à proximité.

Ils doivent se munir de manches en toile, tabliers, bottes et masques et se placer de façon à n'être pas atteints par les projections de métal.

Pour écrémer le métal en coulant, se servir de bois bien secs, d'écrémoirs en fer échauffés préalablement.

Pour allumer les gaz pendant la coulée, on se servira de longues perches afin de se tenir éloigné du moule.

Attendre que le métal soit complètement enlevé de la panière ou figé pour enlever les panières de dessus les lingotières.

L'ouvrier chargé de boucher à l'eau les lingots désignés par le contremaître doit verser l'eau lentement sur le bouchon placé à l'avance, il doit tenir la tête de façon à éviter les projections de vapeur.

Les ouvriers seulement âgés de plus de dix-huit ans pourront prendre du métal liquide dans les poches à main.

Moulage de la fonte. — La préparation des moules se fait d'après des modèles qui correspondent exactement aux dimensions des objets à obtenir; les modèles se font en bois, dans des ateliers spéciaux, par des modeleurs.

Le mouleur en possession du modèle prépare son moule en matières (généralement sable et argile), qui sont à la fois plastiques, résistantes, suffisamment poreuses et infusibles à une température un peu supérieure à celle du métal en fusion.

L'humidité nécessaire pour agglomérer les matières empêche une grande partie des poussières de s'échapper dans l'atelier, mais n'a aucune action sur les particules de poussier de charbon dont on saupoudre les moules pour les parachever.

Le remplissage des moules par le métal en fusion s'opère soit par coulée directe, dans le cas des grosses pièces, la fonte étant amenée depuis le cubilot par des rigoles; soit dans des poches transportées suivant leur dimension à la main ou à l'aide de grues, ponts roulants, etc.

L'ébarbage, le burinage des pièces moulées, destinés à enlever les joints des moules, sont des sources de poussières multiples, bien faibles comparativement à celles prenant naissance au finissage qui s'opère à l'aide, soit de brosses en acier, soit d'injecteurs à sable.

Il n'en est pas de même de l'acier et du fer travaillés dès leur sortie des lingotières, des « pits » ou du cinglage.

Les lingots sont amenés par des grues, ponts roulants, etc., les loupes forgées et dégrossies sur des wagonnets aux trains dégrossisseurs des laminoirs.

Laminoirs. — Les laminoirs se composent essentiellement de deux cylindres d'écartement variable, tournant en sens inverse et entraînant dans leur rotation le métal qui s'écrase et s'allonge

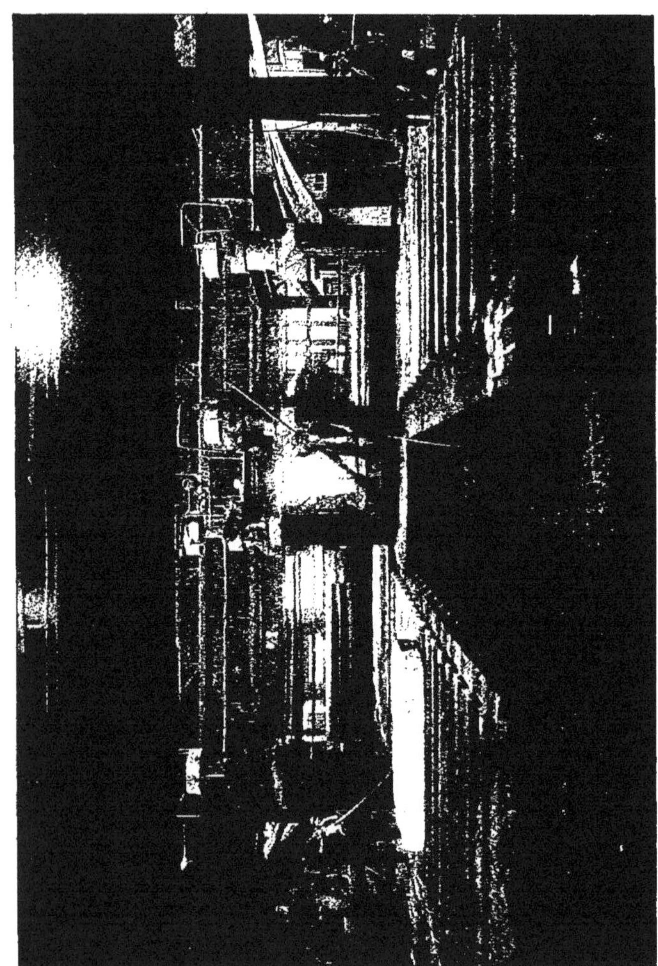

Fig. 221. — Laminoirs à tôles (entraînement à rouleaux) des usines Colville (Motherwell, Écosse).
(Le lingot avant laminage).

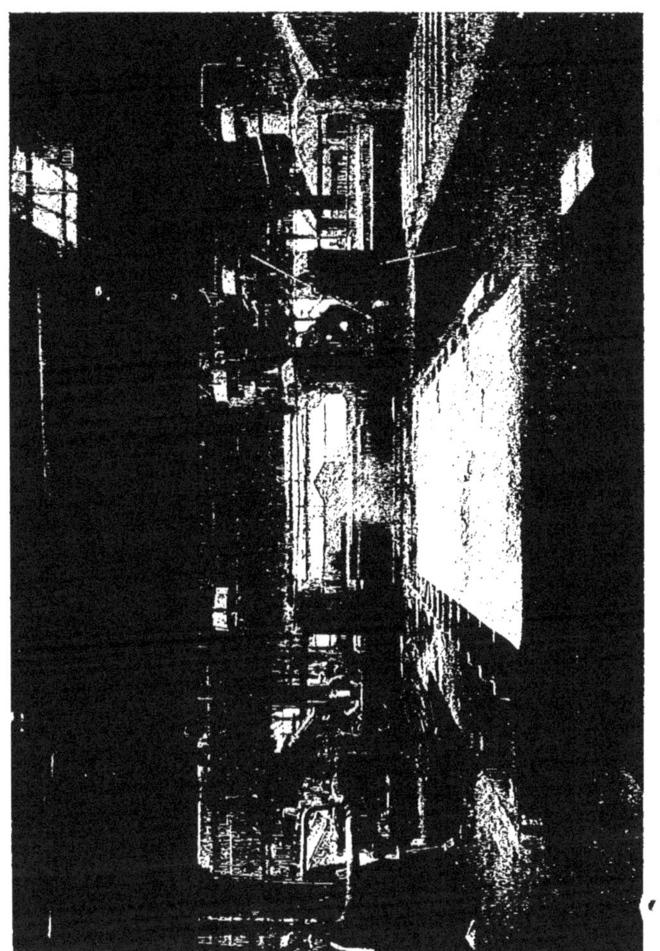

Fig. 222. — **Laminoirs à tôles (entraînement à rouleaux) des usines Colville (Motherwell, Écosse).**

(Le lingot après laminage).

d'autant plus que la distance qui sépare les cylindres est plus petite.

Dans cette opération il est nécessaire de protéger les ouvriers contre les parcelles de scorie qui peuvent jaillir des masses transportées et de prévenir par un moyen quelconque, timbre, cloche, etc., du passage de ces masses incandescentes qui peuvent peser plusieurs tonnes.

Les ouvriers travaillant aux trains dégrossisseurs et finisseurs sont exposés à :

1° La production d'un travail musculaire pénible pour le maniement précipité de masses à haute température ;

2° La respiration des gaz nuisibles au travail des fours à réchauffer ;

3° Des brûlures, par les scories qui jaillissent parfois en arrière lors du premier passage des lingots entre les cylindres dégrossisseurs ;

4° Des brûlures par l'acier étiré sortant brusquement hors des trains ;

5° Des brûlures ou blessures par les étincelles jaillissant de scies, à chaud ou à froid ;

6° Des blessures par les ébarbures chaudes ou froides lors du nettoyage de lingots ;

7° Des blessures par les pièces en mouvement (manchons d'accouplement, grues, etc.).

On facilite le travail des ouvriers aux laminoirs par l'emploi de rouleaux entraînés par engrenages d'angle ou électriquement, de tabliers se soulevant hydrauliquement, d'entraîneurs latéraux, etc. (*fig.* 221 et 222).

On suspend les pinces de travail au plafond des ateliers par des chaînes, ce qui les transforme en leviers.

Le travail aux fours à réchauffer dont l'emploi est obligatoire pour amener à la température voulue, les lingots non conservés dans les « pits » ou pour les chaudes nécessaires au finissage des grosses pièces (tôle de blindage, etc.), est facilité par l'emploi de chargeuses mécaniques ; les plus simples sont en forme d'U couché, suspendues par leur barre supérieure au plafond de l'usine et ayant leur barre inférieure en forme de pelle. D'autres affectent la forme d'une pince dont une des branches est fixe et la seconde actionnée par un piston hydraulique (*fig.* 223).

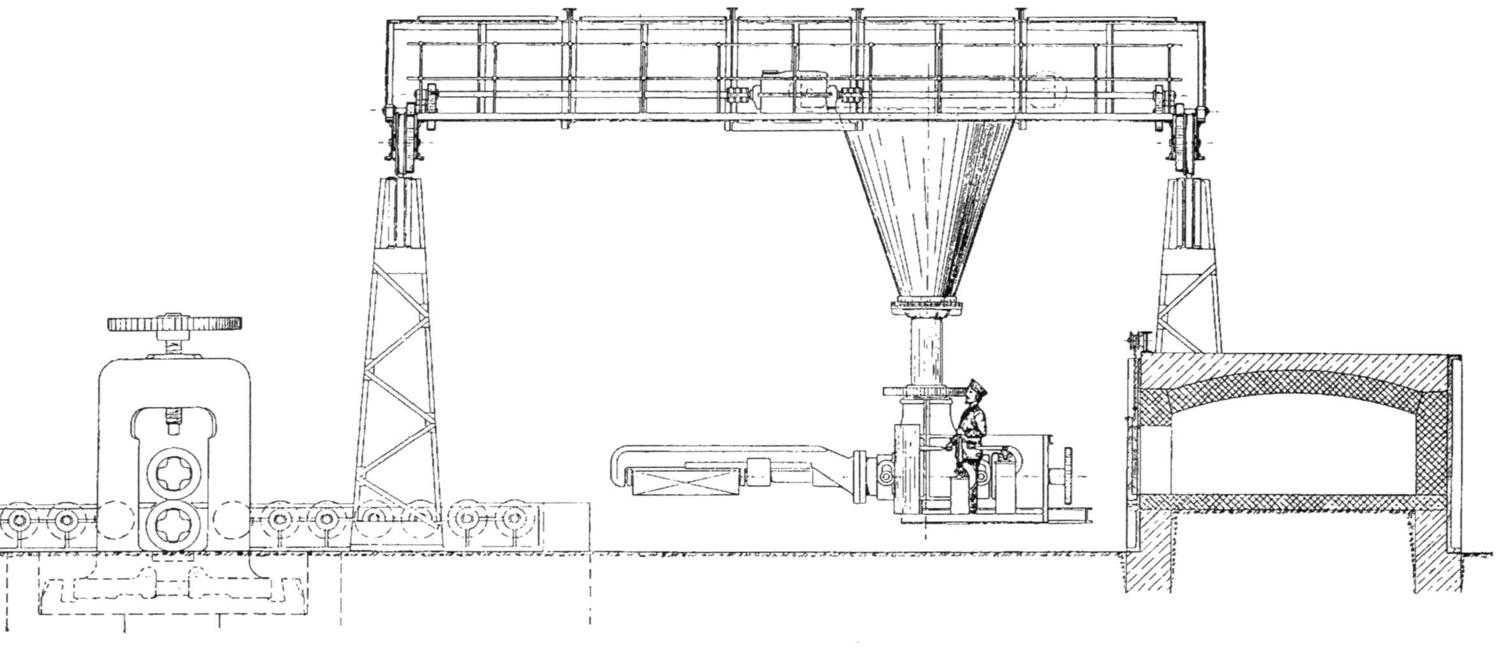

FIG. 223. — Défourneuse Stuckenholz.

Le travail aux fours à réchauffer peut faire lui-même l'objet de la réglementation suivante :

Tenir les abords du four et les passages parfaitement dégagés et balayés.

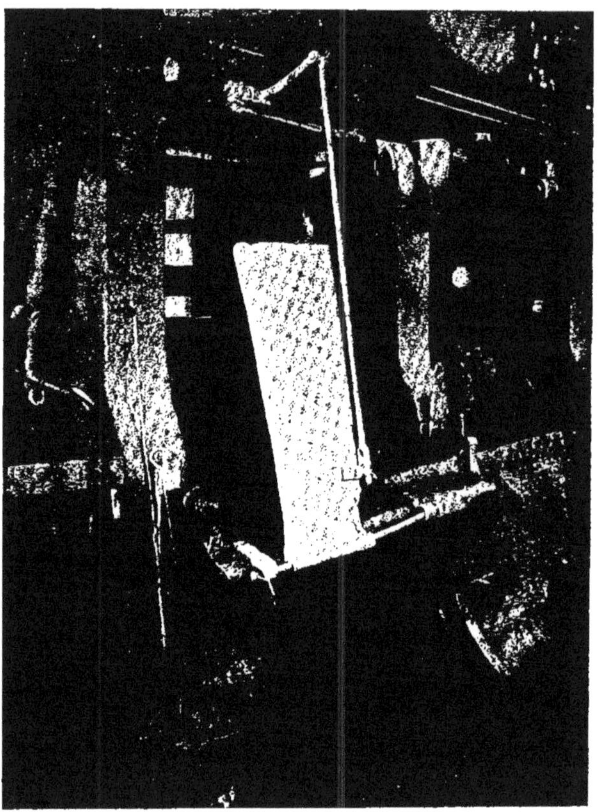

Fig. 224. — Tôle de protection à rabattement derrière le dernier calibre du cylindre pour rails (Usines Krupp).

Le rail chaud ne peut être introduit dans le dernier calibre que si cette tôle est rabattue.

Pendant le transport des matières sur wagonnets et chariots, veiller à ce qu'aucun obstacle ne vienne gêner la manœuvre et se garder de la chute des morceaux mal assujettis.

Pour le chargement des fours, placer les morceaux bien

d'aplomb sur la pelle, éviter leur chute pendant l'enfournement afin de prévenir la projection de matières en fusion par les portes.

Faire ranger les outils et, principalement, les pelles à roues en dehors des passages.

Tirer les paquets et lingots hors du four de manière que les hommes du chariot servant au transport entre le four et le laminoir ne soient pas atteints, si les tenailles et les crochets venaient à glisser.

Mettre toujours en place le taquet d'arrêt, afin de limiter la course du paquet ou du lingot sortant du four, afin que son poids ne l'entraîne pas sur les hommes qui tiennent le chariot.

Pour les paquets ou lingots très lourds, se servir de chariots ayant une petite béquille vers la flèche.

Jeter les billettes du four au train ébaucheur avec précaution afin de n'atteindre personne.

Mettre toujours en dessous le bossage des pelles roulantes ou suspendues pour se garantir les doigts en cas de chute de l'outil.

Les lamineurs sont garantis contre la scorie rouge par des masques et tabliers et, pour manier les pinces de travail, se garnissent les mains de gants de cuir.

On évite la sortie inopinée des barres par l'emploi de tôles de protection à rabattement derrière les cylindres, le calibre ne pouvant s'ouvrir que lorsque la tôle est rabattue (*fig.* 224).

Dans les scies circulaires destinées à sectionner les languettes, bidons, rails, etc., la machine doit être complètement entourée de tôles de protection, afin d'empêcher les particules d'acier de jaillir dans l'atelier. La feuille de la scie elle-même doit être recouverte par un cadre de protection pour que ses éclats, si elle venait à se briser, ne puissent blesser personne. La manœuvre des cisailles à tôle ne doit se faire que sur l'ordre d'un chef d'équipe, qui ne prend point part au travail et le surveille seulement (*fig.* 225, 226, 227).

Les nettoyeurs de lingots chauds ou froids[1] doivent porter un masque ou des lunettes pour garantir leurs yeux, et avoir leurs

1. Il en est de même des ébarbeurs de pièces moulées (page 285).

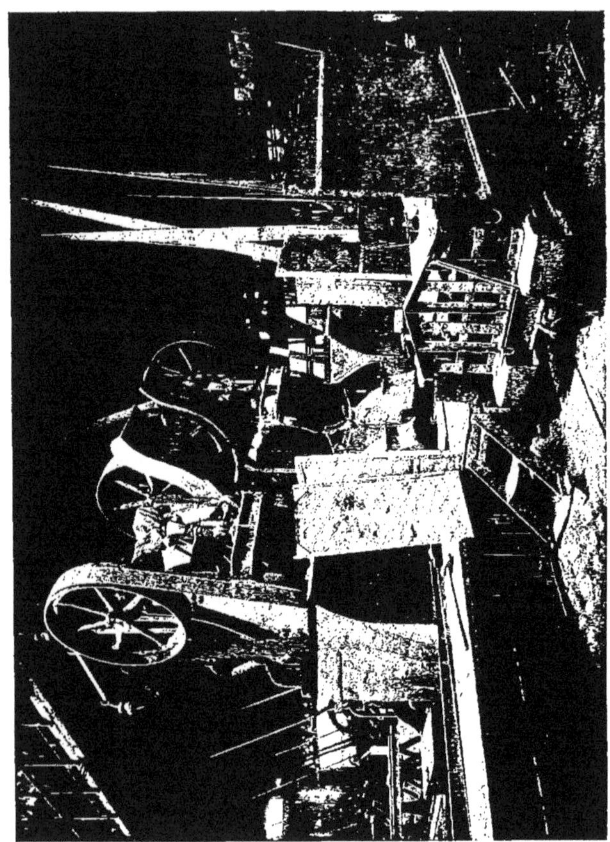

Fig. 225. — Scie à chaud pour couper les rails laminés (Usines Krupp).

La feuille de scie est complètement garantie par un cadre de protection de sorte que, si elle venait à se briser, les éclats ne pourraient blesser personne. La machine entière est, en outre, entourée de tôles de protection, afin d'empêcher que des particules d'acier rouge ne jaillissent dans l'atelier.

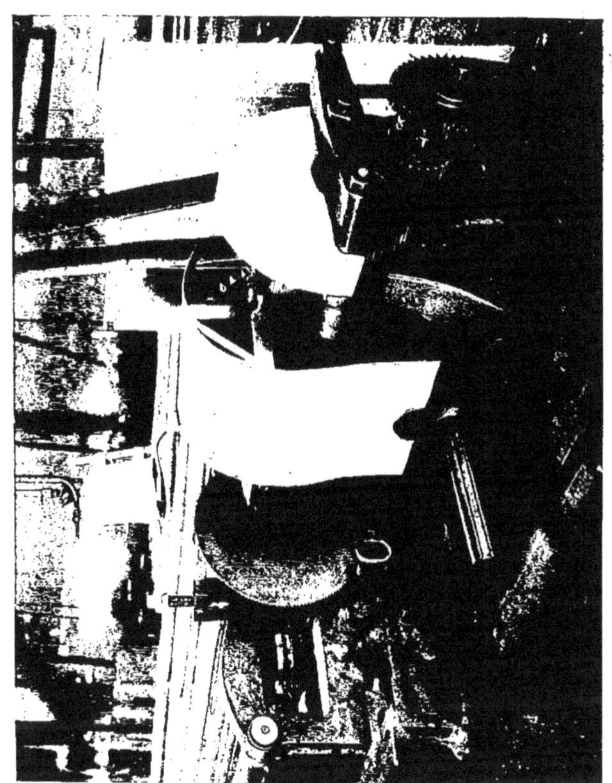

Fig. 226. — Scie à froid pour rails (usines Krupp).
Organes de transmission garantis par des plaques de tôles et des enveloppes.

ciseaux munis de dispositifs spéciaux pour empêcher l'ébarbure de jaillir dans l'atelier (*fig.* 228 et 229).

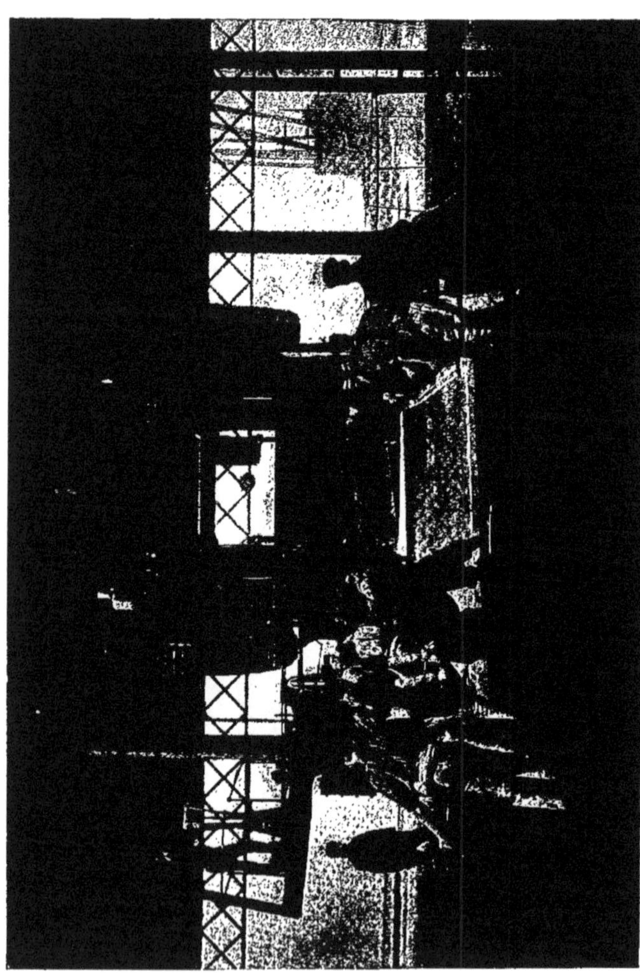

Fig. 227. — Cisaillage de la tôle aux usines Colville (Motherwell, Écosse).

Les diverses pièces en mouvement doivent être garnies d'enveloppes de protection en tôle (ainsi qu'il a été dit dans le chapitre des *Généralités*).

Les forgerons et ouvriers maniant les leviers doivent être garantis contre les battitures par un masque, un tablier et des sacs à main (*fig*. 230).

Dans le cas de pilons de grandes dimensions ainsi que pour le travail aux presses, les équipes doivent être sous le commandement d'un contremaître responsable (*fig*. 231).

Les dangers particuliers à cette partie de l'industrie métallurgique sont d'ailleurs semblables à ceux de toutes les autres où sont employés le métal incandescent, les fours à réchauffer et la vapeur sous pression.

On peut adopter la réglementation suivante :

N'embrayer la griffe d'un train que lorsque la vitesse a été suffisamment ralentie.

Défense de tenir à la main les taquets de débrayage des trains, de poser les pieds sur ces taquets, de passer par dessus les griffes pour aller de l'autre côté du train.

Dans le laminage des paquets de fer, s'effacer pour n'être pas atteint par les projections de crasses. Dans tous les cas se munir de masques en toile métallique et de tabliers en peau.

Placer les boîtes de sûreté sous les vis de pression dans le sens voulu, pour éviter qu'en cas de rupture les éclats soient projetés dans la direction des ouvriers qui sont près de la cage.

Veiller aux gros trains à la mise en place des viroles autour des boîtes de sûreté formant pare-éclats.

Le lamineur doit s'assurer que les guides et les gardes sont à leur place afin que les barres, en se cintrant à la sortie des cylindres, ne puissent atteindre les attrapeurs ou les ouvriers travaillant à proximité.

En enlevant des pailles sur des paquets sortant du laminoir, veiller à ce qu'elles ne soient projetées sur personne et même sur le mécanisme.

Veiller à ce que les cages à pignons des trains soient bien fermées et qu'il n'y reste jamais aucun outil, marteaux, clavettes, boulons, cales, etc., et qu'il en soit de même pour les autres engrenages des trains ou des machines.

Prendre les plus grandes précautions, lorsqu'on est obligé de régler en marche les guides, gardes, crampes, etc.

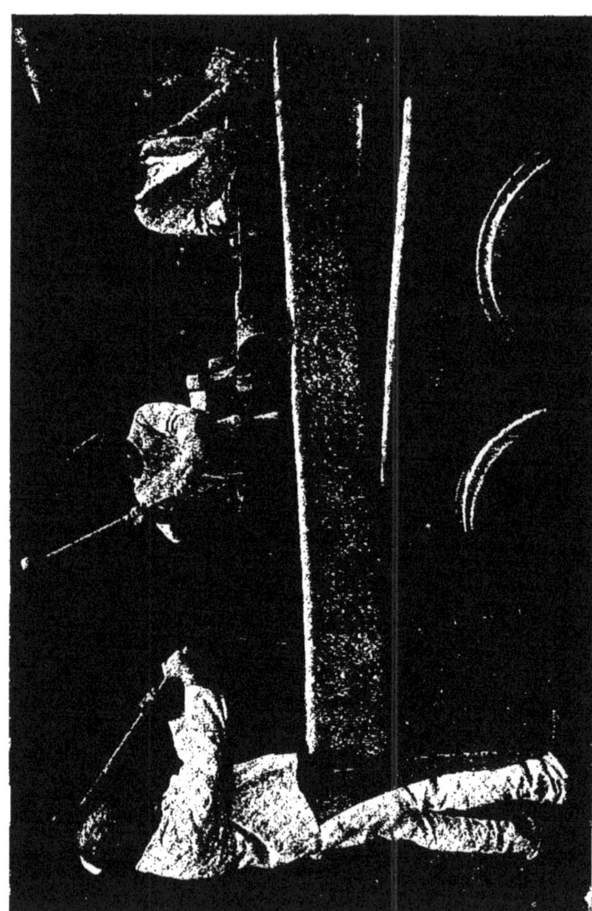

FIG. 228. — **Nettoyeurs de lingots chauds (usines d'Essen).**

Ils portent un masque pour garantir les yeux. Le ciseau est muni d'un dispositif spécial empêchant l'ébarbure chaude de jaillir dans l'atelier.

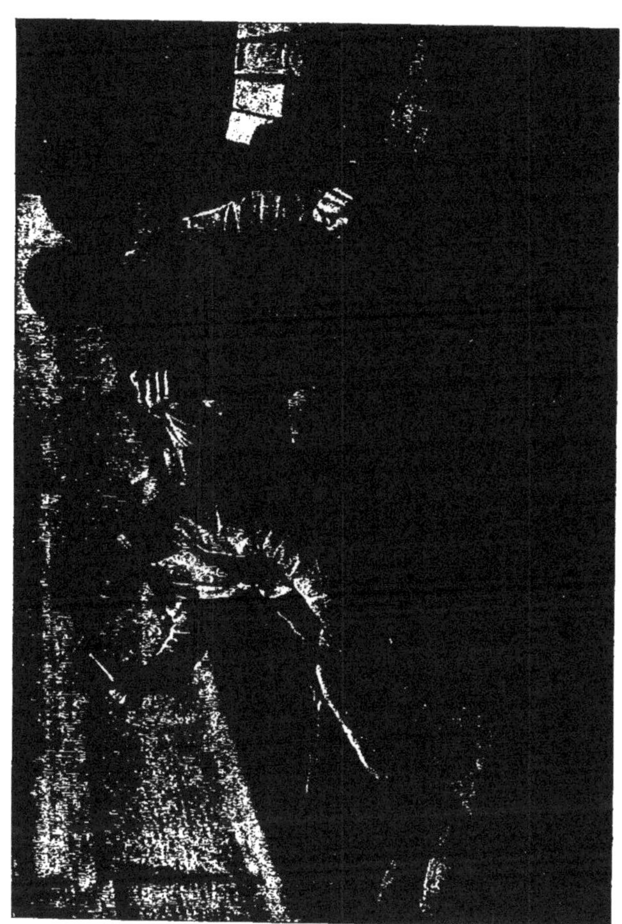

Fig. 229. — **Nettoyeurs de lingots froids (usines d'Essen).**

Ces ouvriers sont munis de lunettes. Le ciseau à froid porte un dispositif spécial empêchant l'ébarbure de jaillir dans l'atelier.

Introduire le suif ou la graisse sur les tourillons à l'aide de palettes.

Les souteneurs au crochet doivent toujours prendre la barre qu'on lamine assez loin de l'extrémité pour avoir le temps de l'abandonner avant que le crochet atteigne les cannelures ou même les guides d'entrée des tabliers. La pratique la plus sûre

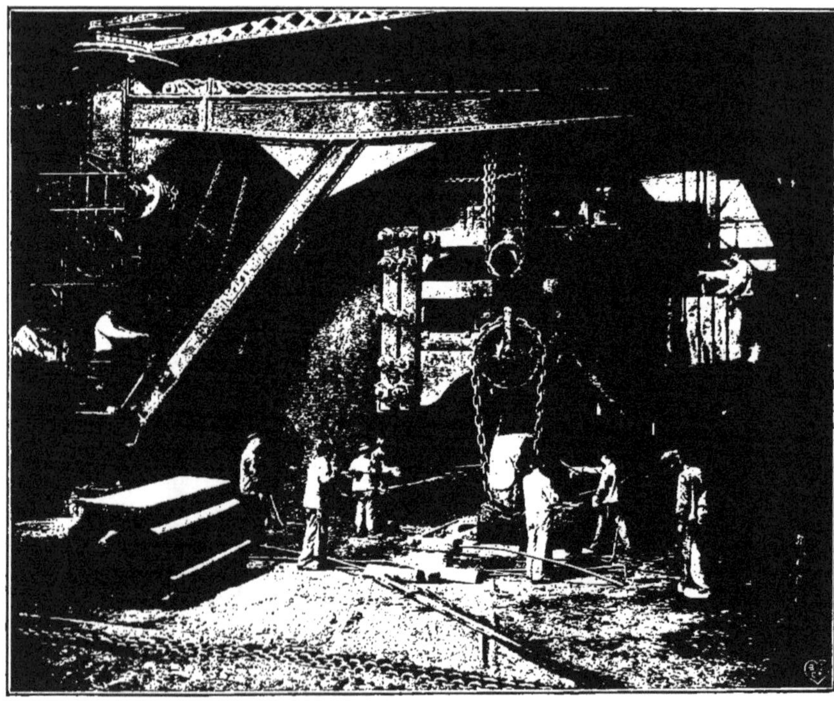

FIG. 230. — Fritz, marteau-pilon des usines d'Essen.

est de laisser le crochet buter contre le devant du tablier en levant chaque fois les mains pour éviter l'entraînement. Dans tous les cas, le souteneur au crochet doit se placer de façon à ne pas être atteint par son crochet, si celui-ci est entraîné par la barre. Veiller à ce que les piquets courbés placés près des laminoirs soient en état d'arrêter la tige du crochet entraîné, pour l'empêcher de blesser le lamineur qui tient l'extrémité de la barre avec ses tenailles.

Dans les moments de repos, défense de mettre les crochets de relevage sous les tabliers des cylindres, en face des cannelures.

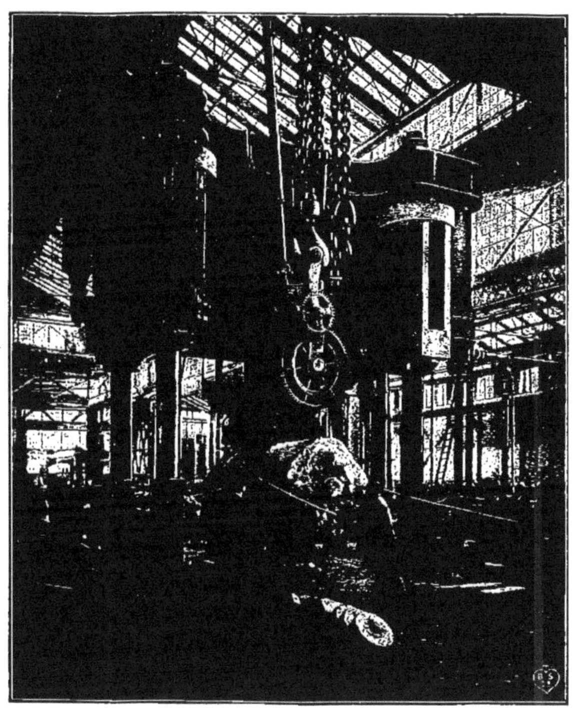

Fig. 231. — Forge à la presse hydraulique (usines d'Essen).

Ne jamais se placer du côté de l'entrée des cannelures pour enlever, avec des pinces ou des tenailles, les bavures ou pailles restées engagées entre les cordons des cylindres des laminoirs.

Défense de ramasser les battitures sous les cylindres de laminoirs en marche.

Pour goudronner ou graisser les cordons des cylindres, se

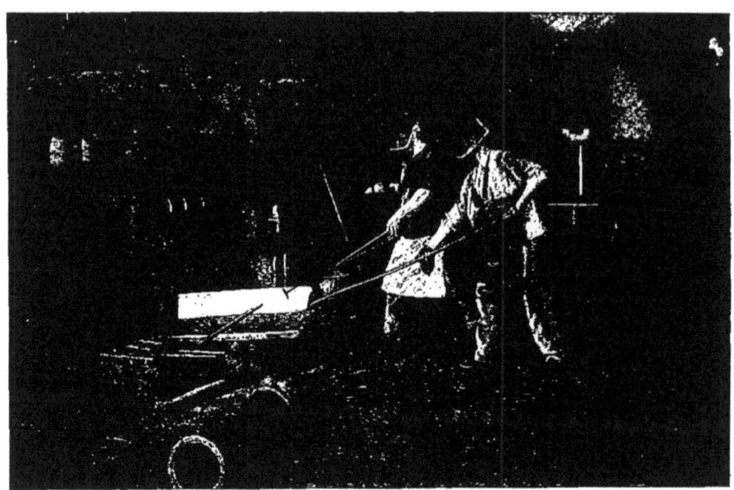

Fig. 232. — Dégrossisseurs aux cylindres médians (usines d'Essen).
Ces ouvriers portent des masques de protection les garantissant de la scorie rouge.

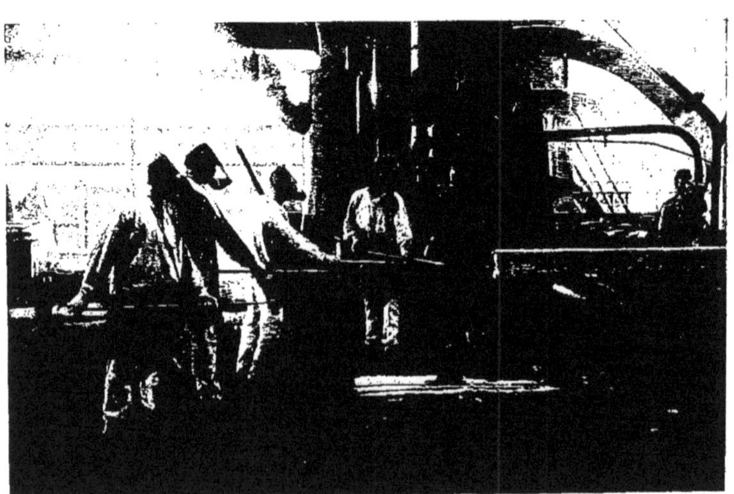

Fig. 233. — Dégrossisseurs au laminoir de serrage (usines d'Essen).

servir d'un manche assez long et ne jamais se mettre du côté de l'entrée des cannelures pour éviter l'entraînement.

Aux petits trains, vérifier que les piquets de protection de serpenteur sont bien à leur place et fixés solidement.

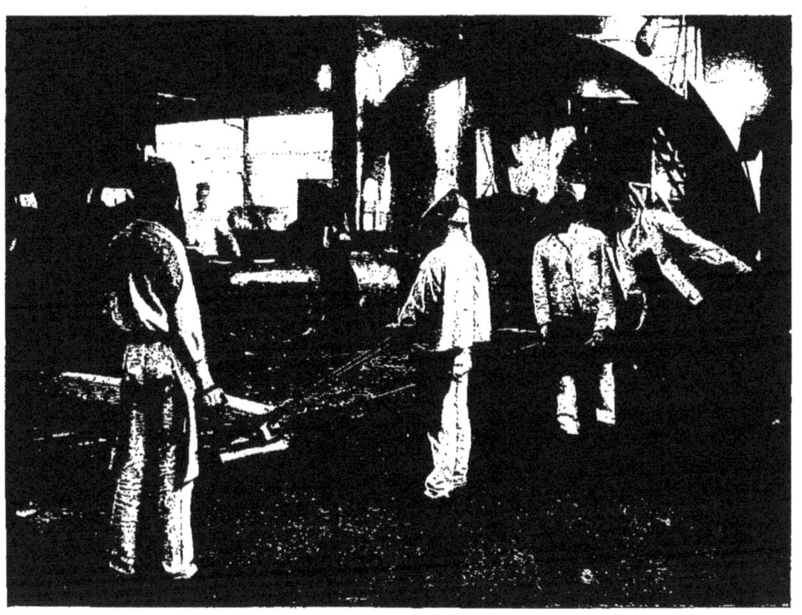

Fig. 234. — Lamineurs au laminoir de serrage (usines d'Essen).
Ouvriers munis de masques en toile métallique. (Enveloppes de protection des arbres moteurs disposés entre la machine et le laminoir.)

Dans tous les trains où l'on fait de longues barres, le lamineur doit veiller à la mise en place des tôles de guidage placées soit du côté des fours, soit du côté des remises.

A la sortie de ces divers ateliers, le métal est expédié pour y subir ses dernières transformations aux ateliers de grosse et de petite mécanique; il n'y subira que des opérations à froid.

Ateliers de grosse mécanique. — Les *ateliers de grosse mé-*

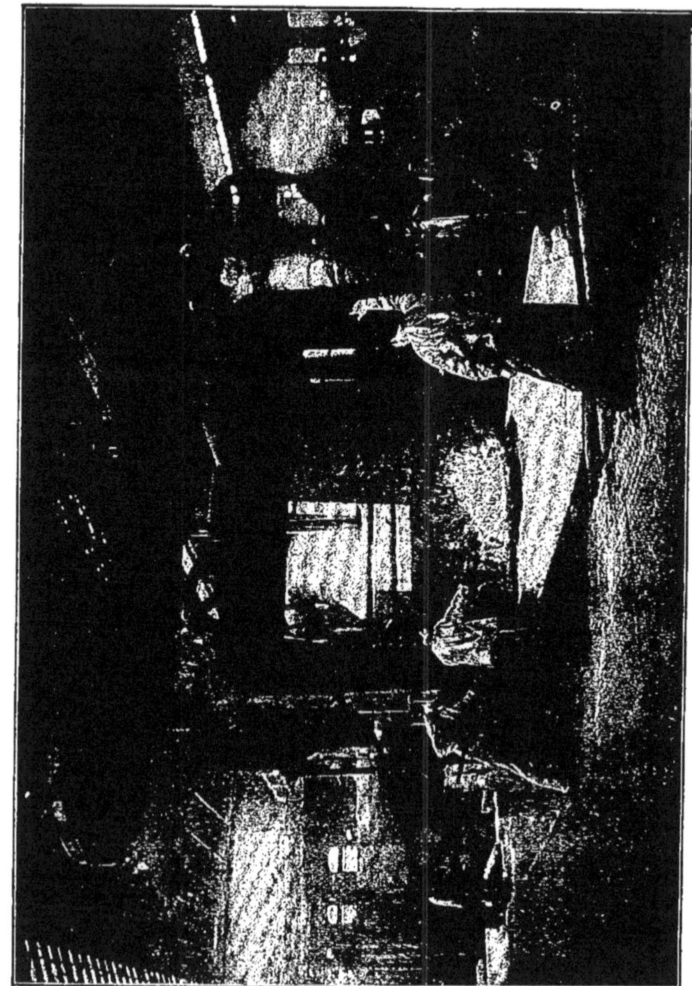

Fig. 235. — Une passe aux laminoirs à tôle (Usines Krupp).

canique doivent être protégés suivant les règles données dans les généralités.

Voici en résumé ces règlements appliqués à ce cas particulier.

Défense de graisser ou de nettoyer les engrenages et les parties mobiles pendant la marche.

Défense d'approcher les mains ou tout autre partie du corps des outils qui travaillent, que ces outils soient fixes ou mobiles.

Pour retirer les copeaux pendant le travail se servir de spatules en fer ou de brasses.

Avant de commencer à travailler, veiller à ce que tout soit en ordre et que les appareils de protection soient bien en place.

Fixer solidement les pièces avant de mettre l'outil en place ; dans ce travail, éviter de placer ou de retirer les cales avec la main.

Lorsque les dimensions de la pièce à façonner, mise en mouvement par une machine-outil, dépassent le gabarit de la machine, établir des appareils de protection pour isoler la zone parcourue par la pièce. Agir de même dans le cas où le bâti, ou tout autre pièce mobile d'une machine-outil, éprouve un déplacement automatique susceptible de présenter du danger.

Les plateaux servant à faciliter la circulation et le service autour des grandes machines-outils doivent être placés avec soin et appuyés à chacune de leur extrémité de façon à ne pas pouvoir basculer.

Agir avec beaucoup de prudence lorsqu'on aura à monter sur les bancs des tours, sur les glissières de rabots à fosses ou sur tout autre partie glissante des machines-outils.

Quand on introduira un coin dans une saignée, le choisir très aigu ; pendant ce travail se tenir en dehors de la direction dans laquelle il pourrait être projeté.

Avant l'arrêt du moteur, ramener les courroies sur les poulies folles.

En cas d'accident de personne dans une transmission, ne pas débrayer les machines-outils afin d'obtenir un arrêt plus rapide.

Des ouvriers spéciaux sont chargés de la surveillance et de

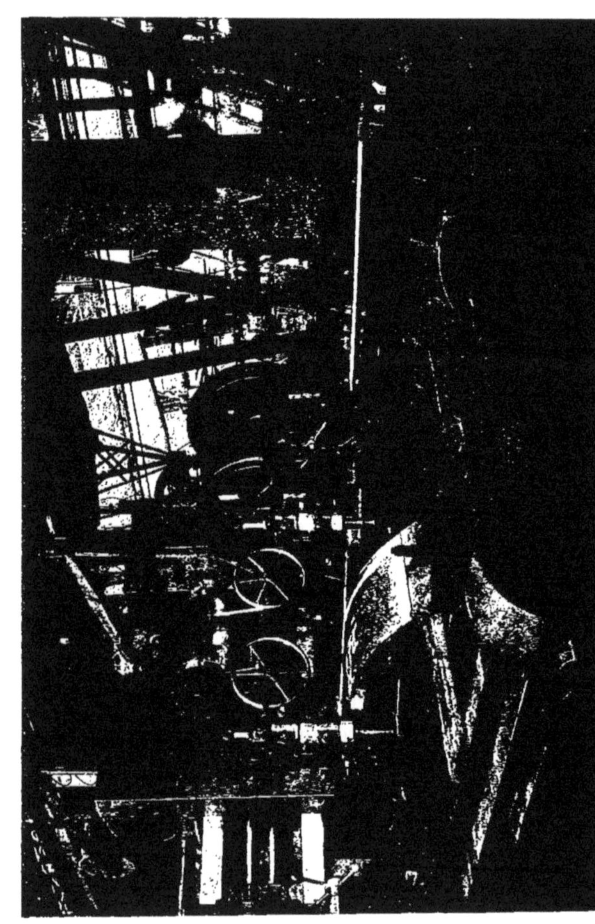

Fig. 236. — **Mortaiseuse jumelle pour plaques de blindage (usines Krupp).**

Les courroies de transmission, les arbres et les roues dentées sont recouverts de tôle de protection.

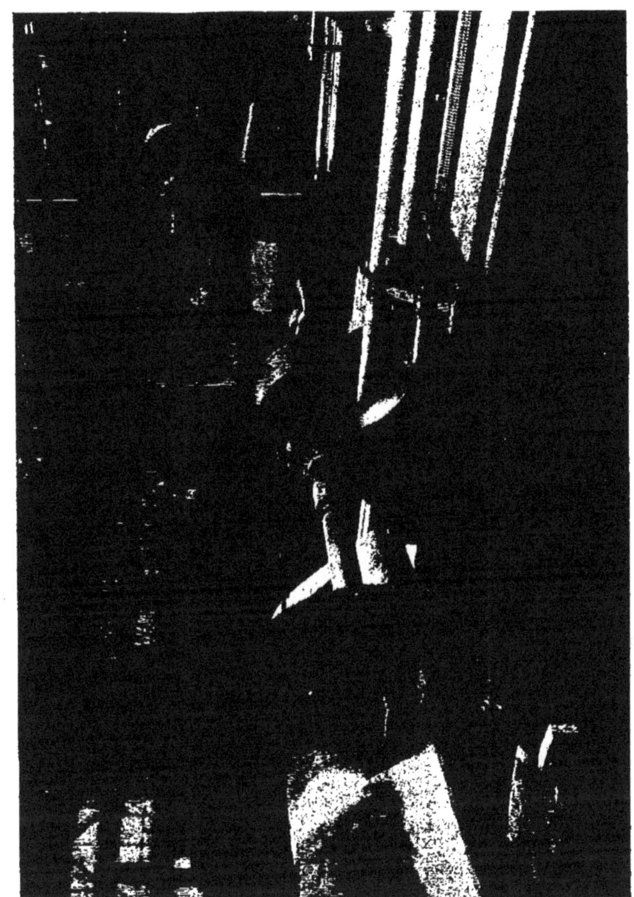

Fig. 237. — Scie à froid dans l'atelier à blindages (Usines Krupp).
L'engrenage de commande de l'arbre est complètement revêtu d'une enveloppe en tôle.
A l'arrière-plan, une machine à percer et à fraiser horizontale a également ses roues motrices revêtues de tôles.

l'entretien des transmissions : nul autre ne doit y toucher; les conducteurs de machine cependant peuvent changer la vitesse de leur machine; ce changement se fait en déplaçant la courroie sur le cône supérieur, au moyen du monte-courroie ou de la perche

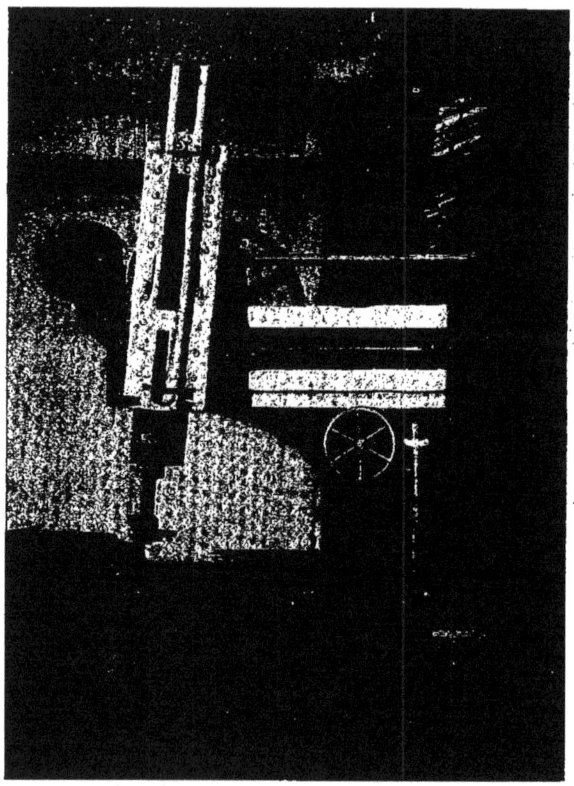

Fig. 238. — Machine à mortaiser circulairement (usines Krupp). Roues et poulies de commande recouvertes d'une enveloppe en tôle. Volant muni d'un frein à main.

et sur le cône inférieur, au moyen du bâton en bois dur de longueur convenable. Le conducteur de l'outil pourra être chargé du fonctionnement de cette courroie par le contremaître; il aura soin toutefois pendant cette opération de mettre le débrayage à la position d'arrêt.

Sonder au marteau de temps en temps les bras des volants et des roues d'engrenage marchant vite; en vérifier le calage.

Les machines-outils travaillent, généralement, avec une grande lenteur et un mouvement continu; leurs transmissions ont seules besoin d'être recouvertes, tout en conseillant la prudence pour leur approche.

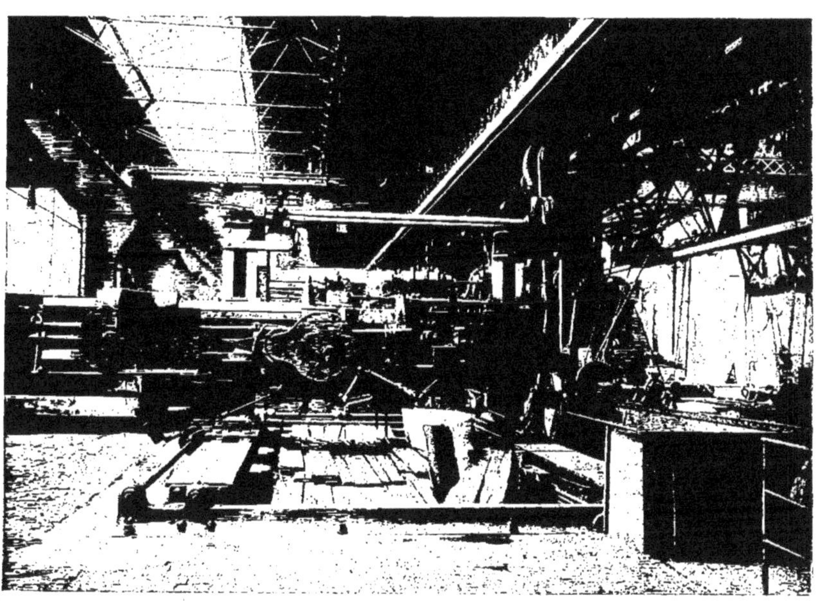

Fig. 239. — Raboteuse universelle (usines Krupp) dont toutes les roues dentées sont recouvertes de tôles.

Nous citerons, entre autres, parmi les nombreux appareils que l'on trouve dans ces ateliers :

1° *Mortaiseuse jumelle pour plaque de blindage* (*Usines Krupp*). — Cette machine comporte deux outils animés d'un mouvement de va-et-vient vertical et montés sur chariots pouvant se déplacer sur un bâti horizontal (*fig.* 236).

La pièce à travailler est fixée solidement sur une table au moyen de brides, boulons, cales, etc.

Pour faire les passes, les outils progressent latéralement, soit à la main, soit mécaniquement par l'intermédiaire d'encliquetage, vis et engrenage.

Les appareils de sécurité de cette machine consistent dans la protection des roues dentées, courroies et arbres de transmission.

2° *Scie à froid* (*Atelier des blindages*, *Usines Krupp*). — L'engrenage de commande de l'arbre est complètement revêtu d'une enveloppe en tôle (*fig.* 237);

3° La même gravure montre à l'arrière-plan *une machine à percer et à fraiser horizontale*, dont les roues motrices sont complètement revêtues en tôle;

4° *Machine à mortaiser circulairement* (*Ateliers des laminoirs à blindages*, *Usines Krupp*). — L'outil est animé d'un mouvement de rotation, ce qui lui permet de creuser des gorges circulaires. Il est monté sur un chariot pouvant s'orienter à volonté (*fig.* 238).

Les roues et poulies de commande, ainsi que le volant qui est muni d'un frein à main, sont recouverts d'une enveloppe en tôle;

5° *Raboteuse universelle* (*Usines Krupp*). — L'outil fixé sur un chariot se déplace verticalement, tandis que celui-ci se déplace latéralement, et la pièce à travailler placée sur la table de la machine est animée d'un mouvement de va-et-vient, pour diminuer le temps perdu. Le mouvement de retour pendant lequel l'outil ne travaille pas est plus rapide que le mouvement d'aller, qui seul est utile. La progression de l'outil a lieu à la main ou automatiquement. Ainsi que le montre la figure, toutes les roues et roues dentées sont recouvertes de tôles (*fig.* 239).

CHAPITRE III

ATELIERS DE CONSTRUCTION

PETITE MÉCANIQUE

Les ateliers de construction peuvent se diviser en chaudronnerie, forges, ateliers de moulage, ateliers de travail mécanique, ateliers de montage.

La chaudronnerie, la forge, l'atelier de moulage, sont destinés à donner aux matières premières une forme se rapprochant sensiblement de celle que doit prendre la pièce terminée.

Chaudronnerie. — Plus spécialement, c'est dans la *chaudronnerie* que se fabriquent les chaudières et tout autre pièce nécessitant la rivure de leurs différentes parties. Les ouvriers qui travaillent dans ces ateliers sont soumis aux dangers suivants :

1° Respiration des gaz de la combustion des foyers servant à réchauffer les tôles et rivets employés;

2° Changement brusque de température par suite du travail dans une atmosphère surchauffée par des foyers multiples ;

3° Bruits répétés et incessants provoquant des troubles de l'ouïe ;

4° Lumière étincelante du métal, porté au blanc soudant, provoquant des troubles de la vue ;

5° Hydrartroses, paralysies locales provenant de travail effectué dans des positions anormales (travail à genoux dans l'intérieur des chaudières pour certaines rivures, par exemple) ;

6° Blessures dues aux machines-outils (perceuses, cisailles, etc.).

On évite l'absorption de gaz, fumées, etc., par l'emploi de fours à cheminées ou de hottes à tirage forcé. Ce dernier système présente en outre l'avantage d'une ventilation de l'atelier, qui en renouvelle l'air en le ramenant à la température convenable.

Le bruit assourdissant du martelage avec les marteaux est inévitable; on ne peut que conseiller aux ouvriers de boucher leurs oreilles au moyen de tampons minuscules en coton. Les presses ne présentent pas cet inconvénient.

L'emploi de riveuses mécaniques supprime les douleurs locales, mais les remplace par les dangers qui leur sont propres (ruptures de conduite d'eau sous pression, etc.).

Forge. — La *forge* peut se diviser en deux parties : la première contient les foyers destinés à chauffer au rouge les matières qui sont transportées dans la seconde pour y être frappées, soit à la main, soit mécaniquement, afin de leur donner la forme désirable.

Certaines forges avoisinent les ateliers de construction abrités sous la même halle (*fig.* 240) :

Les usines *E. Puzenat et fils*, de Bourbon-Lancy, sont de ce genre. On y rencontre 60 feux de forge par groupe de quatre feux. Une disposition spéciale des hottes qui descendent très près de la tablette, tout en présentant des échancrures circulaires pour faciliter le travail, permet, au moyen de tuyaux d'aspiration de $0^m,60$ de diamètre, d'obtenir un tirage naturel des fumées réalisant une économie de 25 chevaux sur le tirage forcé.

Plus généralement les forges sont situées dans des ateliers séparés.

Les forgerons y sont soumis, à peu près, aux mêmes dangers que les chaudronniers, ce sont :

1° Respiration des gaz de la combustion provenant des feux de forges et des poussières[1] ;

1. On a constaté de nombreux cas d'anthracose chez les forgerons.

2° Changement brusque de température;

3° Déchirures musculaires des frappeurs se servant de marteau à la main et du marteau à devant qui pèse une vingtaine de kilogrammes;

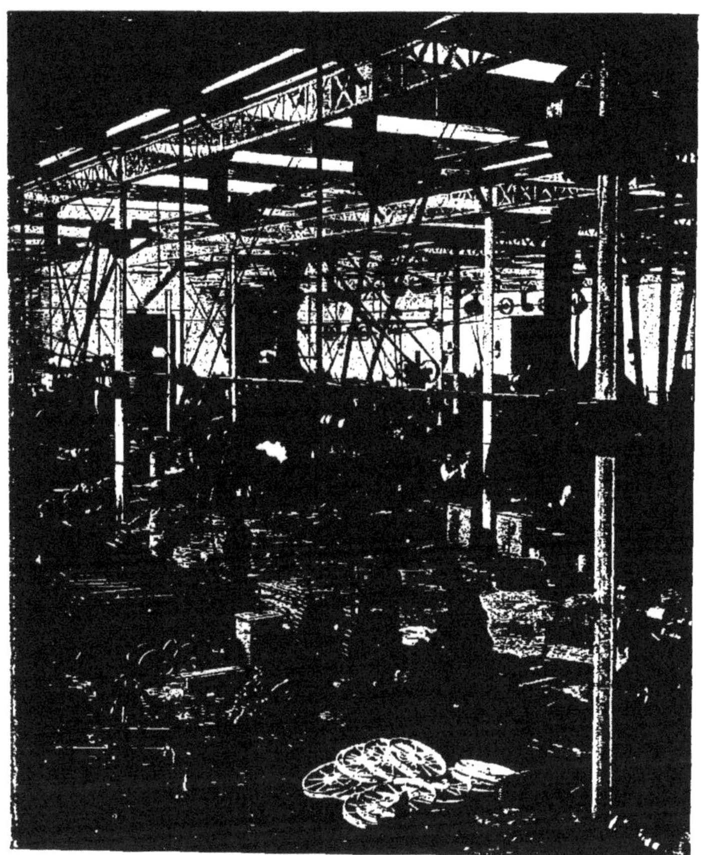

Fig. 240. — Usines Puzenat (Bourbon-Lancy).

4° Enflures des membres inférieurs contractées à la suite de trop longues stations debout, sans repos;

5° Accidents dus aux machines soufflantes, machines à forger, marteau-pilon;

6° Brûlures provoquées par le contact du métal travaillé ;

7° Bruits de forge affectant l'ouïe ;

8° Trépidations du sol de l'atelier pendant la forge qui, selon certains hygiénistes, exerce une action sur le système nerveux.

Les établissements *Ludwig Lœwe et Cie* à Berlin (M. W.-F. Waldschmidt, directeur), de construction récente et où tous les progrès modernes ont été réalisés pour la salubrité des ateliers et la protection du travail des ouvriers, ont installé une forge de sept feux, avec hottes à tirage forcé. Un grand ventilateur entraîne toutes les poussières par la conduite générale de ces hottes, conduite générale qui est elle-même percée d'orifices supplémentaires pour faciliter le départ de l'air vicié, tandis que l'air frais est envoyé d'autre part à la température extérieure en été, et réchauffé en hiver (*fig.* 241).

L'éclairage de jour est donné par des lanterneaux et de grandes baies vitrés; l'éclairage de nuit par des lampes à arcs en nombre suffisant.

On évite les déchirures musculaires en forgeant le plus possible à la machine et en donnant des repos en assez grand nombre.

Les précautions à prendre contre les accidents dus aux machines sont les mêmes que celles indiquées plus haut dans la grosse métallurgie (cingleurs, etc.).

On évite, par une bonne construction des massifs, les trépidations du sol de l'atelier.

Les établissements Schneider ont indiqué les règlements suivants pour protéger les burineurs et les forgerons.

Les burineurs doivent :

Porter les lunettes de sûreté qui leur sont fournies.

Se placer de façon que les copeaux ou éclats ne puissent atteindre leurs voisins. Disposer un écran les protégeant, si cela est nécessaire.

Au moment du détachement des copeaux, diminuer la force des derniers coups de marteaux.

Éviter les projections d'éclats en veillant à ce que les marteaux, burins, dégorgeoirs, gorges, bouterolles, matoirs, tranches, chasses, etc., ne soient ni fendus, ni écrasés.

Pour la même raison, éviter de frapper l'un contre l'autre deux outils trempés.

Tenir en bon état les manches et emmanchements des marteaux ainsi que les masses, tranches et maillets.

Démancher les outils avec précaution, afin de n'atteindre personne.

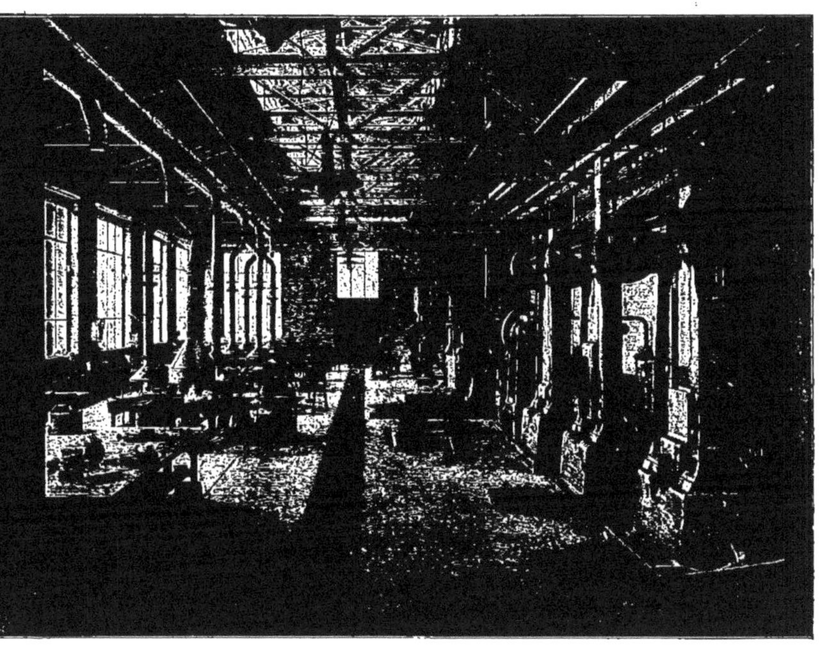

Fig. 241. — Forge des usines Ludwig Lœwe.

Le frappeur se servant du marteau à devant ne frappera à la volée qu'après s'être assuré que son marteau ne risque pas de rencontrer un marteau voisin. Il convient de réserver une distance de 1 mètre au-delà du champ parcouru par le marteau.

A côté des procédés relativement anciens, il faut en citer d'autres plus modernes, basés sur l'emploi de l'électricité, qui présentent également de graves dangers.

Le procédé de *soudure électrique* Bernardos employé à la forge de Reden, qui peut être considéré comme typique, a fait l'objet d'un rapport publié en 1896[1]. La soudure du fer par l'électricité est basée sur le principe suivant: on fait passer un courant d'intensité moyenne entre deux pôles de charbons qui ne sont éloignés l'un de l'autre pendant l'opération que de quelques millimètres. L'arc ainsi formé est éblouissant, et provoque une température extraordinaire.

L'arc est dirigé au moyen de deux électro-aimants situés non loin des deux pôles vers les surfaces à souder. L'appareil suspendu est très mobile.

Les dangers de l'opération qui peuvent résulter de l'emploi de l'électricité sont évités par un isolement convenable. Il n'en est pas de même de la lumière produite pendant la soudure; l'éclat de l'arc est tellement intense qu'il est impossible de le soutenir à l'œil nu un instant seulement. Comme il est nécessaire de suivre constamment l'opération, afin de faire avancer l'appareil, suivant les besoins de la soudure, l'ouvrier porte toujours des lunettes à verres fumés et suit le travail à travers un verre rouge foncé faisant corps avec la machine.

Le rapporteur regardant à *l'œil nu* à travers cette plaque a suivi l'opération pendant une demi-heure; il en est résulté une sensation légèrement douloureuse et une perception positive des images, tandis qu'à la lumière du jour il voyait en se forçant un peu les négatifs complémentaires, il en subsista à la fin de la journée la sensation douloureuse dont il vient d'être parlé. Son visage semblait brûlé du soleil, et il ressentait à la peau de la figure des picotements qui persistèrent plusieurs jours.

Une odeur caractéristique d'ozone, ne gênant point la respiration, se répand pendant l'opération. La chaleur dégagée ne se fait pas sentir à plus de 40 centimètres et l'érythème constatée, citée plus haut, est attribuée à des influences radio-électriques.

Les trois ouvriers chargés de la conduite de l'appareil étaient occupés à ce travail, au moment de l'enquête, depuis environ un an. Leur examen a révélé que leur puissance visuelle n'avait pas varié, les douleurs ressenties au début malgré l'emploi de verres

1. *Jahresbericht der Königl. Preuss. Rez. w. Gerverberäte.*

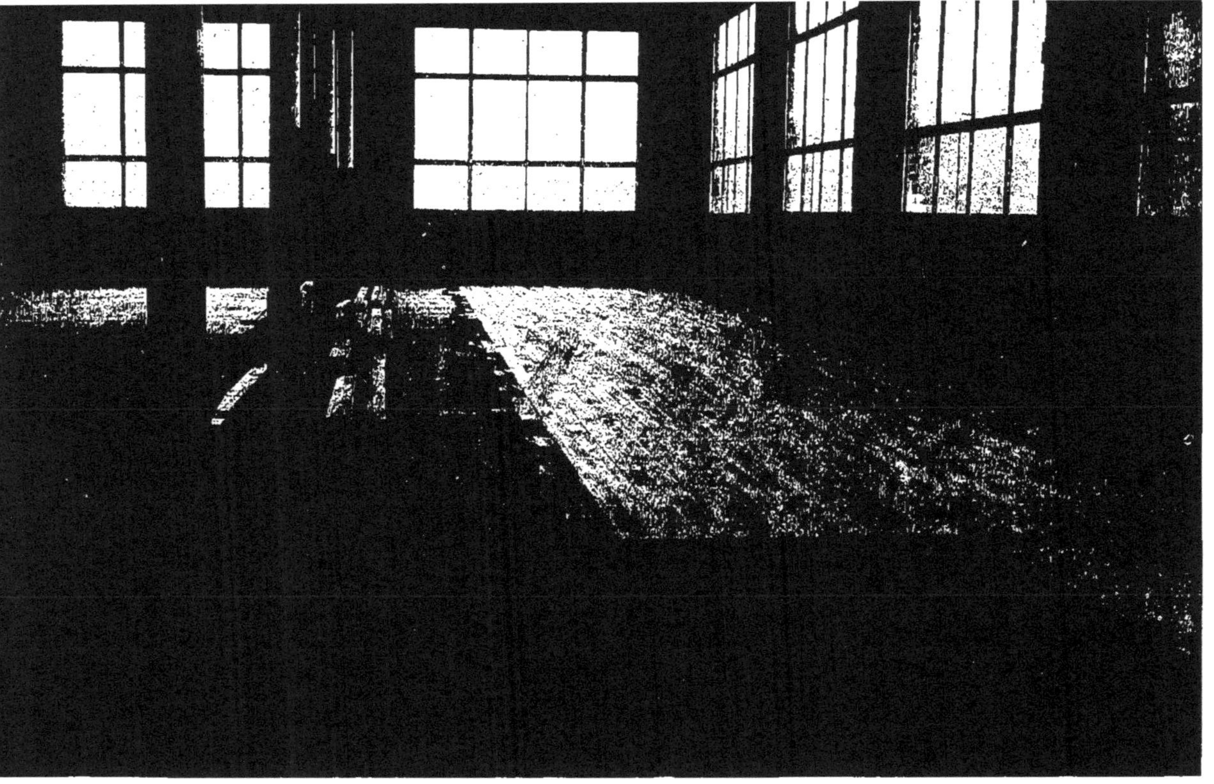

Fig. 242. — Ateliers de constructions Ludwig Lœwe. Construction du plancher.
Les conduits de chaleur débouchent dans les coins aux 3/4 de la hauteur. L'éclairage est obtenu par de larges baies vitrées occupant la presque totalité de la surface des murs,

fumés ayant progressivement disparu; les conjonctives étaient légèrement plus rouges que normalement, principalement chez un ouvrier qui se plaignait de picotements nocturnes des yeux. Des desquamations de la face et des mains ont été observées au début du travail avec sensation de brûlures; ces phénomènes disparaissent par la suite et ne laissent qu'une coloration rouge brun provoquée par une dilatation des vaisseaux et une exfoliation épidémique; aucune altération cardiaque ou pulmonaire n'a été constatée.

Les conclusions à tirer de cet emploi de l'électricité dans l'industrie autrement que comme producteur de force ou de lumière sont les suivantes:

1° Altération cutanée;

2° Troubles visuels.

Il est donc bon de n'en conseiller l'usage qu'avec toutes les précautions nécessaires.

Atelier de moulage. — L'*atelier de moulage* ne se différencie de ceux dont il a été parlé plus haut pour la fonte que par la nature des métaux que l'on y emploie. Nous trouvons à côté de la fonte elle-même le cuivre, le zinc, le plomb et leurs alliages avec tous les dangers résultant de leur travail, dangers dont nous aurons à parler plus loin.

Atelier de travail mécanique. — L'*atelier de travail mécanique* comporte les raboteuses, fraises, tours, foreuses, etc., pour le travail des grandes pièces (*fig.* 243).

Ainsi que les divers autres ateliers où sont réparties les machines-outils nécessaires à la construction des machines, ils doivent être largement éclairés et ventilés.

Il est bon de leur donner un *plancher* tel que la station des ouvriers ne soit point pénible, et nous ne saurions mieux citer, en l'occurrence que les planchers de l'usine Ludwig, Lœwe et Cie; ils sont construits de la façon suivante : la partie supérieure est constituée par des lames d'érable de 0^{m},090 de large sur 0^{m},022 d'épaisseur clouées sur une assise de sapin de 5 centimètres d'épaisseur. Ce plancher repose sur un sommier de ciment dans lequel sont noyées les semelles supérieures des poutres (*fig.* 242).

Le dispositif a l'avantage industriel de faciliter la fixation rapide des machines.

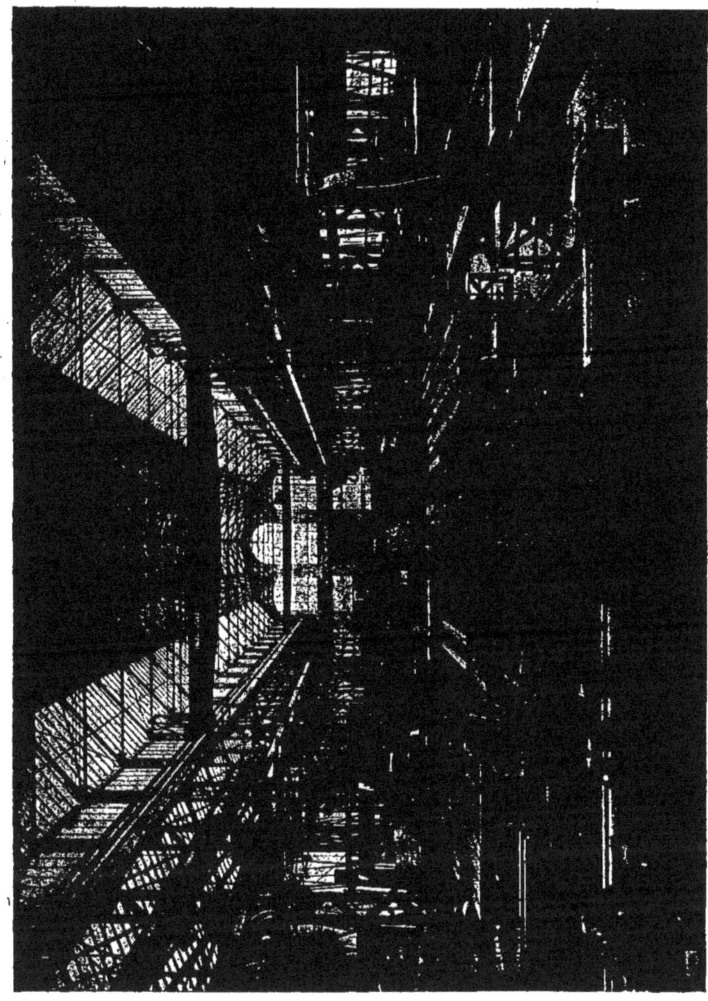

Fig. 243. — Halle centrale des établissements Ludwig Lœwe.

La *halle principale* de l'atelier de mécanique de chez Ludwig Lœwe et Cie, qui a 115 mètres de long sur 15 de large, flanquée de deux bâtiments latéraux longs de 31 mètres est, ainsi qu'on peut le voir sur la gravure ci-contre, largement éclairée. Deux grands tuyaux qui courent le long de la toiture, et que l'on aperçoit au-dessus des transmissions, munis de nombreuses prises d'air, servent à la ventilation et au chauffage. Les transmissions, en-

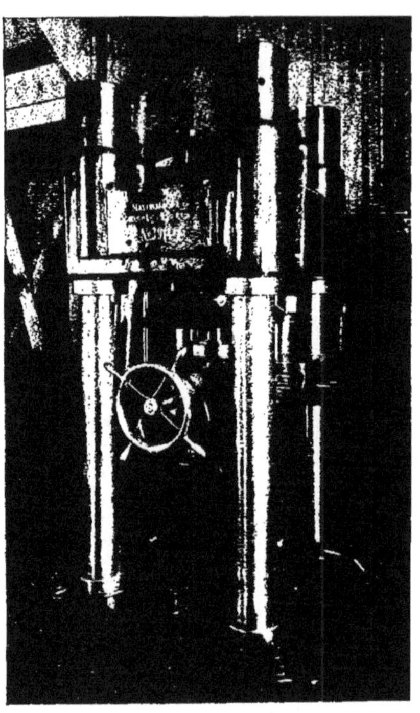

FIG. 244. — Tôles de protection à une presse hydraulique (usines Krupp) garantissant les ouvriers contre les éclats provenant d'une rupture éventuelle des matrices.

Lorsque la presse fonctionne, elles se placent automatiquement de manière à entourer complètement les organes dangereux.

grenages, etc., sont protégés par des grillages ou couverts par des tôles. C'est d'ailleurs le dispositif que nous retrouvons à l'atelier des grosses fraiseuses et raboteuses, aussi bien que dans ceux de montage avec leurs fraises de petite dimension, tours, raboteuses, etc.

Les pièces à emboutir nécessitent l'emploi de *presses*, sources

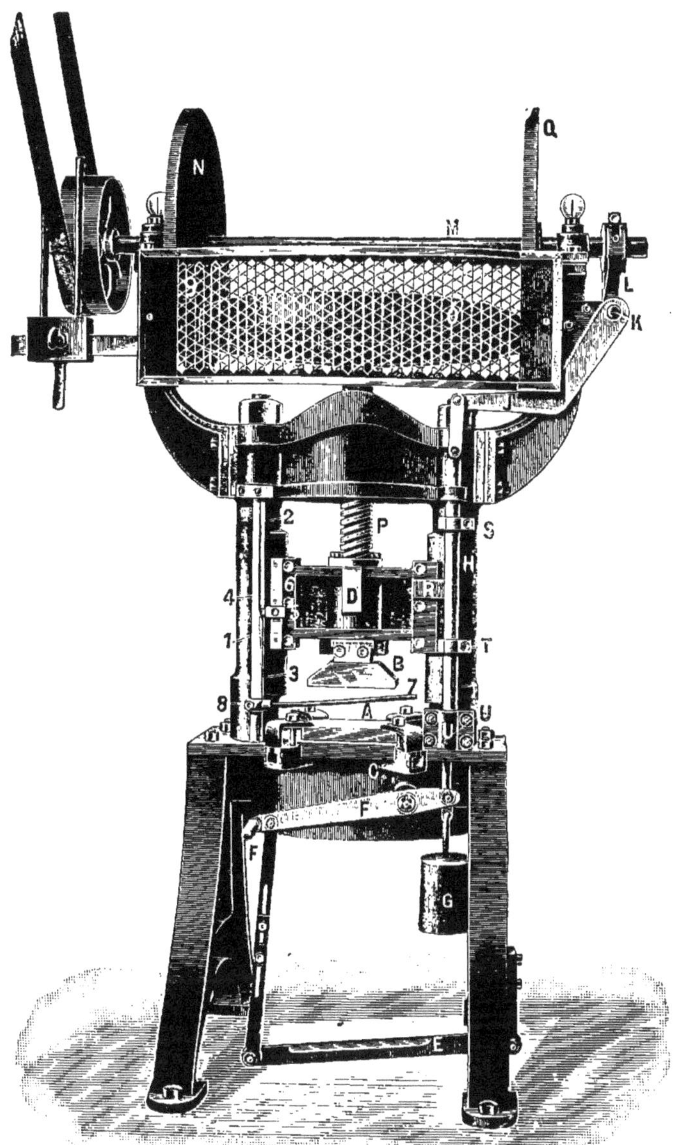

Fig. 245. — Presse à balancier de Albert Bolle et Jordan.

d'accidents nombreux qui se produisent de la façon suivante : les ouvriers se font saisir les mains en plaçant la pièce sous le marteau pendant la descente.

On se sert soit de presses hydrauliques, soit de presses actionnées par des transmissions.

Les *presses hydrauliques*, quand elles sont de petite dimension, peuvent être garnies de tôles de protection qui servent à garantir les ouvriers contre les éclats provenant de la rupture éventuelle des matrices, etc.

Lorsque la presse fonctionne et que la table de la presse se soulève, les tôles de protection viennent automatiquement se placer de manière à entourer complètement les organes dangereux de la presse des quatre côtés. Lorsque le piston de compression revient à sa position première, les tôles s'ouvrent et permettent ainsi le rechargement de la table de presse (*fig.* 244).

Deux systèmes sont à recommander pour éviter les accidents avec les presses du deuxième genre, l'un basé sur l'emploi d'un appareil qui vient balayer automatiquement la main de l'ouvrier pendant la descente du marteau; l'autre, sorte de clichage qui nécessite l'emploi des deux mains pour l'embrayage de la machine.

La *presse à balancier* de *Albert Bolle et Jordan*, de Berlin, est un des exemples de la première catégorie. Sur le côté gauche on voit un arbre 1 mobile autour de son axe, sur lequel se trouvent suivant deux génératrices à 90° l'une de l'autre les deux rainures 2 et 3 auxquelles vient aboutir la rainure hélicoïdale 4. Dans ces rainures peut se mouvoir le tenon 5 d'une moulure 6 fixée à la coulisse D. Cette coulisse par son va-et-vient fait prendre à l'arbre 1 un mouvement de rotation d'un quart de cercle, mouvement qui se transmet à un bras 7 fixé sur lui en 8. On peut remarquer en plus, sur la figure ci-contre, une grille de protection 9 qui, au moment de l'embrayage de la poulie, vient se placer automatiquement devant le volant O et les plateaux N et K et fixée sur l'arbre M. L'embrayage a lieu par le système F, U, T, S, G, K, L, (*fig.* 245).

Le deuxième mode de protection se retrouve sur les presses à balancier et à excentrique des Ateliers *Siemens Schuckert* (*fig.* 246).

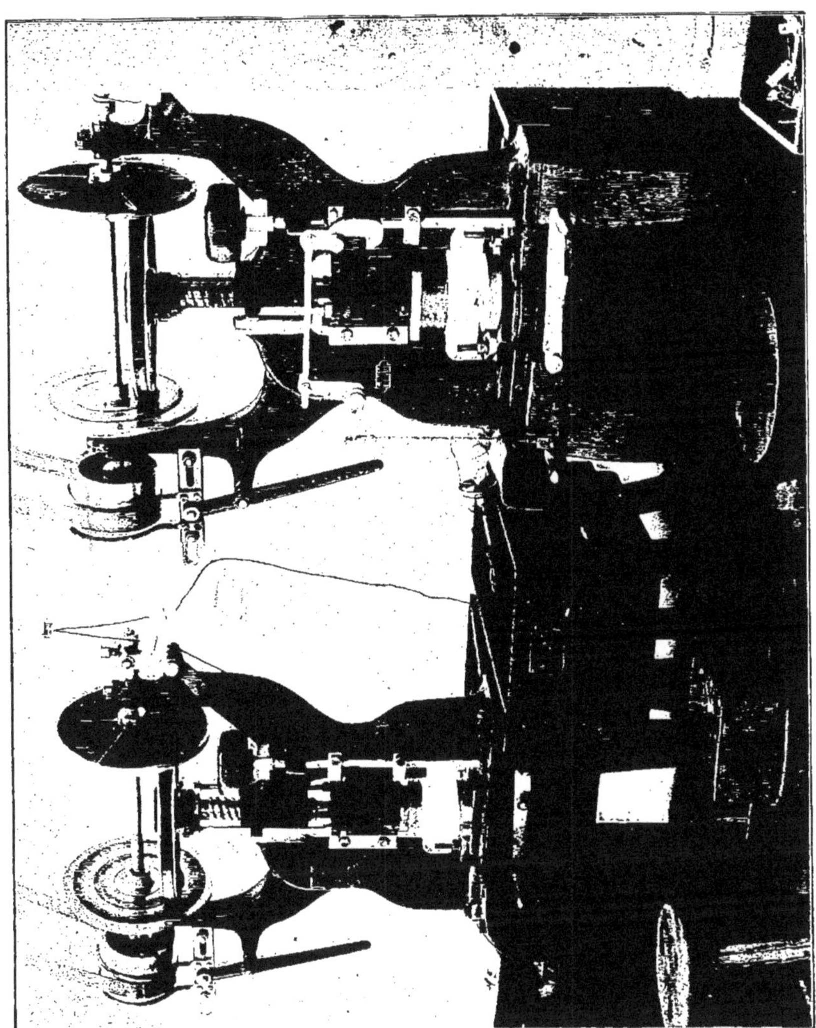

Fig. 246. — Presses à balancier (Usines Siemens).

Une disposition semblable est réalisée sur la presse *Reiss et Martin* (*fig.* 248).

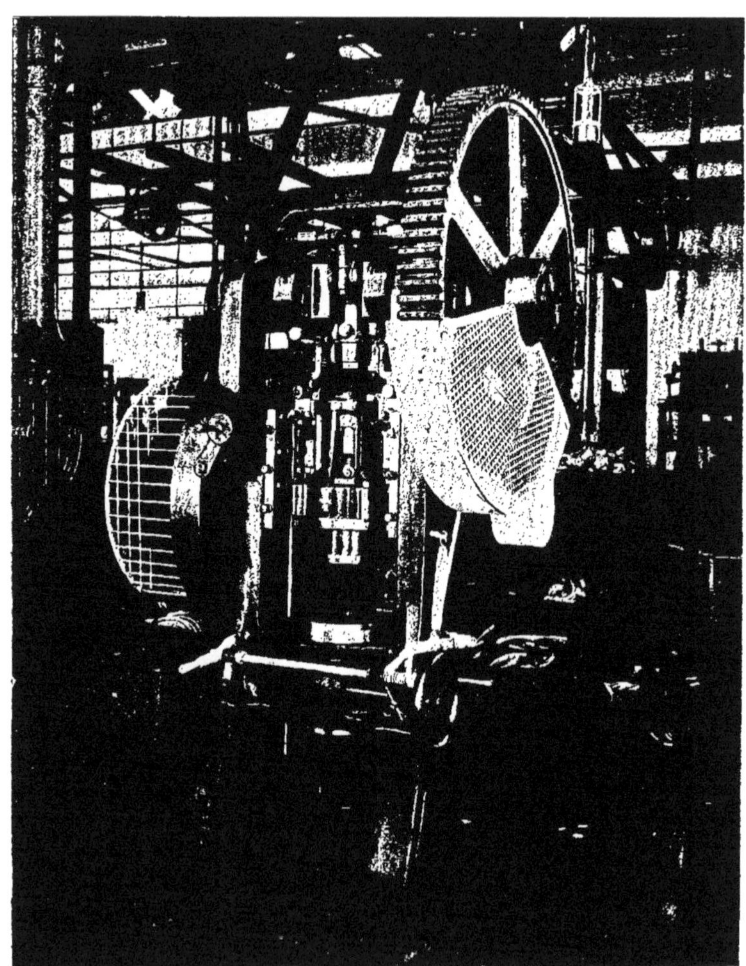

Fig. 247. — Usine Siemens Schuckert, machine à mortaiser avec embrayage de sûreté et protection des organes de transmission.

De la main gauche l'ouvrier provoque l'embrayage au moyen de leviers *e*, *d*, embrayage qui n'est possible que lorsqu'il a soulevé de la main droite un verrou *a* fixé en *c* au bâti qui, en temps normal, encliche la tige *b* qui soutient le marteau.

Le dispositif *Démerion* est encore employé pour les presses à emboutir des petites pièces, telles que rondelles, etc. Il consiste en une lame d'acier formant ressort qui, à sa position normale, est

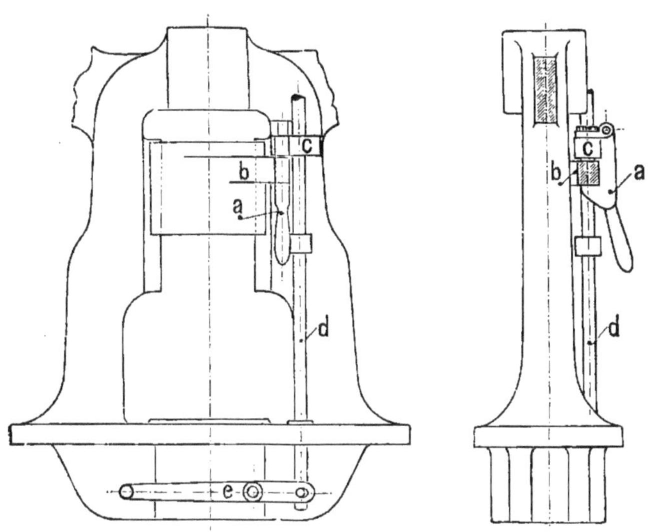

Fig. 248. — Presse Reiss et Martin.

placée devant le poinçon. Ce ressort porte un coin en acier pouvant résister à l'action du poinçon et d'une épaisseur telle que, placé sous la machine, le doigt de l'ouvrier ne peut être atteint par le poinçon. L'homme place la rondelle à emboutir devant le ressort, la pousse dans la matrice ce qui tend le ressort ; celui-ci en se débandant chasse la main et le poinçon tombe.

Il peut être nécessaire de provoquer un arrêt brusque de la machine ; dans ce cas, la pédale actionnant le débrayage commande en même temps un frein à bande qui entoure le volant de la machine (Ateliers Siemens et Halske) (*fig.* 249).

Meules et polissoires. — Entre les ateliers de mécanique générale et de montage se trouvent les ateliers des meules et des polissoires.

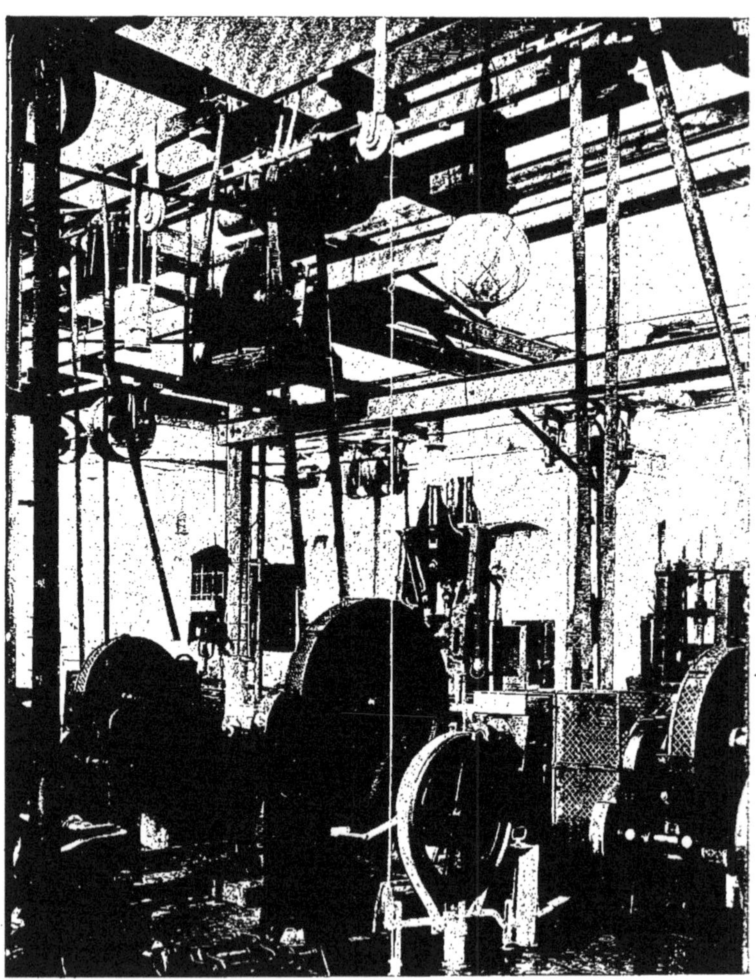

Fig. 249. — Frein d'arrêt instantané après débrayage (la tôle de protection du volant enlevée) (Usine Siemens et Halske).

Les *meules* servent à aiguiser les outils employés sur les machines et à finir certaines pièces en remplaçant le travail manuel de la lime par un travail mécanique. Le polissage, qui s'opère avec des machines analogues, ne sert qu'à donner le poli aux pièces par un nettoyage superficiel.

Le travail aux meules est le plus dangereux de tous ceux que l'on rencontre dans les ateliers de construction, que l'émoulage se fasse par voie sèche ou voie humide.

Les ateliers où s'effectue l'émoulage par voie sèche sont remplis d'une poussière ténue qui voltige en tous les points de l'atelier et se soulève au moindre courant d'air. Ces poussières contiennent un mélange de particules des métaux travaillés et de poussière siliceuse, dans le cas de meules en grès, ou de poussière d'émeri, dans le cas de meules en cette matière (*fig.* 250).

L'émoulage par voie humide supprime la production de poussière pour faire place à une boue de silice, d'émeri aggloméré aux particules métalliques par l'huile ou l'eau employées. Cette boue jaillit de toutes parts dans l'atelier et recouvre les ouvriers qui en sont chargés, au moment du retaillage des meules : douleurs rhumatismales et affections pulmonaires y trouvent leur origine. L'influence nocive de ces fragments imperceptibles est encore augmentée par la position inhérente à cette profession.

Certains émouleurs produisent le frottement du métal sur la meule en appuyant contre leur poitrine l'extrémité libre de la pièce travaillée qu'ils maintiennent de leurs deux mains en bonne place contre l'outil. D'autres obtiennent le même résultat en forçant la friction de tout le poids de leur corps, en se soulevant sur la pointe des pieds ; il en résulte, outre des déformations de la cage thoracique, des lésions musculaires des membres.

Le rapport du Syndicat des Ouvriers couteliers de Thiers au Congrès d'Hygiène Industrielle (novembre 1904) se résume en effet, d'après M. Chauveteau, rapporteur, de la manière suivante :

« Le travail d'émoulage et de polissage s'opère généralement : l'ouvrier ou l'ouvrière (car l'industrie occupe des femmes) étant couché à plat sur une planche au-dessus de la meule ou polissoire ; cette position est certainement très nuisible à la santé, non seulement par elle-même, mais aussi parce qu'elle place la bouche et les narines de l'ouvrier au plus mauvais endroit pour l'absorption des poussières de grès et de produits à polir ; mais, lorsque la meule de grès éclate, l'ouvrier qui est couché au dessus saute avec, et le plus souvent c'est la mort ou des infirmités pour le restant de son existence.

« Ce travail, très pénible, est exercé par des femmes en état de grossesse avancée, et l'on peut se demander quels troubles cela apporte dans leur organisme. »

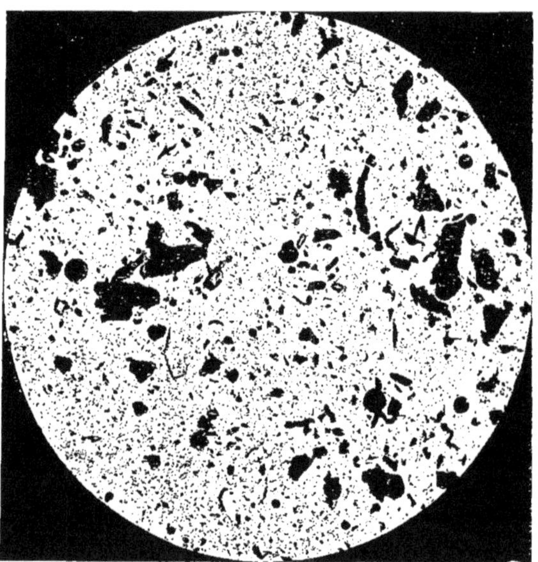

Fig. 250. — Poussière recueillie dans un atelier d'émoulage (Sommerfeld), acier et émeri.

Le *polissage* s'opère au moyen de disques en bois recouverts à leur périphérie de cuirs saupoudrés d'un mélange d'émeri et d'oxyde de fer, ou de papier à l'émeri ; de disques formés par des pièces d'étoffes (lainage) superposées et maintenues sur l'axe par deux rosaces serrées l'une contre l'autre ; ou par des disques maintenant des brosses dures recouvertes d'un mélange à polir à base de chaux.

Le polissage émet dans l'atmosphère des poussières qui, tout en étant en moindre quantité, sont aussi dangereuses que celles de l'émoulage ; elles contiennent également des parcelles métalliques, des fragments d'émeri, de silice, auxquels il faut ajouter des filaments organiques provenant des lainages ou des brosses.

On évite en grande partie ces accidents par une aération convenable et l'entraînement rationnel des poussières dès leur formation.

A. — *Poussières d'émoulage.* — L'aspiration des poussières peut se faire suivant deux modes, de principes semblables, en ce sens qu'ils sont basés tous deux sur l'emploi d'un ventilateur aspirant dont l'action se fait sentir au point de production des poussières :

1° La poussière produite est entraînée par un système de tuyaux spéciaux d'aspiration et d'évacuation jusqu'à un ventilateur unique en relation avec un collecteur de poussières.

La figure 251 représente un atelier construit de cette ma-

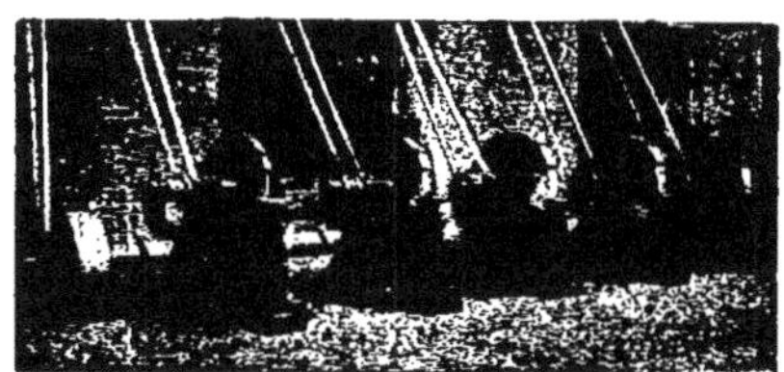

Fig. 251. — Atelier d'émoulage (construction Naxos-Union).

Les meules sont munies de capes de sûreté et les poussières entraînées dans une conduite générale aboutissant à un séparateur par un ventilateur centrifuge.

nière par la Société *Naxos-Union*. Les cinq meules qu'il contient sont de taille différente ; leur diamètre varie de 1.000 millimètres à 800 millimètres et leur épaisseur de 50 à 200 millimètres.

Nous citerons encore l'atelier de M. *Busch* (à Höscheid), comme exemple de ce mode d'entraînement des poussières : les tuyaux d'aspiration courent au-dessous du plancher ; un puisard placé à l'extrémité de la conduite principale permet son ramonage (*fig.* 252).

2° L'aspiration des poussières se fait sans conduite spéciale de tuyaux.

La Maison *Mayer et Schmidt* préconise le dispositif suivant :

Un ventilateur fixé au bâti de la meule est actionné par l'arbre de la meule elle-même (*fig.* 253).

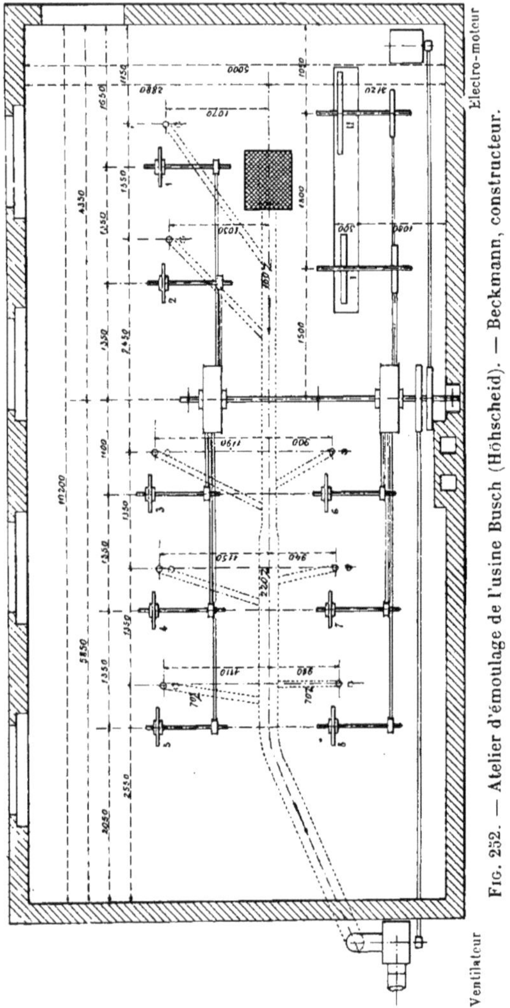

FIG. 252. — Atelier d'émoulage de l'usine Busch (Höhscheid). — Beckmann, constructeur.

Le ventilateur est en communication à travers le bâti creux avec les porte-outils et leurs supports disposés comme tuyaux d'aspiration; il aspire la poussière à l'endroit même où elle se produit.

Par suite de la dimension intérieure du creux du bâti qui est

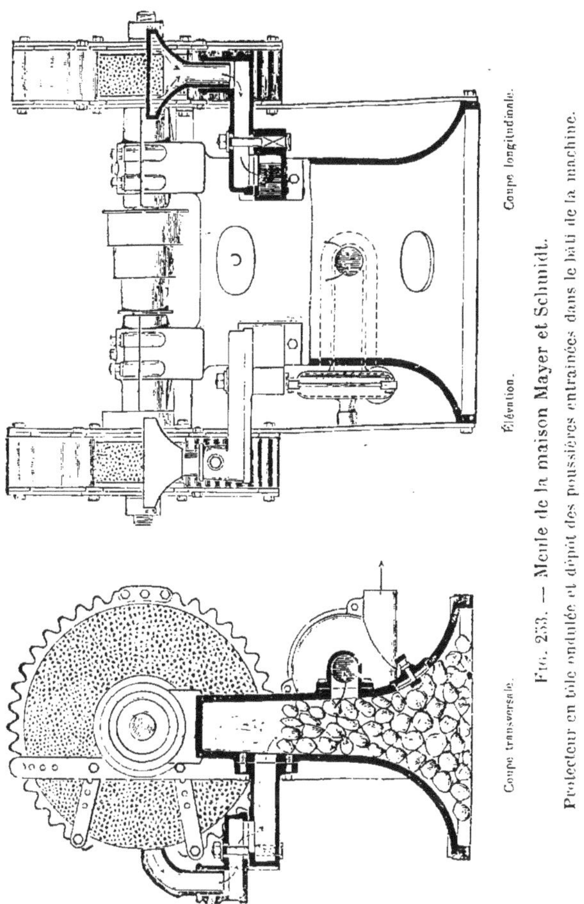

Fig. 233. — Meule de la maison Mayer et Schmidt.
Protecteur en tôle ondulée et dépôt des poussières entraînées dans le bâti de la machine.

rempli à moitié d'une matière filtrante (du coke par exemple), le mouvement de l'air y est insignifiant, et la diminution de vitesse d'entraînement est telle que la poussière tombe par son propre poids sur la matière filtrante.

D'autres meules de la Société *Naxos-Union* sont munies d'appareils fonctionnant d'après le même principe, avec cette diffé-

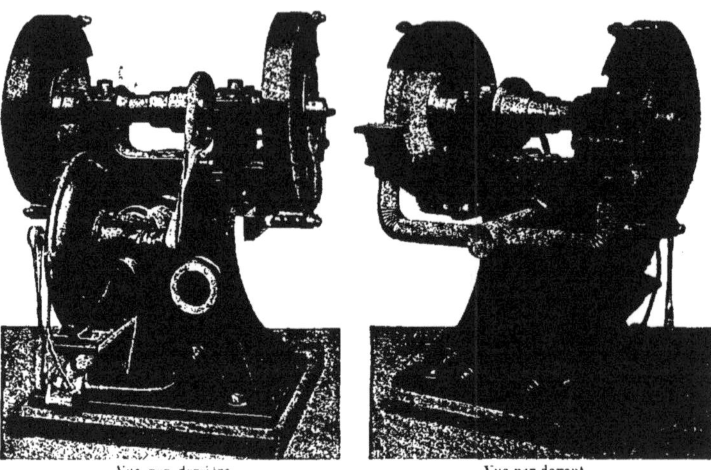

Vue par derrière. Vue par devant.

Fig. 254 et 255. — Meule de la maison Naxos-Union à cape de sûreté et ventilateur mouillé.

Les boues formées se déposent dans le fond du bâti de la machine.

rence que les poussières, avant de tomber dans le bâti de la ma-

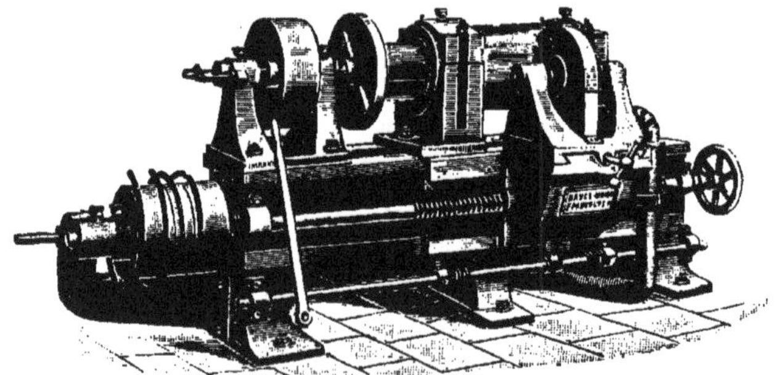

Fig. 256. — Machine à meuler les cylindres avec cape de protection entraînant des poussières.

chine, traversent un ventilateur où elles se mélangent avec de l'eau pour former une sorte de boue qui est ensuite décantée.

A cet effet le bâti de la machine est divisé, en deux parties, par une demi-cloison parallèle aux petits côtés; dans l'une des

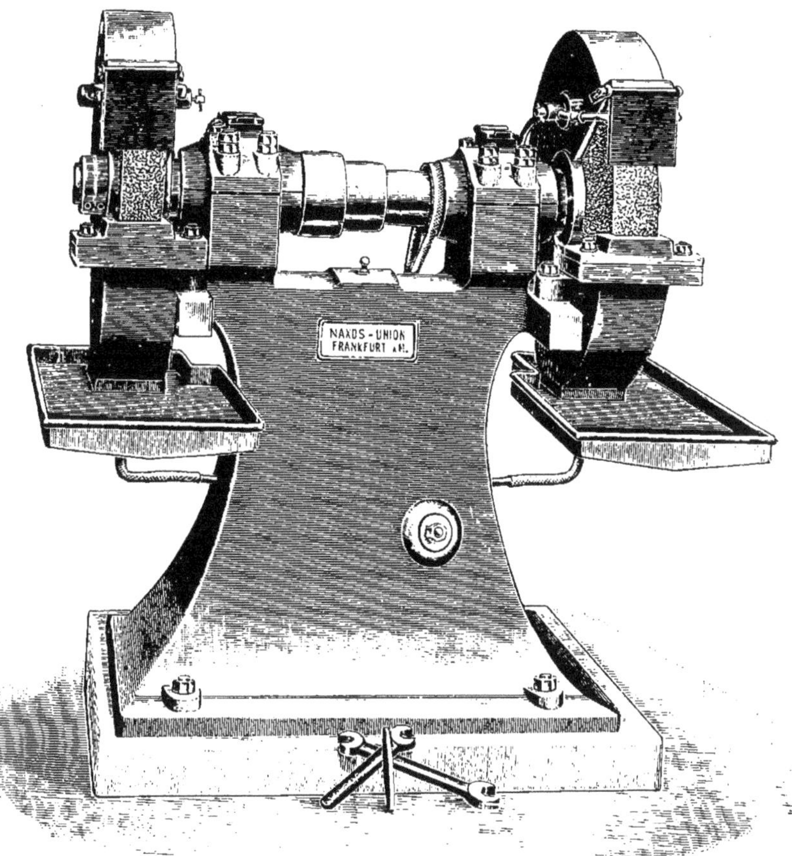

Fig. 257. — Meule pour émoulage mouillé.

parties tombent les boues formées dans le ventilateur; dans l'autre, l'eau, filtrée par son passage à travers la cloison, est reprise, au-dessous de l'orifice de sortie de l'air épuré, par la conduite aboutissant à la pompe centrifuge qui la renvoie sur les aubes du ventilateur (*fig.* 254 et 255).

On se sert presque toujours d'un système d'évacuation pour

les machines où la meule doit se déplacer devant l'objet à ébarber ou à rectifier, tels que les cylindres, obus, coulisses des locomotives, etc.; l'appel d'air vicié se fait par le moyen d'un ventilateur fixe en relation, par un tuyau souple, avec la cape de la meule qui forme hotte; il est en effet nécessaire, pour les machines où le va-et-vient se fait par commandes automatiques, d'avoir un système de ventilation indépendant (*fig.* 256).

Nous ne citerons que pour mémoire les appareils employés dans l'*émoulage mouillé* (*fig.* 257).

Les meules baignent sans cesse dans une cuve pleine d'eau dont le trop plein retombe dans le bâti où se fait le dépôt des boues. Une pompe centrifuge qui prend son mouvement sur l'arbre de la machine renvoie sans cesse l'eau épurée sur les meules et dans la cuve.

Une cape protectrice évite les éclaboussures dans l'atelier.

B. — Les poussières des *ateliers de polissage* sont en général entraînées suivant le premier mode : plus ténues, elles se prêtent facilement à l'entraînement.

Les *Établissements Darracq*, à Suresnes, ont établi un atelier de polissage remarquable (*fig.* 258) :

Le bâti des diverses machines à polir est constitué suivant un type spécial, propriété de ces usines : les poussières, entraînées par la rotation du buffle sont arrêtées dans leur course par une réglette, puis aspirées à travers une conduite venue avec le bâti jusqu'aux canaux (*fig.* 259).

Tous ces canaux :

L n° 1........................	sur lequel	il y a	9	bâtis
L n° 2........................	—	—	17	—
L n° 3........................	—	—	22	—
L n° 4........................	—	—	22	—

viennent aboutir dans un collecteur G, en communication lui-même avec l'aspiration A d'un puissant ventilateur.

Aussitôt que le ventilateur V est mis en marche, il produit un puissant appel d'air. Dans les canaux L n° 1, L n° 2, L n° 3, L n° 4, le courant d'air s'en va toujours vers l'aspiration du ventilateur en passant par le collecteur G et entraînant avec lui

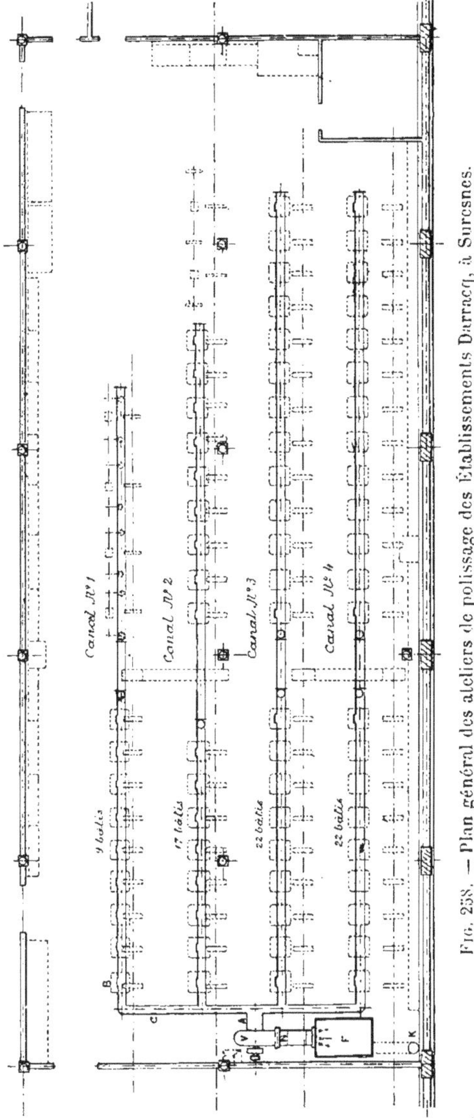

Fig. 258. — Plan général des ateliers de polissage des Établissements Darracq, à Suresnes.

toutes les poussières produites par les ouvriers polisseurs sur les bâtis.

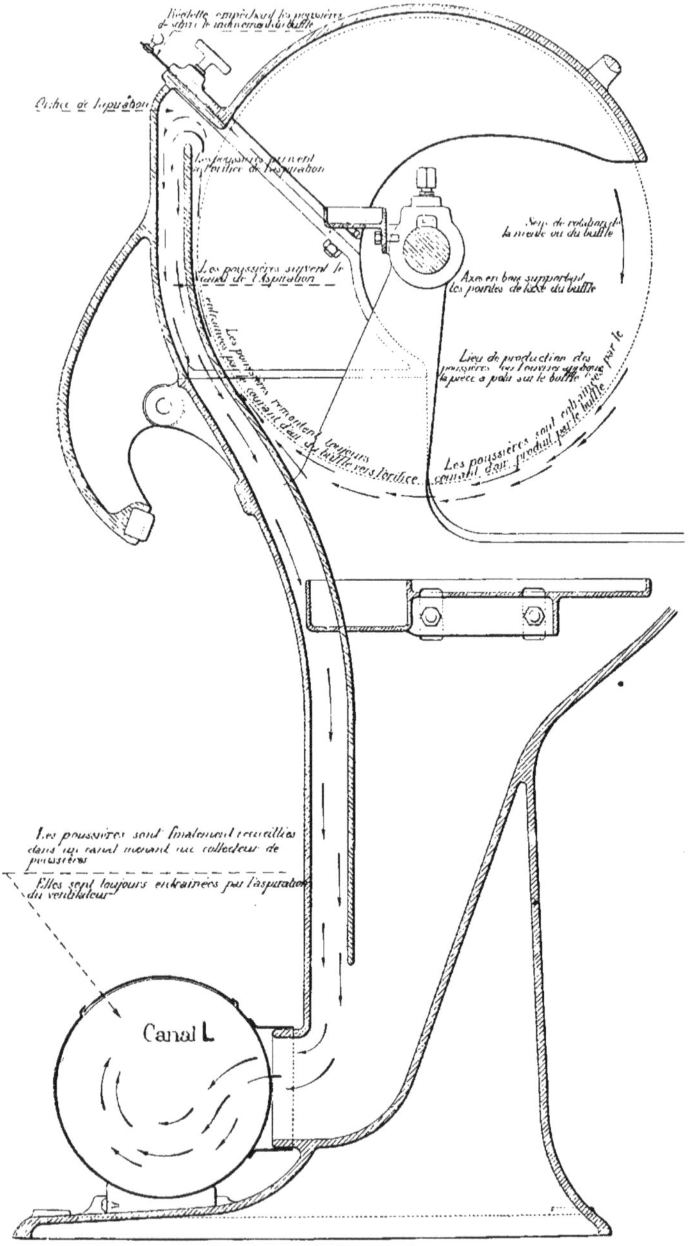

Fig. 239. — Polisseuse Darracq.

Enfin, ayant passé par le ventilateur, la brise N rejette le courant d'air dans une fosse humide F où les poussières entraînées par lui viennent s'humecter; devenant par suite trop lourdes pour rester suspendues dans le courant d'air, elles tombent finalement au fond de la fosse, qu'il faut curer fréquemment. L'air s'échappe par la cheminée K, d'où il retourne à l'atmosphère.

Un système analogue est employé aux ateliers de polissage *Siemens Shuckert* avec cette différence que le bâti Darracq est remplacé par des espèces de boites en bois, formant hottes, dont le couvercle est constitué par un carré d'étoffe, fixé par un de ses côtés, sur la boîte (*fig.* 260).

Dans le même ordre d'idées, nous indiquerons un dispositif employé pour relever les poussières produites par des disques à polir des métaux doux, tels que le laiton, le bronze, etc. ; on se sert de ces disques, sur lesquels on applique un mordant tel que la craie ou le rouge à polir. Ces substances mises à sec donnent une poussière très abondante et très légère, restant facilement en suspension dans l'atmosphère.

L'usine d'horlogerie *L.-P. Japy et C*[ie], à Berne par Seloncourt, (Doubs) a eu l'idée d'utiliser le grand déplacement d'air produit par la rotation du disque, pour enlever les poussières sans aucune aspiration. On supprime ainsi l'installation des ventilateurs avec leur tuyauterie et le travail est bien plus facile, car le disque reste apparent sur une grande partie de sa surface.

Voici quelle est la disposition de cet appareil :

Sur l'établi et devant le disque, on place une espèce de caisse en bois portant une fente dans laquelle s'engage le disque. Ce dernier est entouré latéralement par les côtés de la caisse dont le fond est constitué par une plaque en zinc. La portion du disque extérieure à la caisse entraîne par son frottement dans l'atmosphère un tourbillon d'air qui, par sa force vive, chasse la poussière produite par le disque.

Du côté de la sortie des poussières, un registre permet d'empêcher la rentrée de l'air lorsque le tour à polir ne travaille pas.

Un autre danger qui se rencontre dans les ateliers d'émoulage résulte de l'éclatement des meules employées, éclatement

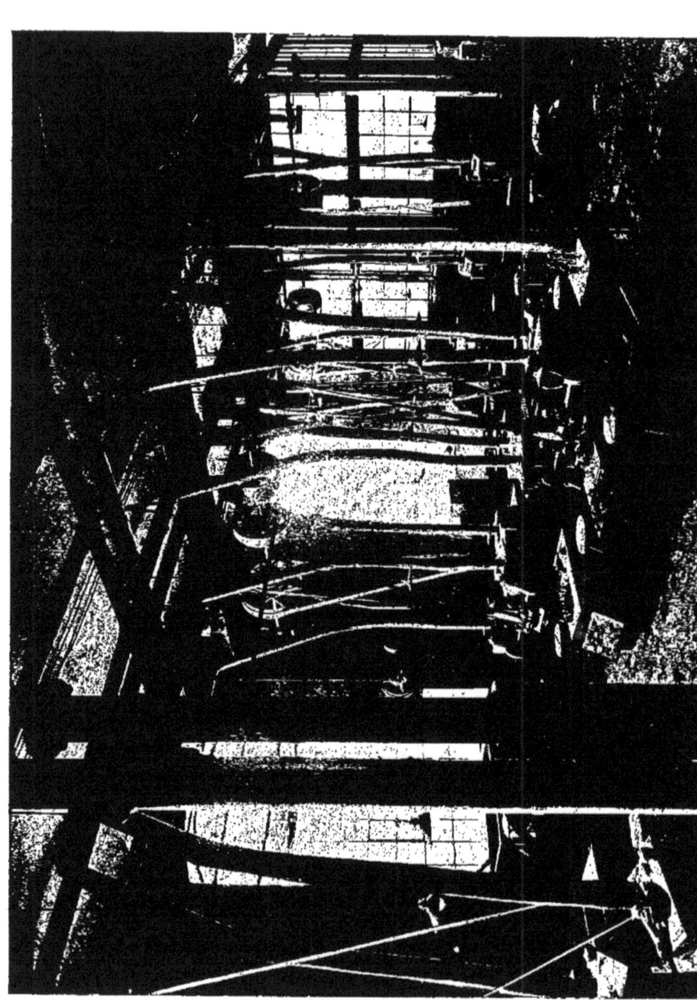

Fig. 260. — Usine Siemens : atelier de polissage ; l'aspiration a lieu *per ascensum*.
Les tubes de chauffage sont entourés d'une tôle protectrice sur une partie de leur hauteur.

assez fréquent. Des morceaux, pesant quelquefois plusieurs kilogrammes, sont projetés à travers l'atelier à une vitesse d'autant plus considérable que la meule tournait plus vite. Divers systèmes ont été préconisés pour diminuer la gravité de ces accidents. Les uns sont basés sur la forme même des meules par l'emploi, par exemple, de meules à *section trapézoïdale*, maintenues entre deux plateaux métalliques coniques ou à

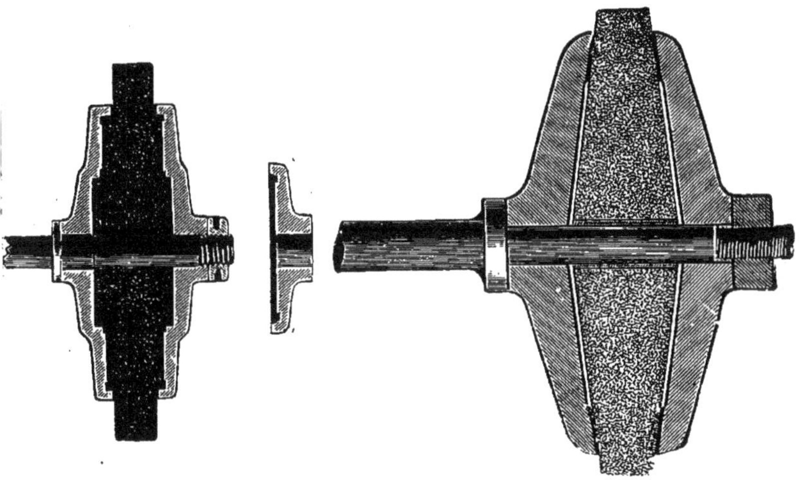

Fig. 261 et 262. — Meules à section trapézoïdale (Mayer et Schmitt).

degrés épousant leurs formes, mais de diamètre sensiblement inférieur. Cette disposition a l'avantage, en cas de rupture de la meule, d'en coincer les divers débris par suite de leur dimension supérieure à l'écartement des disques de la périphérie (*fig.* 261 et 262).

Les autres recouvrent simplement la meule, ne laissant libre que l'espace nécessaire au travail. Ces recouvrements affectent des formes diverses qui ont pour but une certaine élasticité, évitant leur rupture au choc brusque des éclats.

Les appareils les plus simples, dits *chapeaux de sûreté*, sont composés de fortes tôles et appropriés au diamètre primitif des meules.

Ils ont l'inconvénient, lors de l'usure de la meule, de ne pouvoir être réglés suivant les différents diamètres ; tout au plus

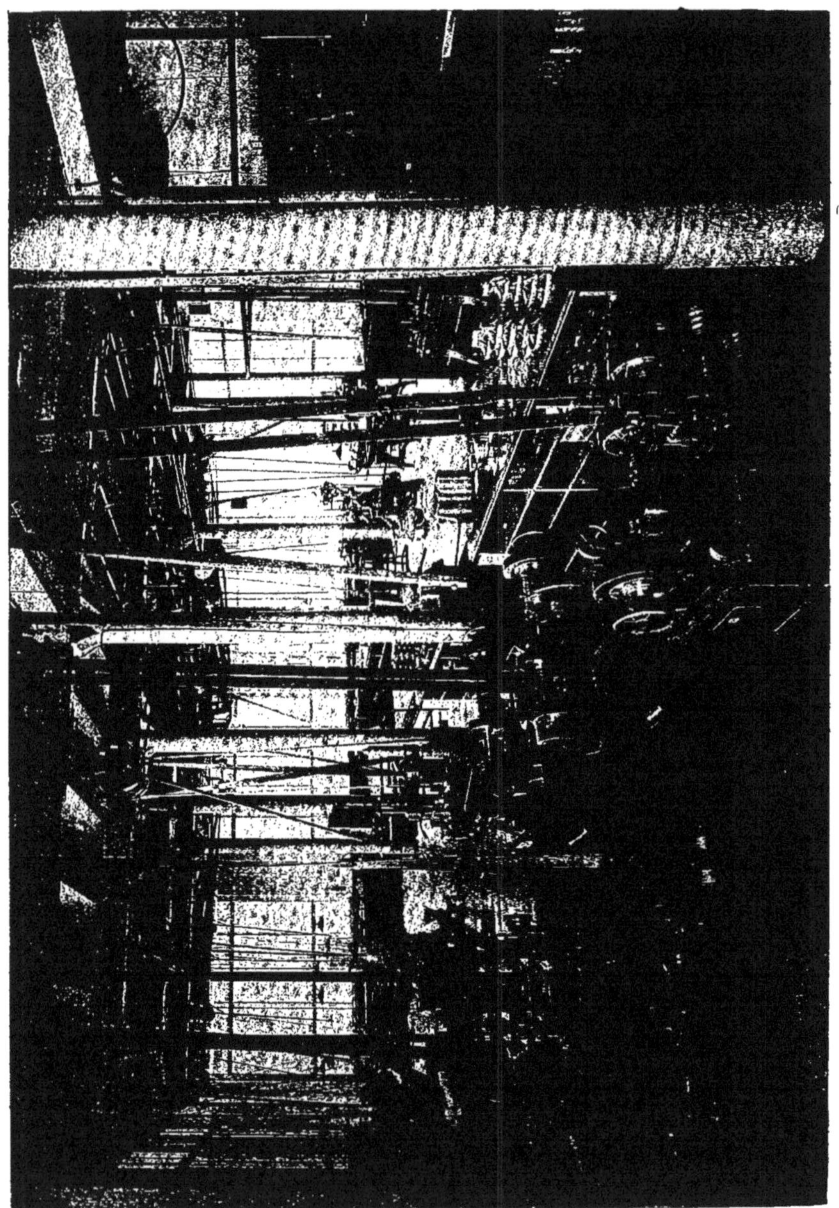

peut-on les glisser en avant ou en arrière ; ils ne présentent pas une sécurité suffisante si la meule venait à éclater, la force centrifuge pouvant se développer librement, puisque la meule n'est pas enfermée tout près de sa périphérie.

Les morceaux cassent le chapeau ou le plus souvent arrachent les boulons d'attache de ce chapeau dont l'effet devient alors illusoire.

Le protecteur *Mayer et Schmitt* a l'avantage d'être réglable. Il est composé de deux bandes de fer plat pliées comme les tôles ondulées et fixées par encastrement des ondes au moyen de boulons, les deux bouts étant assemblés par une traverse en fer forgé (*fig.* 264).

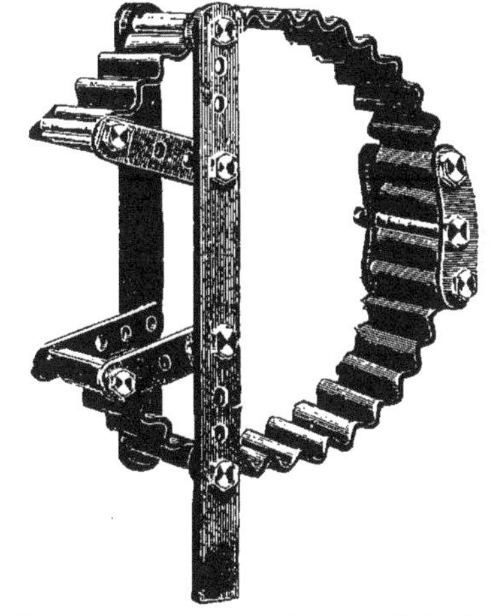

Fig. 264. — Protecteur Mayer et Schmitt.

L'attache au bâti de meule est très simple, et le réglage se fait en encastrant plus ou moins d'ondes aux attaches et en en superposant plus ou moins dans les traverses réunissant les extrémités.

Par le fait que la meule est entourée de très près par son protecteur, la force centrifuge ne peut arriver à son entier développement.

Cet emploi des fers ondulés présente, en outre, l'avantage qu'en cas de rupture des meules on obtient en quelque sorte un effet de ressort par lequel la violence de projection est affaiblie progressivement par le développement des ondes, et la rupture des boulons est rendue impossible.

La force de résistance de ce protecteur ondulé a été démontrée par des essais de rupture faits dernièrement au Conservatoire des Arts et Métiers. Nous en donnons ci-contre une photographie.

Des expériences analogues, faites également au Conservatoire des Arts et Métiers avec un appareil de principe semblable, ont été aussi concluantes (*fig.* 265).

Le principe du système de protecteur *Denis Poulot fils*, consiste à entourer la meule d'une façon complète à l'aide de deux

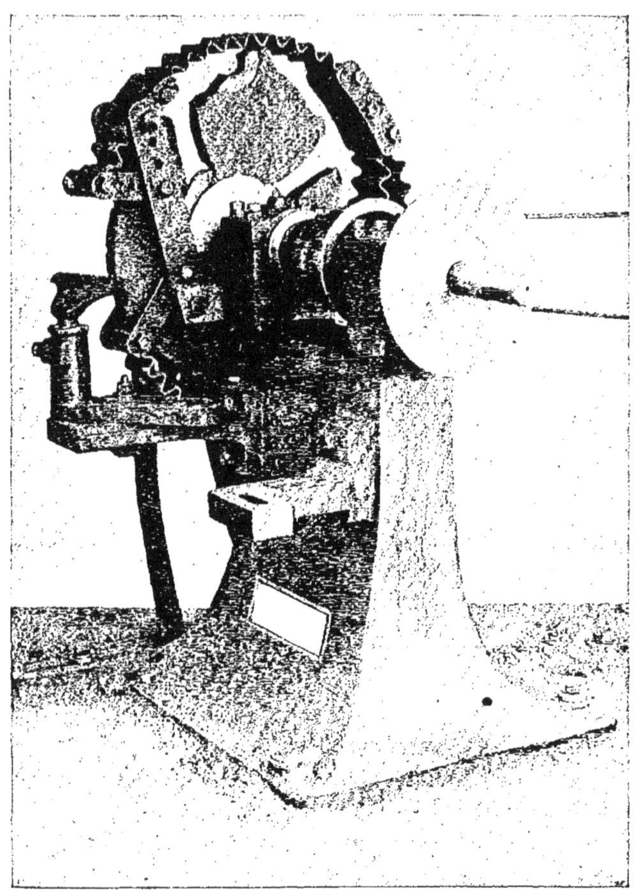

Fig. 262. — Éclatement de meule (protecteur Mayer et Schmitt).

chaînes parallèles à maillons à articulations tubulaires, et à relier ces deux chaînes à l'aide de boulons et d'entretoises. Ces dernières en fibres pouvant se retirer devant la partie quelconque où l'on désire travailler, la chaîne devient libre et se déprime pour découvrir la meule en ce point.

Le tout est triangulé pour le maintien de l'ensemble.

Les deux chaînes forment toujours un polygone fermé, même lorsqu'on travaille à la meule ; ce polygone peut se raccourcir au fur et à mesure de l'usure de la meule en diminuant le nombre de maillons en service. La position de la triangulation étant facultative, on peut travailler en un point quelconque de la meule.

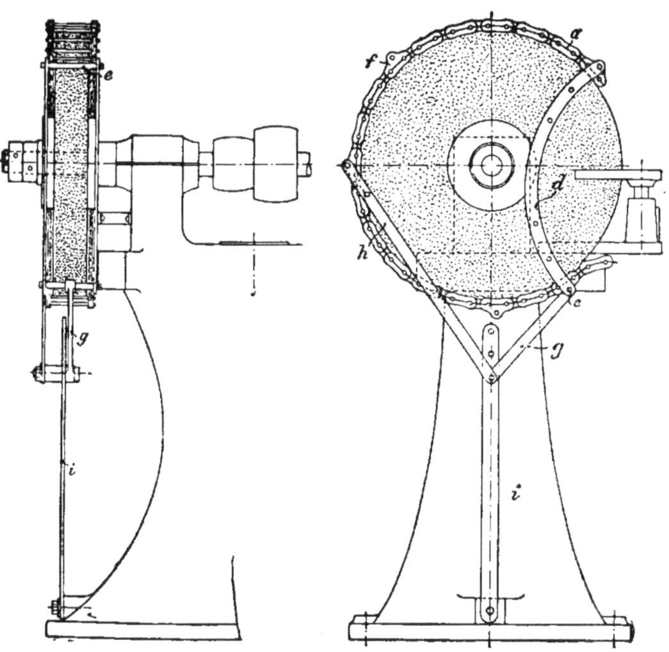

Fig. 266.— Protecteur Naxos-Union.

La Société *Naxos-Union* a construit un protecteur qui peut être considéré comme une combinaison des deux précédents systèmes (*fig.* 266).

Ce protecteur se compose d'une chaîne de Galle *abc*, renforcée par des couvertures flexibles (tôle ondulée *h*) (*fig.* 266).

Un certain nombre de maillons *f* sont renforcés pour que les tirants *d*, *gh*, puissent y être fixés au moyen de boulons *e*, tirants reliés eux-mêmes au bâti par la tige *i*.

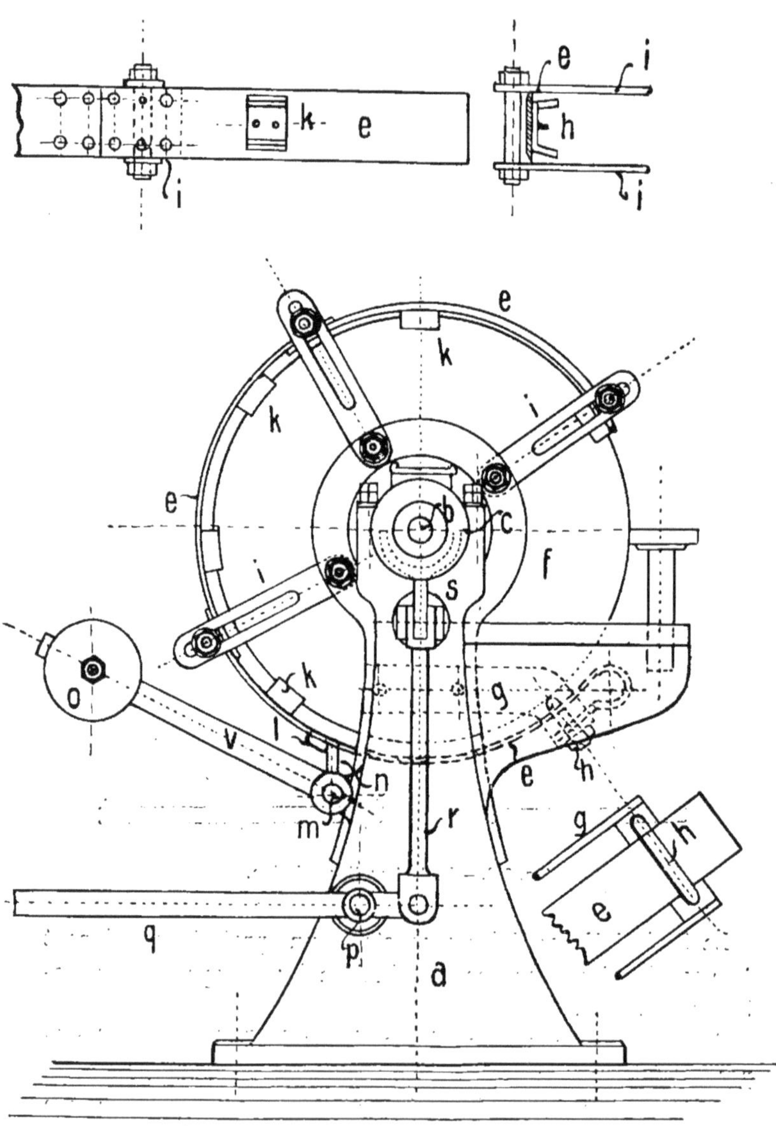

Fig. 268. — Protecteur Naxos-Union

a. Bâti de la machine.
b. Axe de la meule.
c. Poulie.
d. Manchon d'embrayage.
e. Ruban protecteur en fer forgé.
f. Meule.
g. Console fixée au bâti supportant l'étrier *h*.
h. Etrier de fixation du ruban *e*.
i. Traverses maintenant l'écartement du ruban *e*.
k. Mâchoires ajustables.
l. Plaque rivée sur le ruban *e*.
m. Axe du levier *v*.
n. Boulons maintenant l'axe *m* dans sa position.
o. Poids fixé sur le levier *v*.
p. Axe de rotation de l'arbre *q*.
q. Arbre actionné par la chute du poids *o*.
r. Tige.
s. Levier provoquant le debrayage automatique.
v. Levier portant le poids *o*.

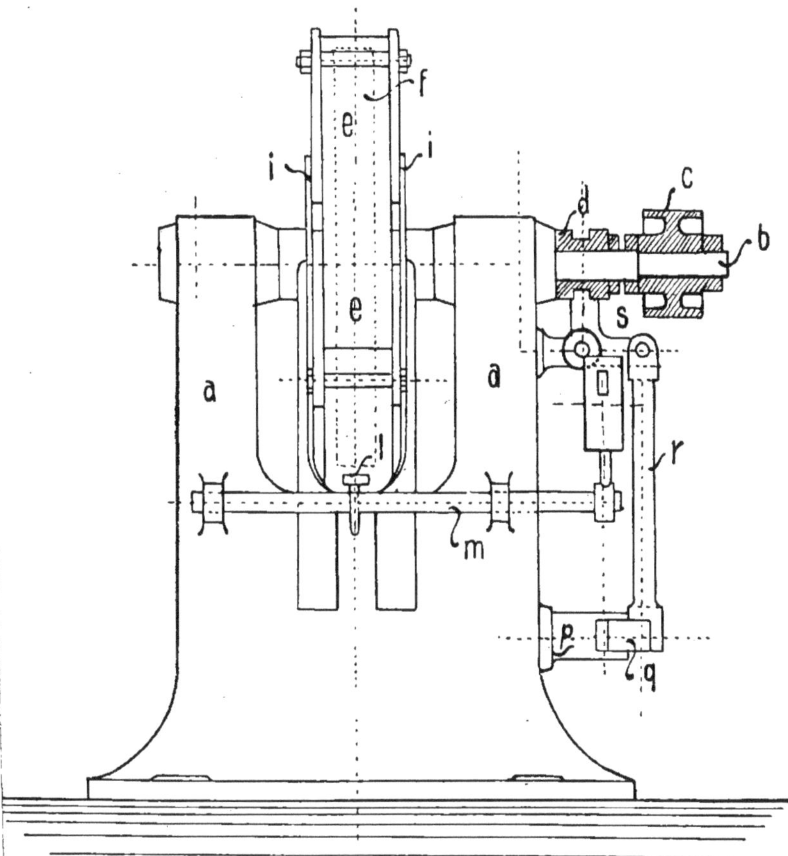

roduisant le désembrayage automatique.

Le protecteur sous l'action de rupture de la meule peut être appelé à provoquer un débrayage de la machine.

Le protecteur construit à cet effet par la Société *Naxos-Union* se compose d'un ruban de fer forgé *e* en plusieurs parties se chevauchant, munies de mâchoires *k* ajustables au moyen des traverses *i*, et fixé au bâti de la machine par l'intermédiaire de la console *g* et de l'étrier *h* (*fig.* 268).

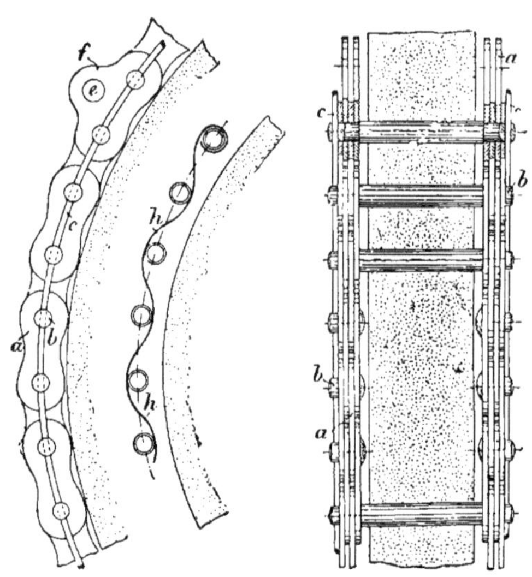

Détail de la chaine de Galle

Fig. 267. — Protecteur Naxos-Union.

En cas de rupture, ce ruban s'allonge progressivement, ce qui l'empêche de se briser et absorbe la force vive restante, le serrage de l'étrier *h* étant tel qu'il ne s'oppose qu'en partie au glissement.

Mais cet allongement déplace la plaque *l* rivée sur le ruban. Cette plaque maintient en temps ordinaire le boulon *n* qui fixe lui-même l'axe *m*, le levier *v* et le poids *o* dans leur position instable.

Par suite le poids *o*, tombant sur l'arbre *q*, opère un débrayage instantané du manchon *d*, au moyen du système de tiges et leviers *pqrs*. L'appareil est alors dans la position indiquée par la photographie ci-contre (*fig.* 269).

Les différentes meules que nous avons eu à étudier étaient toutes munies de porte-outils ; il n'en est pas de même pour les meules à aiguiser ; la *maison Sulzer* (de Winterthur) les remplace fort simplement par des taquets en bois K. Placés contre la meule S, ils peuvent se déplacer en arrière en cas d'entraînement de l'outil, évitant ainsi à l'ouvrier d'être serré entre la meule et son bâti (*fig.* 270).

Les Établissements Schneider ont établi, pour protéger les ouvriers travaillant aux meules, les règlements suivants :

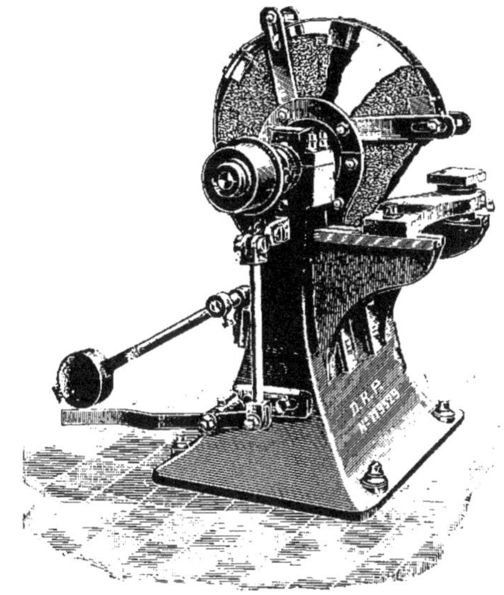

Fig. 269. — Éclatement de meule, protecteur Naxos-Union.

Sonder fréquemment les meules ou lapidaires en les frappant doucement au marteau, autant que possible sur les deux faces. Si le son n'est pas clair et net, prévenir le contremaître.

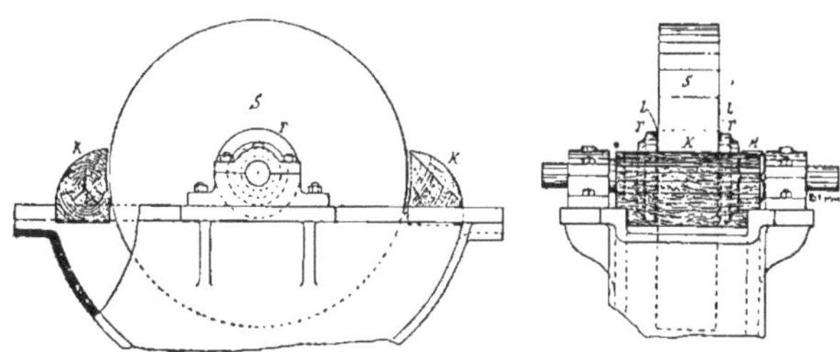

Fig. 270*. — Taquets mobiles pour meule à aiguiser (de Sulzer frères, à Wintherthur).

Vérifier le serrage des plateaux, éviter les chocs et ne pas laisser tourner à blanc.

Pour le retaillage des meules en grès, employer des lunettes.

Défense de travailler aux meules en composition sans masques ou lunettes.

Faire tourner de temps en temps les meules en grès dont on ne se sert pas, afin d'éviter l'accumulation de l'eau à la partie inférieure.

Atelier d'ajustage. — Les tours présentent un grand nombre d'engrenages qui, vu leur grande vitesse de rotation, doivent être entourés avec le plus grand soin.

De plus, il est bon de supprimer les saillies produites par les outils destinés à entraîner la pièce à travailler.

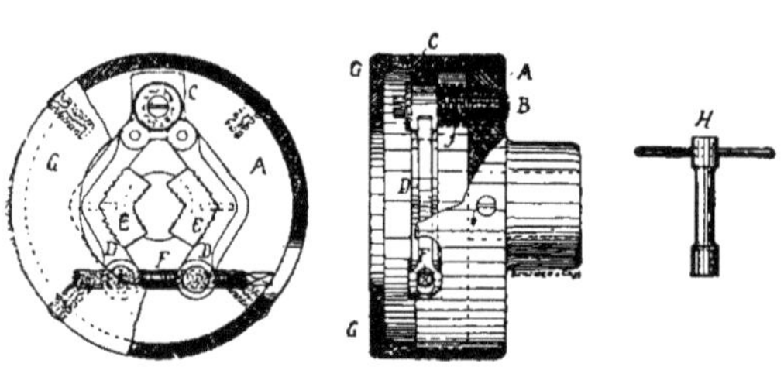

Fig. 271*. — Disque de sûreté pour plateau entraîneur, brevet Bodmer (de Warmer et Cie, à Horgen).

Un dispositif qui réalise cette condition est le suivant (brevet *Bodmer*) (*fig.* 271).

Le plateau A solidaire de l'arbre est recouvert en partie par une boîte G : sur le plateau est vissée une tige B qui supporte en C un système de pinces D ; le ressort à boudin J est destiné à éloigner ce système du plateau.

Au moyen de ferrures dentées E, de la vis F, on saisit les pièces à travailler, maintenues par un serrage, fait à l'aide de la clef H.

Les tours de plus grande dimension sont souvent munis d'une petite grue, destinée à mettre en place sans effort la pièce à travailler (roues de wagon, etc.) (*fig.* 272).

Les raboteuses, perceuses, etc., doivent être protégées comme il a été dit pour les ateliers de grosse mécanique (*fig.* 274).

Les scies circulaires sont munies de cadres protecteurs; de même que pour les cisailles, on ne doit laisser s'en servir que les ouvriers chargés spécialement de leur conduite (*fig.* 273).

Atelier de montage. — On retrouve dans l'*atelier de montage* une grande partie de ces machines (*fig.* 276).

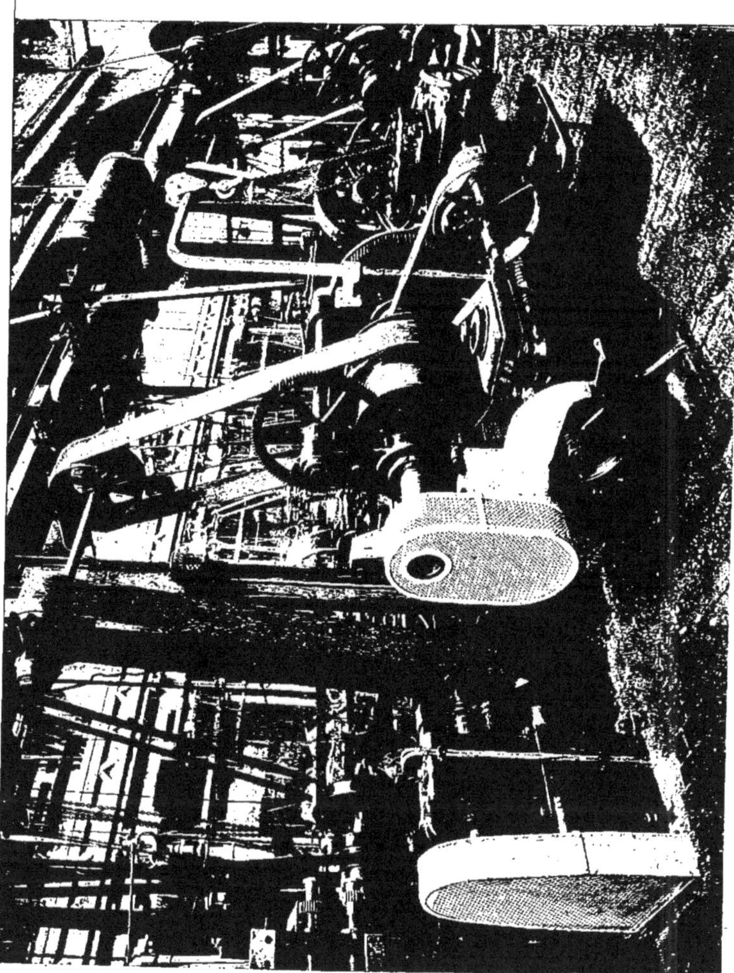

Fig. 272. — Tour pour roues de wagons ; les organes de transmission (engrenage de réduction de vitesse de la dynamo réceptrice et du tour) sont entourés ; une grue tournante facilite la mise en place des pièces à travailler. (Usine Siemens.)

Certaines pièces nécessitent, pour être ajustées, un travail qui ne peut être fait par aucun outil mécanique; on les ajuste à la lime.

Les *limes* affectent des formes diverses et ont des dimensions variant depuis quelques centimètres jusqu'à près d'un mètre.

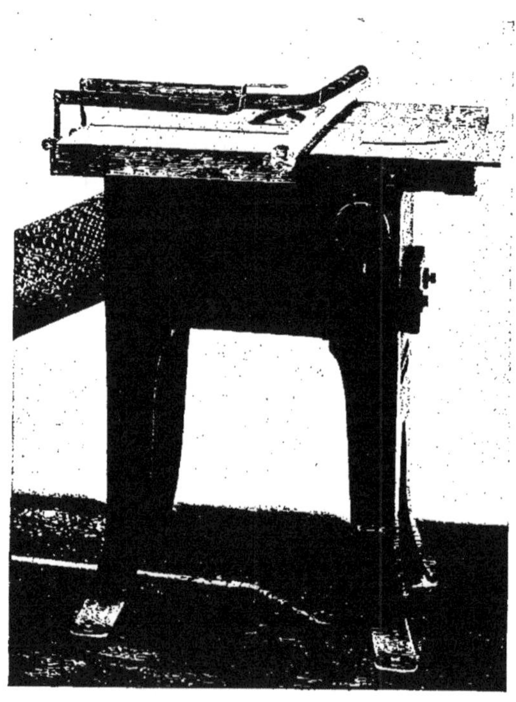

Fig. 273. — Scie ciculaire à métaux avec cadre de protection (Usine Siemens et Halske).

Le travail du limeur se fait dans une position défavorable, debout arcbouté sur l'étau, le corps sans cesse plié en avant, une épaule saillante, tandis qu'il appuie, de la main opposée, sur l'outil pour le forcer à mordre. Il en résulte des crampes dans les membres inférieurs, généralement dans la jambe droite, les limeurs maniant plus fréquemment l'outil de ce côté, des dé-

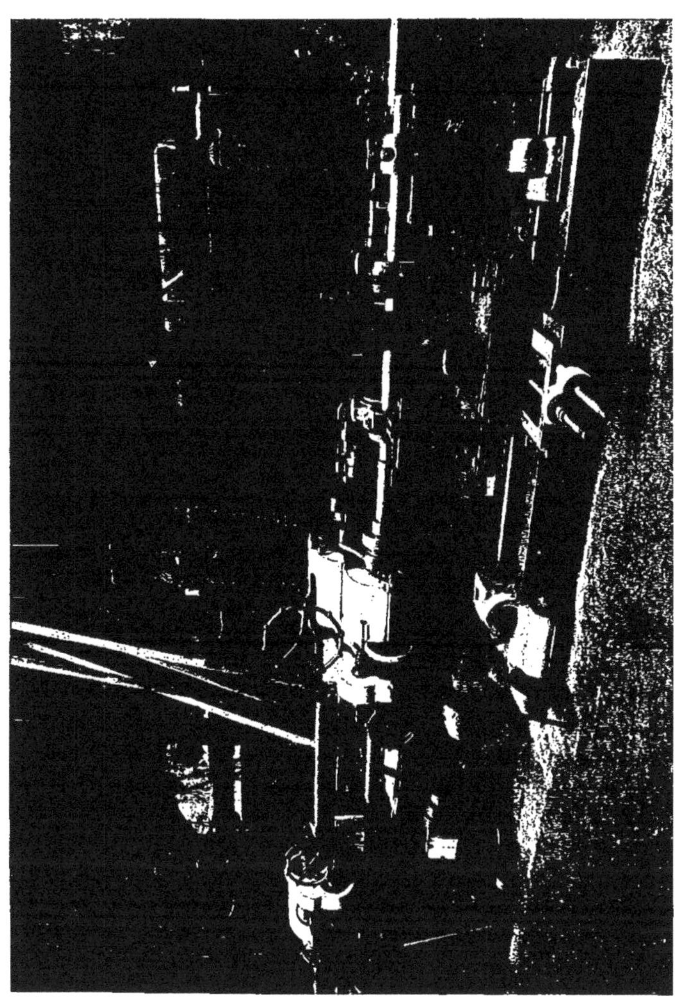

Fig. 274. — Machine à aléser avec protection d'engrenages (Usine Siemens et Halske).

formations de la cage thoracique, des ruptures du tissu musculaire des bras, et des durillons dans la paume des mains.

On évite en partie ces inconvénients par l'emploi d'un étau établi suivant la taille de l'ouvrier.

A ces accidents, il faut ajouter ceux résultant de l'inhalation des poussières métalliques de la limaille.

Cette dernière se compose non seulement de parcelles provenant

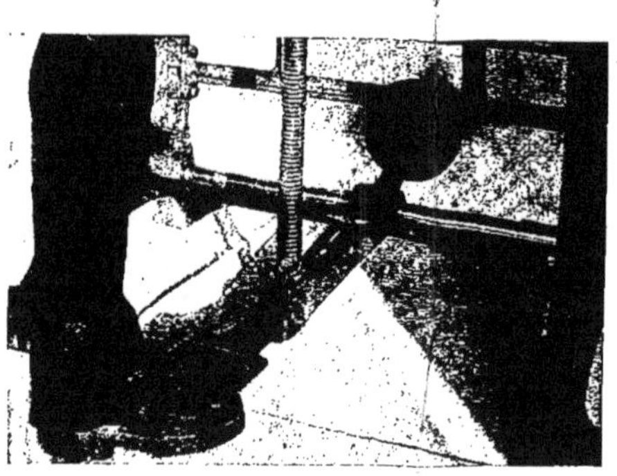

FIG. 275. — Pédale articulée empêchant l'écrasement du pied.

de l'objet limé, mais encore des tas, manchons en métal mou (plomb, cuivre[1]), dont on garnit les mâchoires de l'étau.

Ces poussières ne présentent pas de grands inconvénients dans les grands établissements, où l'emploi de la lime n'est qu'occasionnel.

Il en est autrement dans la petite industrie où, ne disposant pas de force motrice, la lime fait office de machine-outil. Dans ces petits ateliers, où cependant les machines sont souvent employées mues au pied, on rencontre, outre les poussières développées par les foreuses de tours, etc., les divers accidents résultant du jeu de la pédale, accidents que l'on évite en partie en construisant des pédales articulées (*fig.* 275). On ne peut que conseiller l'emploi de moteurs inanimés, facilités aujourd'hui par la construction de moteurs minuscules (depuis 1/2 cheval).

1. Explication plausible du saturnisme des ajusteurs.

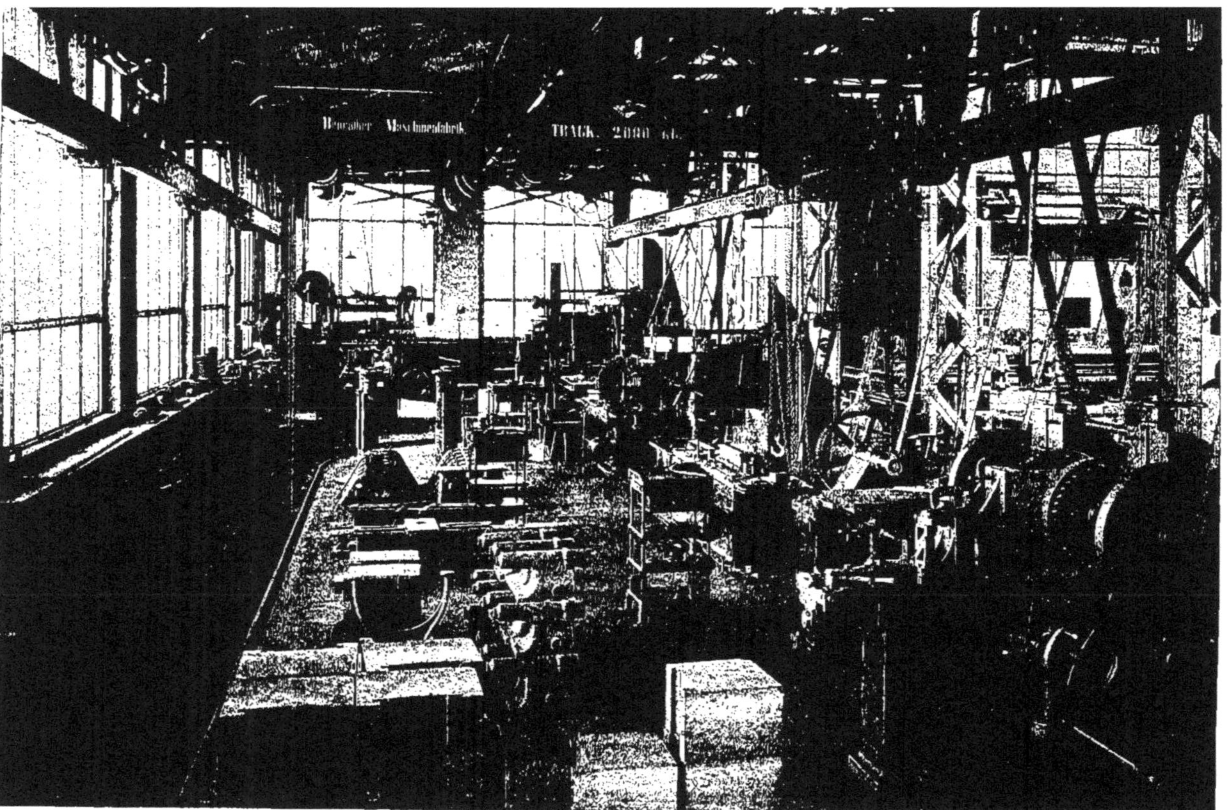

Fig. 276. — Atelier de montage (établissements Ludwig Lœwe).

La *fabrication des limes* mêmes dont nous sommes appelés à parler peut rentrer dans le cadre des ateliers de petite mécanique, bien que très spéciale. Elle est particulièrement dangereuse.

D'après les rapports faits au dernier Congrès d'Hygiène industrielle (nov. 1904) par le Syndicat des ouvriers en limes et parties similaires de la Seine, on peut constater que « le saturnisme fait de grands ravages chez les tailleurs de limes; son origine provient de ce que les tas sur lesquels sont placées les limes à tailler sont constitués par un alliage renfermant souvent 60 0/0 de plomb, alors qu'ils ne devraient être composés que d'étain pur. »

L'usure de ces tas disperse dans l'atelier des poussières de plomb, et le Dr Brissac a déclaré dans un de ses ouvrages que les ouvriers en limes qui sont passés dans son service, lorsqu'il était médecin à l'hopital Tenon, étaient atteints de saturnisme au même degré que les peintres.

D'autre part, par suite de l'insalubrité des ateliers et de l'affaiblissement de l'organisme général occasionné par les accès de saturnisme, la statistique nous apprend que 90 0/0 des ouvriers tailleurs de lime meurent de trente à quarante ans.

Les ouvriers meuleurs en limes ont un métier très pénible et très insalubre; toujours dans l'eau, au milieu d'ateliers souvent mal organisés et d'où l'hygiène est absolument bannie.

Les poussières de grès produites lors du repiquage des meules sont absolument nuisibles à ces ouvriers et leur causent principalement des maladies de foie et des irritations de bronches qui les prédisposent à la tuberculose, état de chose aggravé encore par l'humidité dans laquelle ils se trouvent constamment. Le décapage des limes à la meule avant le retaillage s'opère au moyen soit de l'acide sulfurique, soit de l'acide chlorhydrique et, cette opération souvent effectuée par des enfants est dangereuse pour eux.

On ne peut que conseiller de la réaliser sous des hottes à tirage naturel ou forcé.

CHAPITRE IV

MÉTAUX AUTRES QUE LE FER

TRAITEMENT DES MINERAIS

Préparation mécanique. — Les métaux autres que le fer se trouvent dans la nature sous des états très divers; leurs minerais ont des compositions chimiques multiples; ce sont : 1° des sulfures, souvent mêlés à des arséniures ou des antimoniures; 2° des oxydes ou autres composés oxydés (carbonates, silicates); 3° des métaux natifs, dans quelques cas.

D'une façon générale, tous les minerais contiennent le métal à une teneur assez faible, et il faut les enrichir, c'est-à-dire trier les parties riches.

Ce triage, dans certains cas, se fait à la main et au marteau. Mais, le plus souvent, il faut broyer mécaniquement le minerai à l'état de poudre, de manière à ce qu'en l'étendant sur une surface plane au-dessus de laquelle on fait arriver des filets d'eau, cette eau puisse entraîner les parties légères et ainsi réaliser automatiquement la séparation, d'une part des produits riches, et d'autre part des stériles pauvres.

On conçoit que les parties les plus fines (celles appellées schlamms) tendent à cause de leur légèreté à se maintenir dans l'eau, et rendent par suite la séparation difficile. Cette difficulté est purement technique; mais il s'y rattache un fait important au point de vue de l'hygiène : c'est la nécessité de faire passer les eaux chargées de schlamms dans des bassins de décantation de façon, lorsqu'il s'agit de métaux toxiques comme le plomb, qu'elles n'en transportent pas avec elles dans les cours d'eaux auxquelles elles aboutissent.

Si nous revenons maintenant aux différentes opérations du triage, nous voyons qu'au point de vue de l'hygiène industrielle il faut s'arrêter au broyage, celui-ci produisant des poussières.

Remarquons tout de suite que certains procédés consistent à broyer en présence d'eau ; ils sont excellents.

Le broyage à sec au contraire, surtout dans des bocards, donne des poussières dangereuses par leur dureté, leur structure aciculaire et enfin leur composition chimique qui en peut faire des produits toxiques.

Les précautions à prendre sont celles qui se rapportent aux poussières.

Elles doivent être particulièrement sérieuses dans le cas de la galène ou sulfure de plomb, et des autres minerais plombifères.

En dehors de la séparation mécanique, on peut employer d'autres procédés d'enrichissement des minerais; mais nous n'avons pas à y insister ici.

En effet, les procédés magnétiques tels que le procédé Wetherill ne diffèrent pas, quant à l'hygiène, des procédés mécaniques; comme eux ils donnent lieu à un grand dégagement de poussières.

Quant au procédé Elmore, qui emploie l'huile, il empêche, comme tous les procédés où un liquide intervient, les poussières de se dégager dans l'atmosphère.

Une fois que les minerais ont été suffisamment enrichis, ils subissent les traitements métallurgiques qui en retirent le métal.

Ces traitements varient avec les différents métaux ; il faut donc les examiner séparément. C'est pourquoi nous allons passer successivement en revue chacun des métaux, dans l'ordre généralement adopté, qui correspond sensiblement à leur importance industrielle.

En outre, après chaque métal, nous signalerons ceux de ses emplois les plus importants, mécaniques, chimiques ou autres, qui donnent naissance à des fabrications où l'hygiène doit apporter sa surveillance, ses moyens préventifs et ses remèdes.

Sans insister ici sur les prescriptions générales qui restent les mêmes que dans les chapitres précédents, il faut signaler la nécessité d'une bonne ventilation des ateliers, tant pour éliminer les gaz nuisibles ou incommodes que pour empêcher la température d'être trop élevée.

LE CUIVRE

Le *cuivre* est un des métaux dont les minerais sont, comme on l'a dit plus haut, très divers : oxydes, carbonates, sulfures simples ou complexes. Ces derniers sont de beaucoup les plus fréquents (sulfures de cuivre et de fer, avec arsenic, antimoine, argent, or, zinc, plomb, etc.).

Il en résulte des traitements différents dont les principaux se groupent sous les noms suivants : méthode anglaise, méthode allemande ou continentale, méthode mixte, méthode du convertisseur.

Ce serait sortir du cadre de cet ouvrage que de les décrire : indiquons seulement les principes des opérations et les appareils qui y sont employés.

Dans le cas de minerais sulfurés, on fait des grillages, pour enlever tout ou partie du soufre sous forme d'anhydride sulfureux. Puis on opère des fusions qui séparent le fer sous forme de silicate de fer ou scorie ferrugineuse et donnent un sulfure (ou matte) riche en cuivre.

Appareils de fusion analogues à ceux de la métallurgie du fer. — Lorsque le minerai de cuivre est assez riche en cuivre on peut, si c'est de l'oxyde, le réduire comme il est fait pour l'oxyde de fer au haut-fourneau ; si c'est un sulfure, on peut le désulfurer au four à réverbère. Dans le convertisseur, on peut à la fois, d'un seul coup, le débarrasser du fer et du soufre.

Les dangers provenant d'un tel traitement sont donc semblables à tous ceux qui résultent, dans la métallurgie du fer, de l'emploi des hauts-fourneaux et des fours à réverbère, ou, dans la fabrication de l'acier, de l'emploi des convertisseurs.

Cependant le dernier type de convertisseur à cuivre diffère beaucoup du convertisseur à acier; c'est le *sélecteur Paul David.* Il est sphérique; ses tuyères sont inclinées suivant les génératrices d'un hyperboloïde, ce qui donne à toute la masse contenue dans l'appareil un mouvement de giration. Sans insister sur les avantages économiques de cet appareil, nous devons, au point de vue qui nous occupe, signaler que sa forme sphérique supprime les projections de matte fondues et par suite les dangers de brûlures

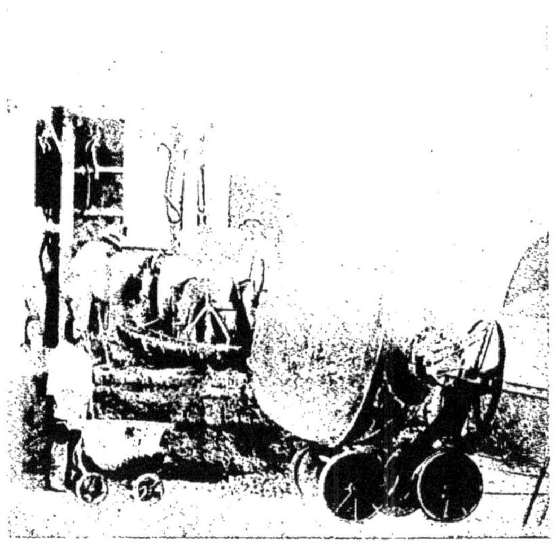

FIG. 277. — Sélecteur Paul David.

pour les ouvriers qui le manœuvrent ou qui s'en approchent pour en surveiller le fonctionnement (*fig.* 277).

Grillage. — Comme nous l'avons dit plus haut, il y a des réactions et par suite des opérations qui n'existent pas dans la métallurgie du fer : ce sont les grillages qui ont pour but de brûler les corps combustibles. Ceux de ces corps qui nous intéressent ici sont : le soufre, l'arsenic, l'antimoine qui, par grillage, deviennent des gaz sulfureux, arsénieux et antimonieux. Tous ces corps sont volatils à assez haute température, et le gaz sulfureux l'est même à la température ordinaire.

Il peut se produire aussi des composés plus oxygénés, anhydride sulfurique, arsénique ou antimonique.

Ces corps ont sur l'organisme des actions différentes : le gaz sulfureux est irrespirable et suffoquant ; l'anhydride sulfurique, qui se transforme de suite à l'humidité en acide sulfurique, est un poison caustique ; les composés arsénifères sont des poisons violents qui ne sont pas seulement caustiques comme l'acide sulfurique, mais qui sont dangereux quelle que soit la façon dont ils sont dilués.

Nous ne parlerons pas du *grillage en tas*, qui est un procédé qu'on peut qualifier de barbare et qui est à proscrire, comme l'ont fait d'ailleurs les différents pays de l'Europe.

Le grillage doit donc se faire dans des *fours fermés*.

Les précautions à prendre sont :

1° Tirage énergique des fours allant à des cheminées très élevées pour que les gaz sulfureux et sulfurique ne retombent pas de suite sur le sol.

Mais alors, en dehors de la question d'hygiène professionnelle, il vient une question importante d'intérêt général, car ces deux gaz peuvent causer, au voisinage de l'usine et notamment dans les pays agricoles, des dommages considérables : des halles très importantes de grillage ont été, pour cette raison, mises dans l'obligation de cesser leur fonctionnement.

Le véritable moyen, logique, hygiénique et économique, dans le cas d'une usine importante et à fonctionnement régulier, est d'utiliser les gaz et de les transformer en acide sulfurique dans des chambres de plomb.

2° Dans le cas de minerais arsénifères, il faut refroidir ceux-ci avant de les sortir du four, de façon que les gaz arsénieux et arséniques puissent se condenser et même se solidifier. On a depuis longtemps, dans le pays de Galles, où la métallurgie du cuivre a eu, dans la première partie du XIXe siècle, une importance prépondérante, employé des fours de grillage dont la sole est placée au-dessus d'une cave. Quand le grillage est terminé, le minerai est amené par des ouvertures dans la cave ; la cave doit être fermée de façon que le minerai s'y refroidisse et que les gaz qui continuent à s'en dégager tant qu'il est chaud passent dans le four et aillent à la cheminée.

Fours mécaniques. — On peut d'ailleurs soustraire presque complètement l'ouvrier aux dégagements malsains des gaz en employant des *fours à marche mécanique :* le minerai est versé dans le four; parfois il y entre automatiquement; puis il est transporté par des dispositifs convenables jusqu'à l'orifice de sortie.

Pendant qu'il se déplace ainsi depuis l'entrée jusqu'à la sortie du four, le minerai est retourné mécaniquement, de sorte que l'ouvrier n'a qu'une simple surveillance à exercer.

C'est le machinisme appliqué aux appareils métallurgiques; comme on le devine, quoiqu'ils soient depuis longtemps employés en Angleterre, les fours de ce genre ont pris leur plus grand développement aux États-Unis d'Amérique. Leurs types sont d'ailleurs extrêmement variés.

Précaution relative à la matte. — Un fait à noter en terminant est relatif à la matte (sulfure de cuivre et de fer) que l'on produit dans la fabrication. Il faut éviter de verser celle-ci sur un sol humide, car il pourrait se produire des explosions et des projections dangereuses.

ALLIAGES DE CUIVRE

Le cuivre est le plus souvent employé dans l'industrie à l'état d'alliages. Ceux-ci ont donc une importance considérable. Le *bronze* s'obtient en faisant fondre avec du cuivre une certaine quantité d'étain, quantité qui varie suivant la nature de l'alliage qu'on veut obtenir, ainsi qu'il est facile de s'en rendre compte par le tableau suivant :

	BRONZE MONÉTAIRE	BRONZE ARTISTIQUE BARBEDIENNE	BRONZE DE CLOCHE	BRONZE DE COUSSINET
Cu........	95	90	78	89
Sn........	4	6,5	22	3
Pb........	»	3,5	»	»
Zn........	1	»	»	8
	100	100	100	100

Les *laitons* sont des alliages à base de cuivre et de zinc.

Par suite des grandes variations de la qualité des bronzes et des laitons, d'après leur composition, on est amené à opérer leur fusion dans des creusets. Ceux-ci se font en terre réfractaire ou en graphite.

La fusion s'opère dans des fours qui se différencient des fours à creusets d'aciérie par leur plus faible contenance.

Les plus simples ne possèdent pas de dispositifs spéciaux pour opérer la coulée du métal fondu ; l'ouvrier, après avoir découvert l'orifice du four (ce qui peut se faire mécaniquement au moyen d'un système de leviers), se place au-dessus du creuset, le saisit avec des pinces et, par un violent effort musculaire, le sort du foyer.

Ce travail a été notablement simplifié dans certaines usines (chantiers de *Penhouët*, usines *Pintsch*, etc.) par l'emploi d'une grue tournante qui sert à enlever le creuset et à le placer dans la pince à couler ; celle-ci est constituée par un anneau de fer reliant deux barres de fer dont l'une se termine par deux branches.

Les deux photographies montrent l'une la fixation de la pince sur le creuset, l'autre la manœuvre mécanique de cette pince, qui serre le creuset grâce au poids de celui-ci (*fig.* 278 et 279).

Mais, si les appareils de levage suppriment un grand effort musculaire, ils n'en laissent pas moins subsister l'obligation pour le fondeur de placer la pince sur le creuset, opération rendue pénible par la nécessité de fixer les yeux sur la masse incandescente du métal liquide.

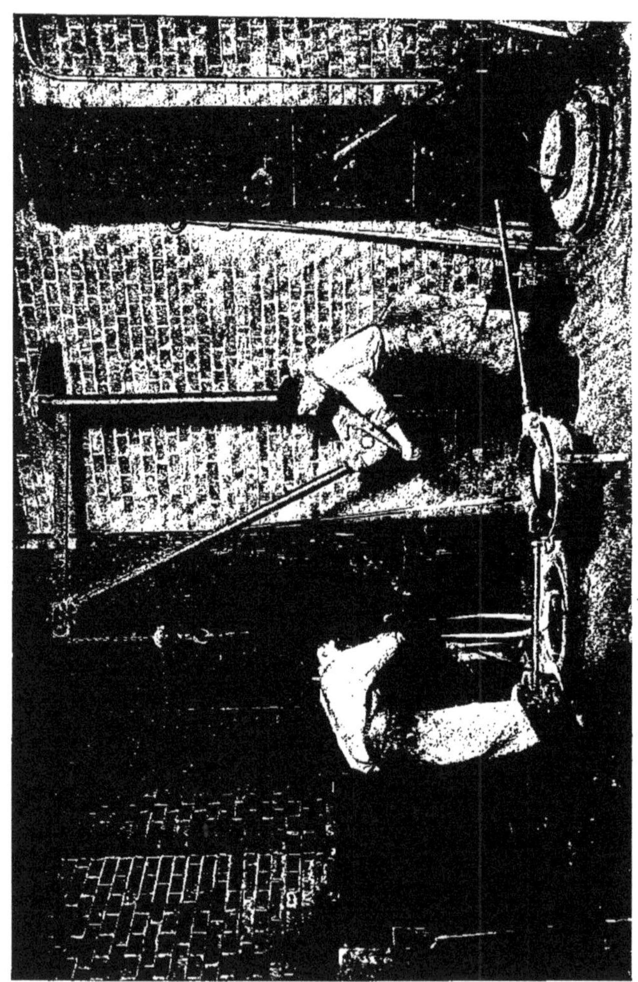

Fig. 278. — Fixation de la pince au creuset.

Le couvercle du four ayant été enlevé au moyen d'un dispositif spécial, l'ouvrier, qui porte des sacs à mains, se place au-dessus de l'ouverture pour saisir le creuset.

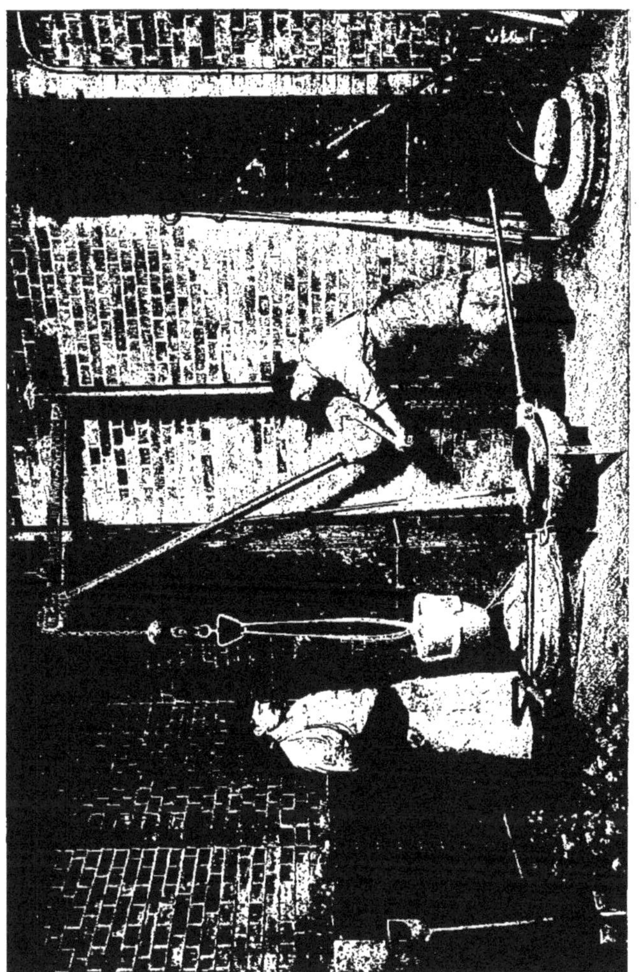

Fig. 279. — Soulèvement du creuset (les deux fours étant symétriques par rapport à l'axe de la grue, celle-ci sert pour l'un et l'autre).

Le couvercle du four remis en place, le creuset va être introduit dans la pince à couler.

L'emploi des *fours mécaniques Piat*, *Baumann*, etc., supprime cet inconvénient. Les fours employés aux usines *Pintsch* sont à double paroi : la première, en maçonnerie, réfractaire armée contient le charbon qui entoure le creuset; elle est percée d'orifices pour donner passage au vent soufflé entre elle et la seconde paroi qui est construite en tôle (*fig.* 280).

Au niveau du bord supérieur du creuset, le four présente un avant-bec; ce dernier et le creuset sont reliés par un anneau réfractaire, qui sert d'une part de couvercle au four et d'autre part de canal de coulée à l'alliage fondu.

Cette coulée se fait en effet, après le soulèvement du four, par son basculement autour de ses tourillons; cette opération est commandée de loin par un système de vis, poulies et câble d'acier.

Elle a lieu sous des hottes; celles-ci sont, en général, équilibrées par des contrepoids pour permettre de régler leur hauteur au-dessus du four et faciliter à l'ouvrier la surveillance de l'opération lors de l'adjonction d'une rehausse (*fig.* 281 et 282).

La maison *Piat* a transformé ses fours en remplaçant la rehausse par un cubilot spécial pour la fusion de la fonte et de l'acier.

Le cubilot vient se placer sur le four et est porté à cet effet par une colonne creuse qui sert également de conduite de vent; une fois la fusion terminée, on manœuvre un arbre fileté pour soulever légèrement le cubilot, qui tourne alors facilement autour de la colonne et permet le basculement du creuset. Un robinet règle l'introduction du vent.

La fonte est introduite dans le cubilot par charges alternant avec le coke, comme dans les cubilots ordinaires; on souffle simultanément dans le cubilot et sous le four portatif. La seule précaution à prendre est de ne commencer à charger qu'au bout de dix minutes environ, c'est-à-dire quand le fond du cubilot a bien eu le temps de s'échauffer.

Dans les usines importantes, on prévoit, outre les hottes sises au-dessus des fours, un certain nombre de places destinées à faire soit la préparation des mélanges, soit le travail des matières fondues, opération presque aussi malsaine que la fusion même, par suite des poussières des matières entrant dans la

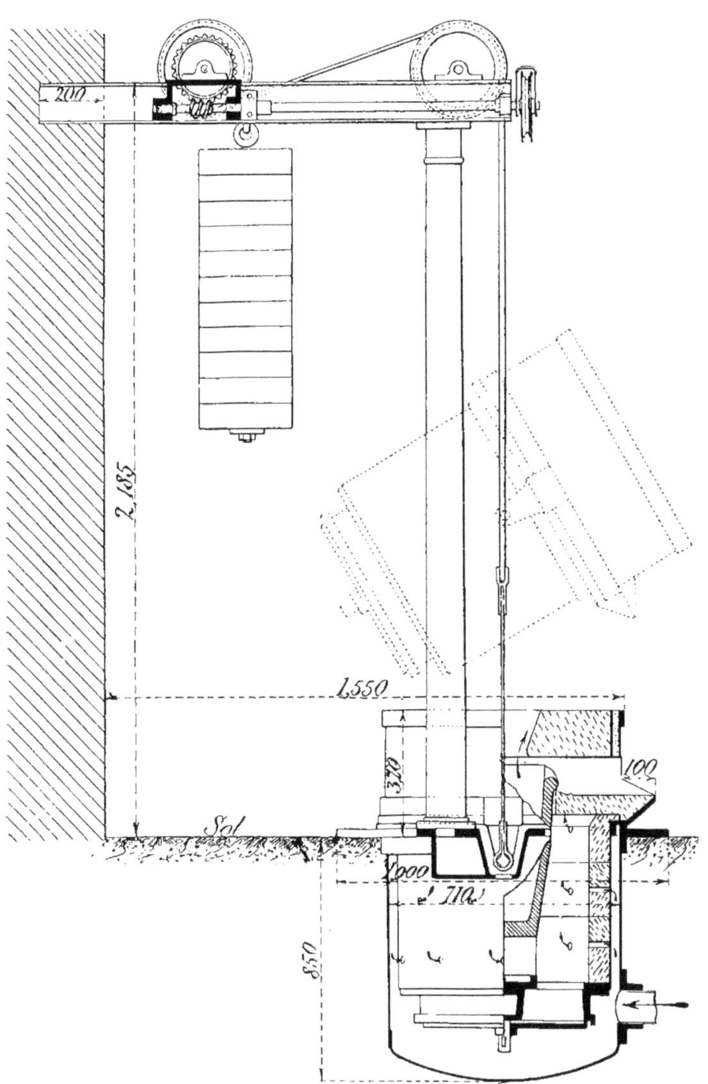

Fig. 280. — Four Pintsch à soulèvement et basculement mécaniques.

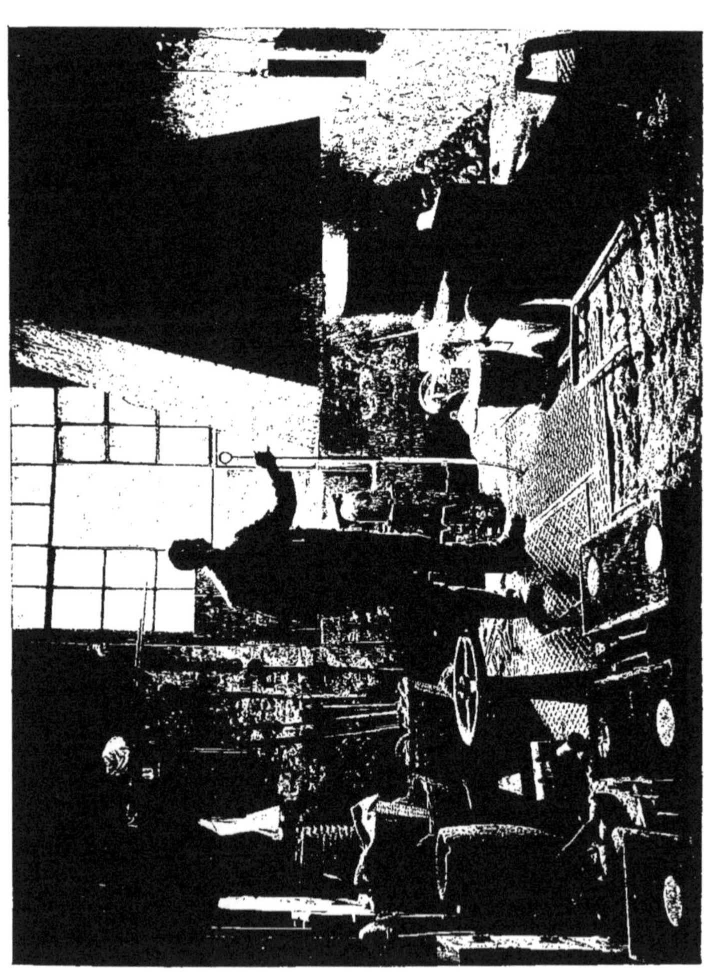

FIG. 281. — Four Baumann pendant la fusion.

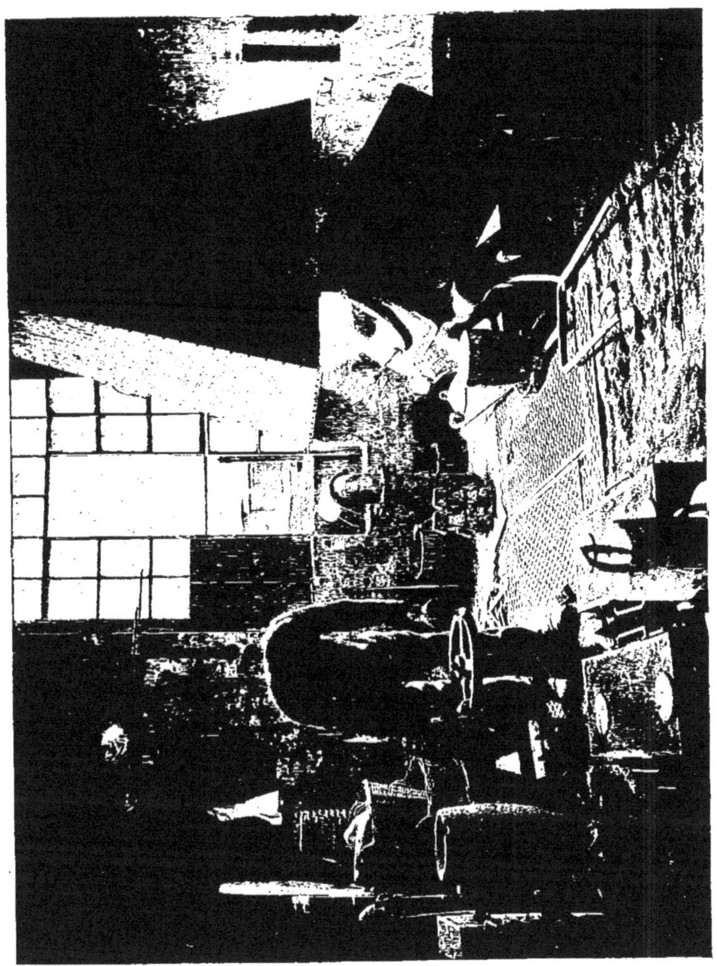

Fig. 282. — Four Baumann pendant la coulée.

composition de l'alliage. Des hottes doivent être établies en relation avec la conduite générale d'aspiration (*fig.* 283).

COMPOSÉS DIVERS DU CUIVRE

Nous ne dirons rien du travail mécanique du cuivre et de ses alliages; nous n'aurions qu'à répéter ce qui a été dit pour le laminage et le tréfilage du fer et de l'acier.

Vert-de-gris. — Comme industries dérivant du cuivre par transformation de ce métal, nous prendrons d'abord l'industrie du *vert-de-gris*. Ce corps est employé comme couleur en peinture et en teinture. On l'appelle aussi *verdet;* c'est, au point de vue chimique, de l'acétate basique de cuivre. Il est produit spécialement dans la région de Montpellier et de Narbonne; il résulte de l'action du marc de raisin frais sur des plaques de cuivre. Cette fabrication oblige à des manipulations nombreuses et notamment à des frottages du cuivre vert-de-grisé; les ouvrières sont soumises à l'absorption, par la peau ou par les muqueuses de la bouche, de solution ou de poussière d acétate de cuivre. Or, malgré l'opinion assez généralement répandue, il semble que le vert-de-gris n'est toxique que s'il est absorbé en grande quantité; et de nombreuses expériences faites par deux hygiénistes, *Pécholier* et *Saint-Pierre*, leur ont montré que, si à forte dose, le verdet est un poison redoutable, son absorption journalière à petite dose n'est pas nuisible : « Les ouvrières en verdet, disent-ils, absorbent le cuivre, et cependant leur santé est excellente... L'absence de chlorose chez toutes les ouvrières que nous avons pu examiner nous a amenés à conclure que la profession n'était pas étrangère à cette immunité. »

Mais il reste à empêcher l'action nocive des poussières de verdet. « Les poussières de verdet, ajoutent les mêmes auteurs, peuvent irriter les muqueuses des yeux et des voies respiratoires. Elles amènent de légères ophtalmies, des angines sans gravité, de la toux, etc. L'hygiène exige qu'on écarte des ateliers les femmes qui seraient prédisposées à ces maladies. »

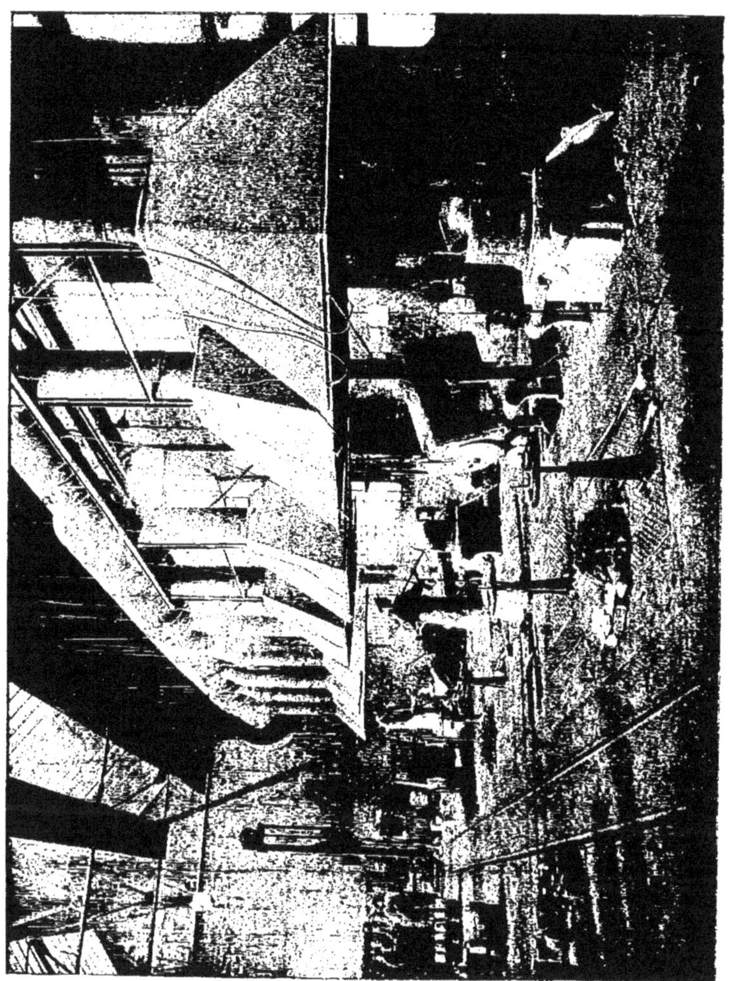

Fig. 283. — Fonderie des usines Siemens Schuckert.

Vert de Schweinfurt. — Le *vert de Schweinfurt* est fabriqué avec du vert-de-gris neutre que l'on mélange avec de l'acide arsénieux. Si le premier de ces composés est relativement peu dangereux, comme on vient de le dire précédemment, il n'en est pas de même de l'acide arsénieux, qui est très toxique (Voir *Arsenic* page 403).

Aussi le vert de Schweinfurt, qui est le plus beau des verts de cuivre, est-il aussi le plus dangereux.

Il est vendu à l'état cristallisé ou à l'état porphyrisé.

Il est malsain non seulement pour les ouvriers qui le préparent, mais encore pour les personnes qui se trouvent en sa présence. C'est ainsi qu'on a signalé de nombreux accidents produits par des papiers de tenture colorés au vert de Schweinfurt. Sur les murs humides il dégage une odeur désagréable due au dégagement d'un composé volatil d'arsenic, que certains chimistes pensent être de l'acide arsénieux.

Ce n'est d'ailleurs malheureusement pas, nous le verrons plus loin, le seul exemple de la routine des industries relatives à la décoration du bâtiment. Et l'on ne peut concevoir comment, lorsque la fabrication des matières colorantes synthétiques a donné de si nombreux et si beaux produits, on fabrique encore des couleurs minérales, dangereuses à la fois à ceux qui les fabriquent et à ceux qui s'en servent. Il est vrai que ces derniers ne savent pas en général à quel danger ils sont exposés, car ils ignorent la nature de la substance colorante placée sur leurs tentures. Ce n'en est que plus fâcheux.

Le décret du 29 juin 1895 indique les prescriptions suivantes pour les ateliers de fabrication du vert de Schweinfurt : laver le sol, les murs, éviter le contact des mains avec le vert, employer des vêtements spéciaux serrés au col, aux poignets et aux chevilles ; se servir de masques et d'éponges ; se couvrir les mains avec de la poudre de talc et de la fécule.

LE PLOMB

Divers appareils employés. — La métallurgie du plomb comporte, comme celle du cuivre, l'emploi de plusieurs sortes de minerais : oxydes et sulfures. Par suite elle se réalise comme elle, par grillage des sulfures aux fours à réverbères pour obtenir des oxydes qui sont ensuite réduits par le charbon dans des fours à cuve, ou bien par un traitement direct des sulfures au four à réverbère.

Mais, en outre, il existe un autre appareil qui est employé dans certains cas ; c'est ce qu'on appelle le *Bas foyer*. Cet appareil est analogue à un feu de forge qui serait muni d'un creuset ; il comporte une tuyère amenant l'air nécessaire à la combustion du charbon qui est mélangé au minerai. Au-dessus on place une hotte de dégagement.

Dans tous ces appareils on retrouve les mêmes dangers que ceux qui ont été signalés pour le fer et le cuivre ; dangers de brûlures et de formation de gaz nocifs et toxiques, car les minerais sulfurés de plomb peuvent, comme ceux de cuivre, contenir de l'arsenic et de l'antimoine ; cependant l'antimoine est beaucoup plus fréquent que l'arsenic.

Mais le grand danger de cette métallurgie, c'est le plomb lui-même.

Intoxication saturnine. — Le plomb et ses composés sont, ainsi que nous l'avons dit plus haut, éminemment vénéneux, qu'ils soient introduits dans l'appareil digestif ou absorbés par simple contact avec la peau ou par respiration des poussières contenant ce métal. Rappelons que l'intoxication par le plomb se manifeste par le liseré bleu des gencives, formé par un dépôt de sulfure qui se manifeste surtout près des incisives et des canines, l'acidité fétide de l'haleine, l'excitation nerveuse entraînant l'insomnie ou un état neurasthénique, les crampes dans les membres, la colique sèche, la paralysie ou l'analgésie saturnine, et que, si des soins ne sont pas apportés dès le début de l'intoxication, il peut en résulter la mort de l'individu atteint, à la suite de violentes coliques ou d'une paralysie totale ; d'autres fois l'ouvrier reste, jusqu'à sa mort, paralysé de ses membres.

Si l'on considère que le plomb est volatil et que sa fabrication entraîne une notable production de fumées et de poussières chargées de ce métal, on peut se rendre compte de la difficulté qu'il y a à rendre cette industrie inoffensive.

Précautions à prendre. — Un moyen d'y remédier serait de rendre les opérations mécaniques et automatiques. Nous avons déjà parlé des fours réalisant ces conditions à propos du grillage des minerais de cuivre ; on s'est dans ces dernières années occupé de résoudre le même problème pour le plomb. On a aussi cherché à éviter, pendant le grillage, la formation d'oxysulfures de plomb très volatils et par suite à diminuer la quantité de fumées. Mais les dispositifs de ce genre sont — contrairement à ce que nous avons vu dans la métallurgie du cuivre — tenus cachés, par les industriels, avec un soin jaloux.

En dehors de ces dispositifs dont les intérêts du progrès technique, comme les obligations du devoir social, nous font espérer la publication, il est des mesures complémentaires à prendre. Voici celles qui sont adoptées à ses *Usines de Couëron* par la Société de *Pontgibaud :*

1° Toutes les manipulations des minerais ou des produits plombeux poussiéreux sont faites à l'état humide ;

2° Tous les appareils de traitement susceptibles de produire des vapeurs de plomb sont munis de hottes reliées à un système d'aspiration et de récupération des fumées. Nous en donnons plus loin des exemples ;

3° Lorsque, comme dans le cas du nettoyage des conduits des fumées, il est inévitable de laisser les ouvriers aux dangers de l'absorption des poussières plombeuses, ils sont tenus de porter devant la bouche et le nez un mouchoir humide destiné à filtrer et retenir les poussières. Ce travail ne doit, pour chaque ouvrier, durer qu'un temps très court ;

4° Toutes les fois que le tirage des cheminées est insuffisant, il est aidé par un ventilateur. Il ne doit pas y avoir d'émanation de gaz dans les ateliers ;

5° L'appareil de récupération des fumées doit être suffisant pour retenir tout le plomb que contiennent les gaz qui le traversent, avant de rejeter ceux-ci dans l'atmosphère de la fonderie ;

6° Il est recommandé aux ouvriers la propreté de leur personne, de leurs vêtements, de leurs outils et, en particulier, de leurs mains et de leur figure ;

7° Pour procéder au nettoyage des mains et de la figure, ils doivent se servir de sable ou d'argile ; l'usage du savon est prohibé (celui-ci formant, paraît-il, avec le plomb des sels qui s'infiltrent dans la peau) ;

8° Un réfectoire avec fourneau et muni d'armoires pour y entreposer les aliments, est mis à la disposition des ouvriers, pour éviter que ceux-ci prennent leur repas dans l'usine ;

9° Dès qu'un ouvrier présente, malgré toutes les précautions prises, les premiers symptômes d'intoxication, il est visité par le médecin qui prescrit son éloignement de l'usine, jusqu'à ce que tout symptôme de sa maladie soit disparu.

Cette intervention du médecin est nécessaire ; il est recommandable qu'elle soit régulière et que les ouvriers, même non malades, soient examinés de temps en temps, car les traitements préventifs qui ont été préconisés sont à rejeter en l'absence d'un homme de l'art. C'est ainsi que si l'iodure de potassium facilite l'élimination du plomb, son emploi peut amener des inconvénients, tels que l'iodisme, lorsqu'il est immodéré.

Mais des bains hebdomadaires simples ou sulfureux peuvent être recommandés, et certaines fonderies ont installé une salle de bains.

Bas foyer. — Le bas foyer, nous l'avons déjà dit, peut servir pour traiter la galène. C'est un appareil très malsain et qui, par suite, devrait être définitivement abandonné. En outre, s'il a l'avantage d'être d'une installation peu coûteuse, il a beaucoup d'inconvénients au point de vue technique.

Aussi est-il très peu employé

Fours à cuve. — Tous les fours à cuve sont en communication avec des chambres de condensation qui aboutissent à de hautes cheminées.

Le chargement se fait en ouvrant au gueulard, soit une trémie verticale, soit une porte latérale. Ce dernier système est le moins bon ; il n'est d'ailleurs possible qu'avec de petits fours ; comme on construit les fours de plus en plus grands, il a donc tendance à disparaître.

Mais il a fait, notamment en Espagne, dans la région de Carthagène, où les fours sont restés longtemps très primitifs, de nombreuses victimes parmi la population ouvrière.

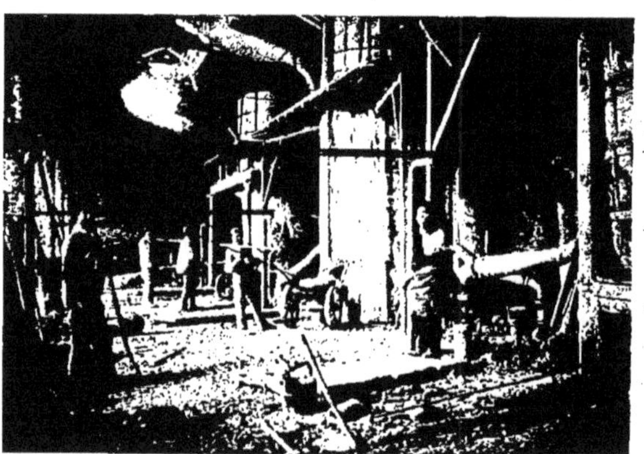

Fig. 284. — Fonderie de plomb espagnole avec four à cuve se chargeant par une porte latérale, sous le dôme.

La figure 284 montre l'intérieur d'une usine espagnole de l'ancien type. Nous devons ajouter que cette usine a été, au cours de ces dernières années, complètement transformée.

Les fours à trémie verticale peuvent se charger mécaniquement.

L'usine, dont nous donnons une photographie (*fig.* 285), montre, à côté l'un de l'autre, un grand four et un petit four. Ce dernier est chargé par une ouverture latérale. Quant au grand four, il est chargé au gueulard par une trémie verticale qu'on ne voit pas, car le gueulard est entouré d'une sorte de chambre afin d'éviter

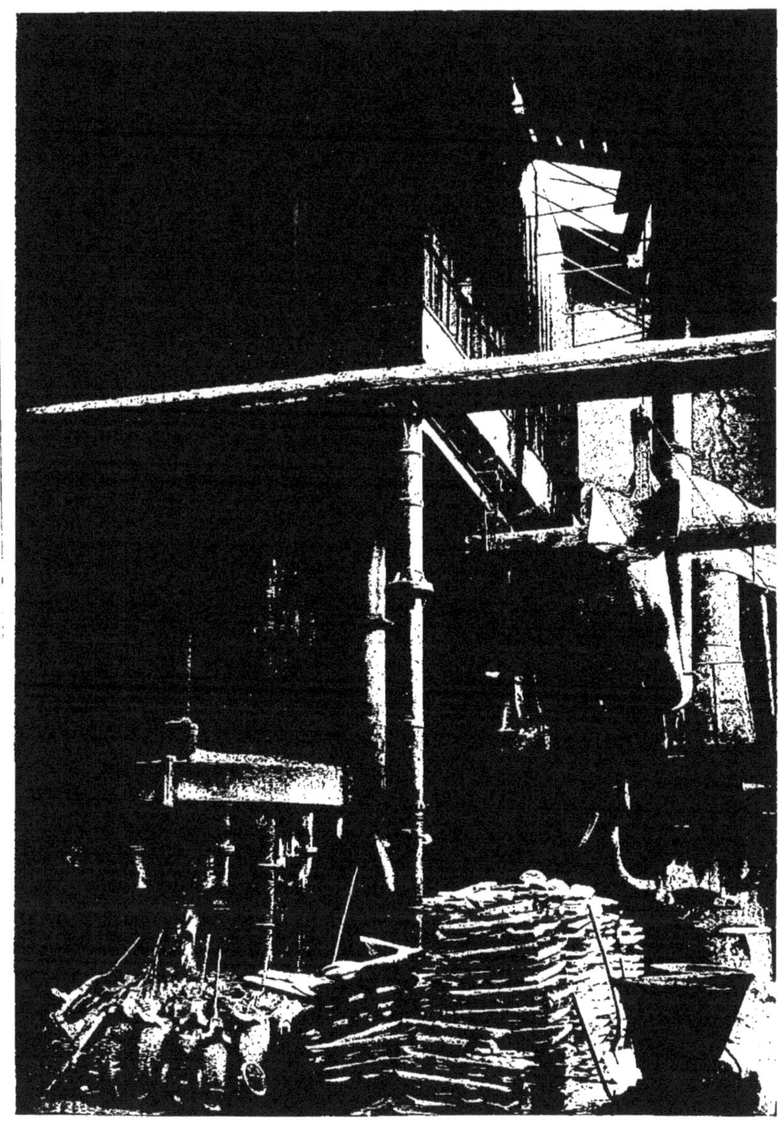

Fig. 285. — Fonderie de plomb avec un grand et un petit four à cuve.
Le grand four est à geulard avec trémie et hotte; le petit four est surmonté d'un dôme.
Les deux fours sont munis de hottes au-dessus du trou de coulée des scories.

le dégagement, dans tout l'atelier, des poussières et des fumées plombeuses. Dans le cas où, par suite d'un défaut de tirage, il s'en produirait, une hotte les entraînerait à l'extérieur de la chambre de chargement.

Une vue spéciale de cette chambre (*fig.* 286) montre la trémie qui sera descendue dans le gueulard du four laissant un inter-

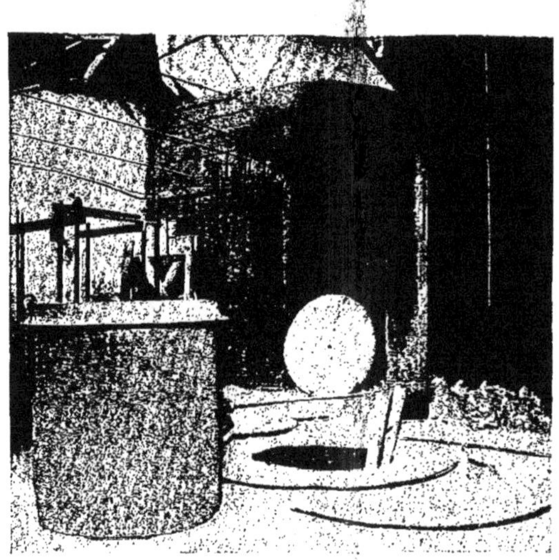

Fig. 286. — Gueulard d'un four à cuve en réparation.

Le cylindre qui est à gauche est la trémie qui sera descendue dans le four. Au-dessus du geulard, une hotte. Au milieu le tuyau qui aboutit en bas à la hotte placée au-dessus du trou de coulée des scories.

valle pour les fumées qui, par un carneau horizontal, iront aux chambres de condensation. La trémie est fermée par un couvercle, simple disque de tôle attaché à un contre poids.

Dans les fours à cuve, il est également nécessaire d'avoir au-dessus du trou de coulée des scories, une hotte par où se dégagent les vapeurs plombeuses. On voit ces hottes devant chacun des fours dont nous avons parlé.

Un dispositif particulier pour recueillir le plomb obtenu est celui d'*Arentz*, que représente le croquis (*fig.* 287). C'est un siphon qui amène le plomb au fond du creuset dans un bassin extérieur où on peut le puiser d'une façon continue. Il en résulte la suppression du travail de percée que l'on fait, dans les autres fours, pour couler le métal, travail insalubre, à cause des vapeurs plombeuses qui se dégagent par le trou ainsi formé : les ouvriers peuvent d'autant moins se garer de ces vapeurs que toute leur attention est nécessaire pour l'opération dangereuse qui a pour but de faire sortir un jet plus ou moins fort et régulier de métal fondu et porté au rouge.

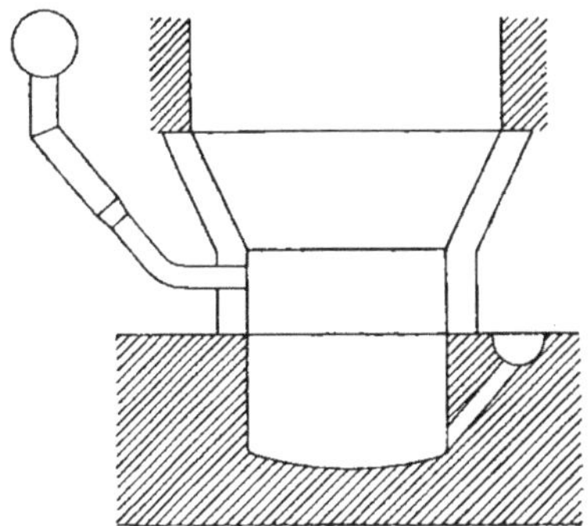

Fig. 287. — Siphon d'Arentz.

Le dispositif d'*Arentz* a encore d'autres avantages techniques, de sorte qu'il devrait toujours être employé quand il est applicable, c'est-à-dire dans tous les cas où la quantité de cuivre mélangé au plomb est inférieure à 10 0/0 et où par suite il ne peut pas se produire un alliage peu fusible de cuivre et de plomb qui risquerait de se solidifier dans le siphon.

Dans certains cas on a installé, après les fours à cuve, des tours de refroidissements.

Fours à réverbères. — Dans tous les autres fours, il faudra, comme nous l'avons déjà dit, des hottes au-dessus des trous de coulée. Ceci s'applique non seulement aux fours convenant dans la métallurgie même du plomb, mais à ceux relatifs à la *désargentation du plomb d'œuvre*.

On sait que cette opération consiste à enrichir le plomb par cristallisation (procédé du patinsonnage) ou par formation d'un alliage triple de plomb, d'argent et de zinc (procédé du zincage). Dans les deux procédés, on maintient fondues dans les chaudières en fonte de grandes masses de plomb (10, 25 et même 50 tonnes). Il y a lieu de couvrir ces chaudières de hottes, ce qui se trouve d'ailleurs imposé à certaines phases du traitement par des considérations purement techniques, par exemple pour recueillir le zinc qui est éliminé par distillation de l'alliage triple.

Quand le plomb est assez riche en argent, il est passé dans un four à réverbère, dit de *coupellation*, où il est, au moyen de l'air soufflé par des tuyères, converti en litharges qui s'écoulent constamment.

Le trou de coulée des litharges doit également être recouvert d'une hotte.

Chambres de condensation. — Entre les fours et la cheminée, on installe des chambres de condensation où le plomb à l'état de vapeur se condense et où les poussières se déposent ; ces chambres sont parfois si longues, et les fumées se refroidissent tant et y subissent de telles pertes de charge, que le tirage de la cheminée est insuffisant. C'est alors qu'il est nécessaire d'installer des ventilateurs.

La condensation est sèche ou humide, suivant qu'on y recourt ou non à l'emploi de l'eau.

Mais, en tout cas, il est bon, avant de vider les carnaux, d'humecter les dépôts qui s'y sont rassemblés. Pendant leur enlèvement, on met en marche un ventilateur dont on règle le débit au moyen de plaques en fonte amovibles. Le travail se fait dans le sens du courant.

Les ouvriers doivent se servir de respirateurs et, en sortant, prendre un bain.

Résultats obtenus. — L'importance des résultats qu'on peut obtenir, avec des dispositifs semblables à ceux qui viennent d'être décrits, est mise en évidence par les chiffres suivants, qui se rapportent à l'usine de Tarnovitz (Silésie)[1], avant et après l'installation de ces dispositifs.

	NOMBRE DE JOURS DE MALADIE POUR 100 OUVRIERS	
	Avant	Après
Fours à réverbère	738,9	10,0
Fours à cuve	1164,0	204,9

Travail du plomb. — On profite pour le travail du plomb, soit de sa basse température de fusibilité, soit de sa grande malléabilité, c'est-à-dire que l'on produit soit des vapeurs, soit des poussières excessivement nuisibles.

Nous trouvons ces deux modes de travail dans la fabrication des accumulateurs ; nous prendrons donc celle-ci comme exemple.

Fabrication des accumulateurs. — Cette industrie qui devient de jour en jour plus importante se divise en :

1° Ateliers de fonderie ;

2° Ateliers de tartinage ;

3° Ateliers de formation.

C'est dans la fonderie que s'opère :

a) La fusion dans de grandes cuves en fonte contenant jusqu'à 5.000 kilogrammes de plomb ;

b) Le moulage des cadres des plaques positives et négatives ;

c) La refonte des vieilles plaques, déchets, etc.

La Société « *Accumulatoren Fabrik* » (de Hagen) s'est contentée de placer au-dessus des cuves, de vastes hottes dont les cheminées d'appel dépassent la toiture de l'atelier de plusieurs mètres (*fig*. 288).

La Société des *Accumulateurs Tudor*, dans ses usines de Lille, remplace le tirage naturel, par un tirage forcé et neutralise les vapeurs nuisibles en faisant barbotter l'air aspiré dans un bain acide (ce qui évite de rejeter dans l'atmosphère des vapeurs et des poussières nuisibles).

A cet effet la hotte se termine par une partie cylindrique qui est descendue jusque sur le bâti du four présentant une porte

1. Bulletin de la Société de l'Industrie minérale, 1894.

de travail fermée en temps normal ; cette hotte est en relation avec une conduite générale d'aspiration aboutissant au ventilateur qui refoule l'air aspiré dans une chaudière contenant de l'eau acidulée.

Le *moulage* des cadres se fait dans des moules spéciaux qui ont de fortes analogies avec les vulgaires moules à gauffres ; on l'opère soit à la main, soit à la machine ; les usines de Hagen emploient à cet effet l'air comprimé.

La *refonte* nécessite des dispositions identiques à celles décrites pour la fusion. Les gaz sortant du four à réverbère des usines Tudor traversent quatre chambres en chicane avant d'être rejetés dans l'atmosphère par une cheminée de 40 mètres.

L'atelier de tartinage comprend :

a) La fabrication de la pâte ;

b) L'empâtage des plaques ;

c) Leur nettoyage.

La pâte est un mélange de poussières de composés de plomb et d'acide ; elle se fait dans un malaxeur spécial, hermétiquement clos, où les diverses quantités de matières arrivent mécaniquement suivant les proportions voulues.

Nous donnons ci-dessus l'aspect, après grossissement, de la poussière recueillie dans une fabrique d'accumulateurs (*fig.* 289).

Voyons maintenant le dispositif employé à Hagen pour recueillir les poussières produites pendant le *malaxage* (*fig.* 290).

La litharge contenue dans le tonneau *a* suspendu à l'extrémité d'un palan est versée lentement dans la trémie *b*. Elle tombe à l'étage inférieur de l'atelier par le tuyau *c*, sur le malaxeur *d* où a lieu une première opération à sec ; les poussières formées à ce moment sont entraînées par le tuyau *e* dans la chambre *f* du ventilateur aspirant V. Les matières mélangées sont entraînées par une vis d'Archimède *g* à la trémie conduisant à la machine à pétrir. La vis court dans un tuyau fermé qui se termine en cloche *h*. Les poussières formées dans cette cloche sont entraînées dans la chambre du ventilateur par le tuyau *i*.

Les poussières qui s'amassent, tant sur les aubes du ventilateur, que dans la chambre *f* sont entraînées par une vis d'Archi-

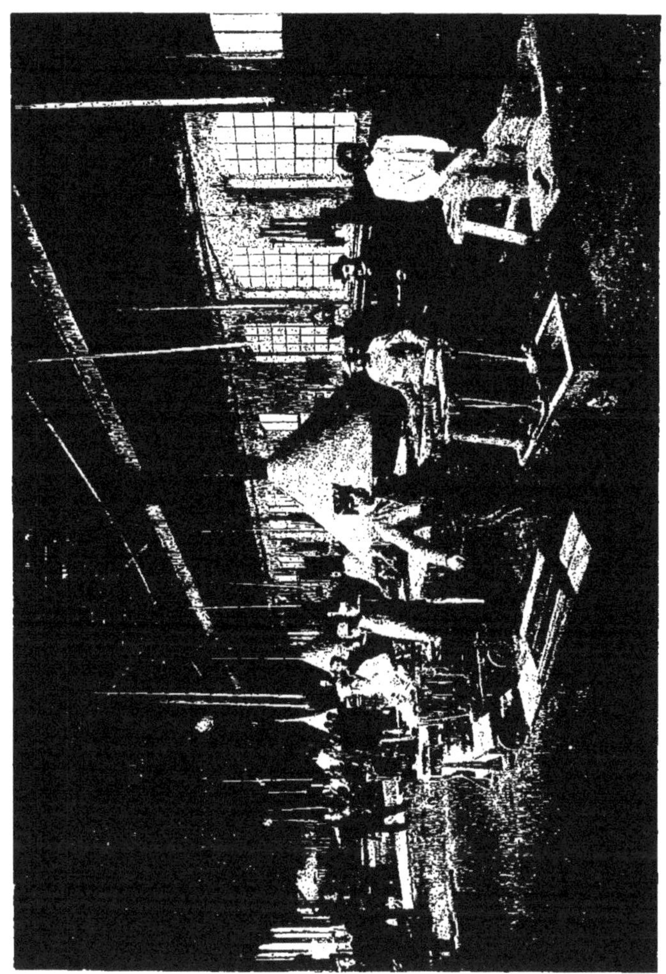

Fig. 288. — Fonderie de la fabrique d'accumulateurs de Hagen.

mède k dans un tuyau l qui aboutit à la machine à pétrir ; les poussières qui ne sont pas transformées en boue dans cette dernière, étant elles-mêmes entraînées dans la chambre par le tuyau m.

Pour faire tomber les poussières collées sur les aubes du ventilateur, celui-ci actionne, au moyen de dents d, situées à sa péri-

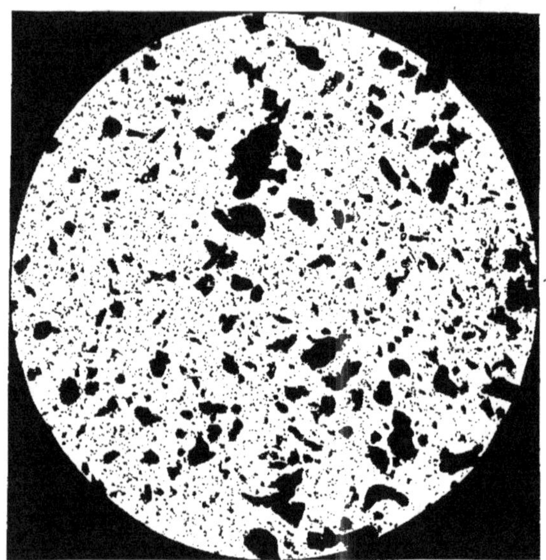

Fig. 289. — Poussière recueillie dans une fabrique d'accumulateurs (Sommerfeld). — Plomb.

phérie, le pignon à dents (a, b, c,) qui fait automatiquement frapper le marteau e, à coups répétés.

L'*empâtage* se fait à la main : les ouvriers sont munis de masques respiratoires et de gants ; il faut leur rendre cette justice qu'ils ne mettent, en général, pas plus les uns que les autres.

Le *nettoyage* des plaques a lieu dans des chambres closes ; elles sont amenées par un tapis roulant sous un jet de sable, cependant que fonctionne un ventilateur aspirant qui entraîne les poussières dans une sorte de filtre placé au-dessus de l'appareil (*fig.* 291).

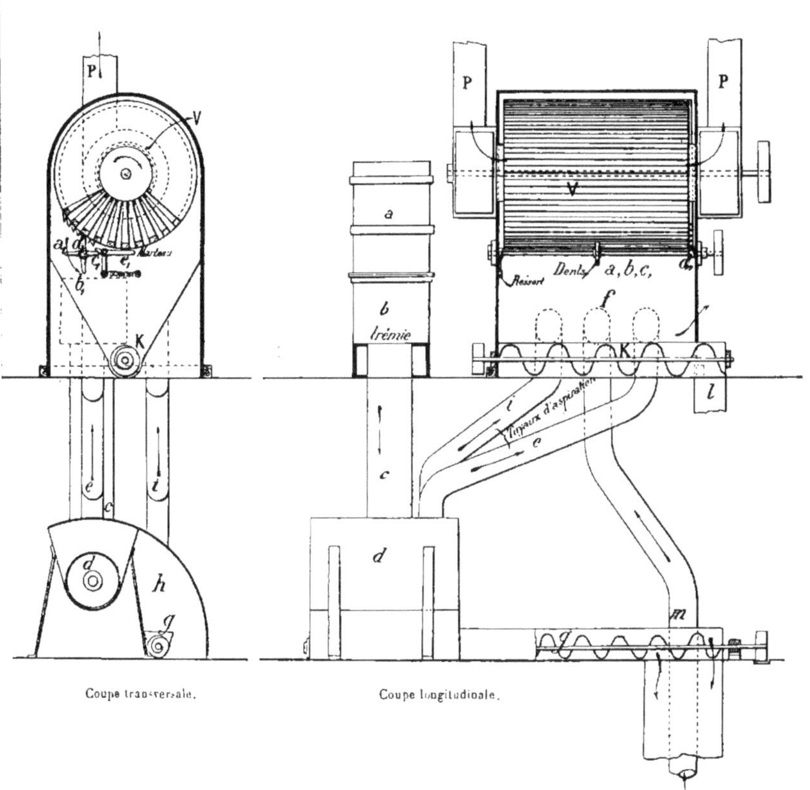

Fig. 290. — Malaxeur de la fabrique d'accumulateurs de Hagen.

a Tonneau de litharges. — *b*. Trémie. — *c*. Tuyau allant au malaxeur *d*. — *d*. Malaxeur. — *e*. Tuyau entrainant les poussières formées pendant le malaxage. — *f*. Chambre de départ des poussières. — *g*. Vis d'Archimède. entrainant les matières mélangées vers la machine à pétrir. — *h*. Cloche terminant le tuyau qui entoure la vis *g*. — *i*. Tuyau entrainant les poussières formées en *h*. — *k*. Vis d'Archimède, entrainant vers la machine à pétrir *b* les poussières de la chambre *f*. — *l*. Tuyau aboutissant à la machine à pétrir. — *m*. Tuyau aboutissant dans la chambre *f*. — *V*. Ventilateur aspirant. — *P*. Cheminées. — a_1. Dent frappant le marteau *e*. — b_1. Dent frappant le marteau *c*. — c_1. Dent frappant le marteau *e*. — d_1. Dents entraînant l'axe du pignon a_1 b_1 c_1.— e_1. Marteau frappant les arbres du ventilateur *V*.

L'atelier de formation comprend :

a) L'atelier de préparation ;

b) L'atelier d'électrolyse.

Dans le premier, il faut veiller à ce que l'ouvrier ne soit pas exposé aux projections de liquide corrosif provenant, soit de la rupture des touries, soit des remplissages.

Dans l'autre, l'ouvrier est soumis à la respiration des gaz prenant naissance pendant l'électrolyse. A la fabrique de Hagen, le médecin de l'usine considère, paraît-il, cette halle comme un excellent sanatorium pour les hommes atteints d'un commencement de tuberculose pulmonaire.

Voici, d'après l'Association des Industriels de France, les instructions à donner aux ouvriers occupés à la fabrication ou à la réparation des accumulateurs d'électricité :

« Dans l'intérêt de leur santé, la plus grande propreté et la plus grande sobriété sont recommandées aux ouvriers occupés à la fabrication ou à la réparation des accumulateurs d'électricité.

« Les ouvriers devront avoir des vêtements spéciaux de travail. Ils les mettront à leur arrivée dans l'atelier et les quitteront à chaque sortie.

« Il est interdit aux ouvriers d'apporter des aliments ou des boissons dans l'atelier. Il est également interdit d'user de tabac, sous aucune forme, pendant le travail.

« Aussitôt que le travail cesse, même s'il n'a été exécuté que pendant un temps très court, les ouvriers, après avoir quitté leurs vêtements de travail, doivent se laver le visage, se savonner et se brosser les mains et les ongles, se brosser les dents et se rincer la bouche.

« Il est recommandé aux ouvriers de prendre au moins un bain par semaine (de préférence sulfureux), et de faire, autant que possible, usage du lait comme boisson.

« Il est recommandé aux ouvriers d'éviter avec le plus grand soin l'abus des boissons alcooliques, car les alcooliques sont beaucoup plus exposés que les autres aux inconvénients pouvant résulter de la manipulation du plomb ou de ses composés. »

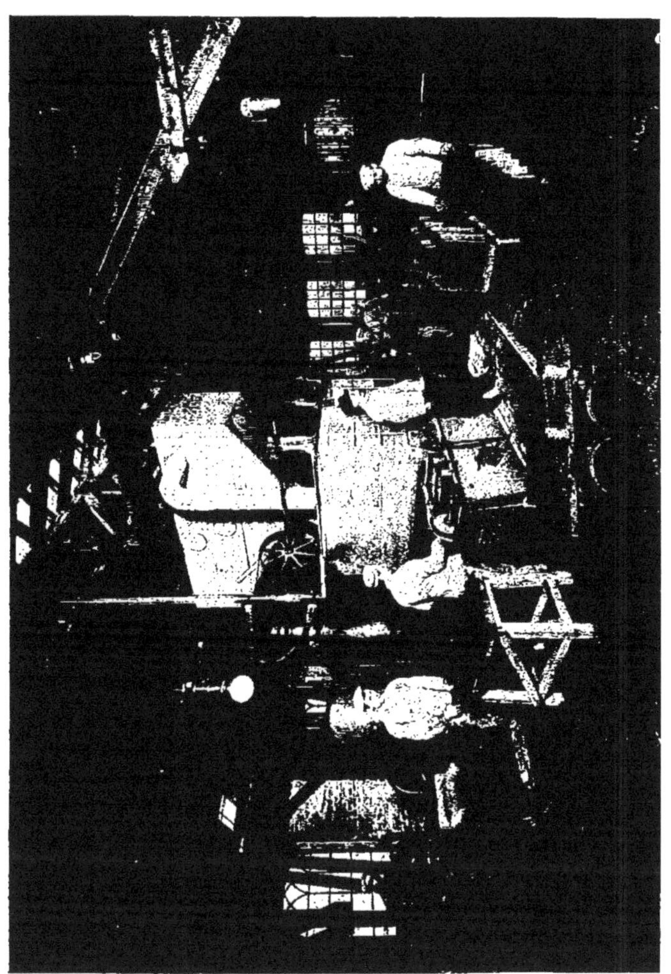

FIG. 291. — Nettoyage des plaques à la fabrique d'accumulateurs de Hagen.

COMPOSÉS DU PLOMB

Les composés du plomb sont très employés dans l'industrie ; ils ont en effet des usages multiples. Les plus importants de ceux-ci sont la peinture, la fabrication du cristal et celle des émaux.

Céruse. — En peinture, on se sert surtout de la céruse et du massicot.

Le blanc de plomb, ou céruse, se fabrique suivant quatre méthodes, dites hollandaise, allemande, anglaise et française.

Elles sont toutes basées sur la faculté que l'on a de transformer le plomb métallique en carbonate, en le mettant en présence de vapeur d'acide acétique, d'acide carbonique et d'oxygène, à une température moyenne de 50°.

Les deux premières méthodes sont non seulement primitives (on se sert de fumier), mais elles sont barbares, car elles nécessitent un épluchage, à sec, au maillet; celui-ci produit de grandes quantités de poussières « mortifères », suivant l'expression de M. *Clémenceau*, qui a récemment apporté l'appui de son talent à une cause que l'on s'étonne de ne pas voir encore gagnée, celle de la suppression de la céruse dans la peinture.

Dans les autres procédés de fabrication de la céruse, on prend comme matière première, la litharge, et on y fait agir l'acide acétique, puis l'acide carbonique.

Le broyage, la dessication, la pulvérisation, le blutage, sont communs aux quatre procédés.

Mais, ici encore, il y a dans les divers procédés de grandes différences, car le broyage peut se faire à l'huile ou à sec. Dans le dernier cas, après dessiccation, la céruse est broyée dans un moulin comme de la farine à froment, et les poussières empoisonnées blanchissent l'atelier à la façon d'une minoterie.

Or, dans quel but se fait le broyage à sec? Le plus souvent, pour mélanger ensuite la céruse à l'huile, c'est-à-dire pour l'amener à un état où elle aurait pu être amenée de suite, ce qui aurait non seulement beaucoup diminué les dangers pour les ouvriers cérusiers, mais aurait supprimé les manipulations de délayage dans l'huile pour les ouvriers peintres.

Tant est grande la routine, là où elle devrait le moins exister!

Car la guerre faite actuellement à la céruse et bien loin d'être récente. Elle date de plus de cinquante ans. En effet, sous le Second Empire, la question de la céruse a déjà été étudiée par une Commission, qui a conclu à la suppression de la céruse en peinture et à son remplacement par le blanc de zinc.

De nombreux mémoires ont été publiés à cette époque par des hygiénistes et des médecins, tels que *Richelot*, *Sondée*, etc.

Il n'a été tenu aucun compte de leurs conseils et de leurs prescriptions, et l'intoxication saturnine n'a fait qu'immoler de plus en plus de victimes.

C'est ainsi qu'il y a vingt-cinq ans, à la céruserie de Clichy, la proportion annuelle entrant à l'hôpital était de 450 0/0 : *quatre cent cinquante pour cent*, on a bien lu! Cela tient à ce qu'un même ouvrier était frappé d'intoxication plusieurs fois dans l'année, et, par suite, obligé à plusieurs séjours à l'hôpital.

En évitant d'opérer à sec, on peut évidemment diminuer beaucoup le danger et cesser de frapper la population ouvrière d'une façon plus terrible que ne le ferait la plus grave épidémie.

Mais le malheur est que la céruse n'est pas seulement dangereuse à ceux qui la fabriquent, elle l'est aussi à ceux qui l'emploient, aux peintres surtout.

Voici ce qu'a dit à ce sujet M. Armand Gautier[1], le savant professeur de la Faculté de Médecine qui a consacré à l'étude de cette question de nombreuses publications et qui a été chargé par le Préfet de police du dénombrement triennal des saturnins dans le département de la Seine :

« C'est le métier de peintre en bâtiment qui, par le fait même qu'il expose d'une façon continue de très nombreux ouvriers au contact et à l'absorption des préparations de plomb par la peau, et cela sans que la réglementation de cette industrie puisse être

1. Cf. Georges Clémenceau, *Histoire d'une réforme à faire*, 1905.

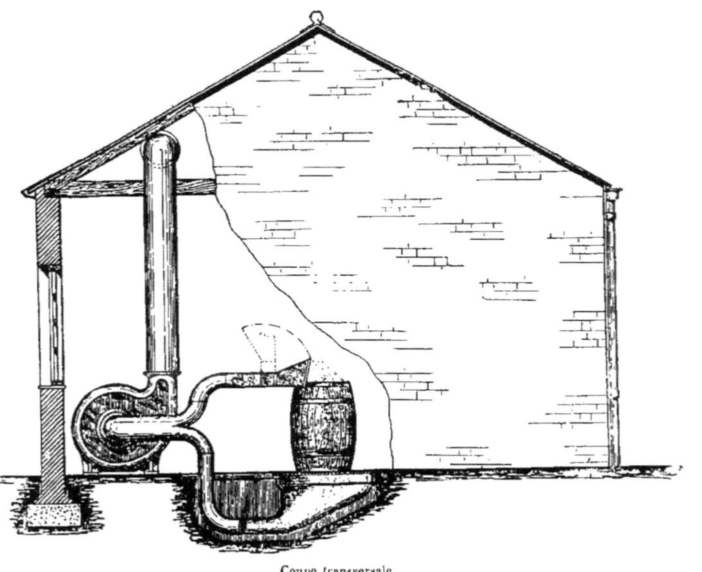

Coupe transversale.

Les poussières sont aspirées par un ventilateur dans une chambre de dépôt à joint hydraulique.

L'aspiration se fait à la fois dans un cône mobile se plaçant à hauteur voulue sur le baril au remplissage et, dans une trémie inférieure où sont recueillies les poussières tombées hors du baril.

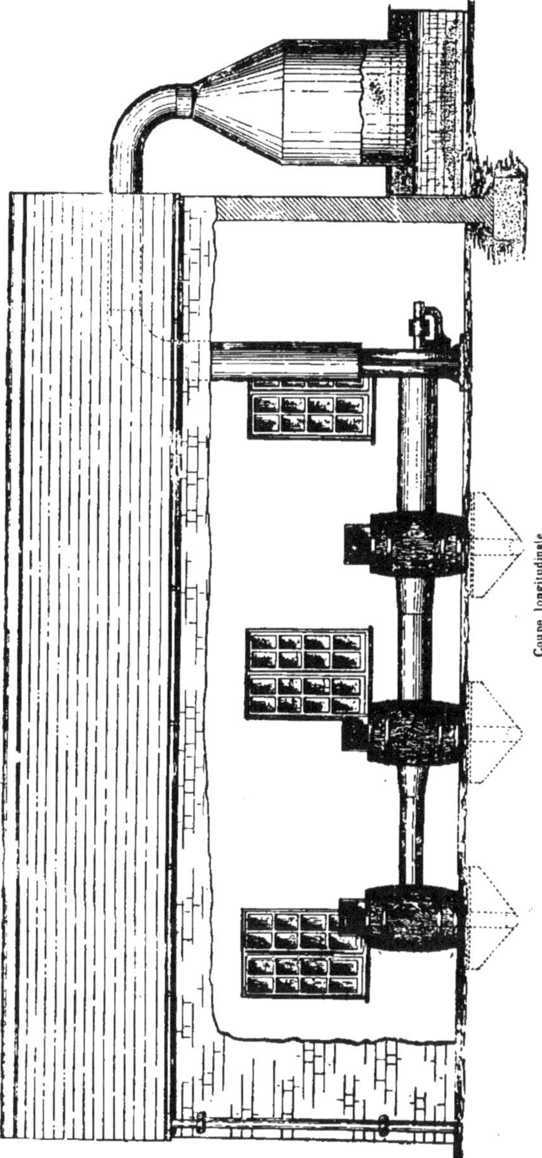

Fig. 292. — Dispositif Sturtevant pour l'aspiration des poussières plombifères pendant l'embarillage.

bien surveillée, vue la multitude de petits chantiers, où se dissimulent les nombreux peintres en bâtiment, c'est, dis-je, cette profession qui doit fournir et fournit, en effet, le plus de cas mortels. »

Ceci explique que le décret du 18 juillet 1902 n'ait pas donné de résultat. Ce décret interdit aux ouvriers d'employer avec la main les produits à base de céruse dans les travaux de la peinture en bâtiment.

Il prescrit le nettoyage des outils sans grattage à sec.

Les inspecteurs du travail peuvent-ils aller constater sur les chantiers si les ouvriers observent ces prescriptions? Non, sans doute. D'ailleurs, dans de semblables circonstances, ce qu'il faut imposer, ce sont des règlements au patron beaucoup plus qu'à l'ouvrier. Ce dernier, en effet, ne croit pas la profession si dangereuse; il pense que son tempérament, sa chance, lui permettront d'échapper au péril, ou bien, — s'il se rend compte de celui-ci, — la nécessité le contraint, et il a alors cette indifférence, cette sorte de prostration de l'individu vaincu par le sort. C'est qu'il lui faut manger... « Il faut vivre... Voilà, dit M. *Clémenceau*, la réponse de la victime à cette proclamation de liberté dont elle ne peut faire usage que pour le sacrifice de sa vie, sans même la revanche d'une parole de protestation, puisqu'il n'y a le choix qu'entre deux genres de mort : la faim ou le poison. »

La vigueur du polémiste et le talent de l'écrivain nous exagéreraient-ils le mal?

Non, hélas! En voici la preuve :

« Il y a des siècles, dit M. *Brouardel*, que ceux qui manient la céruse paient aux infirmités et à la mort un tribut scandaleux. »

« A Paris, d'après le Dr *Laborde*, professeur à la Faculté de Médecine, sur 30.000 ouvriers peintres, il faut compter près de 1.500 malades plus ou moins infirmes et professionnellement incapables, et, comme chiffre de mortalité, 150.

« ..... En outre, l'ouvrier peintre empoisonne sa descendance. Ainsi sur 141 grossesses survenues, le père étant saturnin, *Constantin Paul* a compté 82 avortements, 5 morts-nés, 4 naissances avant terme ; sur les 56 enfants vivants, 20 sont morts dans le courant de la première année, 15 autres de un à trois ans. »

Et nous pourrions réunir des pages de citations dues aux savants les plus éminents et aux praticiens les plus autorisés.

Or, de nombreux spécialistes affirment que l'oxyde de zinc ou blanc de zinc, qui n'a pas d'inconvénient au point de vue de l'hygiène, peut remplacer la céruse pour la peinture à l'huile. Pourquoi, dans ces conditions, ne pas renoncer définitivement à la céruse ?

Massicot et minium. — Le protoxyde de plomb s'obtient de deux façons différentes et s'appelle, suivant les cas, le massicot ou la litharge.

Cette dernière provient du traitement des plombs argentifères par coupellation.

Le bioxyde de plomb est sans intérêt industriel ; au contraire le minium, composé intermédiaire, au point de vue chimique, entre le protoxyde et le bioxyde, est d'un emploi assez répandu, car il sert dans la fabrication du cristal, pour faire des joints aux appareils à vapeur, et comme matière colorante.

Cette fabrication pratiquée sans précaution est tellement insalubre que M. *Armand Gautier*[1] considère « qu'un homme robuste ne peut s'y employer plus d'une semaine sans être intoxiqué ».

Les principales précautions à prendre, sont : l'emploi de fours mécaniques et à marche méthodique, l'aération et la propreté des ateliers; l'écoulement du massicot dans des bassins pleins d'eau, la réalisation de tous les broyages et blutages en vases hermétiquement clos, en tôle rivée, l'embarillage mécanique des produits, l'emploi d'un jet d'eau pour rabattre toutes les poudres autour des bassins.

M. Armand Gautier estime qu'avec ces dispositions spéciales et des précautions hygiéniques suffisantes, cette fabrication deviendra presque sans danger.

Dispositifs d'embarillage. — Comme dispositif d'embarillage des matières plombeuses, nous indiquerons celui préconisé par la maison *Sturtevant* (*fig.* 292).

1. Armand Gautier, *Le Cuivre et le Plomb*.

A côté des barils, se trouvent des cônes d'aspiration empêchant les poussières qui ne descendent pas, de remonter jusqu'à la figure de l'ouvrier ; en bas, des trémies à grilles recueillent les matières qui tombent à côté des barils.

Une conduite d'aspiration sur laquelle est monté un ventilateur aboutit à un récipient à joint hydraulique, et les poussières mouillées se précipitent au fond du bassin.

ÉMAUX

Les **émaux** sont des matières fusibles destinées à recouvrir des objets de natures différentes, et à y former un enduit protecteur.

Grâce à la fusibilité des composés silicatés contenant du plomb, ce métal est très souvent employé pour les émaux, de sorte que les dangers du saturnisme se présentent dans des industries très diverses, notamment en fonderie et en céramique.

Nous nous occuperons ici de l'émaillage de la fonte, nous réservant de revenir sur l'émaillage des produits céramiques après avoir parlé de ces produits eux-mêmes.

Émaillage de la fonte. — L'émaillage de la fonte se fait d'ordinaire en tamisant des émaux plombifères pulvérisés sur des pièces de fonte chauffées au rouge.

Par suite, les ouvriers sont exposés à des poussières très toxiques.

Et les dangers sont particulièrement grands dans cette opération, par le fait même qu'elle se pratique sur un métal chauffé au rouge. On conçoit, en effet, que les ouvriers aient, plus que dans toute autre circonstance, tendance à ne pas se servir des masques respirateurs ; d'autre part, l'absorption du plomb se faisant comme on sait par les pores de la peau, l'absorption doit être particulièrement grande sur des hommes en partie dévêtus et dont la peau est recouverte de sueur.

Aussi a-t-on cherché à réaliser mécaniquement l'émaillage.

M. *Dormoy*, directeur des *Forges et Fonderies de Sougland*

(Aisne) a imaginé un dispositif qui lui a valu un grand-prix en 1900.

L'appareil consiste essentiellement en une cage fermée, munie de portes, et en partie vitrée pour qu'on voit ce qui s'y passe.

L'objet de fonte chauffé au rouge y est apporté sur une fourche

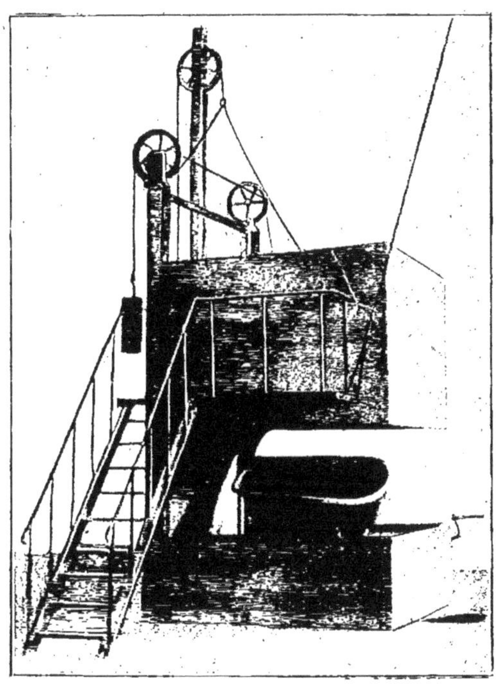

FIG. 293. — Émaillage mécanique par l'appareil Paul Dupont.

par un ouvrier, cependant qu'un autre ouvrier soulève la porte : l'objet est placé sur un plateau qu'on peut animer d'un mouvement de rotation et d'oscillation ; au-dessus de lui se trouve un tamis rempli d'émail et que frappent des marteaux mus électriquement ; par suite, l'émail descend en pluie sur l'objet qui, grâce aux mouvements dont on a parlé, peut prendre toutes les positions permettant de recouvrir sa surface.

Une autre machine destinée à émailler de grands objets,

notamment des baignoires, a été construite par M. *Paul Dupont*, dans son usine du *Cateau* (Nord).

Ici la chambre d'émaillage est divisée en deux parties : l'une inférieure fixe, l'autre mobile et se déplaçant verticalement. Dans la partie fixe est placée une table pour supporter l'objet à émailler; cette table est mue au moyen d'un système d'engrenages que commande une manivelle extérieure (*fig.* 293).

Un tamis divisé en trois bandes tamisantes contient l'émail; chacune des bandes est munie de frappeurs, que l'on met en marche au moment voulu et suivant la partie de l'objet présentée au-dessous des bandes; l'objet peut, en effet, être déplacé et basculé par des manœuvres convenables de la table qui le supporte.

Autres causes de saturnisme. — En dehors des industries précédentes il y en a un assez grand nombre qui emploient le plomb et peuvent donner lieu à l'intoxication saturnine, tels : la typographie, le polissage des caractères d'imprimerie, l'apprêtage de poils, etc.

ZINC

Grillage des minerais. — La métallurgie du zinc est spéciale : on ramène par grillage les minerais, tant sulfurés (blende) que carbonatés (calamines), à l'état d'oxyde. L'opération du grillage de la blende se fait, en général, dans des usines spéciales qui sont installées pour fabriquer de l'acide sulfurique, et où, par suite, le grillage est très soigneusement exécuté. La calcination du carbonate se pratique quelquefois dans la fonderie même, dans des fours analogues aux fours à chaux ou dans des fours à réverbère.

Réduction de l'oxyde en zinc métallique. — L'oxyde de zinc est mélangé à du charbon qui sert à le réduire à l'état de métal. On opère dans des appareils fermés (creusets, cornues, moufles). Les fours où on les chauffe sont de deux types principaux : type belge ou liégeois et type silésien, qui, combinés, constituent le four liégeois-silésien.

On recueille la vapeur de zinc dans des condenseurs où elle passe en se refroidissant à l'état liquide; les condenseurs sont suivis d'allonges où les dernières parties de zinc se déposent sous forme de poussières; une ouverture laisse dégager l'oxyde de carbone provenant de la réaction; cet oxyde de carbone brûle à l'air.

Composition des poussières d'allonge et des fumées. — Les *poussières d'allonge* contiennent en majeure partie du zinc métallique recouvert d'une pellicule d'oxyde de zinc; on y rencontre également du cadmium, de l'arsenic, de l'antimoine, du fer, du cuivre, de la silice, du charbon; ce dernier, en proportion variant de 0,5 à 2,5 0/0, se trouve entraîné physiquement (sa température de volatilisation est, en effet, plus élevée que celle du zinc) par les vapeurs de zinc.

Quant aux fumées qui se dégagent dans l'atelier, leur composition gazeuse est un mélange d'anhydride carbonique et vapeur d'eau et, comme matières solides d'oxydes : de zinc (95 0/0), de cadmium (0,75 0/0), de plomb (1,50 0/0) et de charbon, fer, etc. (2,75 0/0).

Succession des opérations de réduction. — Dans les fours modernes, les opérations que nécessite la réduction des *minerais de zinc*, s'effectuent généralement en vingt-quatre heures consécutives; elles se succèdent dans l'ordre suivant :

1° Décrassage des creusets (enlèvement de résidus de l'opération précédente); leur remplacement en cas d'altération (fentes, etc.);

2° Charge des creusets en minerai et charbon;

3° Mise en place des condenseurs, leur calage sur les creusets;

4° Adaptation sur ceux-ci des allonges métalliques;

5° Tirage du zinc (vidage des condenseurs);

6° Moulage en lingots du zinc tiré.

Les ouvriers des usines à zinc se divisent en quatre classes :

Les brigadiers chargés du tirage et de la mise hors d'usage des creusets détériorés ;

Les manœuvres qui font le décrassage ; ils placent et enlèvent les condenseurs ;

Les ouvriers des caves, occupés à l'enlèvement des résidus, cendres, etc. ;

Les apprentis (spitzjungen) prennent soin des allonges et sont au service des autres ouvriers.

Décrassage des creusets. — Le décrassage des creusets consiste à extraire les résidus, cendres, scories, alors qu'ils sont encore incandescents, au moyen de racloirs et d'herpays (outils en fer à pointe biseautée).

C'est l'opération la plus insalubre à cause du plomb contenu dans les résidus, en proportion souvent importante. Voici, en effet, d'après M. *Firket*, Inspecteur général du Service des Mines belges, les résultats moyens d'une série d'épreuves.

Une charge de 1.000 kilogrammes de minerais comprenant environ 460 kilogrammes de blende grillée, 410 kilogrammes de calamine calcinée et 130 kilogrammes de crasses d'écumage, débris de condenseurs, refus de tamisage des poussières d'allonge, etc., dont la teneur variait entre 40 et 50 0/0 de zinc, 6 à 7 0/0 de plomb, 0,004 à 0,005 d'argent, 15 à 18 0/0 de fer et 1 à 1,5 de soufre, a été additionnée de 400 kilogrammes de charbon maigre en poussier renfermant environ 8,5 0/0 de matières volatiles, 82,5 0/0 de carbone et 9 0/0 de cendres. Elle a donné 680 kilogrammes de cendres de creusets brutes renfermant :

Sulfure de zinc (ZnS)	4,00 0/0
Sulfate de zinc ($ZnSO^4$)	0,09
Plomb métallique	3,10
Argent en dissolution dans le plomb	0,006
Oxyde de plomb (PbO)	1,91
Sulfure de plomb (PbS)	traces
Fer métallique plus ou moins carburé	5,69
Sulfure ferreux (FeS)	2,48
Oxyde de fer (FeO, Fe^3O^4, Fe^2O^3)	15,57
Charbon	18,07

Ce qui donne approximativement une moyenne de :

Zinc	4,14 0/0
Plomb	5,55
Argent	0,02

recueillis dans les crasses.

Construction des fours. — On diminue notablement les chances d'intoxication saturnine en :

1° Masquant au moyen de portes à rotation ou de rideaux verticaux en tôle à contrepoids, les orifices des creusets tant qu'on n'y travaille pas ;

2° Ménageant entre les rangées des creusets des orifices dans les plaques de fonte destinées au support des condenseurs qui sont enlevés pendant le décrassage ; les cendres des creusets descendent ainsi dans les caves par ces orifices, en passant derrière les portes ou les rideaux en tôle ;

3° Munissant la partie supérieure des niches des fours liégeois-silésiens, niches qui contiennent six creusets (trois en hauteur et deux en largeur) de hautes cheminées d'aspiration en tôles, perfectionnement que l'on rencontre déjà dans la plupart des usines.

Le dessin du four de *Valentin Cocq* montre comment, à cette usine, ont été réalisées les conditions indiquées dans les paragraphes précédents (*fig.* 294). Les résidus des creusets s'évacuent par E et se rassemblent dans les niches N, d'où ils sont repris et emmenés dans les niches G.

Les fumées des creusets et des niches se dégagent par les tuyaux C′.

Hottes et tuyaux de condensation. — A l'usine de *Borbeck*, afin de rendre le travail devant les fours à réduction plus hygiénique, on a installé sur les fours un système de tuyauterie de 1 mètre de diamètre, relié à des cheminées de 55 mètres de hauteur. Les tuyaux sont en communication avec des hottes, surplombant le devant des fours. Les fumées et les gaz qui se développent à la gueule des creusets et ceux produits pendant le décrassage des moufles sont aspirés, grâce au tirage dans les hottes, d'où ils passent dans les tuyaux longeant les fours. Comme dans ceux-ci il y a ralentissement de vitesse des gaz et abaissement de température à cause de l'expansion, les poussières se déposent. Enfin les fumées dépourvues de la plus grande partie des poussières sortent par la cheminée.

Coulée du zinc. — Des brûlures fréquentes se produisent, pendant la coulée du zinc en fusion.

Presque toutes ces brûlures (au moins 19 sur 20) proviennent de la hauteur du four et du mouvement de vague qui se produit dans le poêlon de coulée, quand l'ouvrier le retire en arrière d'un mouvement brusque pour le transporter aux lingotières : au moment où l'ouvrier arrête le mouvement du poêlon, le zinc par inertie peut franchir le bord arrière de ce poêlon, brûlant les pieds ou les jambes du porteur. Donner au poêlon de plus grandes dimensions ne procurerait aucun résultat utile, ou plutôt aurait un résultat négatif, parce que les ouvriers en abuseraient pour le remplir davantage, augmentant ainsi le danger de brûlures et la gravité de celles qui pourraient se produire.

Depuis quelque temps les ouvriers des usines d'*Angleur* emploient des poêlons d'une forme spéciale, surélevés à l'arrière et ces sortes de brûlures ont complètement disparu.

Usines de Valentin Cocq. — Nous avons déjà signalé les heureuses dispositions des fours de l'usine de Valentin Cocq.

Cette usine à zinc est la plus grande non seulement de celles qui appartiennent à la Société de la Vieille-Montagne, mais encore de celles qui existent en Europe; aussi allons-nous parler maintenant de l'installation d'ensemble des halles des fours à réduction.

Jadis ces halles étaient basses, sombres et exiguës ; des portes et des fenêtres minuscules n'assuraient qu'une faible ventilation. Il n'existait aucun moyen propre à l'évacuation des fumées se dégageant devant les fours, des poussières produites lors du décrassage des creusets, ni aucune mesure pour soustraire pendant la charge l'ouvrier à la chaleur rayonnée par les creusets.

L'air nécessaire à la combustion arrivait avec peine de l'exté-

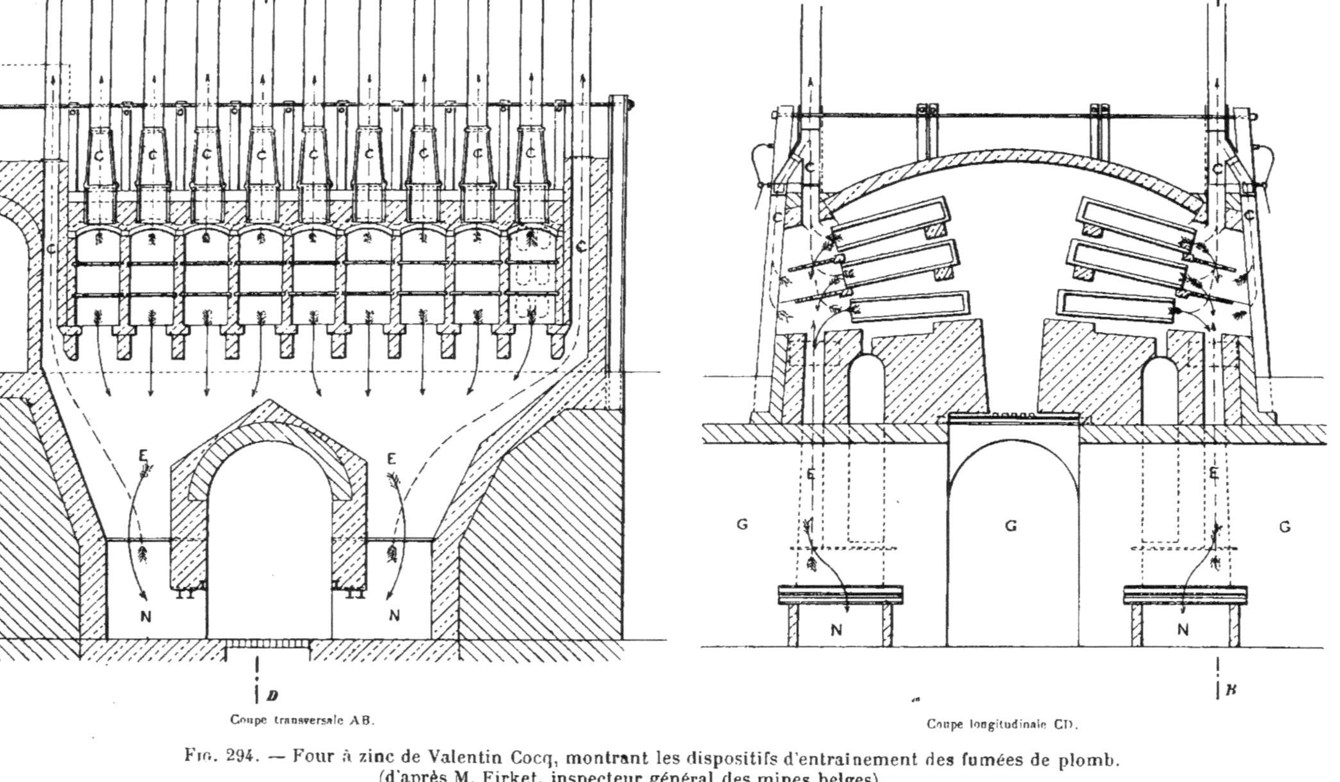

Coupe transversale AB.

Coupe longitudinale CD.

Fig. 294. — Four à zinc de Valentin Cocq, montrant les dispositifs d'entrainement des fumées de plomb. (d'après M. Firket, inspecteur général des mines belges).

rieur sous la grille par de longues galeries étroites aboutissant à une tranchée commune; dans ces galeries obscures et insalubres où restaient les poussières en suspension, le travail de la grille était pénible, tout autant que celui de l'enlèvement des résidus des fours et des cendres des foyers.

Actuellement le volume des halles est considérablement augmenté; les murs sont surélevés, les portes et les fenêtres forment de larges baies donnant libre accès à l'air.

Au-dessus des niches à creusets, une série de tuyaux aspirent et enlèvent les poussières et fumées au fur et à mesure de leur production; les niches elles-mêmes sont garnies de portes empêchant tout rayonnement de chaleur.

Les galeries et les tranchées ont été élargies jusqu'à la base même des fours, les dégageant ainsi complètement; de nouveaux tunnels et de nouvelles tranchées ont été creusés en tout sens; et ainsi l'installation rudimentaire et massive d'autrefois avec son dédale de longs couloirs étroits et obscurs se présente aujourd'hui sous l'aspect d'un vaste édifice bien aéré, au rez-de-chaussée immense, et dont l'étage au niveau des halles est occupé par les fours, supportés simplement par de puissantes colonnes. L'entretien des murs par le badigeonnage à la chaux, rend la lumière plus vive et améliore encore les conditions hygiéniques de travail.

Quant à l'action de la chaleur solaire, si funeste à l'ouvrier travaillant au feu, elle est mitigée par l'arrosage continu des cours intérieures, au niveau des halles et au pied même des ouvriers.

Usine d'Angleur. — L'usine d'Angleur, qui appartient comme la précédente à la Société de la Vieille-Montagne, a, paraît-il, obtenu des résultats très satisfaisants au point de vue de l'hygiène.

Voici, en effet, un extrait d'une note du Directeur des Usines d'Angleur qu'a bien voulu nous faire parvenir M. Maneuvrier, Directeur général adjoint de la Société de la Vieille-Montagne :

« ..... L'usine d'Angleur présente cette particularité, qu'elle ne partage peut-être avec aucune autre usine à zinc, que, à aucune époque et quels que soient les minerais traités, jamais un seul cas d'intoxication plombique n'y a été signalé.

« Nous insistons sur ce point qu'Angleur, de toutes les usines existantes, est peut-être la seule ainsi favorisée.

« Or l'intoxication plombique est, au point de vue des conditions hygiéniques l'épée de Damoclès des usines à zinc ; tout le reste pâlit à côté de cette menace..... »

Usine d'Oberhausen. — Dans les *halles de travail* de l'usine de la Vieille-Montagne à Oberhausen, sont disposées des prises d'eau afin de pouvoir arroser le sol devant les fours et écarter les poussières. Pour que ces poussières ne s'attachent pas facilement aux murs, ces derniers sont blanchis ; depuis quelque temps on emploie, dans ce but, une pompe qui projette un lait de chaux, en se servant d'une lance et des tuyaux nécessaires.

Broyeurs et tamis de poussières de zinc. — La fabrication des produits réfractaires est une annexe souvent très importante des fonderies de zinc. D'autre part les poussières de zinc sont traitées pour en récupérer le métal.

A l'usine de *Borbeck*, les broyeurs des produits réfractaires et les tamiseurs de poussières de zinc sont entièrement fermés ; ils sont reliés par des canaux à des chambres à poussières. Un ventilateur aspire les poussières produites par ces machines dans ces chambres. Les parties les moins denses, qui ne s'y déposent pas, ne sont pas rejetées dans l'atmosphère, mais précipitées au moyen de l'eau dans des appareils spéciaux.

Travail du zinc. — On retrouve dans les usines manufacturant le zinc tous les appareils de protection d'engins mécaniques en mouvement, qui sont en usage dans la plupart des ateliers mécaniques.

Nous nous bornerons à citer le suivant, qui a été étudié et appliqué aux usines d'Angleur. Les *laminoirs* emploient pour le dernier cisaillage de grandes cisailles à guillotines.

On pourrait craindre qu'un ouvrier n'engage ses doigts entre les lames de la cisaille et ne soit ainsi plus ou moins grièvement blessé. Bien que la chose ne soit guère possible en fait, les ouvriers cisailleurs étant séparés des lames de cisaille par toute la longueur de leur table de travail, on a eu le soin — ne fut-ce que pour enlever à cet engin son aspect extérieur de bête malfaisante — de placer, en avant de la cisaille et supporté par le porte-lame supérieur, un cadre mobile en fer ; ce cadre protecteur glissant le long des deux guides verticaux est bien soulevé par le porte-lame, mais pour une faible partie de sa course seulement, laissant juste la place et le temps nécessaire pour que les feuilles à cisailler puissent prendre leur place.

BLANC DE ZINC

Le *blanc de zinc* se fabrique parfois daus des usines spéciales, mais le plus souvent dans les fonderies de zinc. C'est ainsi que les deux usines de Valentin Cocq et d'Angleur en produisent.

La pemière livre, annuellement, environ 6.000 tonnes de blanc de zinc, à la consommation.

Sans insister sur la fabrication au point de vue technique, disons que le zinc volatilisé dans des creusets de forme spéciale brûle à leur orifice; l'oxyde produit est entraîné dans une série de tubes qui l'amènent dans de grandes chambres où des cloisons multiples le forcent à faire un long trajet, pendant lequel il se dépose et tombe dans des trémies. Avant les chambres de dépôt, l'oxyde mélangé de zinc métallique ou incomplètement oxydé, plus lourd que le blanc de zinc de bonne qualité, tombe dans une première série de trémies; celles-ci sont suivies de tubes verticaux munis de valves qui permettent d'en retirer l'oxyde impur. Les trémies des chambres se terminent par des tubes ou espèces de sacs en toile, simplement fermés au moyen d'une corde serrée vers leur extrémité. De temps à autre un grand tonneau est placé sous ces tubes en toile; la corde est dénouée et l'oxyde tombe dans le tonneau, sans qu'aucune précaution spéciale soit prise pour empêcher l'oxyde pulvérulent de se mélanger à l'atmosphère. Il en est de même pour son transport et son embarillage lorsqu'il est expédié à cet état.

Dans les diverses opérations de fabrication du blanc de zinc, les ouvriers sont exposés à absorber de l'oxyde, soit par la bouche et le nez, soit par contact.

Or, à l'usine d'Angleur, où cette question a été particulièrement étudiée, tous les ouvriers jouissent d'une bonne santé; de plus leur examen médical n'a décélé chez eux aucune trace d'intoxication, et les déclarations qu'ils ont faites, relativement à leur état de santé antérieure, ont montré que le travail qu'ils exécutent n'est nullement insalubre.

On peut donc conclure que l'oxyde de zinc est absolument inoffensif pour l'homme.

D'ailleurs le blanc de zinc ne contient que de très petites quantités d'oxyde de plomb, beaucoup plus faibles relativement que la proportion de plomb qui existe dans le zinc traité par distillation et combustion pour la fabrication du blanc de zinc.

Le blanc de zinc, on ne saurait trop le répéter, peut remplacer la céruse dans la peinture à l'huile.

MERCURE

Le mercure est volatil comme le zinc, mais il est très toxique.

Empoisonnement mercuriel. — L'absorption du mercure peut donner lieu à des accidents cutanés, connus sous le nom d'hydrargyrisme.

En outre, elle amène chez les ouvriers des maladies diverses : ce sont d'abord des stomatites ou inflammations de la muqueuse buccale et de la muqueuse des gencives; puis un tremblement qui commence par les bras et progressivement s'étend aux jambes et à tout le corps, et amène l'impotence; dans certains cas, surviennent même des paralysies et des troubles cérébraux. On combat le tremblement mercuriel par les sudorifiques, par les bains sulfureux ou divers médicaments tels que le bromure de potassium.

Fabrication. — La fabrication se réalise dans des fours de types variés où le sulfure de mercure ou cinabre est grillé. La vapeur de mercure est refroidie dans de grandes chambres, où elle se condense et donne du mercure liquide qu'on recueille dans des bouteilles de fer.

A *Idria* (Autriche), un des centres célèbres de la métallurgie du mercure, les chambres ont une contenance d'environ 7.500 mètres cubes; la cheminée qui les termine a son sommet à 160 mètres au-dessus du sol de la fonderie.

Dans cette même usine, M. *L. Buchal*, qui en est administrateur, a fait établir un dispositif ayant pour but de soustraire les ouvriers aux poussières qui voltigent au moment du chargement des fours.

Ce dispositif très simple comporte un aspirateur formant dérivation aux conduites de condensation et y aboutissant.

Depuis son installation les résultats ont été remarquables. Voici, en effet, le résultat des statistiques faites.

En 1900	77	maladies d'origine mercurielle
En 1901	115	— — —
En 1902	37	— — —
En 1903	20	— — —
En 1904	8	— — —

Étamage des glaces. — L'étamage des glaces où l'on emploie un mélange de mercure et d'étain ou amalgame d'étain est une des fabrications les plus dangereuses parmi celles qui utilisent le mercure.

Il y a heureusement un remède, plus radical que tous ceux qui consisteraient à diminuer les dangers de l'opération ou à en combattre les effets, c'est la suppression de l'étamage.

En effet, l'argenture des glaces remplace l'étamage, et l'on arrive, malgré le coût du métal argent, à réaliser cette opération dans des conditions très économiques.

L'étamage des glaces au mercure est donc, comme la fabrication de la céruse, une de ces très rares opérations industrielles dont il faut souhaiter la disparition. Ce résultat est d'ailleurs presque atteint, car M. *Appert*, le savant maître verrier qui a donné un des plus beaux exemples de ce que pouvait faire un industriel au point de vue de l'hygiène de ses ouvriers et M. *Henrivaux*, ancien directeur de la manufacture de glaces de Saint-Gobain, nous apprennent dans leur livre, *Verre et Verrerie* « qu'on a, à peu près, renoncé à l'emploi de l'étamage ».

NICKEL, MANGANÈSE, CHROME, ALUMINIUM

Ces métaux ne sont encore fabriqués qu'en petite quantité, et les procédés qui s'y rapportent sont pour la plupart analogues à ceux dont il vient d'être parlé.

C'est ainsi que les minerais sulfurés de *nickel* exigent des grillages pour le départ du soufre et de l'arsenic, puis une fusion réductrice ou un traitement des mattes au convertisseur.

Quant au *manganèse* et au *chrome*, ils ne se produisent à l'état de pureté que par le procédé spécial de l'aluminothermie; au contraire les fontes manganésifères et chromifères sont d'une fabrication analogue à celle de la fonte ordinaire.

L'*aluminium* se fabrique soit par des procédés chimiques, soit par des procédés électriques.

Dans la nomenclature officielle des établissements classés comme dangereux, insalubres ou incommodes, on trouve pour la fabrication de l'aluminium et de ses alliages par les procédés électro-métallurgiques, faisant usage des fluorures, les prescriptions suivantes :

1° Quand les vapeurs fluorhydriques ne sont pas condensées : vapeurs nuisibles (1re classe);

2° Quand les vapeurs sont condensées : vapeurs nuisibles (2e classe).

ÉTAIN ET ARSENIC

La métallurgie de l'étain est simple et sans danger; on réduit l'oxyde d'étain ou cassitérite par le charbon et, comme cette réduction se fait à une température modérée et que le métal n'est pas toxique, il n'en résulte pas d'inconvénients, sauf toutefois dans l'opération dite pompage de la poterie d'étain, opération sur laquelle nous aurons à revenir.

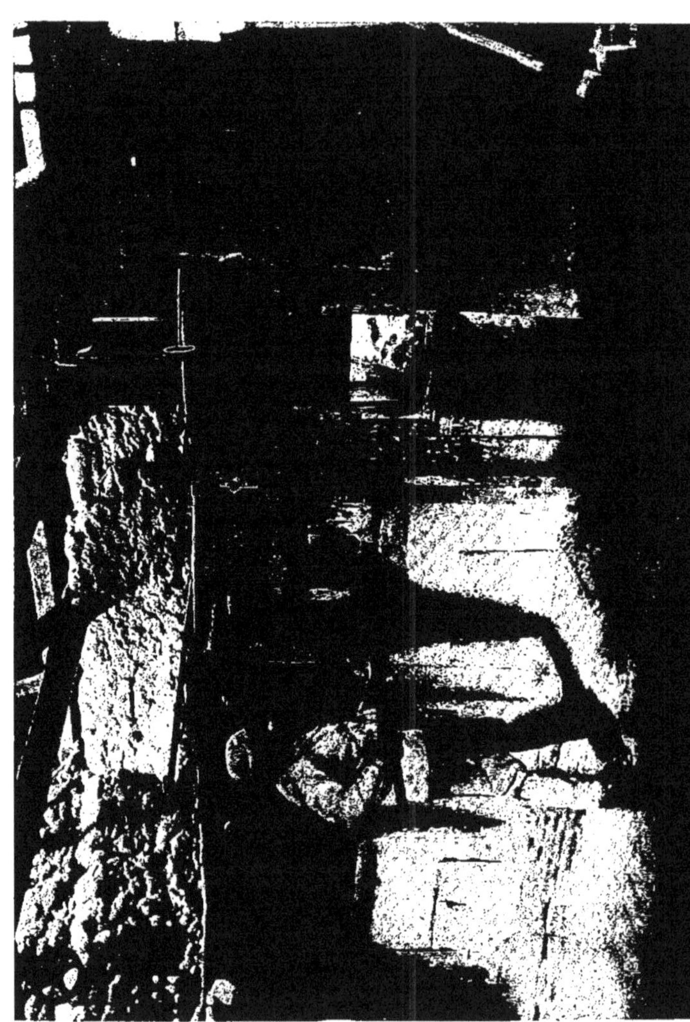

Fig. 295. — Grillage, au four à réverbère. des minerais arsénifères dans le Cornouailles.

Minerais arsenicaux. — Mais souvent le minerai d'étain est arsénifère; il contient en effet de l'arsénio-sulfure de fer ou mispickel; c'est ce qui a lieu notamment dans le Cornouailles. Il faut alors un traitement préliminaire pour dégager l'arsenic, c'est-à-dire un grillage qui donne de l'anhydride arsénieux volatil, ou arsenic blanc.

La toxicité de ce corps est bien connue.

Usines du Cornouailles. — Le travail dans les fours de grillage du mispickel est donc dangereux et nécessite, au moins, que les ouvriers se recouvrent le nez et la bouche. Sur la figure représentant un ancien four encore en usage dans le Cornouailles, on voit un ouvrier occupé à ce travail (*fig.* 295).

Le mieux est de supprimer la main-d'œuvre et de recourir à un four de grillage mécanique. Nous avons déjà parlé d'une façon générale des fours mécaniques : nous signalerons seulement ici que le type adopté dans le Cornouailles est celui de Brunton, ou four à sole tournante, qui est un des premiers en date.

Les fumées vont se condenser dans des chambres en maçonnerie, sous forme de poudre blanche d'anhydride arsénieux.

Deux fois par an environ, on vide ces chambres. Naturellement il faut prendre des précautions analogues à celles dont il a été parlé à propos du plomb; c'est-à-dire les laisser refroidir; puis, après qu'on les a ouvertes, les aérer de façon à ce qu'il ne reste plus de composés métalliques à l'état de vapeur.

Pour recueillir les poussières ainsi déposées, on doit également observer les prescriptions indiquées pour les poussières toxiques.

Les masques sont d'un emploi recommandable.

La figure 296 représente l'opération du vidage de ces chambres dans le Cornouailles. La photographie montre combien les respirateurs sont peu employés. Seul l'homme qui vide les chambres en est muni.

Usines de Silésie. — En Silésie, aux usines Güttler (Reichenstein), les ouvriers sont munis de vêtements spéciaux, de gants et coiffés d'un dispositif destiné à les protéger tant de l'absorption des poussières que de la chaleur.

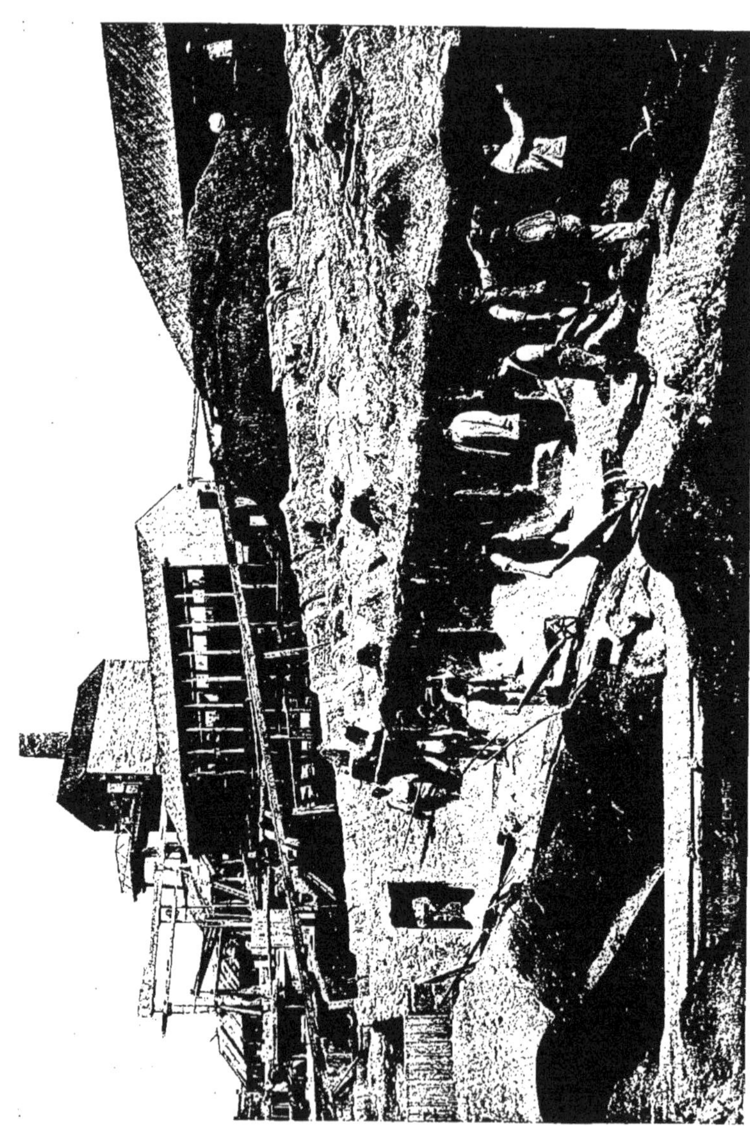

Fig. 296. — Vidage des chambres de condensation de l'anhydride arsénieux, dans le Cornouailles.

Il se compose d'une série de linges formant coiffe, bavette, etc., et serrés contre la tête par une pièce triangulaire. Chaque pièce est repliée un certain nombre de fois sur elle-même ; au niveau de la bouche est fixé un tampon de ouate.

La figure 297 permet de juger des dimensions de ces linges et montre la façon de les plier.

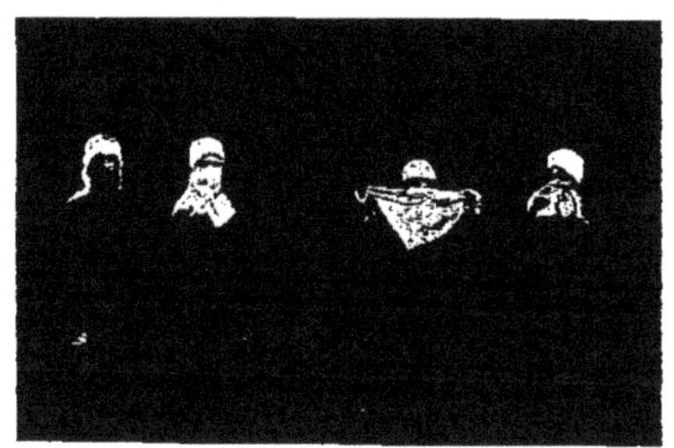

Fig. 297. — Dispositifs de protection contre les poussières arsénicales. (Usine H. Güttler à Reichenstein.)

Poterie d'étain. — La *poterie d'étain* se fait avec des alliages d'étain et d'autres métaux, notamment du plomb ; elle a une série d'emplois divers, parmi lesquels il faut signaler la confection des vases étanches, destinés à certains appareils médicaux.

Pour vérifier l'étanchéité de ces appareils, il est commode d'y faire le vide à la bouche ou, en terme de métier, le *pompage*.

Mais les ouvriers sont ainsi exposés à aspirer des poussières métalliques, et toxiques quand il y a du plomb.

Aussi un décret ministériel, du 21 novembre 1902, a interdit cette opération et a prescrit aux chefs d'industrie de mettre un appareil à la disposition des ouvriers.

Un appareil remplissant ce but a été construit par *M. Mouzet*, Ingénieur des Arts et Manufactures ; il comporte une membrane en caoutchouc qui produit une dépression quand on la soumet à l'extension, ce qui se réalise facilement au moyen d'une pédale.

Un manomètre fixe immédiatement l'ouvrier sur la qualité du

vase essayé ; si, en effet, l'aiguille reste fixe, c'est que le vase est étanche.

ANTIMOINE ET BISMUTH

La fabrication de l'*antimoine* et du *bismuth* ne présente pas par elle-même de dangers ; mais si le composé d'où on retire ce métal contient en même temps de l'arsenic, il y a naturellement à prendre les mêmes précautions que dans le traitement des composés arsénicaux.

MÉTAUX PRÉCIEUX

L'*argent* et l'*or* s'obtiennent de plusieurs façons.

L'un et l'autre peuvent résulter des procédés de voie sèche et d'emplombage ou fonte avec du plomb.

On retombe donc sur ce qui a été dit à propos du plomb.

Les deux métaux précieux peuvent aussi s'obtenir par voie humide, soit par amalgamation, soit par réactions spéciales.

Le cas de l'amalgamation, c'est-à-dire du traitement par le mercure, comporte les précautions nécessaires à la manipulation et à la distillation du mercure.

Les traitements chimiques sont assez nombreux ; s'il y a grillage chlorurant ou dissolution dans le chlore, il faut une ventilation convenable à cause des dégagements possibles de chlore ; s'il y a dissolution dans le cyanure de potassium, il faut certaines précautions dans la manipulation des liqueurs ; mais en général la circulation de celles-ci se fait d'une façon mécanique ; les travailleurs ne pourraient donc se trouver en contact avec le cyanure qu'en cas d'accident ou de fuite aux appareils.

Quant au *platine*, le traitement des sables qui le contiennent ne présente aucun danger ; l'affinage chimique de la mine de platine par l'eau régale est plutôt une opération de laboratoire qu'une opération d'usine.

Il n'y a donc pas à y insister ici.

CHAPITRE V

INDUSTRIE DES MATÉRIAUX EXTRAITS DES CARRIÈRES

LA PIERRE

Le travail du carrier présente des dangers semblables à ceux que le tailleur de pierre et le sculpteur sont appelés à rencontrer.

Le travail des carriers dans les exploitations à ciel ouvert est rendu pénible par l'obligation d'être effectué dans des conditions désavantageuses quand il s'opère en plein air sans aucun abri et, par conséquent, en butte à toutes les variations de température et intempéries. Les outils employés sont en général des plus primitifs : leviers et masses ; ils sont utilisés dans des positions défavorables et dangereuses : sur l'extrémité d'une pince introduite sous un bloc et formant levier, il n'est pas rare de voir s'aligner cinq, six ouvriers ou même davantage, qui se maintiennent tant bien que mal en équilibre au-dessus du vide, pour imprimer ensemble une série de secousses destinées à décaler la pierre suivant son délit. Que le levier vienne à fléchir sous le poids, la pierre à céder trop brusquement, les hommes sont précipités et viennent s'écraser sur le sol en tombant d'une hauteur qui peut atteindre plusieurs dizaines de mètres (*fig.* 298).

On emploie également, pour l'exploitation, les explosifs, et les carriers sont exposés aux dangers propres à ce mode d'extraction. Ils peuvent aussi être atteints de maladies résultant de l'action de la poussière des pierres sur le système respiratoire, dans certains travaux spéciaux.

En effet, l'inhalation de cette poussière est le principal danger du travail du tailleur et du sculpteur de pierre.

Le travail du *tailleur de pierre* consiste soit à donner à la pierre, sitôt après son extraction, une forme nettement détermi-

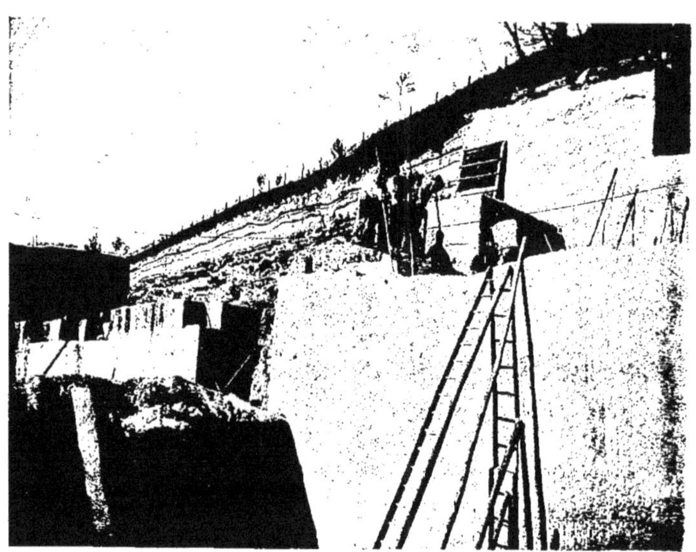

FIG. 298. — Exploitation en porte-à-faux. Carrières Civet, Pommier et Cie.

née qui facilite son transport et sa perfection ultérieure, soit à reprendre sur les chantiers d'appareillage ces blocs dégrossis pour les amener à leur forme définitive.

Le travail du *sculpteur* réside dans la mouluration des surépaisseurs laissées à cet effet par le tailleur. La taille de la pierre, qui peut se faire à la main ou à la machine, se divise en épinçage, raclage, écurage et, pour un cas, polissage. Ces opérations se font à l'aide de ciseaux et maillets, outils qui sont également ceux du sculpteur.

L'*épinçage*, qui est l'opération produisant le plus de poussière, se fait d'abord à la masse, puis au moyen d'un maillet spécial (la laye) muni d'un certain nombre de pointes et pesant 4 kilogrammes environ; l'ouvrier, qui le tient des deux mains, en frappe la pierre de coups répétés.

Le *raclage* se fait au ciseau.

L'*écurage* s'opère presque toujours par substances humectées et par conséquent produit peu ou pas de poussière; pour le granit on se sert d'un mélange humide d'émeri et copeaux d'acier qui se pulvérise au fur et à mesure du travail; pour le marbre, de sable mouillé; pour le grès, de grès plus tendre.

Le *polissage* est aussi peu dangereux pour les mêmes raisons; il s'obtient par le frottement de la surface au moyen d'un tampon qui étale un mélange mouillé d'alun, de déchets de plomb et d'émeri, suivi d'un passage à la potée d'étain et à l'essence de térébenthine.

Nous avons relaté au début les symptômes des accidents produits par l'inhalation des poussières (chalicose pulmonaire, etc.), mais nous nous trouvons fort embarrassés pour indiquer les moyens de les prévenir ici; le meilleur serait évidemment la suppression des poussières, ce n'est malheureusement qu'une utopie: le travail du tailleur de pierre ne comporte pas en effet l'emploi d'aspirateur de poussière tel qu'on peut en établir sur des machines fixes. Il n'est pas possible non plus d'exiger des ouvriers, qu'ils mouillent les matières premières d'eau pure ou d'eau glycérinée, car leur travail en est rendu moins rapide et plus pénible, quand, en outre, les pierres n'ont pas subi de ce fait, une modification dans leur couleur naturelle.

L'aspiration et l'humectation de poussière, pratiques pour les travaux faits mécaniquement, ne le sont nullement pour ceux faits à la main. On peut cependant remédier en partie aux dangers de l'inhalation par l'obligation du port par les ouvriers, d'appareils respirateurs tamisant l'air avant sa pénétration dans la bouche ou le nez, dont l'utilité est aussi incontestable que celle des lunettes qu'ils portent plus volontiers, — il faut attribuer cette bonne volonté à la sensibilité de la conjonctive, — pour garantir leurs yeux contre les éclats.

S'il n'est pas possible d'empêcher la production des poussières, il est du moins nécessaire, par un arrosage fréquent du chantier et l'enlèvement quotidien des boues ainsi formées, d'obvier au soulèvement, sous l'influence de courants d'air, des poudres impalpables qui se déposent sans cesse sur le sol.

D'autre part, le recrutement professionnel aurait avantage à être contrôlé de la façon la plus stricte, les accidents prenant d'autant plus de gravité qu'ils ont un champ mieux préparé pour en recevoir les germes. Que l'on emploie des enfants de constitution insuffisamment forte, des hommes prédisposés par des tares congénitales ou leur complexion propre aux atteintes du mal, on aura ainsi rapidement à noter des cas de maladie des voies respiratoires d'extrême gravité. Une durée maxima des heures de travail, des pauses obligatoires, la défense d'introduire l'alcool dans les chantiers en le remplaçant par des boissons hygiéniques distribuées gratuitement, complètent l'ensemble des mesures prophylactiques à conseiller dans le travail de la pierre.

Il faut cependant tenir compte, dans la rigueur qui doit présider à leur application, de la nocivité variable des matériaux mêmes mis en œuvre dans ces divers chantiers.

Si l'on peut affirmer que toute poussière de pierre est nuisible, on ne saurait ajouter toutefois que la poussière de deux pierres différentes est également dangereuse.

D'après les statistiques en effet, nous trouvons comme le moins dangereux le *calcaire*, qui présente une poussière blanchâtre, ténue (et brillante dans le cas du marbre); puis viennent en seconde ligne, à peu près aussi nuisibles à la santé, le *grès* et le *granit*.

La poussière du premier, qui est un mortier de quartz est fine, lourde et de la couleur de la pierre; elle se compose de lamelles coupantes translucides, et de petites sphères argileuses; celle du second, mélange compact de feldspath, quartz et mica, n'a pas de couleur nette; gris bleuté, elle renferme des fragments à arêtes vives des trois composants (Voir *fig.* 4).

La *meulière* est sans contredit la plus dangereuse; elle est nettement jaunâtre et ne contient que des cristaux ténus de silice;. *Peacock* (*On the French Millstone make phtysis*, *B. R.*, 1860) indique pour les ouvriers en meules une moyenne de 40 0/0 de décès dus annuellement à la phtisie pulmonaire, et il cite une usine où 23 ouvriers seulement sur 41, engagés à l'âge de vingt ans ont atteint l'âge de vingt-quatre ans.

Ces chiffres seraient effrayants, si nous ne pouvions noter la tendance de certaines fabriques de meules, où l'on travaille la pierre, à remplacer le travail manuel par le travail mécanique.

A la *Société générale meulière* de la Ferté-sous-Jouarre, une moucharde pneumatique, avec aspiration des poussières, fonctionne depuis un an.

La moucharde, composée d'un certain nombre de poinçons (9), est fixée dans une sorte de gaine formant marteau ; l'air sous pression y est amené par un tuyau flexible. L'appareil est monté à une des extrémités de deux tiges qui peuvent rouler sur quatre galets maintenus, à hauteur convenable, par un système de suspension à contrepoids. L'ouvrier chargé de la manœuvre, muni de respirateur et lunettes, guide la moucharde, après l'avoir placée à bonne hauteur, en faisant avancer et reculer les tringles sur les galets.

Un tuyau souple aboutissant à un aspirateur est fixé en avant du marteau.

Une industrie qui peut présenter de non moins grands dangers, ainsi que l'indiquent des statistiques que nous reproduisons plus loin est celle de l'ardoise : dans certaines de ses applications très restreintes, il faut, en effet, scier les schistes et en user les arêtes : la fabrication des crayons d'ardoises, par exemple.

Le travail à la carrière ne présente pas de dangers d'inhalation de poussière, les schistes étant presque toujours mouillés, mais cette humidité présente un autre inconvénient pour les ouvriers : le travail au milieu de boues, est la source d'affections cutanées et de rhumatismes.

Les schistes sont travaillés sur place dans des baraquements qui servent à peine d'abri contre les intempéries.

Qu'il s'agisse d'ardoise de couverture, de tablettes ou de crayons, on procède, après un triage préliminaire, à un clivage pour donner aux ardoises l'épaisseur voulue. Le clivage s'opère à l'aide d'un marteau à cliver. Pour le travail des tablettes d'ardoise, on les cisaille au moyen de ciseaux longs et fixes, suivant les dimensions, après avoir, au préalable, établi des divisions à l'aide d'une règle et de poinçons : ces opérations ne sont pas malsaines.

Au contraire, pour la fabrication des crayons, on scie les tablettes dans le sens de la largeur, de façon à obtenir des crayons bruts parallélipipédiques, crayons qui sont repris ensuite pour être passés à la filière. La production de poussière à ce moment est considérable. *Sommerfeld*, qui s'est livré à une enquête sur la mortalité comparée d'un village peuplé d'ouvriers divers, conclut ainsi :

Si on désigne par 100 la proportion des décès par phtisie pulmonaire parmi les négociants, employés, médecins et prêtres, on trouve les chiffres suivants :

Pour tous les décès, non compris les fabricants de bois.	176,0 0/0
Pour les ouvriers du bois	194,6
Pour tous les décès indistinctement	197,7
Pour les fabricants de crayons d'ardoise	246,9

chiffres qui indiquent un accroissement de 5,51 0/0 de la moyenne des décès par suite de cette dernière profession.

Il faut ajouter aux accidents dus à l'inhalation des poussières, le saturnisme que l'on rencontre fréquemment chez les ardoisiers chargés de régler les tablettes. Les traits marqués au poinçon, comme il a été dit, sont en effet remplis de couleur rouge formée par un mélange de minium délayé dans de l'essence de térébenthine. On ne peut que conseiller l'emploi d'autres matières colorantes en indiquant l'usage d'aspirateurs comme dans les autres industries à poussière.

Certains matériaux extraits du sol subissent avant leur utilisation une modification que l'on obtient en les portant à une haute température. Cette température, pour certains (plâtre, chaux, ciment), produit, en même temps qu'une décomposition, une déshydratation, et on les transforme à nouveau, au moment de l'usage, par l'addition d'eau et de matières étrangères ; d'autres (verrerie, briqueterie, poterie, etc.), après un mélange convenable, acquièrent de nouvelles propriétés.

PLATRE, CHAUX, CIMENT

Plâtre. — Le plâtre est obtenu par la calcination du gypse ou pierre à plâtre (sulfate de chaux) ; la chaux, par la calcination du calcaire, craie, marbre, etc. (carbonate de chaux); le ciment, par la cuisson d'un mélange constitué généralement par l'argile et la chaux. La technique de cette triple fabrication est sensiblement la même, les phénomènes chimiques et de déshydratation agissant sur des corps peu différents.

Les ouvriers ont à souffrir :

1° De la haute température, partant tout le cortège des maux qu'elle engendre ;

2° Des poussières produites en quantité extraordinaire.

La pierre à plâtre, avant sa cuisson, est concassée, le plus généralement à la main.

C'est d'abord pour réduire la dimension, puis pour permettre un triage à l'effet d'obtenir des pierres de choix pour la fabrication des plâtres de qualité. Ces pierres sont ensuite placées dans des fours à moufles pour y être portées à la température voulue. Le plâtre en est retiré, après cuisson, pour être concassé ; l'opération se fait au moyen d'appareils classiques (moulins simples à bras, à boulets, etc.) au sortir desquels il est amené pour y être trié sur des tamis de dimension variable d'où il retombe sur des transporteurs qui l'emmènent, soit au concasseur pour y subir un nouveau broyage, soit à l'atelier d'ensachage.

Les types d'usines à plâtre varient à l'infini ; elles sont généralement primitivement construites, les fours sont en plein vent, les ouvriers qui y travaillent sont exposés d'une part à la température, d'autre part aux intempéries, et on y trouve rarement des dispositifs destinés à l'entraînement des poussières produites pendant les diverses opérations.

Nous ne parlerons pas des conditions défectueuses dans lesquelles s'opère le travail, ce sont les mêmes que celles que l'on trouve dans les diverses industries qui nécessitent les hautes températures.

Quant aux poussières, leur action sur l'organisme est appréciée de façon fort différente : les hygiénistes comme *Arlidge*[1], *Sommerfeld* accordent aux poussières de plâtre une action presque bienfaisante ; d'autres, tels que *Layet*, y trouvent la source de maladies professionnelles affectant soit les voies respiratoires, soit la vue.

Cette divergence d'opinions n'existe pas au sujet de l'hygiène des ouvriers qui travaillent le plâtre en tant que matière plastique. Le plâtre en effet, après cuisson et broyage, acquiert la propriété de se combiner avec l'eau et de former une pâte plus ou moins épaisse qui se solidifie rapidement. Cette propriété permet de l'employer à faire des moulages, ceux-ci atteignent par divers procédés un fini artistique ; le plus courant et aussi le plus dangereux consiste après avoir enlevé au fer les bavures dues aux joints des moules, à passer les pièces au sable et au papier de verre pour les polir ; le travail, qui se fait généralement dans des positions peu favorables à la santé, est une cause d'inhalation de poussières qui, outre le plâtre, contiennent en fortes proportions des particules nuisibles de silice.

Chaux. — La *chaux* se cuit également dans des fours. Le travail aux abords de ceux-ci est fort pénible, l'ouvrier est obligé en effet, dans de nombreuses exploitations, de retirer les plus gros morceaux de chaux du four, au fur et à mesure de leur production. Quant à la poussière produite pendant la fabrication, elle est, comme celle du plâtre, déclarée nuisible par les uns, non défavorable à la santé par les autres. Elle exerce cependant une action de brûlure sur la peau, et les chaufourniers s'en garantissent en se graissant fréquemment les mains avec du suif.

Le four à chaux ancien, est susceptible de grandes améliorations. Des perfectionnements divers sont réunis dans le système *Perpignani Candlot*. Cet appareil se compose d'une tour *à jour*, dont la partie supérieure forme une cuve de peu de hauteur ;

1. *The hygiene deaseases and mortalities of occupation*. London, 1892.

la partie basse est constituée par des barreaux de fer légèrement inclinés sur la verticale et s'arrêtant à 1 mètre du sol ; la colonne de matières qui y est contenue repose sur le sol. Sans insister sur les avantages techniques de ce four signalerons, au point de vue hygiénique que :

1° Les ouvriers n'ont qu'à tirer la matière sans avoir à « dérocher » et sont donc à l'abri des chutes intempestives ;

2° Ils se trouvent dans un air constamment renouvelé, par suite du tirage du four ;

3° L'allure du four étant très oxydante, empêche les grandes productions d'oxyde de carbone au gueulard.

Ciment. — La poussière de ciment, dont l'influence sur l'organisme n'est pas définie, doit cependant être considérée comme nuisible, si l'on s'en rapporte aux nombreux et divers systèmes que l'on rencontre dans les différentes usines pour empêcher son inhalation. La préparation du ciment peut se faire par voie sèche ou par voie humide.

Le mélange chaux et argile, une fois préparé, c'est-à-dire pulvérisé, est placé dans un malaxeur pour y être pétri, intimement mélangé d'eau, et transformé par l'addition en une pâte homogène et lourde qui sert à fabriquer des briquettes ; celles-ci, après avoir subi un séchage préalable, sont portées dans un four à la température nécessaire à leur cuisson. Ces fours sont soit des fours à chaux, soit, ce qui a lieu de plus en plus, des fours tournants continus ; ces derniers atteignent jusqu'à 32 mètres de long et 2m,10 de diamètre.

Le ciment, après cuisson, est concassé, puis passé dans des broyeurs à boulets ou des tubes finisseurs.

Les meules ordinaires tendent heureusement à disparaître. Quand on les emploie le ciment doit être bluté.

Avec les broyeurs à boulets la bluterie peut être supprimée ; cependant en sortant de ces appareils la poudre passe, en général, dans un séparateur, d'où les parties insuffisamment fines vont dans un tube fournisseur. Dans les séparateurs c'est un courant d'air qui entraîne les parties fines.

La fabrique de ciment de *Portland* de *Stettin* emploie pour l'embarillage un dispositif en tous points recommandable. Le ciment en poudre est amené au silo B au moyen d'une vis d'Archimède A; pendant le remplissage du silo, on produit à l'inté-

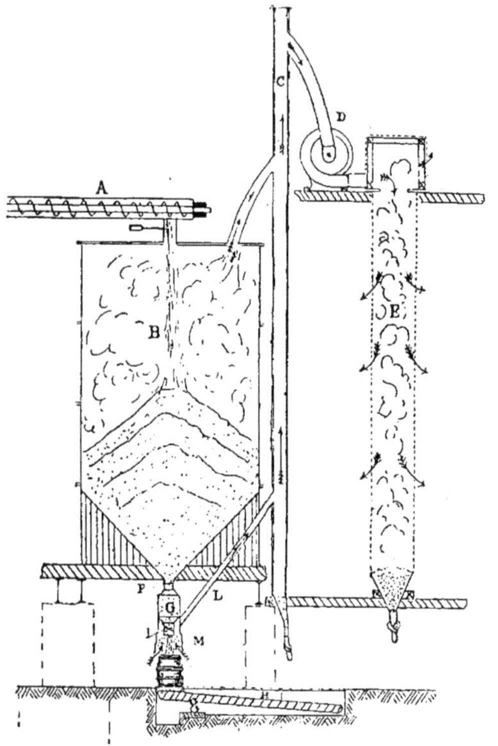

Fig. 299. — Embarillage du ciment à la fabrique de Stettin.

rieur de celui-ci par l'entremise du tuyau un appel d'air au moyen du ventilateur D (750 millimètres de diamètre). Les poussières entraînées tombent dans le filtre E; les tuyaux ont 200 millimètres de diamètre; l'étoffe du filtre est en mousseline écrue, la pression dans les tuyaux n'est jamais supérieure à 15 millimètres d'eau. Dans le filtre, l'air se débarrasse des poussières dont il était chargé et se répant dans les chambres des magasins. Deux fois par jour, pendant un arrêt du ventilateur, on bat les parois du filtre et on recueille, à l'extrémité inférieure, le ciment qui s'y est déposé ; lorsque le silo est plein et que l'on veut procéder à la mise en tonneau du ciment on ouvre la vanne à papillon F ; tandis que l'on ferme la vanne I, le cylindre G, qui a environ la contenance d'un tonneau, se remplit. Un tonneau vide est placé sur l'appareil à secousses H, appareil destiné à faciliter le tassement du ciment dans le tonneau ; on ferme la vanne F, on ouvre la vanne I de façon à faire couler lentement le ciment contenu en G. Les particules de ciment voltigeant sous l'action de l'air du tonneau qui se remplit, sont entraînées à travers le tuyau L en relation avec le ventilateur D ; ce tuyau L aboutit à une sorte de hotte M formée d'un sac fixé à G, lesté par un cercle en fer qui le maintient constamment concentrique au tonneau ; le cylindre G étant vide, le tonneau se trouve rempli et on peut procéder à une nouvelle opération (*Fig.* 299).

L'ouvrier n'a ainsi aucune poussière à inhaler pendant son travail. En dehors des affections de la vue et des organes respiratoires, on lui évite ainsi un accident décrit par *Fourlerton* qu'on ne rencontre que chez les cimentiers. Il se produit dans la cloison nasale, à sa base, une perforation de dimension variable ; cette perforation provient de l'habitude prise par les ouvriers de mettre, ainsi que l'on dit vulgairement, le doigt dans leur nez pour en détacher les particules de poussière de ciment desséchées dans la muqueuse nasale, ce qui finit par y produire une ulcération, puis une lésion. Comme moyen préventif, il serait bon de donner de la vaseline aux ouvriers pour enduire leurs fosses nasales. L'action caustique de la poussière de ciment serait ainsi empêchée.

Aux ateliers *Siemens et Halske*, où le ciment est mis en œuvre sous forme d'agglomérés, un système d'évacuation de poussières à chaque place de travail a été établi. Ce système se compose d'une hotte renversée près de laquelle ont lieu les manipulations, hotte en relation avec la conduite générale d'aspiration (*fig.* 300).

De plus, il est recommandé aux ouvrières d'adopter une coiffure protectrice pour empêcher l'action irritante et caustique des matières manipulées sur le cuir chevelu (*fig.* 301).

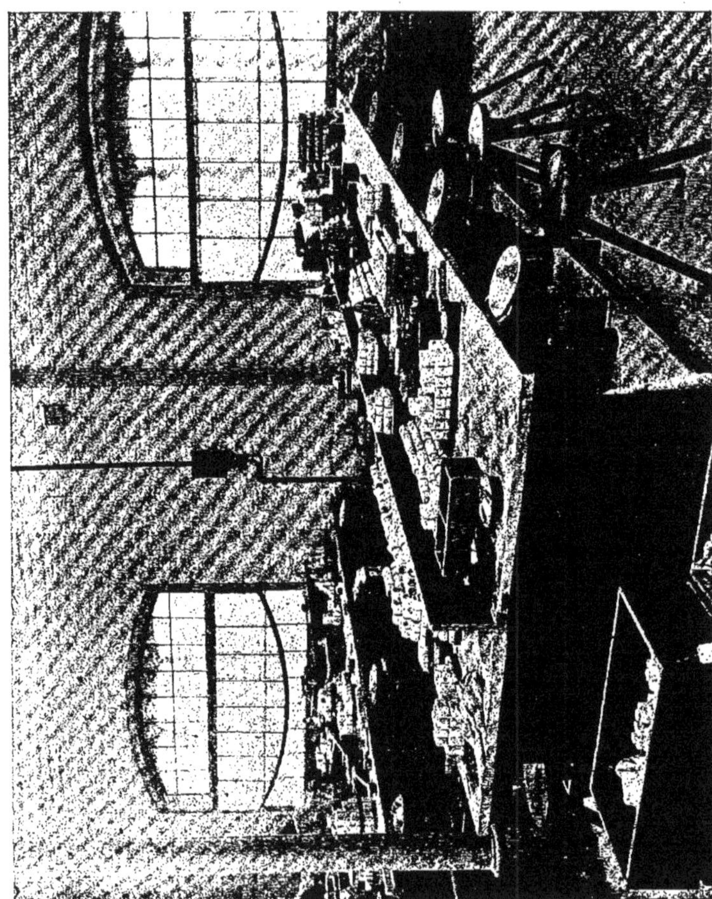

Fig. 300. — **Ateliers de fabrication des pièces en ciment** (Usines *Siemens* et *Halske*).
Un système d'aspiration individuel entraîne les poussières. Les pièces largement éclairées sont ventilées et chauffées au moyen de ventouses donnant issue à l'air amené par les carneaux situés contre le mur de façade.

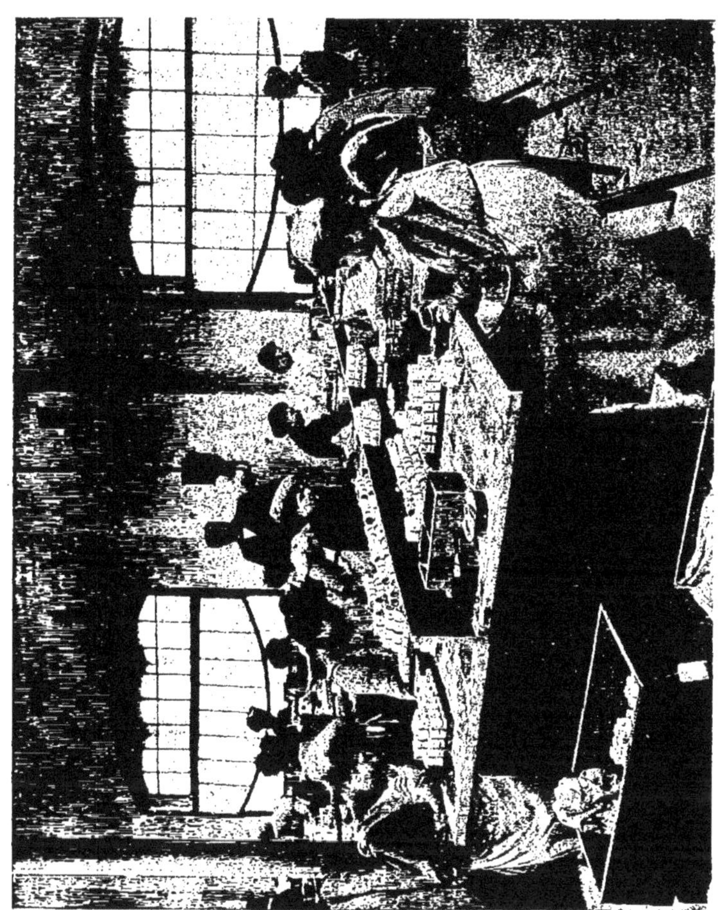

Fig. 301. — Ateliers de fabrication des pièces en ciment pendant le travail (Usine *Siemens* et *Halske*).

CHAPITRE VI

INDUSTRIES CÉRAMIQUES

APERÇU GÉNÉRAL

Les industries céramiques sont extrêmement variées, puisqu'elles fournissent aussi bien des matériaux grossiers comme les briques que des produits artistiques de la plus grande finesse.

Elles présentent encore un autre contraste particulièrement important au point de vue qui nous occupe; certains ateliers à personnel très restreint, ont des dimensions exiguës et sont parfois des ateliers familiaux où les enfants sont employés, mais où malheureusement l'absence de capitaux et, trop souvent aussi, le manque d'instruction maintiennent les fabrications dans les anciennes routines, sans qu'il soit tenu aucun compte des mesures d'hygiène les plus élémentaires et les plus nécessaires.

A côté de ces petits ateliers, il y a au contraire des usines considérables, dans lesquelles le machinisme se développe sans cesse pour augmenter la production et, par suite, diminuer le prix de revient et où, comme dans les autres industries d'ailleurs, le personnel dirigeant, tant dans un sentiment humanitaire que dans une nette compréhension de l'intérêt que peut avoir le patronat à améliorer les conditions matérielles des ouvriers, cherche sans cesse à munir les machines d'appareils protecteurs et à prendre contre les maladies professionnelles des mesures préventives.

Dans l'industrie céramique l'évolution est moins complète cependant que dans la sidérurgie par exemple, où le patron unique, « le maître de forges » a définitivement disparu devant les sociétés à nom collectif, en commandite ou anonymes, qui disposent de capitaux considérables, et la briqueterie, la poterie nous montreront des exemples de fabrications faites avec un matériel resté très simple, mais exigeant des ouvriers un travail excessif ou les soumettant à des conditions hygiéniques mauvaises.

Malgré leur variété, les industries céramiques ont toutes le même principe et comportent certaines opérations semblables. Il nous sera donc possible de parler de ces opérations d'une façon générale, de façon à passer ensuite rapidement en revue, parmi les fabrications spéciales, celles qui sont les plus importantes par leur développement ou les plus intéressantes au point de vue de l'hygiène industrielle, c'est-à-dire :

La fabrication des briques ;

La fabrication des poteries diverses ;

La fabrication des poteries vernissées et émaillées ;

Les fabrications de la faïence à pâte feldspathique et de la porcelaine, qui présentent des analogies si grandes, à différents points de vue, qu'elles peuvent être réunies dans une étude de la nature de celle-ci.

Principe des industries céramiques. — Le principe de toutes les industries céramiques est de constituer une pâte plastique, de la façonner à la forme désirée, de laisser sécher le produit ainsi obtenu, puis de le cuire à un ou plusieurs feux, avec ou sans addition d'une couverte.

La pâte plastique est à base « de terre », c'est-à-dire d'argile ou de kaolin, lequel d'ailleurs n'est qu'une variété d'argile. En général, pour lui donner du corps et en permettre le façonnage, en même temps que pour l'empêcher de se fendiller pendant qu'elle perd son eau, on incorpore à l'argile un dégraissant qui est une matière sèche plus ou moins fine (sable ; silex broyé ; argile cuite ou débris de produits céramiques réfractaires pulvérisés, constituant ce qu'on nomme la *chamotte*). Souvent on ajoute aussi un fondant (feldspath, sels calcaires, etc.). Le feldspath sert notamment dans la composition des faïences dites feldspathiques.

Extraction des terres. — Les briqueteries sont d'ordinaire installées sur les gisements de « terre à briques », et l'usine à briques est pour ainsi dire une dépendance de la carrière d'argile plastique ou de terre glaise.

Les carrières d'argile sont ouvertes ou souterraines.

A ce propos nous rappellerons, d'après la *Statistique de l'industrie minérale de* 1900, dont nous avons déjà parlé à propos des industries minières que, d'une façon générale et quelle que soit la matière minérale exploitée, dans les exploitations souterraines aussi bien que dans les carrières à ciel ouvert, les accidents sont dus principalement aux éboulements.

En 1900, on a compté sur 10.000 ouvriers dans les carrières souterraines et dans les carrières à ciel ouvert :

CAUSES	CARRIÈRES			
	SOUTERRAINES		A CIEL OUVERT	
	Tués	Blessés	Tués	Blessés
Éboulements	20,9	19,4	7,9	10,9
Coups de mine	3,7	10,4	0,7	2,7
Toutes autres causes réunies	12,6	39,5	2,9	14,5

Dans les carrières souterraines du département de la Seine, où, en dehors de l'argile, on exploite la pierre à bâtir et la pierre à plâtre, il y a eu, en 1900, 80 exploitations occupant à l'extérieur 457 ouvriers ; on y a compté 15 accidents, dont 1 mortel.

En dehors de l'argile, pour les poteries fines on emploie comme matière plastique le kaolin.

Cette substance s'extrait en France, principalement aux environs de Limoges et de Saint-Yriex, dans des carrières à ciel ouvert.

Préparation des pâtes. — La préparation des pâtes comprend le broyage des matières dures, leur tamisage et leur mélange.

Cette préparation se fait par voie sèche ou par voie humide.

La voie sèche est très dangereuse par les poussières qui s'y produisent. En effet les matières sont pulvérisées, puis tamisées, dosées et mélangées à sec ; ce n'est qu'une fois le mélange fait qu'elles sont humectées d'eau.

La voie humide comporte elle-même deux modes différents :

A. Voie liquide où les matières sont mises en suspension dans l'eau.

B. Voie pâteuse où la pâte est consistante.

Le *broyage* des matières dures exige en général au moins deux opérations : un concassage et une pulvérisation. Cette dernière, comme son nom l'indique, a pour but de fournir de la poussière.

Quand elle se fait en présence de l'eau, ce qui peut avoir lieu, par exemple, dans les moulins à bloc et les cylindres dits « Alsings », elle est sans inconvénient.

Quand elle se fait à sec, il ne suffit pas pour remédier à ses dangers que les appareils soient complètement clos ; il faut encore contrebalancer la surpression qui tend à s'y produire sous l'influence de l'élévation de température ; il y a lieu de considérer deux cas suivant la vitesse des appareils. Dans le cas où la vitesse est faible, ce qui se produit par exemple dans les moulins à boulets, on fait communiquer l'enveloppe de l'appareil avec l'air extérieur, au moyen d'un tuyau qui va déboucher en dehors de l'atelier ; dans le cas où la vitesse est grande, par exemple avec des broyeurs à force centrifuge, on détend l'air contre une vaste surface filtrante qui retient les poussières. On peut dans ce but employer un grand ballon en toile ayant une capacité de plusieurs mètres cubes ; il se gonfle quand les broyeurs marchent. Des sacs montés au-dessous d'une série de tuyaux placés le long du carneau d'échappement d'air peuvent remplir le même office.

Pour les poteries fines, on utilise, comme dégraissant, la poudre de silex et notamment de galets de mer. Plusieurs usines ont été installées pour broyer des galets sur les côtes de la Manche ; mais l'une d'elles a été fermée par suite des inconvénients qui en résultaient au point de vue de l'hygiène. On conçoit en effet que les poussières qui se développent sont particulièrement dangereuses par leur forme aciculaire, due aux cassures esquilleuses du silex.

Le broyage est suivi du *tamisage*. Lorsque celui-ci se fait à sec, il faut chercher à éviter qu'il ne se dégage des poussières hors des bluteries.

On a résolu ce problème d'une façon très satisfaisante en le prenant en quelque sorte à rebours, c'est-à-dire en mettant toutes les poussières en suspension dans l'air au moyen d'un ventilateur : tel est le trieur à vent de M. *Branget*; comme on opère dans un appareil hermétiquement clos, il est facile de recueillir les poussières d'une façon complète.

Façonnage. — Les pâtes une fois préparées sont soumises à un malaxage dans des chambres dites « de pourrissage » et envoyées au *façonnage*.

Cette dernière opération donne la forme à la pâte.

Elle s'exécute par trois procédés :

1° Tournage au tour comportant deux opérations : ébauchage et tournassage;

2° Étirage à la filière;

3° Moulage (à la main, au tour, à la presse, par coulage).

Les tours sont mis en mouvement soit par le potier lui-même, soit par un apprenti, soit par un moteur.

Nous nous occuperons plus loin de certaines dispositions à recommander relativement aux tours.

L'opération dite « tournassage » a, en général, pour but de terminer un objet ébauché et le plus souvent d'en finir la face extérieure. Le tournassage de la porcelaine se fait sur une pâte assez sèche pour produire des poussières; il y a donc lieu, dans ce cas, d'installer, sur la table de travail, en face de chaque tournasseur un dispositif d'aspiration, analogue à ceux employés dans de grandes faïenceries et notamment à Digoin[1], que nous décrirons plus loin à propos du brossage des pièces après leur première cuisson.

Nous réservons également les descriptions d'appareils protec-

1. La faïencerie de Digoin est une des manufactures de la société Utzschneider et Cie; le Directeur-gérant de celle-ci, M. de Geiger s'est depuis longtemps préoccupé des conditions hygiéniques les meilleures pour le personnel ouvrier. Nous prendrons pour exemple les installations de Digoin, dont le Directeur, M. de Jubécourt a bien voulu nous indiquer les points principaux.

teurs appliqués aux presses à étirer et aux presses à mouler, pour le moment où nous parlerons des fabrications spéciales employant ces machines.

Cuisson. — Après le façonnage et pour corriger les défauts de celui-ci, les pièces subissent un finissage ou « rachevage »; puis elles sont soumises à la dessiccation et à la cuisson.

Les modes de cuisson sont très différents; ils varient depuis la cuisson en tas, sans four, jusqu'à la cuisson sur sole mobile, c'est-à-dire sur wagonnets.

Glaçures. — Pour rendre les produits céramiques imperméables et aussi pour les décorer, on se sert de glaçures.

Ce sont des enduits vitreux, c'est-à-dire des silicates complexes auxquels on donne, suivant le cas, les noms de : couverte, émail, vernis.

Leurs éléments principaux sont :

La silice et quelques silicates (quartz, feldspath, pegmatite);

L'acide borique et le borax;

Les bases alcalines et alcalino-terreuses;

Les sels de plomb : litharge, massicot, minium, céruse, alquifoux ou galène massive, c'est-à-dire sulfure de plomb naturel.

Certaines glaçures ne sont pas plombifères; il est à souhaiter que leur emploi puisse se généraliser.

La *fabrication des glaçures* comporte :

1° La pulvérisation des matières premières, qui se fait soit à sec, soit à l'eau;

2° Le frittage et la vitrification du mélange qui se réalise au creuset ou au four à réverbère; dans certains cas, au produit de cette opération, on ajoute ensuite « la rallonge »; quand cette dernière est à base d'oxyde de plomb, l'addition de celui-ci est une nouvelle cause de dangers : l'oxyde de plomb, étant plus à craindre, à cause de sa solubilité, que le silicate. En outre, cette manière de faire n'est-elle pas mauvaise au point de vue technique? L'oxyde de plomb, en effet, s'il avait été ajouté avant la vitrification, aurait rendu la fusion plus facile et par suite plus économique;

3° Le broyage, qui se fait à l'eau quand la glaçure ne doit pas être employée à sec.

La *pose des glaçures* se réalise par des procédés différents dont les plus importants sont :

1° Le trempage dans de l'eau contenant la glaçure en suspension (émaillage des assiettes, par exemple);

2° L'arrosage pour glacer une seule face d'un objet (émaillage « à la calotte » pour les briques);

3° L'insufflation ou pulvérisation au moyen d'un injecteur employé surtout pour l'émaillage des pièces crues;

4° La saupoudration de la glaçure sèche sur l'objet humide. Comme ce procédé s'applique avec des glaçures plombifères, il est très dangereux; il est employé à Limoges où on l'appelle « le poudrage ».

BRIQUES

La préparation de la pâte est des plus simples, puisqu'elle se réduit à un malaxage de l'argile additionnée ou non de sable. Le marchage ou pétrissage par les pieds de l'homme est, de jour en jour, moins employé.

Quant au façonnage des briques, il se pratique souvent encore à la main dans les installations faites en vue et auprès d'une construction déterminée. Les moules sont en bois ou en fer. Les procédés varient avec les pays. En général les ouvriers sont réunis en équipe, composée du mouleur et de femmes ou de gamins en nombre variant de un à trois, qui transportent les briques au séchoir et les démoulent. Ce transport peut se réaliser au moyen de brouettes; mais bien souvent il se fait directement et il peut en résulter pour les gamins un surmenage, qui a attiré à de nombreuses reprises l'attention des hygiénistes, en Allemagne spécialement. C'est ainsi que M. *Golsdschmidt*, qui a particulièrement étudié cette question en Poméranie, dit que la situation des porteurs de quatorze à seize ans y est déplorable. A la fin de chaque journée, ils ont parcouru 24 kilomètres et ont transporté 20 tonnes, et parfois, pour rattraper le chômage du lundi et de la moitié du mardi, ces chiffres s'élèvent à 36 kilomètres et à 30 tonnes.

Le façonnage des briques peut se réaliser mécaniquement de deux façons : par moulage à la presse en pâte plus ou moins sèche, et par étirage en pâte demi-molle.

Les briques une fois façonnées sont soumises à la dessiccation et à la cuisson.

La dessiccation se fait en tas ou « en gambettes » dans le cas de la fabrication à la main. Pour la fabrication dans des usines, on emploie des étagères et souvent même des séchoirs avec ventilateurs chauffés.

Quand le séchage a lieu en tas, il en est de même de la cuisson ; c'est ce qu'on appelle la « cuisson à la volée » par la « méthode flamande ». Les briques sont simplement empilées les unes sur les autres, mélangées à des poussiers de charbon.

Dans le cas où l'on emploie des fours, ceux-ci sont presque toujours à feu continu ; en principe, ils consistent en une galerie formant un anneau plus ou moins allongé ; des portes permettent l'enfournement et le défournement ; le combustible est versé en général par des ouvertures percées dans la voûte du four ; quant aux fumées, elles sont évacuées par un carneau central ; des registres provisoires, constitués simplement par de grandes feuilles de papier, permettent d'isoler les chambres en refroidissement, en défournement ou en enfournement.

A ce type de four, dit « four Hoffmann », s'en substitue actuellement un autre ; c'est un four où le feu, au lieu de se déplacer, reste fixe et où ce sont les briques qui sont mobiles : elles sont, en effet, placées sur des wagonnets qui se meuvent dans une galerie rectiligne : on est ainsi arrivé à réaliser pratiquement ce desideratum qu'indique *à priori* la théorie : enfourner *mécaniquement* la matière crue et la ressortir cuite, après un déplacement régulier au cours duquel elle a subi un chauffage méthodique.

Quand la fabrication des briques s'opère dans des usines fixes avec séchoirs et fours continus, elle ne donne lieu à aucun inconvénient sérieux au point de vue de l'hygiène.

Mais il faut remarquer qu'il est toujours utile, avec les fours continus du type Hoffmann, d'avoir un excès de tirage, surtout en raison de ce que la chauffe se fait par le dessus du four; en effet, s'il y a des refoulements même peu sensibles, l'atmosphère stagnante au-dessus du four contiendra de l'oxyde de carbone qui viendra intoxiquer les ouvriers travaillant sur la plate-forme du four, et occupés à y charger le combustible.

Relativement au cas où les briques se font à la main, et par suite dans des installations volantes, en dehors du surmenage dont il a été parlé plus haut, il y a encore, au point de vue de l'hygiène, d'autres inconvénients, qui proviennent notamment des logements misérables où s'entassent les briquetiers. C'est ainsi qu'on a pu voir des dortoirs sans fenêtre où la toiture laissait tomber la pluie et où les paillasses des lits étaient remplies de vermine. Pour y échapper les habitants passaient souvent la nuit dehors et les ouvriers des fours allaient dormir sur ceux-ci, où les émanations d'oxyde de carbone sont d'autant plus à craindre que la marche des fours est irrégulière dans des installations aussi rudimentaires.

TERRES CUITES DIVERSES ET PRODUITS RÉFRACTAIRES

Il y a toute une série de produits qui, comme les briques, sont des terres cuites non recouvertes de glaçures.

Leur fabrication est très analogue à celle des briques d'usines, si ce n'est qu'elle demande plus de soins; nous n'y insisterons donc pas, et nous rappellerons seulement leurs noms: tuiles, tuyaux, produits divers pour l'architecture, carreaux, poteries domestiques.

A propos de la fabrication des tuiles, nous signalerons deux machines avec dispositifs protecteurs.

Dans la presse-révolver *Louis Jaëger* (*fig*. 302), une grille de protection *a* s'abaisse ou s'élève en même temps que les matrices du tambour à cinq pans; ceci a lieu au moyen du levier *h* fixé en *i* au bâti et solidaire de la bielle par l'intermédiaire de la pièce *f*; la grille coulisse le long de deux guides fixées au bâti de la machine en *d*; la pièce *f* évidée sert de coulisse en *g*.

Dans la presse employée à la fabrique de *Kaldenkirchen* (*fig*. 303), la protection est réalisée au moyen de deux tôles *a*, dont le bord

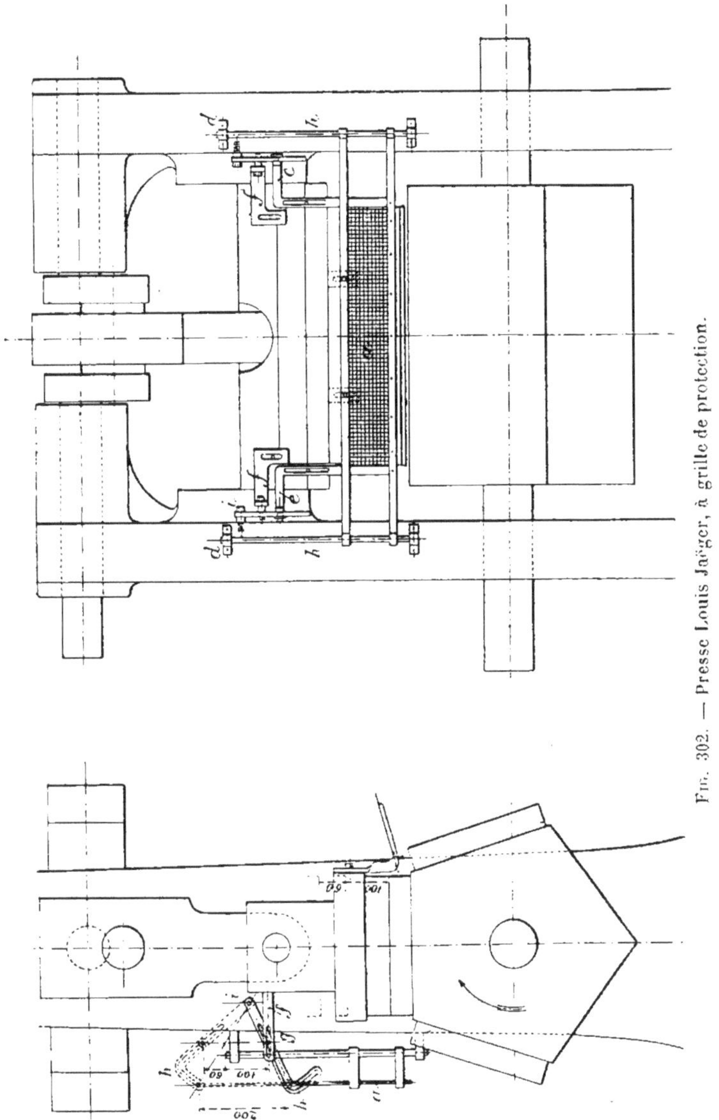

Fig. 302. — Presse Louis Jaeger, à grille de protection.

inférieur a été arrondi pour le rendre moins coupant et qui sont solidaires du mouvement de la presse par l'intermédiaire de deux bielles commandées par des manivelles secondaires de l'arbre de la machine.

Les tôles peuvent coulisser sur un espace de 4 à 5 centimètres pour permettre de retirer les doigts.

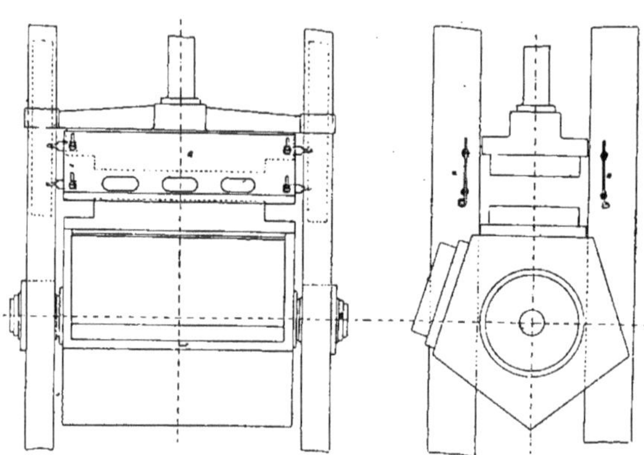

FIG. 303. — Presse de Kaldenkirchen à tôles protectrices.

Pour les produits réfractaires, il n'y a pas de particularité à signaler au point de vue de la technique même des procédés. Mais les appareils peuvent, comme les précédents, comporter des appareils protecteurs.

Telle est la presse installée aux faïenceries de Digoin par le directeur de ces importantes usines, M. *de Jubécourt*, Ingénieur des arts et manufactures (*fig.* 304).

Le piston, commandé par une vis, sort complètement du cylindre L pour permettre de retirer ce dernier quand on veut le remplir de terre. Le cylindre une fois rempli est replacé sous le piston ; les doigts de l'ouvrier pourraient être pincés au moment où le piston redescend pour pénétrer dans le cylindre. Pour l'éviter, un masque ou volet OG, pivotant autour de l'axe O, doit être rabattu devant le haut du cylindre avant la remise en marche de la presse, et la tige de débrayage AB ne peut être manœuvrée que quand le masque OG est rabattu. A cet effet, l'axe O de la charnière du volet porte un disque à rebord et ce rebord est muni de deux entailles dans les quelles peut coulisser librement la tige de débrayage, quand le volet est rabattu.

La tige de débrayage AB, méplate, est munie de deux encoches, *a*,*b*, situées de telle façon que le rebord du disque ne peut pénétrer

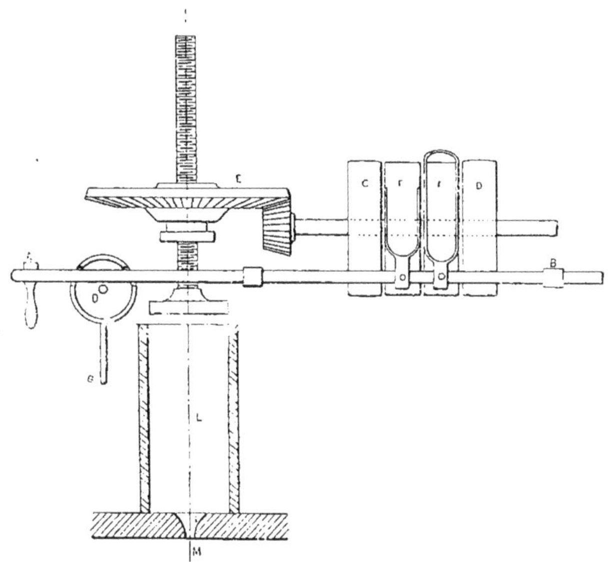

Fig. 304. — Presse de la faïencerie de Digoin, avec masque protecteur.

dans ces encoches, quand on veut relever le volet de garde, que si la machine est débrayée, c'est-à-dire quand les fourchettes de débrayage se trouvent en face des poulies folles FF. Inversement, la machine étant débrayée et le volet relevé, on ne peut remettre la presse en marche qu'après avoir rabattu le volet. Tant que le volet est relevé, son rebord, engagé dans les encoches de la tige de débrayage, immobilise cette dernière (*fig.* 305).

C et D sont deux poulies fixes avec courroies droite et croisée pour la marche dans l'un et l'autre sens. Dans la position 1, les courroies sont sur les poulies folles; on peut manœuvrer le volet de garde. Dans la position 2, l'une des courroies est sur la poulie D, l'autre sur la poulie F; on ne peut plus relever le volet.

La figure représente une presse semblable ; mais le débrayage au lieu d'être direct comme sur le croquis précédent, se réalise ainsi : la tige de débrayage principale commande par un petit

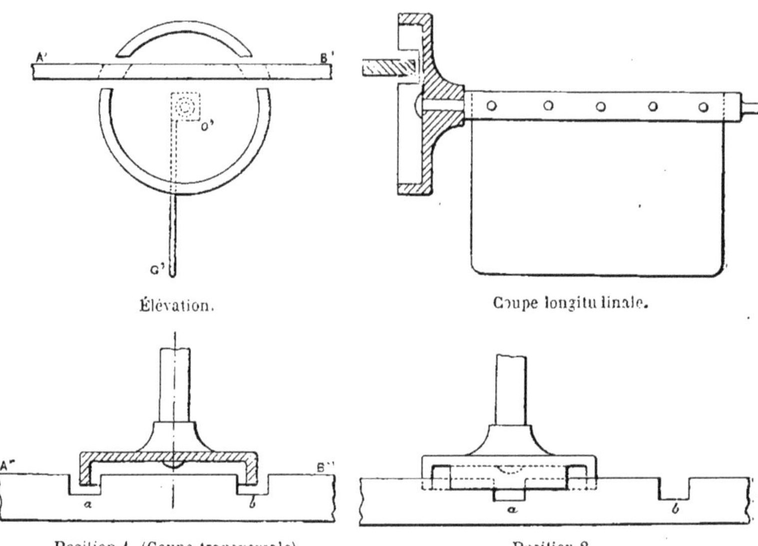

Fig. 305. — Détail du masque protecteur de la presse de la faïencerie Digoin.

renvoi une tringle spéciale portant les encoches dans lesquelles s'engage le rebord du disque solidaire du masque dans le mouvement de ce dernier (*fig.* 306).

POTERIES VERNISSÉES ET ÉMAILLÉES

Les produits à pâte perméable peuvent être rendus imperméables au moyen d'une glaçure.

Il en est ainsi, par exemple, pour les poteries communes destinées aux usages domestiques.

La glaçure le plus souvent employée est un silicoborate de plomb, plus ou moins mélangé d'argile.

Dans certains cas, pour avoir une glaçure blanche, on ajoute de l'oxyde d'étain.

On peut, nous l'avons déjà vu, poser la glaçure par arrosement, par trempage et par saupoudrage.

Dans toutes ces opérations, l'intoxication saturnine est à craindre et particulièrement dans la dernière.

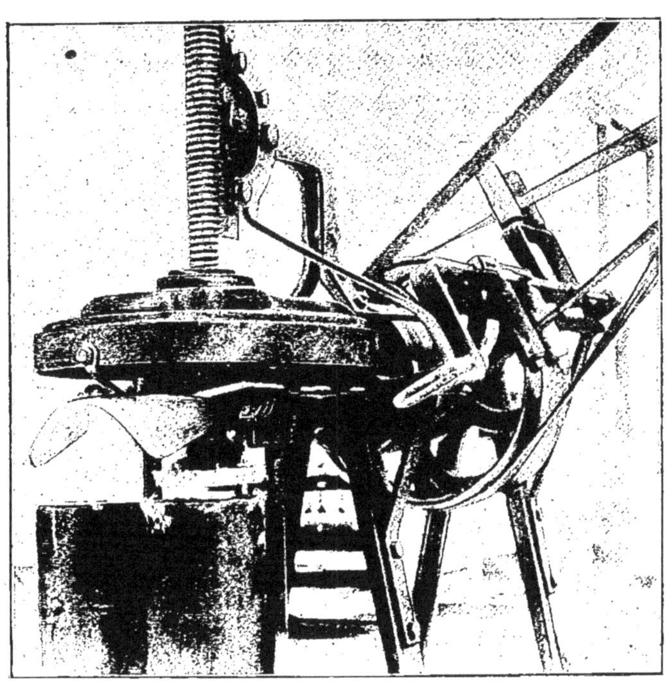

Fig. 306. — Presse de Digoin à masque protecteur (vue d'ensemble).

Il faut noter que les poteries peuvent faire, en outre, courir le même risque d'intoxication à ceux qui s'en servent, au cas où les glaçures contiennent trop de plomb, ou bien où l'oxyde n'est pas combiné à la silice, par suite du procédé de fabrication adopté, tel que le procédé avec « rallonge » dont il a été parlé plus haut. Cet oxyde libre peut être attaqué par les acides et surtout par les chlorures; par conséquent il est, dans un grand nombre de cas, susceptible de se dissoudre dans les matières alimentaires, acides ou salées, à la température où se fait leur cuisson.

Aussi le Conseil d'hygiène de France a-t-il prescrit d'essayer ces produits de la manière suivante :

« Faire bouillir doucement pendant une demi-heure dans les vases suspects du vinaigre étendu de son volume d'eau, en remplaçant le liquide à mesure qu'il s'évapore et en proportionnant son volume à la capacité du vase (50 grammes de vinaigre pour un vase d'un demi-litre); laisser refroidir, filtrer et ajouter à une partie de la dissolution incolore de l'hydrogène sulfuré dissous dans l'eau, ou y faire passer un courant de ce gaz. La présence du plomb sera décelée par un précipité noir, ou au moins une coloration brune. Dans une autre partie de la solution, l'iodure de potassium produira un précipité jaune d'iodure de plomb. »

Ne pouvant pas, comme nous l'avons dit plus haut, passer en revue toutes les fabrications, nous choisirons ici un second exemple, celui de la fabrication des poêles en faïence.

La pâte une fois préparée est moulée dans un moule en plâtre, le plus souvent à la main, bien qu'il soit possible d'opérer mécaniquement; puis, comme d'ordinaire, on sèche et on cuit. Les pièces cuites sont dressées sur une meule horizontale avec du sable et de l'eau, puis on arrose la matière de glaçure et on passe au second feu, dans un four à moufle ou dans des cazettes. La glaçure est plombifère, contenant 1/4 à 1/3 d'oxyde de plomb.

Les installations sont souvent très peu importantes et par suite très rudimentaires et très malsaines.

Cette fabrication est particulièrement développée en Allemagne.

Aussi, pour remédier aux accidents nombreux et graves qui en résultaient, le préfet de police de Berlin a-t-il publié, le 22 janvier 1888, l'arrêté suivant :

Article premier. — Il n'est permis de fabriquer et d'employer que des glaçures dans lesquelles l'oxyde de plomb est combiné à l'acide silicique pour former du silicate de plomb.

Art. 2. — Les fours à moufles et à frittes doivent être disposés de telle façon que les vapeurs saturnines ne puissent se répandre dans l'atelier ; elles doivent être immédiatement évacuées avec les produits de la combustion par la cheminée ou une hotte disposée devant ou au-dessus des moufles.

Art. 3. — Afin d'éviter complètement la formation des poussières pendant la pulvérisation des glaçures plombifères, la pâte à pulvériser doit être constamment maintenue humide.

Art. 4. — Tous les ouvriers occupés à la pulvérisation, au tamissage et au mélange des glaçures plombifères, au nettoyage des glaçures séchées, sont tenus de se couvrir le nez et la bouche d'une éponge de dimensions appropriées. Celle-ci doit être lavée au moins trois fois par jour dans un mélange à partie égale d'eau et de vinaigre elle doit être maintenue dans un état constant de propreté. Le patron n'est pas responsable de la non-exécution de cette mesure.

Art. 5. — Les locaux affectés à la préparation de la glaçure et au nettoyage des glaçures séchées doivent être bien ventilés et aménagés de façon que l'air frais puisse y pénétrer et l'air vicié en être évacué facilement. Les caves et souterrains ne peuvent être affectés à cet usage.

Art. 6. — Le patron doit veiller à ce que les ouvriers puissent se laver au savon, se rincer la bouche, se nettoyer les dents et brosser leurs vêtements.

Art. 7. — Il est défendu de conserver des aliments et des boissons y compris l'eau, dans les ateliers ; il est aussi défendu aux ouvriers d'y prendre leurs repas.

FAIENCE FELDSPATHIQUE ET PORCELAINE

Malgré la différence de noms de ces produits céramiques, il y a, nous l'avons dit déjà, de grandes analogies entre eux ; il y en a surtout, au point de vue de la production des objets usuels et, pour n'avoir pas à nous répéter, nous les réunirons ici en prenant pour exemple la fabrication des assiettes. Celle des assiettes en porcelaine est plus dangereuse que celle des assiettes en faïence.

Les pâtes, préparées comme il a été exposé plus haut, sont malaxées avant d'être façonnées, puis elles sont envoyées aux tours.

La commande et l'embrayage des différents tours doivent être étudiés pour éviter les accidents. Tel est notamment le dispositif que M. *de Blottefière*, Ingénieur des Arts et Manufactures, a récemment réalisé.

Au sujet du travail des tours, une précaution à recommander est de recueillir tous les déchets des tours au lieu de les laisser tomber sur le sol de l'atelier où ils se dessèchent, se pulvérisent et, sous l'influence des allées et venues des ouvriers, sont bientôt mis en suspension dans l'air.

Une disposition très simple permet d'y remédier. C'est celle de la faïencerie de Digoin.

Cette disposition consiste à placer devant les tours un grillage métallique au-dessous duquel est une gaine vide; les déchets y sont rassemblés pour être enlevés quand il est nécessaire.

L'assiette, une fois ébauchée au tour, subit une dessiccation partielle sur des étagères placées dans l'atelier, qui doit être chauffé entre 18 et 21°; puis elle passe au tournassage.

La nécessité de maintenir une température constante empêche en général d'ouvrir les fenêtres de l'atelier des tours, et par suite les ouvriers se trouvent dans un air confiné. Des dispositifs spéciaux de chauffage et de ventilation peuvent y remédier, mais ils sont encore très peu répandus.

La dessiccation des pièces est poussée plus loin pour la porcelaine que pour la faïence, et assez loin pour que, dans les opérations de tournassage et de polissage, il se produise des poussières.

Le façonnage des assiettes une fois terminé, elles sont envoyées à des séchoirs spéciaux; elles subissent ensuite la cuisson dite « en biscuit », l'émaillage sur biscuit et la cuisson « en émail ». Ces opérations en nécessitent d'autres. Voici l'énumération de l'ensemble des opérations :

Encassetage des pièces crues;

Enfournement;

Cuisson en biscuit;

Défournement du biscuit;

Brossage;

Décoration sous émail, dans le cas de la faïence;

Émaillage;

Encassetage;

Cuisson en émail;

Décoration éventuelle sur émail, dans le cas de la porcelaine, suivie d'une cuisson au four à moufle.

L'encassetage consiste à mettre les pièces à cuire dans des sortes de boîtes ou cassettes en terre réfractaire; ces boîtes ont un fond, mais pas de couvercle; comme dans l'intérieur du four, on les superpose en piliers, c'est le fond de la boîte du dessus qui sert de couvercle à la boîte du dessous. D'ailleurs, pour les relier ensemble, on garnit le joint d'une sorte de ruban de terre réfractaire appelé « colombin ».

Dans certains cas, notamment pour les porcelaines fines, au lieu de boîtes ou cassettes, on emploie des anneaux ou « cerces »,

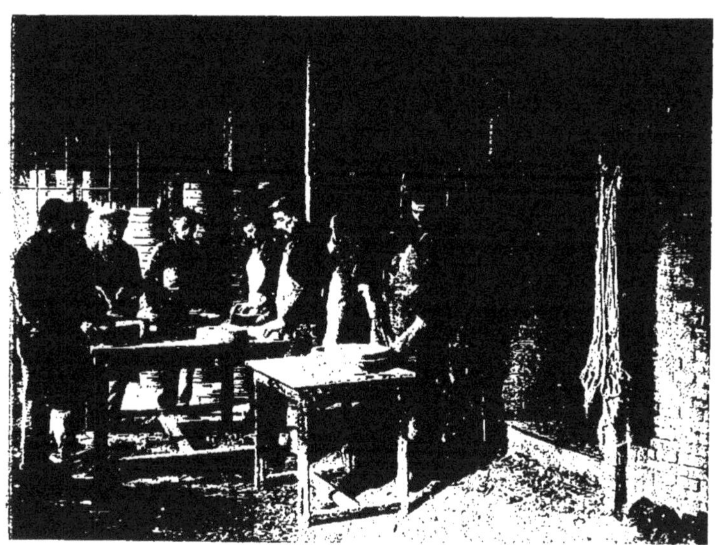

FIG. 307. — Nettoyage des cerces, à la porte du four (Sèvres).

que l'on superpose en les réunissant les uns aux autres avec des colombins; l'on place les pièces à cuire sur un fond circulaire ou « rondeau ».

C'est ainsi qu'on opère à la manufacture nationale de Sèvres. La vue ci-contre prise dans ces ateliers célèbres, ainsi que cinq de celles qui vont suivre, et due comme elles à l'obligeance de l'Administration, montre les ouvriers nettoyant les cerces qui ont servi à une opération précédente (*fig.* 307) et qui resserviront ensuite.

Sur la même figure on voit à droite la porte du four par où

les ouvriers enfournent les cassettes constituées au moyen des cerces.

Les *fours* à porcelaine ont en général deux étages. L'étage supérieur appelé « globe » sert à cuire « en biscuit ». L'étage inférieur sert à la cuisson en émail.

Les fours à faïence sont à un seul étage, et la cuisson en biscuit s'y fait comme la cuisson en émail.

Quand la cuisson en biscuit est terminée, on laisse refroidir le four, puis on démonte le muraillement de briques et de terre réfractaire qui a servi à remplir l'espace vide de la porte, et on laisse circuler l'air en ouvrant à la partie supérieure un orifice qui va à la cheminée.

Dans les faïenceries, on défourne quand le four est encore très chaud ce qui est rendu possible parce que l'air est sec ; il y a donc là un travail rendu fort pénible par la température ambiante, par la chaleur et le poids des cassettes, sans parler des aspérités très rudes à la main que ces dernières présentent ; enfin il y a à craindre le renversement des piliers et la chute des cassettes qui les constituent.

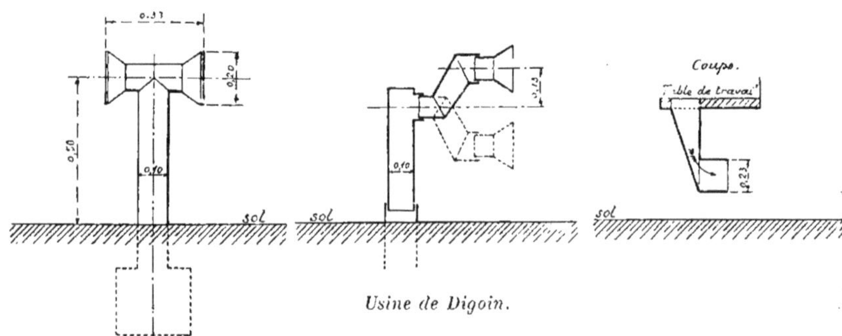

Usine de Digoin.

Fig. 308. — Aspirateur double de poussières. Fig. 309. — Aspirateur amovible de poussières. Fig. 310. — Aspirateur fixe de poussières.

Les cassettes, sorties du four, sont alors démunies des objets qu'elles contenaient, et ceux-ci sont soumis au brossage pour leur enlever les poussières qui empêcheraient l'émail de les couvrir uniformément.

Ce brossage dégage naturellement beaucoup de poussières.

A la faïencerie de Digoin, on y a remédié par la disposition que nous avons déjà signalée plus haut comme recommandable et que nous allons décrire ici. Elle est d'ailleurs très simple :

Deux cônes horizontaux aboutissent à un même tuyau d'aspiration vertical ; une femme brosse les objets en face de chaque cône, par où les poussières sont entraînées (*fig.* 308).

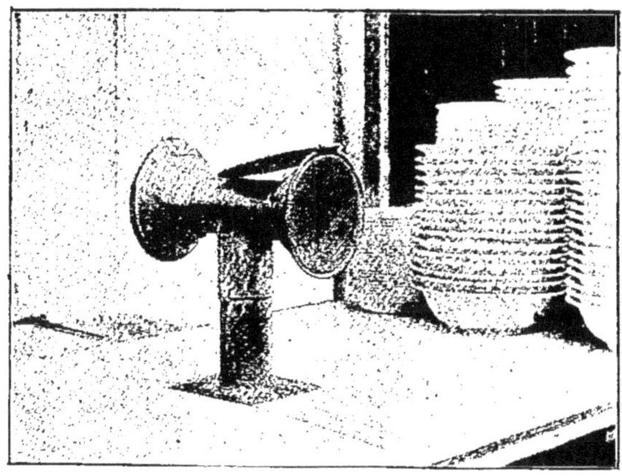

FIG. 311. — Aspiration des poussières par cônes doubles (Digoin).

Dans la figure suivante, on voit le cône emmanché à un tuyau qui peut tourner autour d'un axe horizontal, de façon à ce que, pour des objets de dimensions diverses, l'ouvrière puisse en mettre successivement les différentes parties en face du cône aspirateur (*fig.* 309).

Dans le cas où l'époussetage se fait sur une table, celle-ci porte une ouverture aboutissant à une trémie que termine une gaine d'aspiration (*fig.* 310)

Les dispositifs expliqués par les croquis précédents sont représentés dans les photographies 311 et 312.

On remarquera en outre, dans la seconde de ces photographies, les sellettes permettant aux ouvrières de travailler en se tenant presque debout et en étant cependant appuyées, comme assises, ce qui les repose beaucoup, tout en leur laissant la position la plus commode pour le travail. Elles appuient leurs pieds sur un petit pupitre, sorte de marche inclinée fixée à une estrade sur laquelle elles peuvent se tenir debout à volonté. Elles ont la

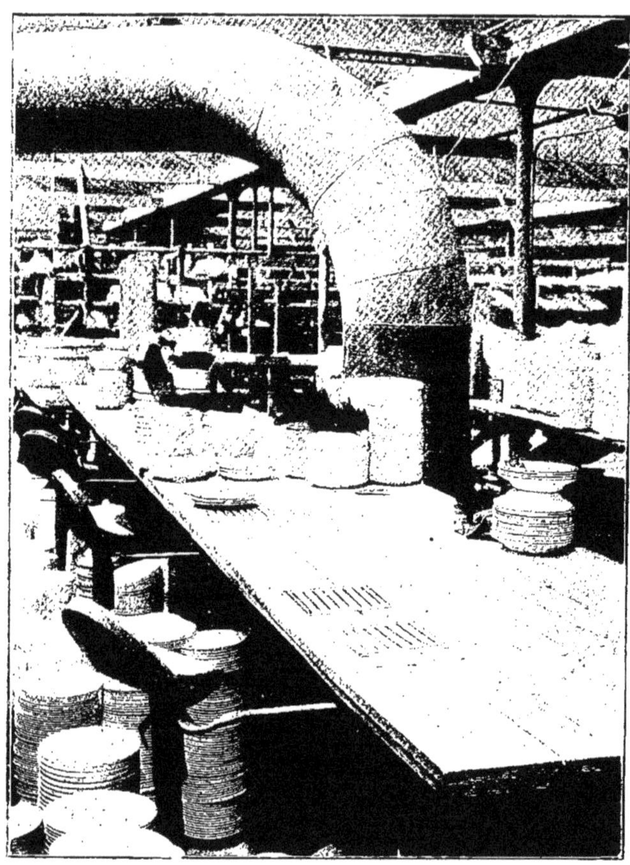

Fig. 312. — Aspiration des poussières par trémie. Devant la table d'époussetage se trouve la sellette sur laquelle s'appuie l'ouvrière au travail (Digoin).

faculté de travailler alternativement debout ou appuyées. Le siège est pivotant pour faciliter l'entrée et la sortie de l'ouvrière. Une tige de fer relie le pied de la sellette à la table pour la maintenir.

Après l'époussetage, un ouvrier enlève à l'aide d'une petite meule en grès tournant à grande vitesse les défectuosités du biscuit, coutures, etc. (*fig.* 313).

L'émaillage des assiettes s'obtient en les trempant dans une cuve en bois contenant l'émail en suspension dans l'eau.

Quand, à la suite du trempage, il y a des parties des pièces où la couche d'émail est trop mince, des retoucheurs de couverte rechargent ces parties; inversement ils enlèvent l'émail des parties qui ne doivent pas en recevoir: dessous des assiettes, bords des tasses, etc. (*fig.* 314).

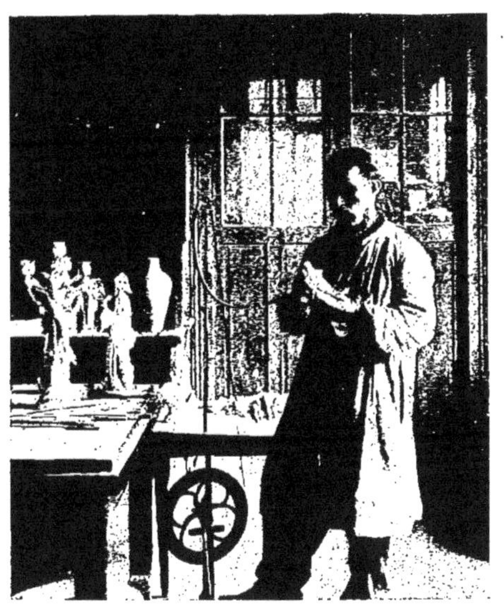

Fig. 313. — Polissage du biscuit (Sèvres).

L'émaillage se fait dans certains cas par insufflation. L'ouvrier est muni d'un flacon contenant l'eau et l'émail; un tube y plonge et, grâce à une sorte d'injecteur en relation avec un tuyau à air comprimé, l'émail est aspiré et insufflé sur la pièce. On peut ainsi obtenir des effets variés et notamment déposer des couches d'épaisseur différente (*fig.* 315). Les appareils de ce genre sont souvent désignés sous le nom d'*aérographes*. Les ouvriers qui s'en servent doivent être munis de masques comme celui de la figure ou bien doivent opérer dans des sortes de boîtes analogues à celles que nous décrirons un peu plus loin.

Les pièces sont ensuite encassetées comme pour la cuisson en biscuit, mais avec des précautions spéciales pour éviter qu'elles ne touchent ni la cassette ni les pièces voisines.

Après cuisson en émail et désencassetage, les pièces sont

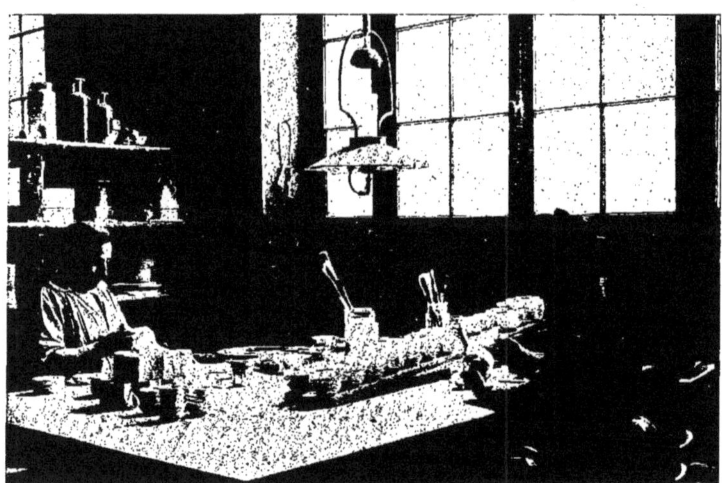

Fig. 314. — Retouches à la couverte (Sèvres).

triées; celles qui en ont besoin sont retouchées par les polisseurs d'émail qui usent avec de la poudre de grès mouillé les imperfections légères de l'émail ou « gouttes » (*fig.* 316).

A la *manufacture de Digoin*, pour les travaux à l'aérographe ainsi que pour ceux faisant de la poussière, tels que retouche et grattage de pièces émaillées et non encore cuites, on emploie un appareil spécial (*fig.* 317).

C'est une sorte de boîte vitrée d'un côté, pour l'éclairage ; au fond sont des trous d'aspiration réglables ; sur le côté et au besoin horizontalement, par en haut, on peut ajouter des panneaux formant écran et réduisant l'ouverture autour de la pièce placée sur la tête de la tournette, de manière à provoquer un courant d'air plus rapide et à entraîner plus sûrement la buée et la poussière.

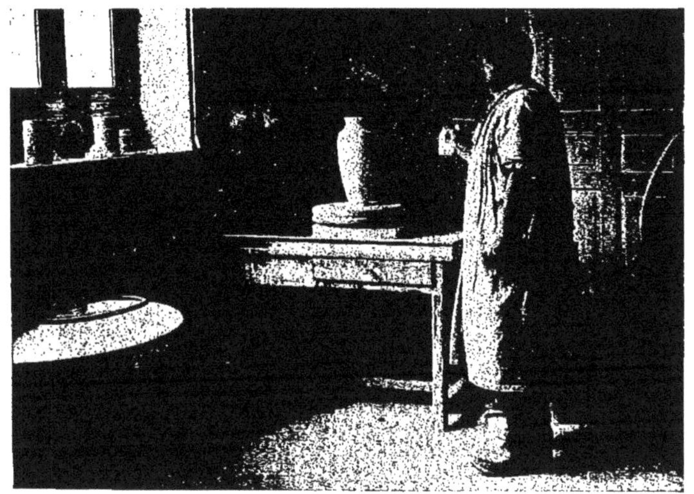

FIG. 315. — Émaillage par insufflation (Sèvres).

L'aspiration se fait par un tuyau branché en haut du compar-

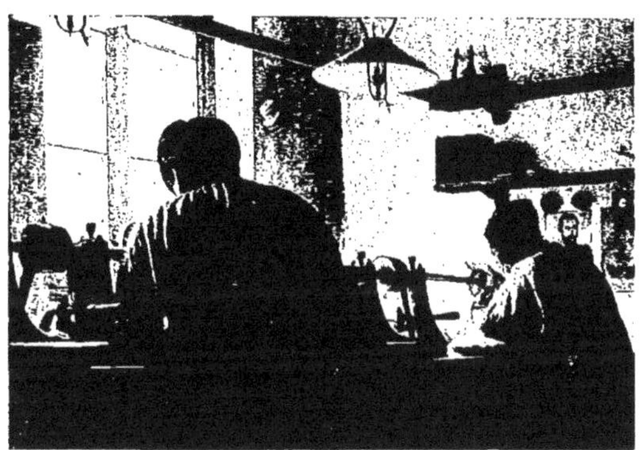

FIG. 316. — Polissage de l'émail (Sèvres).

timent percé d'ouvertures. Ce compartiment présente un élargissement, de façon que la vitesse d'entraînement y diminue et que la couleur ou l'émail entraîné s'y dépose et puisse être récupéré par des portes latérales.

Il est commode de placer deux boîtes l'une derrière l'autre

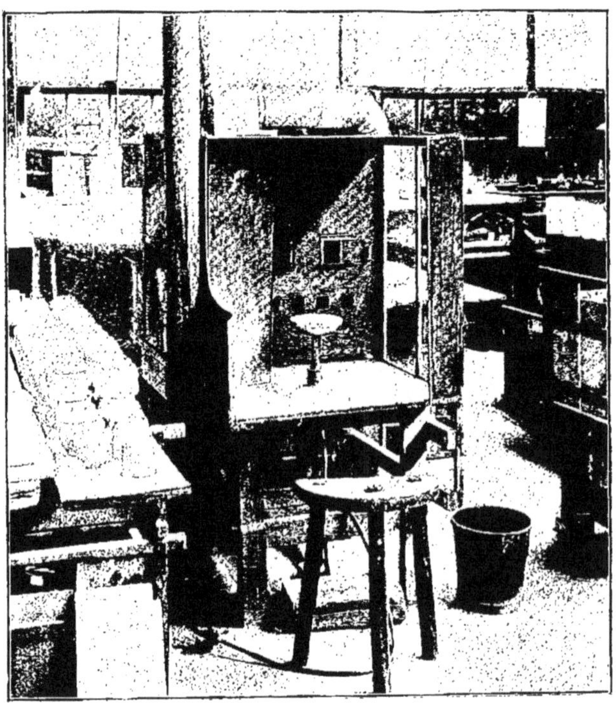

Fig. 317. — Vue d'ensemble d'une place double pour l'emploi de l'aérographe (Digoin).

et de constituer ce qu'on appelle à Digoin une place double. Une semblable installation est représentée en détail dans les dessins 319, où l'on voit nettement les différents organes indiqués plus haut.

Quant à la nature de la poussière provenant de la glaçure de porcelaine, on peut s'en rendre compte par la figure 318.

Fabrication des cassettes, cerces, rondeaux, colombins. — La fabrication des pièces réfractaires, employées pour la cuisson de la faïence et de la porcelaine, et dont il vient d'être parlé, cassettes, cerces, rondeaux, colombins, comporte comme inconvénient principal au point de vue hygiénique, les poussières du broyage à sec. Cette opération a lieu notamment pour la chamotte, dont la poussière est représentée figure 320.

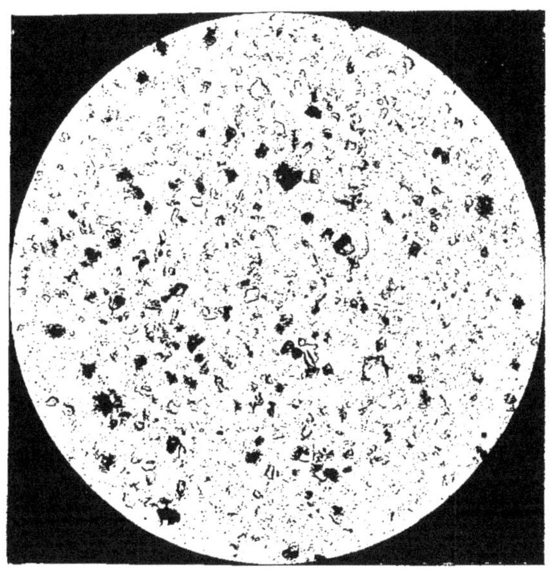

FIG. 318. — Poussière recueillie dans un atelier de glaçure de porcelaine (Sommerfeld).

Il y a lieu naturellement dans ce broyage d'employer les dispositifs indiqués au paragraphe de la *préparation des pâtes*, et d'enfermer l'appareil broyeur tout entier dans une boîte mise en équilibre avec l'atmosphère au moyen d'une cheminée et fermée par une trémie à contrepoids. Il est préférable, comme d'ailleurs on le pratique de plus en plus, d'arroser le mélange, en évitant toutefois que celui-ci puisse « faire pelote ». Les matières humides sont broyées dans des moulins à meules verticales ; la piste des meules y est entourée d'une deuxième piste perforée à la grosseur désirée. Au fur et à mesure du broyage

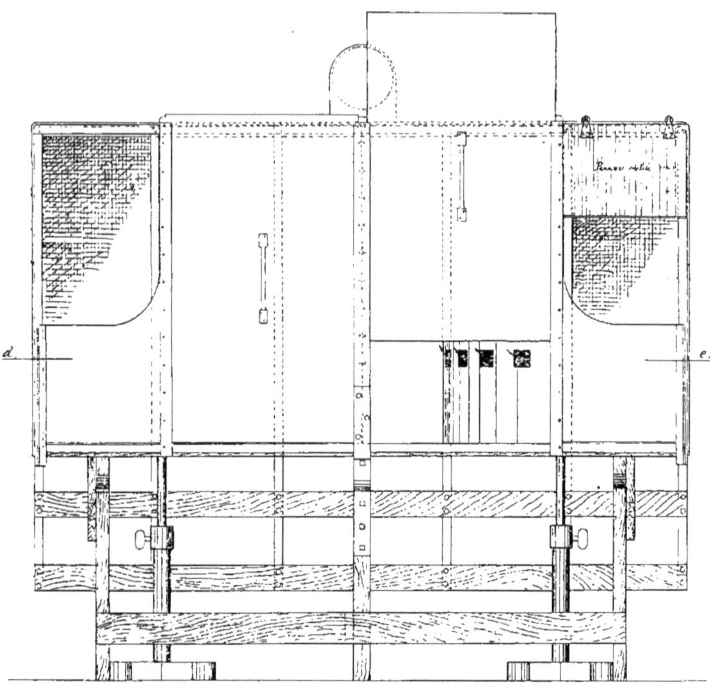

Vue latérale de deux places, celle de gauche avec son panneau baissé, celle de droite avec un panneau soulevé.

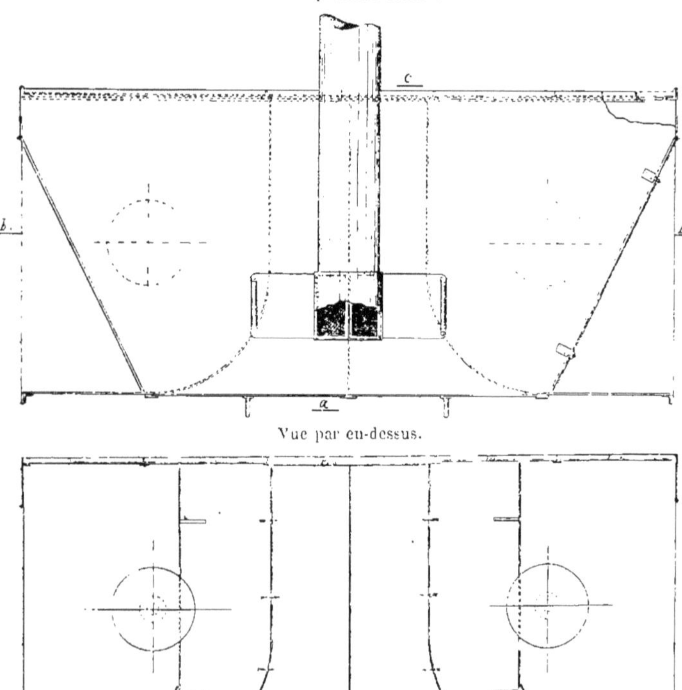

Vue par en-dessus.

Vue en plan.

FIG. 319. — Disposition d'une place double pour

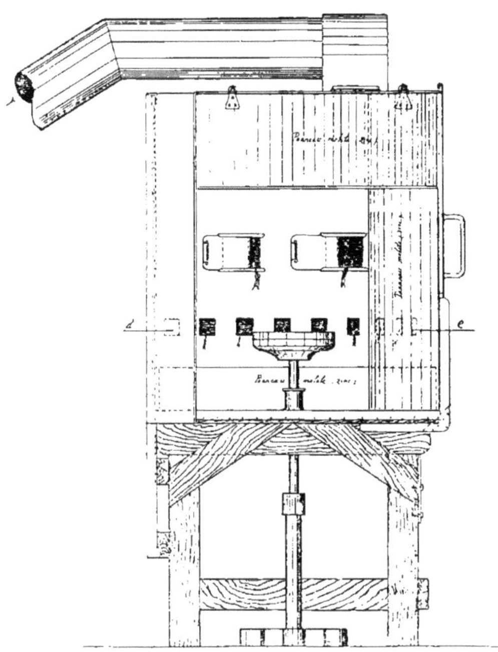

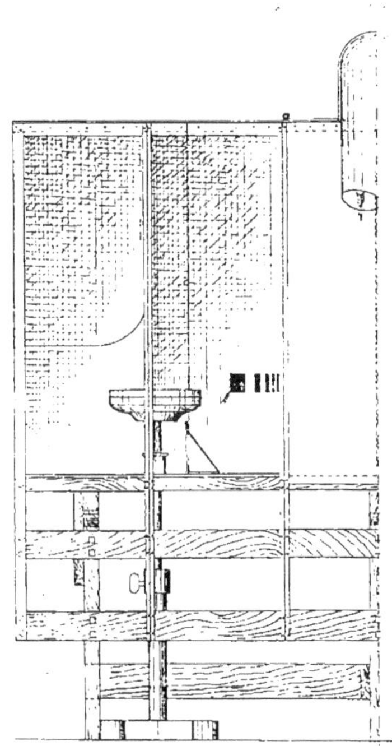

Vues montrant la tournette et les orifices d'aspiration.

l'emploi de l'aérographe (Digoin).

les poussières et grains fins tombent dans un chemin circulaire d'où une raclette les évacue.

Il nous reste à signaler le dégagement de poussières dans le « repassage des rondeaux », c'est-à-dire le dressage à la main des pièces qui constituent les fonds des cassettes à porcelaine dont les cerces forment les parois verticales (*fig*. 321).

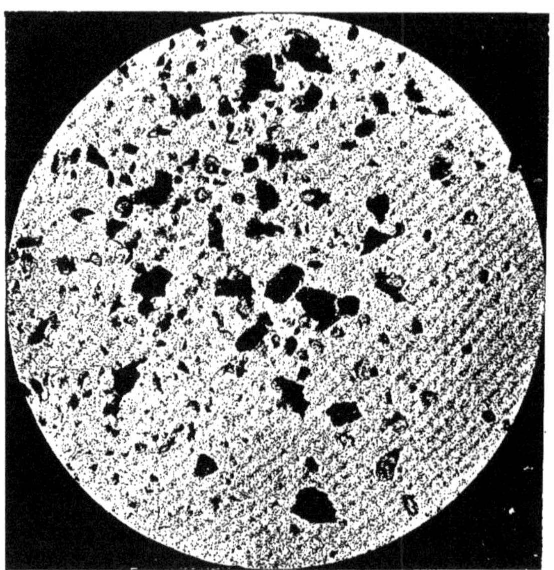

Fig. 320. — Poussière de chamotte (Sommerfeld).

Ce travail est extrêmement pénible, quand il est fait d'une façon continue, et l'atelier où on l'exécute s'appelle dans les usines de Limoges « l'abattoir ». C'est là que travaillent, au tarif de un franc par jour, les vieux ouvriers qui n'ont plus la force nécessaire à d'autres occupations ; ils disent qu'ils touchent ainsi une « rente », pendant les six mois au maximum qu'ils résistent à ce travail.

INSTALLATIONS DIVERSES D'UNE FAIENCERIE

En dehors des appareils décrits au cours de ce qui précède, il faut, dans les manufactures importantes, une série d'installations diverses, notamment : 1° pour l'évacuation des poussières aspirées pendant l'époussetage, et 2° pour la circulation

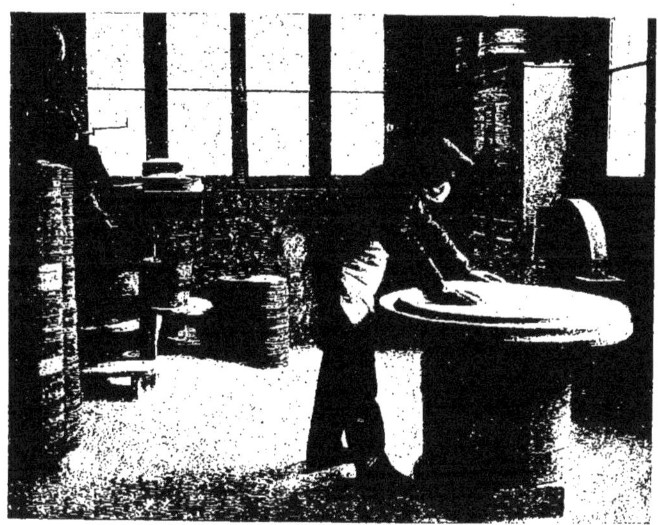

Fig. 321. — Repassage des Rondeaux (Sèvres).

des produits en cours de fabrication d'un étage à un autre, car il est avantageux de superposer les ateliers.

Les installations de la faïencerie de Digoin nous serviront encore de type.

Évacuation des poussières. — La faïencerie de Digoin possède deux installations, faites à des époques successives.

L'installation ancienne comporte un ventilateur de 440 millimètres d'orifice, desservant 29 bouches d'aspiration. Celles-ci sont disposées comme l'indique la figure 322.

Les canalisations sont sous terre et construites en maçonnerie.

Les dépressions, relevées en différents endroits de la canalisation, ont donné :

En A, dans le conduit en maçonnerie, 10 millimètres d'eau et dans la tubulure d'aspiration, 8 millimètres ;

En B, dans le conduit, 7 millimètres ;

En C, dans le conduit principal, 11 millimètres et dans la tubulure, 9 millimètres ;

En F, dans un conduit en bois, 8 millimètres ; et en G, 7 millimètres et demi.

Dans l'installation la plus récente, le ventilateur est en relation avec 60 bouches d'aspiration ; les canalisations sont en tôle galvanisée ; elles sont placées sous le plafond du rez-de-chaussée et desservent des bouches d'aspiration, situées les unes au rez-de-chaussée et les autres au premier étage.

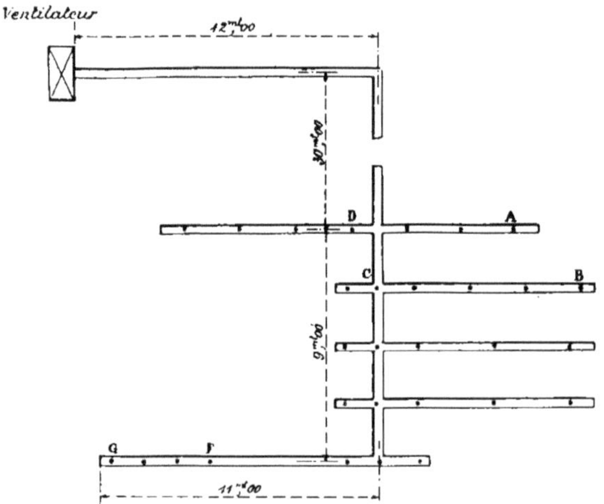

Fig. 322. — Canalisations souterraines pour l'évacuation des poussières (Digoin).

La figure 323 donne la disposition d'ensemble de cette installation.

Les dépressions relevées ont été :

En A, à 18 mètres du ventilateur, 18 millimètres ;

En B, 10 millimètres ;

En C, 18 millimètres;

En D, 13 millimètres;

En E, dans le tuyau principal, 17 millimètres;

En F, toutes les bouches étant ouvertes, 3 millimètres et demi, et toutes les bouches fermées, 17 millimètres, comme en E;

En G, tout étant fermé au delà, 17 millimètres, et tout étant ouvert, 8 millimètres ;

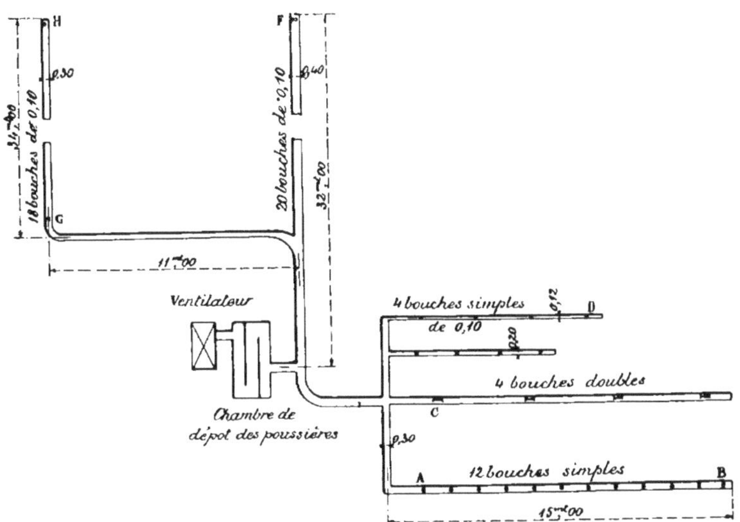

Fig. 323. — Conduites en tôle pour l'évacuation des poussières (Digoin).

En H, tout étant ouvert, 8 millimètres, et toutes les bouches en avant étant fermées, 17 millimètres, comme en G;

Enfin, dans la chambre à poussières, divisée en trois cases : dans la case la plus rapprochée du ventilateur, 20 millimètres ; dans la deuxième, 19 millimètres; et dans la troisième, 18 millimètres.

M. de Jubécourt nous a signalé que :

1° D'une façon générale, à l'extrémité des tuyauteries, au plus loin du ventilateur, on pourrait avoir de meilleurs résultats que ceux précités, si les tuyaux secondaires aboutissaient en courbe sur le tuyau principal, dans le sens du courant, au lieu d'aboutir à angle droit;

2° L'installation ne serait pas assez puissante si toutes les bouches fonctionnaient simultanément; mais, en fait, une partie seulement des bouches sont ouvertes à la fois, et l'aspiration est suffisante.

Monte-charges. — Ces appareils doivent être susceptibles d'être manœuvrés indistinctement de l'un quelconque des étages qu'ils desservent.

Rappelons que les conditions de sécurité à remplir sont les suivantes :

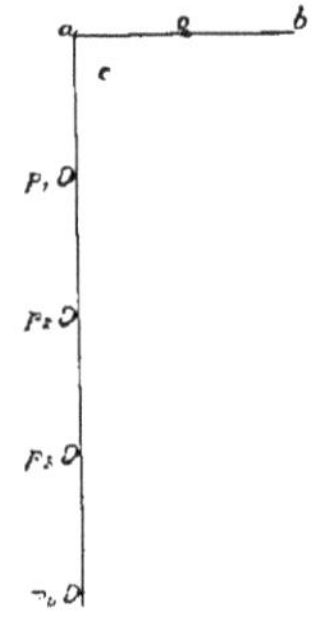

Fig. 324. — Schéma de la chaine de manœuvre des monte-charges de Digoin.

a) Ne pouvoir faire monter ou descendre la cage que quand toutes les portes sont fermées;

b) Ne pouvoir ouvrir une porte que quand la cage est en face de cette porte.

Les dispositifs employés à la faïencerie de Digoin sont représentés schématiquement par les figures 324 et 325.

Pour réaliser la première des conditions sus-indiquées, un arbre vertical en fer creux règne sur toute la hauteur de la gaine du monte-charges. Chaque porte est reliée à cet arbre vertical par un dispositif tel que, si l'on ouvre la porte, elle entraîne l'arbre et le fait pivoter d'environ un quart de tour, l'arbre ne reprenant sa première position que quand on a refermé la porte. Dans la position de l'arbre correspondant à la porte ouverte, un arrêt, solidaire de l'arbre, bâillonne la tringle de manœuvre. Celle-ci règne du haut en bas du monte-charges, le long de la gaine, et est munie d'une poignée à proximité de chacune des portes. Supposons, par exemple, la tringle ou la chaîne de manœuvre ap_4 avec une poignée à chacun des étages p_1, p_2, p_3, p_4, cette tringle agissant par traction sur le levier *aob*, qui commande le mouvement du monte-charges ; il suffira que l'ouverture d'une porte quelconque amène un verrou *c* au-dessous du levier pour empêcher la manœuvre de ce levier tant que la porte sera ouverte.

La condition de ne pouvoir ouvrir une porte que lorsque la cage se trouve à hauteur de cette porte est réalisée de la manière suivante : un levier *ol*, en s'abattant, s'engage dans un crochet fixé à l'intérieur du battant de la porte.

La cage du monte-charges porte sur le côté une cale M terminée par des rampes. Soit en montant, soit en descendant, l'une ou l'autre de ces rampes agit sur une came calée sur l'axe de rotation du levier *ol* et solidaire avec ce levier, et le levier se trouve alors relevé en *ol'*. Bien entendu, les choses sont réglées de façon que cette position relevée du levier corresponde à la position de la cage en face de la porte. Dès que la cage remonte ou descend, la cale *m* cessant d'agir sur la came, le levier retombe dans le crochet. Et, comme on n'a pu manœuvrer la cage qu'après avoir refermé la porte, celle-ci se trouve verrouillée dès que la cage n'est plus en face d'elle.

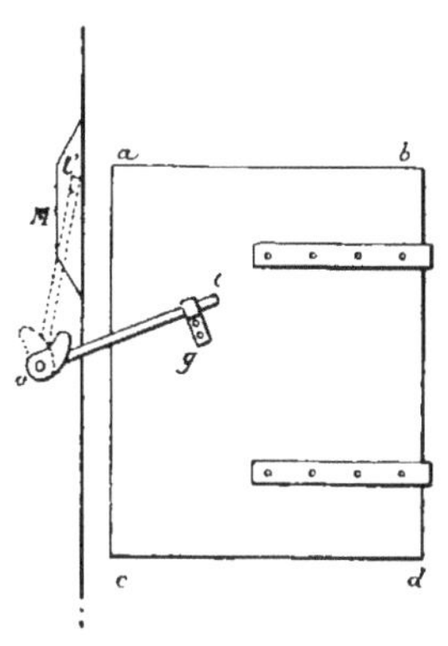

Fig. 325. — Porte des monte-charges de Digoin.

Sur quelques faits observés dans des faïenceries. — Nous citerons, en terminant, deux observations qui nous ont été communiquées par M. *de Blottefière*. Nous pensons qu'il serait utile que les chefs d'industrie fassent connaître des faits de ce genre, qui, soit directement par eux-mêmes, soit par leur rapprochement avec d'autres du même ordre, permettraient de tirer des conclusions.

La première de ces observations est relative à la tendance, presque générale dans certaines faïenceries, qu'ont les ouvriers de priser du tabac. Faut-il y voir une habitude à encourager? Nous ne saurions le dire, mais un fait à citer est celui d'un vieil ouvrier qui a servi une meule pendant plus de trente ans, sans que la poussière de terre cuite broyée l'ait jamais mis hors d'état de continuer son travail.

La seconde observation se rapporte à l'intoxication saturnine, provenant d'un travail autre que celui des émaux; c'est un exemple des dangers, qui, non prévus, n'en sont que plus à craindre, toutes les fois que le plomb est employé.

Voici le fait :

Les tours à ébaucher ont leur tournette placée au centre d'une grande boîte revêtue d'une feuille métallique. Cette boîte sert de réceptacle aux copeaux provenant de la pièce pendant l'ébauchage. Pour monter sa terre, l'ébaucheur appuie ses bras sur les bords de la boîte. Or, un ébaucheur fut un jour pris de paralysie des extenseurs, et le médecin appelé à constater le cas l'attribua à une intoxication par le plomb. Les résidus contenus dans le fond de la boîte d'ébauche furent analysés, et on ne trouva pas trace de plomb. Mais en examinant bien la boîte, on vit que la feuille *de plomb* qui revêtait la boîte était usée considérablement aux points où l'ouvrier avait l'habitude de prendre son point d'appui avec ses bras nus. L'explication était facile à en déduire, et, dès ce jour, les boîtes furent garnies de zinc.

CHAPITRE VII

LE VERRE

Le verre est obtenu par une fusion d'acide silicique fourni généralement par du sable, exempt de fer, mélangé à des oxydes alcalins et alcalins terreux, et parfois à des oxydes métalliques, suivant la coloration désirée. Les cendres, salins, charrées, donnent au silicate fondu une malléabilité très grande en lui fournissant des alcalins après leur frittage préalable.

La fusion de ces divers éléments s'opère, suivant la finesse des produits à obtenir, soit dans des fours à bassin, soit dans des creusets que l'on élève à la température voulue dans des fours genre Boétius. Le verre à l'état pâteux y est cueilli pour être « façonné au bout de cannes » et soumis au soufflage et moulage.

Un autre procédé employé principalement pour la fabrication des glaces et pièces brutes, consiste à porter la masse à une température élevée jusqu'à la rendre fluide pour pouvoir l'étendre, la couler et la laminer.

Dans le premier cas, on profite de la malléabilité du verre aux environs de 700° pour parachever les pièces, dût-on les réchauffer plusieurs fois ; dans le second, on procède, après refroidissement, à la taille, polissage, etc.

La verrerie se compose donc de quatre parties principales :

1° Atelier de préparation des mélanges vitrifiables ;

2° Ateliers de préparation des produits réfractaires servant à la constitution des fours et creusets ;

3° Halle des fours ;

4° Atelier de finissage, taille, gravure, etc.

La **préparation des mélanges** consiste à pulvériser les matières premières, à les peser pour avoir leur exacte proportion et à les mélanger. La pulvérisation se fait à la main, à l'aide de pilons ou à l'aide de broyeurs. Le mélange s'opère dans des caisses découvertes de formes allongées, à l'aide de ringards agités suivant la plus longue dimension par deux ouvriers qui se tiennent à chacune des extrémités. Dans ces opérations, il se dégage une grande quantité de poussières; lorsque le broyage se fait à la main, des parcelles coupantes de groisil (déchets de verre remis en œuvre) risquent d'atteindre les ouvriers.

La **préparation des pièces réfractaires** dégage non moins de poussière; les matières premières broyées à la meule et criblées, avant que d'être mélangées à l'eau, emplissent les locaux où ils sont mis en œuvre, d'une poussière impalpable et irrespirable.

Pour éviter les accidents dus à l'inhalation des poussières, on utilise des appareils identiques à ceux qui ont été décrits pour la préparation des matières premières de la céramique.

Le **travail aux fours** est plus complexe. Prenons d'abord le cas d'une verrerie où l'on profite de la malléabilité du verre porté au rouge cerise pour le travailler; on commence par charger le creuset d'une certaine quantité de matières, variable suivant les usines. Cette première charge étant fondue, on en ajoute une seconde dont on attend encore la fusion pour achever l'emplissage avec du groisil. Lorsque la masse entière est liquéfiée, une séparation se produit entre les matières vitrifiables et celles qui ne le sont pas (fiel de verre); on enlève ces dernières, soit à l'aide d'un petit ringard, soit en les repoussant, dans l'intérieur de la masse, avec des perches qui les transforment en sulfites. Dans le cas de fours à bassin, l'opération est continue, et on ne procède qu'une fois à ce travail, car, par la suite, on ajoute les charges suivant les besoins.

Le verre étant pour ainsi dire écrémé, on procède à son affinage en poussant la température; la masse devient complètement fluide et on la maintient durant plusieurs heures dans cet état;

des bulles gazeuses montent à la surface, tandis que les corps insolubles tombent au fond, un refroidissement progressif amène le verre à la consistance pâteuse, qui permet son travail facile. C'est alors que le verrier procède au cueillage ; ayant introduit l'extrémité de la canne dans le bec du creuset ou au centre d'un des anneaux qui flottent dans le four à bassin, il enlève la quantité voulue de verre : il ne lui reste plus qu'à le souffler.

L'opération du soufflage se fait en introduisant au milieu de la masse fluide l'air sous pression. On évite les difformités qui pourraient résulter du poids même du verre en donnant sans cesse à la canne un mouvement de rotation ; ce mouvement permet également, à l'aide d'instruments spéciaux, d'opérer le pincement et de donner ainsi, au verre, la forme exactement désirée.

La fusion et l'affinage du verre nécessitant une température moyenne de 1.200°, on conçoit aisément quels doivent être, pour les ouvriers obligés de stationner près des fours, les dangers d'un séjour dans une atmosphère surchauffée tant par rayonnement que par conductibilité. De plus, en dehors de cette température ambiante, il faut tenir compte de la chaleur transmise par le verre pâteux à 700° environ qu'ils ne cessent de cueillir, et on ne sera pas étonné d'une température moyenne variant entre 40 et 55°, que l'on rencontre dans les halles de fours de verrerie.

La peau des hommes qui y travaillent se dessèche rapidement malgré une transpiration abondante, et pour étancher leur soif ces hommes sont portés à boire immodérément.

Il serait inutile d'insister sur les difficultés d'un travail qui doit s'opérer dans des conditions aussi défavorables, si ce travail, en lui-même, n'était particulièrement pénible et nuisible à la santé.

Dans certaines usines, pour commencer par le moindre des maux, où les pièces se font en plusieurs parties que l'on soude ensuite, l'obligation pour le verrier de faire le rapprochement bout à bout de deux masses incandescentes est une cause d'un affaiblissement rapide de la vue[1].

1. Meyhafer (1888) a noté 9,5 0/0 de souffleurs de verre âgés de moins de quarante ans, 26,5 0/0 au-dessus de cet âge atteints de cataracte professionnelle.

Cet affaiblissement engendre la cataracte, à laquelle sont aussi sujets les cueilleurs de verre qui sont obligés de fixer les yeux sur l'extrémité de la canne, pendant qu'elle est à l'intérieur du four, pour mesurer la quantité du verre qu'ils y accrochent.

Une fatigue musculaire très réelle provient de la nécessité d'agiter dans un mouvement rapide le verre pendant son soufflage, quel que soit le poids de la masse en travail, et d'autant plus longtemps, sans aucun arrêt, que ce poids est plus grand; elle n'est que secondaire [1] à côté des affections pulmonaires engendrées par le soufflage, et des lésions ou brûlures des muqueuses buccales provoquées par les vapeurs de verre et l'air surchauffé qui traverse la canne en retour.

Des maladies contagieuses qui ont affecté parfois la forme épidémique, proviennent en outre, trop souvent, de la nécessité de l'emploi d'un même outil par plusieurs ouvriers. Il suffit, en effet, de la contamination, par un malade, de l'embouchure d'une canne, pour que le voisin, qui ne dispose, bien entendu, d'aucun moyen antiseptique pour l'aseptiser, contracte à son tour le mal en y portant ses lèvres (*fig.* 326).

La syphilis se transmet d'autant plus facilement de verrier à verrier qu'indépendamment des érosions épidermiques qui peuvent provenir d'accidents étrangers à sa profession, le verrier a presque toujours la muqueuse buccale couverte de plaques opalines provoquées par le contact de la canne contre la muqueuse [2].

On évite en partie les troubles de la vue par l'emploi de conserves enfumées, et on peut fixer, devant les ouvreaux des fours, des rideaux métalliques mobiles verticalement, qui se soulèvent automatiquement par une pression aux pieds de l'ouvrier au moment où il va cueillir; ce dernier peut cependant suivre des yeux l'extrémité de sa canne à travers un écran fixe, en verre de couleur, maintenu en avant du four par un système d'équerre.

On diminue la fatigue musculaire et les affections résultant du soufflage par l'emploi de systèmes mécaniques. Deux procédés,

1. Rollet, *Mains en crochet des verriers* (Congrès de 1888 de l'Association française pour l'avancement des sciences).

2. Guimard, *Plaques opalines professionnelles de la bouche chez le souffleur de verre.*

qui ont donné des résultats parfaits, sont actuellement en application. L'un d'eux ne s'applique qu'à la fabrication des bouteilles, mais il permet cependant d'en réaliser annuellement un chiffre supérieur à 50 millions; l'autre, plus général, se plie à toutes les exigences du soufflage tel qu'il se faisait autrefois par la machine humaine.

M. *Claude Boucher*, de Cognac (d'après le rapport fait par

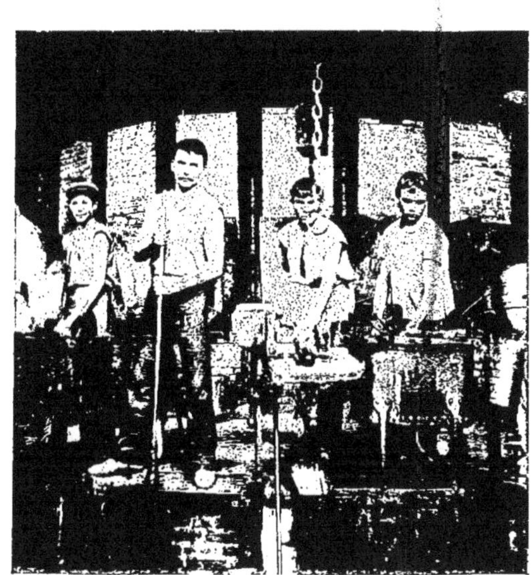

Fig. 326. — Fabrication des bouteilles par soufflage à la bouche.

M. L. Appert à la Société d'Encouragement pour l'Industrie nationale), emploie l'air comprimé qu'il utilise suivant les besoins de la fabrication sous deux pressions différentes (*fig.* 327).

La machine à laquelle l'inventeur s'est arrêté se compose, comme pièces principales, d'un bâti rectangulaire en fonte sur lequel sont fixées, aux deux extrémités de la grande longueur, deux consoles verticales portant chacune les appareils qui doivent concourir à la confection de la bouteille (*fig.* 328)

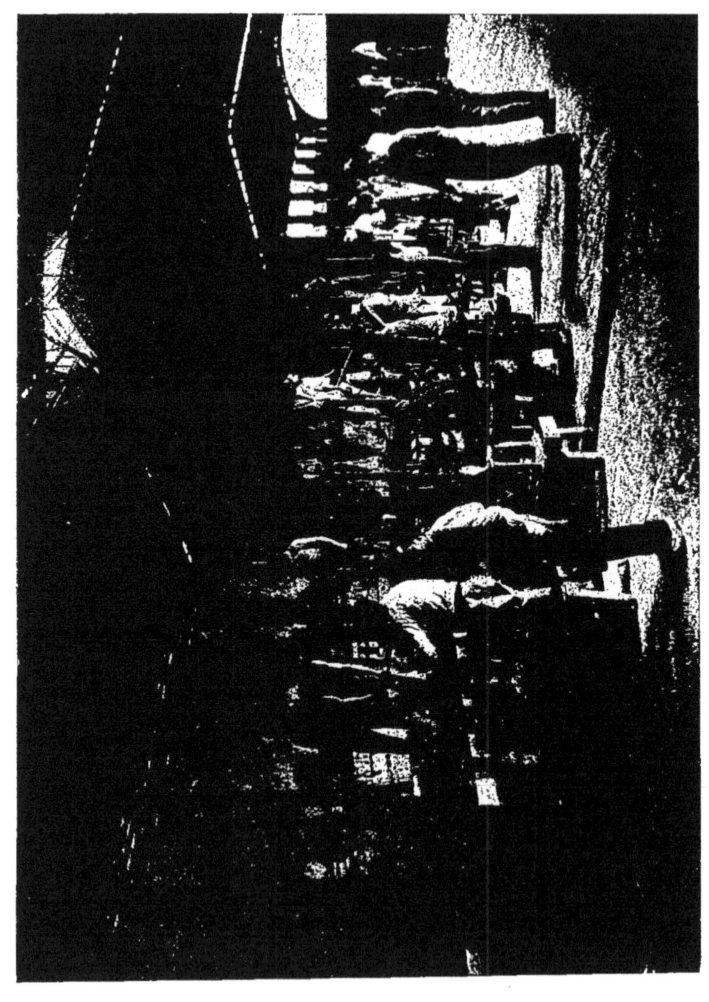

FIG. 327. — Usines Boucher à Cognac. Fabrication mécanique des bouteilles devant un four à bassin.

De plus, et en dehors des pièces constituant cette machine, mais variant pour chaque modèle de bouteilles, sont adjoints des moules dont un premier sert à former la bague; un second moule, auquel a été donné le nom de *moule mesureur*, est destiné à recevoir le verre nécessaire et en quantité suffisante; viennent ensuite, un ou plusieurs moules, dits *moules intermédiaires*, dans lesquels se souffle successivement l'ébauche afin d'en augmenter graduellement le volume, de façon à obtenir une épaisseur des parois en rapport avec les conditions de résistance de la bouteille; un dernier moule, enfin, dit *moule finisseur*, qui a, comme forme intérieure, exactement la forme définitive de la bouteille ou de l'objet, carafe, flacon, bocal ou autre qu'on veut obtenir.

L'air employé pour le moulage de la bague, en produisant la compression voulue à la surface du verre, à ce moment fluide, doit être utilisé à une pression de 7 à 800 grammes par centimètre carré; il est fourni par un compresseur avec régulateur de pression.

Dans l'intérieur du moule de bague, un mandrin ayant la dimension intérieure du col de la bouteille et disposé de façon à perforer très légèrement l'entrée du goulot, glisse à volonté; ce mandrin est introduit, doucement et d'une façon automatique, par un excentrique au moment même où le verre va être vidé dans le moule mesureur pour permettre de faire pénétrer plus tard l'air comprimé dans le verre qui devra prendre la forme de ce moule, et aussi d'achever la perforation du col.

Pour faire une bouteille, le verre est cueilli à l'aide d'une cordelière et versé par l'ouvrier cueilleur dans le moule mesureur, qu'on a eu soin de porter préalablement à la température convenable, de 600 à 700° environ; l'ouvrier mouleur, qui est assis devant sa machine et à la disposition duquel sont toutes les pièces nécessaires pour le fonctionnement de celle-ci, telles que volant, manivelle, pédales, applique immédiatement le compresseur sur le moule et fait agir l'air comprimé; à cet effet, il appuie sur une pédale qui, actionnant un clapet, laisse arriver l'air comprimé au dessus du verre; celui-ci, étant à ce moment extrêmement chaud et presque liquide, descend dans le col du moule, permettant à la bague de se mouler d'une façon parfaite ; immédiatement après, l'ouvrier, au moyen du volant, retourne le moule mesureur, mettant ainsi le fond de l'ébauche qui vient d'être faite, en bas ; il l'ouvre pour dégager le verre, et la bouteille étant tenue par la bague seule, il laisse allonger à l'air libre cette masse de verre encore très chaude, ce qui, par une sorte de rebrûlage spontané, permet au verre de prendre de l'éclat ; quand cette ébauche, en forme de poche, est allongée suffisamment, il l'introduit successivement dans le ou les moules intermédiaires, et, par une insufflation produite par le goulot, il en augmente graduellement le volume ; l'air qui est employé à ce moment doit être à une pression de 250 à 300 grammes par centimètre carré.

La bouteille a alors une dimension un peu moindre que celle qu'elle devra avoir une fois terminée, et il suffit pour lui donner la forme définitive, de mettre cette ébauche dans le moule finisseur, et de produire de nouveau une pression dans l'intérieur de la bouteille ; cette compression, en appliquant le verre contre les parois de ce moule, lui en fait prendre exactement la forme ; la bouteille est alors terminée, on la laisse pendant

---

a. Bâti. — *b*. Consoles supportant les diverses pièces du mécanisme. — *c*. Arbre creux par lequel l'air comprimé arrive au moule de bague (Cet arbre tourne dans la partie supérieure, évidée, à cet effet, de la console *b*). — *d*. Balancier sur lequel sont placés le moule mesureur *i* et le bras *i* qui supporte le moule de bague *g*. — *e*. Volant servant à actionner le moule mesureur et le moule de bague (Les deux tasseaux 2 permettent d'immobiliser le moule mesureur et le moule de bague dans les diverses positions qu'ils doivent occuper suivant les phases de la fabrication. A cet effet, ces tasseaux portent des encoches dans lesquels le galet 3 soulevé par le ressort 4 de la chape 5 vient s'encastrer). — *f*. Excentrique permettant d'enfoncer et de retirer automatiquement, au moyen du levier 6, le mandrin de l'intérieur du moule de bague. — *g*. Moule de bague. — *i*. Bras supportant le moule de bague. — *j*. Moule mesureur. — *k*. Godet pour obtenir le refroidissement de l'ébauche 7 dans sa partie inférieure. — *l*. Fût dans lequel on souffle la paraison lorsqu'elle a été retirée du godet *k*. — *m*. Moule finisseur permettant de donner à la bouteille ou autre objet la forme définitive. — *n*. Font du moule finisseur. — *o*. Plateau sur lequel sont placés : le godet *k*, le fût *l* et le fond *n*. — *p*. Levier articulé au moyen duquel on peut soulever et abaisser le plateau *o*. — *q*. Douille dans laquelle glisse la tige 8 sur laquelle est fixé le plateau *o*. — *r*. Contrepoids servant à équilibrer le poids du plateau et des moules. — *s*. Mentonnet réglable à volonté, au moyen duquel le fond *n* du moule finisseur est maintenu à la hauteur convenable. — *t*. Volant au moyen duquel on obtient la fermeture et l'ouverture du moule finisseur (A cet effet, une roue 9 est fixée à l'extrémité de l'arbre 10, et les pignons 11 sont placés sur les bras 12 de ce moule, de façon à tourner en sens inverse). Il résulte de cette disposition que, suivant le sens dans lequel on fait tourner le volant *t*, les deux parties du moule finisseur sont rapprochées ou écartées, selon qu'on veut fermer ou ouvrir ce moule. Le moule mesureur *j* est également fermé ou ouvert par la même disposition des engrenages 9 et 11. Le moule mesureur, le moule finisseur et le moule de bague sont maintenus fermés au moyen des mentonnets 13 qu'on fait pénétrer dans les trous correspondant avec les poignées 14. Le moule mesureur et le moule de bague sont réglés à volonté dans la feuillure du balancier *d* et maintenus en place par les boulons 15. -- *u*. Console tournant librement sur le pivot 16 pour obtenir la compression du verre lorsqu'il a été vidé dans le moule mesureur. A cet effet, cette console porte le tube 17 et le tube 18 reliés par le tube flexible 19. En outre, l'entonnoir 20 qui s'emboîte dans l'orifice du moule mesureur pendant la compression; la poignée 21 qui sert à abaisser cet entonnoir et le ressort 22 qui le maintient remonté. L'air comprimé, employé pour la compression du verre dans le moule mesureur, arrive par la canalisation 23 et le tube 24. L'ouvrier fait arriver cet air en appuyant sur la pédale 25, sur laquelle est fixée la tige 26 qui actionne un clapet placé sur le tube 24. L'air comprimé à une pression plus faible, pour le soufflage de la bouteille, arrive par la canalisation 27, sur laquelle est placé le tuyau 28 qui aboutit à la genouillère 29. De ce point l'air comprimé traverse l'arbre creux *c*, le tube 30 et le bras creux *i* pour arriver par une douille au moule de bague *g*, d'où il pénètre dans le verre par la cavité qui a été creusée à l'orifice du goulot par le mandrin, qui est remonté à cet effet automatiquement, à chaque opération, par l'excentrique *f* avant qu'on vide le verre dans le moule mesureur et le moule de bague qui, à ce moment se trouve placé au-dessous. Pour donner accès à l'air comprimé destiné au soufflage de la bouteille l'ouvrier appuie sur la pédale 31 qui, au moyen de la tige 32, actionne un clapet placé sur le tuyau 26.

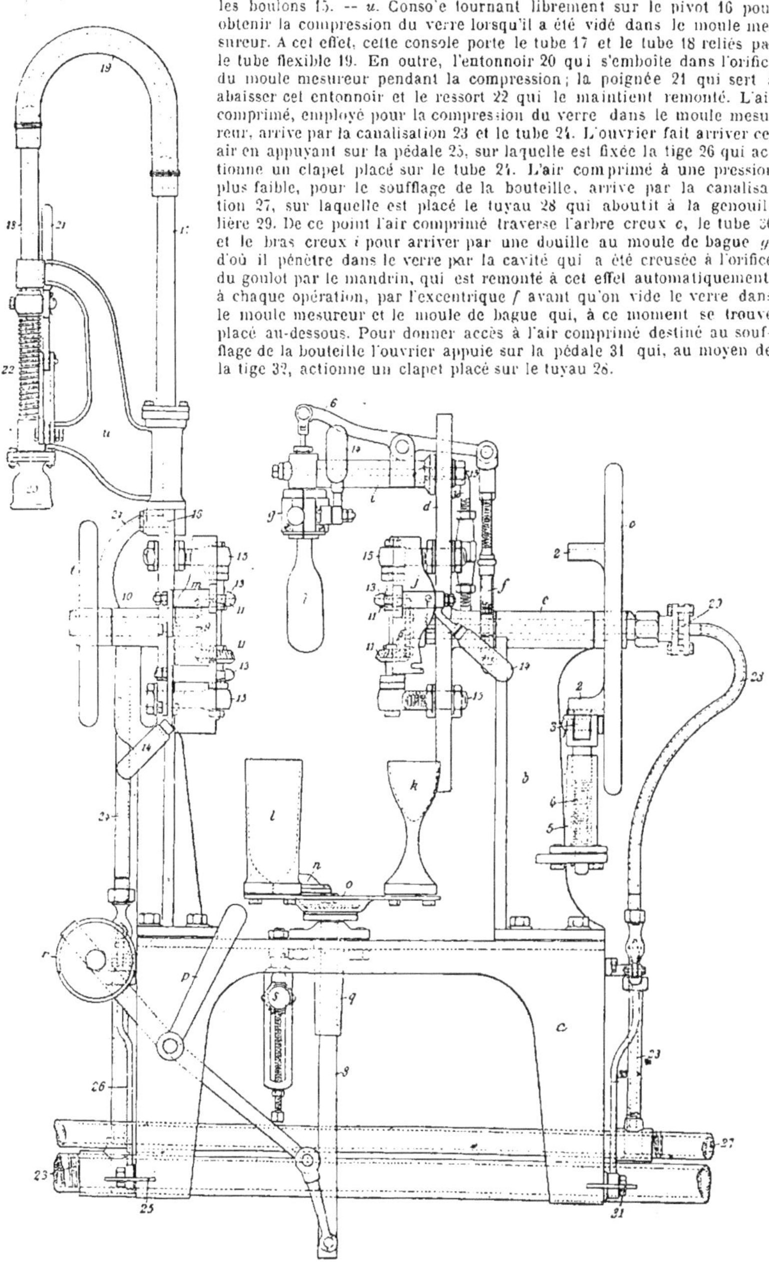

Fig. 328. — Machine système Boucher, pour la fabrication des bouteilles et autres produits similaires.

une ou deux secondes dans le moule, d'où un apprenti vient l'enlever, après que le mouleur a eu ouvert le moule, pour la porter à l'arche de recuisson.

Le travail des ouvriers est donc rendu aussi peu pénible que possible : l'ouvrier chargé de puiser le verre dans le pot ou dans le bassin n'a entre les mains qu'une cordeline ou tige de fer très légère ; il n'a donc qu'à se transporter alternativement du four à la machine et *vice versa;* quant à l'ouvrier mouleur, son rôle consiste : 1° à couper le verre qui vient de lui être apporté et que le cueilleur a laissé couler dans le moule mesureur ; 2° à faire arriver par le compresseur l'air comprimé destiné à produire le moulage de la bague en appuyant sur les pédales, puis à remplir successivement la série des opérations dont il vient d'être parlé.

Le deuxième procédé permet de fabriquer toutes les pièces de verre par le soufflage à l'air comprimé. Ce procédé est dû à MM. Appert, qui ont installé une usine modèle à Clichy et dont nous donnerons les principaux caractères (*fig.* 329)[1].

L'air est comprimé à 4 kilogrammes au moyen de deux cylindres compresseurs de 12 centimètres de diamètre, de 25 centimètres de course, fonctionnant dans une double enveloppe refroidie. L'air comprimé se rend dans douze réservoirs en tôle d'acier du volume de 670 litres et timbrés à 5 kilogrammes. Un cylindre accessoire porte une soupape de sûreté avec sifflet avertisseur. Ces douze réservoirs, rangés par batterie et branchés sur la même conduite, peuvent être isolés par un robinet d'arrêt; ils sont chargés d'une manière permanente d'air comprimé à 4 kilogrammes ; et servent d'accumulateur pour le travail courant, et principalement pour le travail de nuit.

La canalisation servant à distribuer l'air comprimé est en tuyaux de plomb de 26 millimètres de diamètre, placés à la partie supérieure des ateliers. Des robinets de purge sont installés dans les parties basses. L'air peut être pris directement sur ces conduites pour les pièces de grand volume. Pour d'autres

1. D'après le rapport fait par M. de Luynes au nom du Comité des Arts chimiques à la Société d'Encouragement pour l'Industrie nationale.

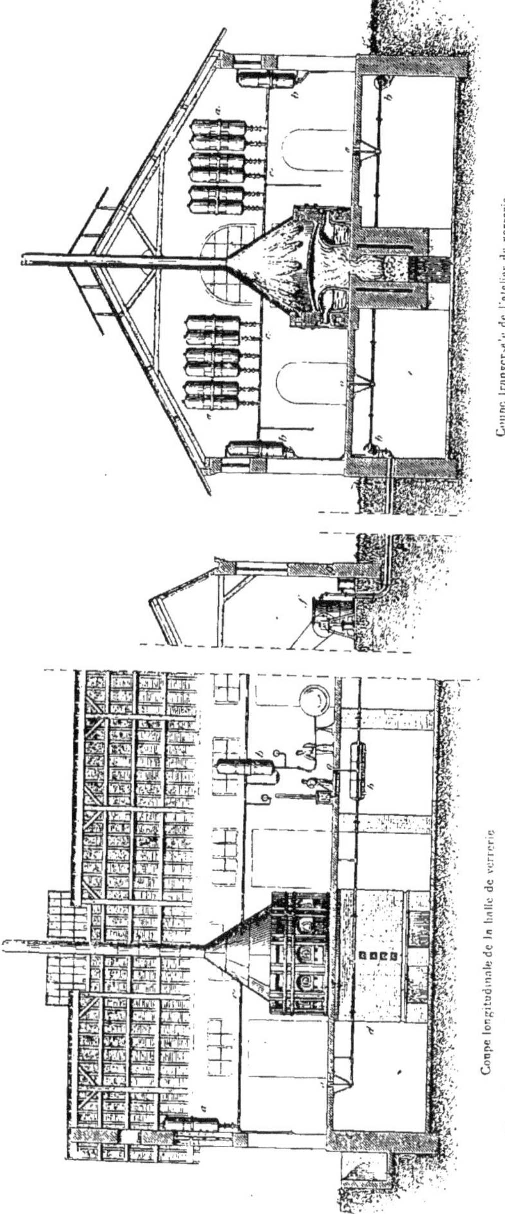

FIG. 329. — **Soufflage mécanique du verre (Système Appert). — Distribution de l'air comprimé devant un four Boëtius.**

a, réservoir d'air à la pression de 4 kilogr.
b, réservoir d'air détendu à la pression de 180 grammes
c, canalisation d'air à haute pression.
d, canalisation à base pression.

f, compresseur d'air.
g, régulateur.
o, *o*, bouches de distribution avec robinets d'arrêt.

fabrications, il se rend dans des cylindres détendeurs, où la pression peut être réglée de 500 grammes à 1 kilogramme, suivant le genre du travail.

Enfin une canalisation inférieure en tuyaux de fonte de 125 millimètres de diamètre alimente les places. Elle est installée sous le plancher de la halle de travail, et est en communication avec les réservoirs d'accumulation et avec le compresseur par l'intermédiaire d'un régulateur, détendeur automatique qui y introduit l'air à une pression constante déterminée, suivant le genre de fabrication auquel on se livre : cette pression peut être

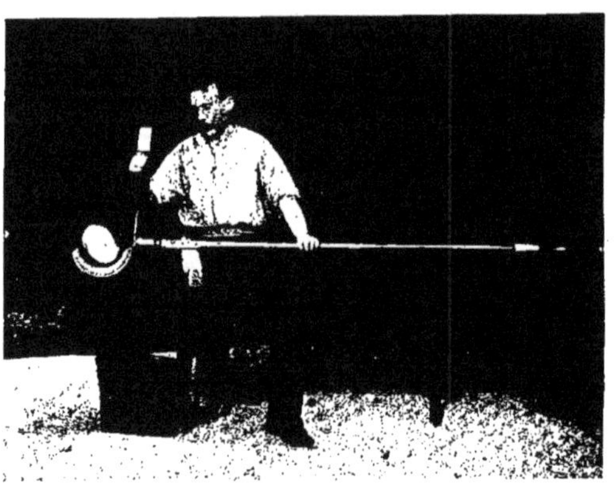

Fig. 330. — Soufflage mécanique du verre (usine Appert à Clichy). Travail au banc.

réglée à 1 gramme près. Cette canalisation porte des prises d'air convenablement disposées, avec des robinets que le verrier manœuvre au moyen de pédales placées au niveau du sol. Ces robinets sont munis de tubes en caoutchouc, à l'extrémité desquels est fixée la buse de soufflage.

Cette buse se compose d'un cône en caoutchouc contenu dans une enveloppe en cuivre rouge; à cette enveloppe est fixé un tube en fer, tournant dans un autre tube fixe; ces deux tubes sont séparés par un presse-étoupe de chanvre graissé. L'extrémité de la canne qui est en bec de flûte s'introduit facilement dans la buse, qui fait ainsi corps avec elle, et la canne grâce au double tube, peut tourner sur elle-même avec autant de facilité que si son extrémité était libre.

Si le verrier travaille sur son banc, le tube attenant à la buse est porté sur un chariot qui se meut dans un cadre à charnière fixée sur la bardelle gauche du banc. Ce chariot est muni de cinq galets horizontaux qui roulent sur deux tringles fixées dans le cadre et servent de guides (*fig.* 330).

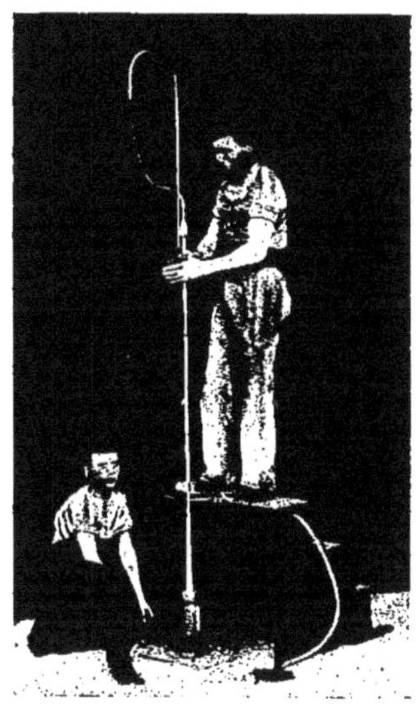

Fig. 331. — Soufflage mécanique du verre (usine Appert à Clichy).

Moulage d'une pièce. Appareil dit "en col de cygne" servant au soufflage des verres de lampes, verres à gaz, flacons, bouteilles, etc.

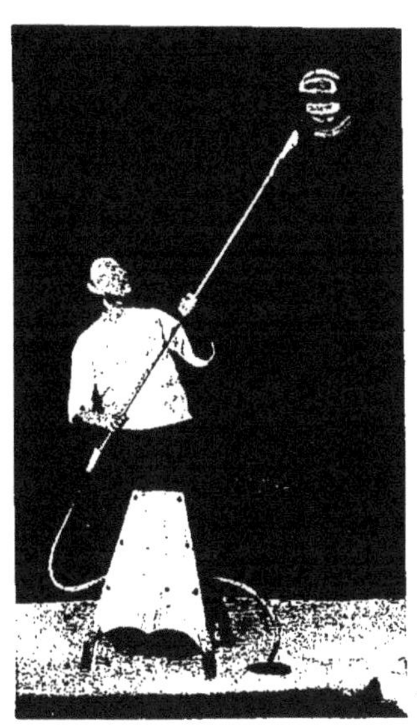

Fig. 332. — Soufflage mécanique du verre (usine Appert, à Clichy).

Appareil dit "à souffler en l'air" pour la fabrication des boules d'éclairage, matras, cornues.

S'il s'agit de mouler une pièce, on se sert de l'appareil dit en col de cygne, sorte de tube métallique élevé et recourbé portant au bout d'un tube en caoutchouc la buse qui se place sur la canne tenue droite (*fig.* 331).

Une troisième disposition permet de souffler en l'air, la canne pouvant être placée verticalement ou obliquement, le verre étant toujours au-dessus d'elle (*fig.* 332).

Ces dispositifs permettent d'appliquer le soufflage mécanique à la fabrication de n'importe quelle pièce de verre et, par leur belle invention, MM. Appert ont concouru à améliorer le travail et la sécurité de leurs ouvriers, qui produisent maintenant une dépense musculaire moindre et sont à l'abri de la propagation des maladies contagieuses par la suppression de l'usage commun des cannes.

L'**atelier de finissage, gravure, tailles,** etc., ne présente de dangers qu'en tant que l'on emploie l'acide fluorhydrique, ou le sable projeté par l'air sous pression. La première méthode de gravure tend de plus en plus à être remplacée par la seconde.

Les ateliers qui l'utilisent encore sont toujours largement ventilés et munis de hottes avec dispositifs aspirants pour entraîner les vapeurs nuisibles dès leur production.

La gravure au jet de sable, non moins nuisible par la formation considérable de poussières siliceuses, a fait l'objet d'études que nous avons résumées au début de cet ouvrage.

La taille du cristal ne se faisant que rarement, on peut dire jamais, à sec, n'est pas dangereuse. Seule la position inclinée des ouvriers, nécessitée par la minutie du travail auquel ils se livrent, est à éviter, ce qui se réalise en donnant aux tables une hauteur convenable.

Pour éviter les coupures parfois graves produites pendant la manutention ou le transport des grandes *glaces* ou des grandes feuilles de verre, M. *Girimel*, directeur, à Marseille, du dépôt des glaces de Saint-Gobain, Chauny et Cirey, a inventé un vêtement protecteur dont les ouvriers se revêtent.

Ce vêtement se compose :

1° D'une paire de manches en peau de veau, simple au coude pour faciliter le jeu de l'articulation et double sur les bras et avant-bras ; la partie supérieure est perforée de petits trous pour le passage de l'air ;

2° D'un collet en peau de veau ;

3° D'une ceinture de gymnastique reliée au collet ;

4° D'une casquette en cuir à large visière, à fond doublé d'une toile métallique pour préserver le dessus de la tête. Cette casquette à soufflet est munie intérieurement de ressorts en acier qui amortiraient le choc en cas d'accident.

CHAPITRE VIII

INDUSTRIE DU BOIS

Le bois équarri plus ou moins grossièrement aux environs des forêts, où il a été abattu, est envoyé dans les ateliers spéciaux de façonnage.

Les machines à travailler le bois peuvent compter parmi les plus dangereuses, tant par la fréquence que par la gravité des accidents qu'elles provoquent.

La matière première par son manque d'homogénéité, la nature essentiellement variable des produits à obtenir si différents de tailles et d'aspect, la rapidité d'action des outils employés sont autant de sources d'accidents, autant d'empêchements à la protection efficace d'un travail qui n'est possible, que dans certaines conditions nettement déterminées, conditions la plupart du temps incompatibles avec l'emploi d'appareils de sécurité.

SCIES CIRCULAIRES

Les blessures auxquelles sont soumis les ouvriers travaillant le bois avec des *scies circulaires*[1] sont produites :

A. Par contact direct avec la denture du plateau ;

B. Par la projection d'éclats de bois, de fragments de plateau ou de la pièce en œuvre.

1. Association pour prévenir les accidents de fabrique (Mulhouse).

Les premières sont occasionnées principalement :

1° Quand, en achevant le sciage, l'ouvrier est obligé d'avoir les mains trop rapprochées de la denture;

2° Quand l'ouvrier cherche à éloigner, après sciage, les pièces qui restent près du plateau;

3° Quand l'ouvrier achève le sciage machinalement, soit parce qu'il est aveuglé par les éclats de bois ou de sciure projetés par la scie, soit parce que son attention est détournée;

4° Par contact avec le plateau de scie, en dessus ou en dessous de la table par suite d'imprudence ou de chutes.

Les blessures par projection se produisent :

1° Lorsque le chemin ouvert par le tranchant des dents se referme derrière le plateau de scie, ce qui arrive surtout avec des bois de nature fibreuse, verts ou humides. Serré comme par les mâchoires d'un étau, le plateau emmène la pièce, la soulève brusquement en entraînant les mains de l'ouvrier contre la denture et le rejette en arrière sur l'ouvrier;

2° Lorsque l'ouvrier ne guide pas le bois parallèlement au plateau ou que la pièce dévie par suite de la présence de nœuds ou de fente;

3° Lorsque l'affûtage est mal fait, ou la voie inégale;

4° Lorsque le plateau est gondolé ou mal fixé sur l'arbre.

Dans ces trois derniers cas, la pièce est accrochée et lancée comme précédemment.

La projection de dents ou d'éclats de plateaux est due aux causes B 3° et B 4°, à l'échauffement d'un plateau qui a peu de voie ou aux nœuds d'un bois sec, mobiles dans leur enveloppe.

Ceci sans tenir compte de l'inhalation des poussières de bois qui affectent les organes respiratoires, comme il a été dit dans un chapitre précédent.

On évite à l'ouvrier le danger d'avoir les mains prises en accompagnant la pièce aux abords de la denture, soit en amenant de façon mécanique le bois, soit au contraire en faisant avancer l'outil vers la pièce à travailler.

Dans le premier cas, on emploie chariots, pinces, poussoirs, chariots à pinces, chariots oscillants, etc. ; dans le second, on a recourt aux scies pendulaires, chapeaux-guides, etc.

Le travail après sciage, enlèvement des pièces restant près du plateau, des copeaux, des déchets, etc., est rendu inoffensif par l'emploi de couvre-scies.

Les accidents dus au travail machinal, aux conditions défectueuses dans lesquelles il s'opère, à l'inattention, sont évités : les uns difficilement et ne peuvent être prévenus que par des prolongements de couvre-scie, qui, en frappant les doigts de l'ouvrier, l'avertissent ainsi de l'approche de l'outil ; les autres par la construction rationnelle des ateliers quant à la disposition du système d'évacuation des copeaux, poussières, etc., et à l'emplacement des machines par rapport aux portes et fenêtres, sources de distraction.

Les accidents provenant d'imprudences ou de chutes sont prévenus d'une part par les couvre-scie, de l'autre par l'habillement des ouvriers et l'installation même des outils.

Le chemin ouvert par le tranchant des dents est maintenu dans son écartement primitif par des appareils nommés « couteaux diviseurs ».

Le guidage est obtenu par règles parallèles, et on diminue les chances d'accidents provenant de nœuds du bois par l'emploi de chariots à pinces.

Il peut être facilement remédié au mauvais affûtage des scies et à l'inégalité de leur voie; ceci doit faire l'objet d'une inspection régulière.

On évite le gondolement du plateau et la mauvaise fixation par l'emploi de guides spéciaux, tampons-guides, etc. Il est bon de construire des scies d'épaisseur variable, augmentant de la périphérie à l'axe, qui lui-même doit être d'un diamètre suffisant et muni de coussinets résistant à la poussée longitudinale de disques d'ajustement, etc.

Les scies circulaires que nous aurons à citer réalisent, en général à la fois, toutes ces conditions. Elles sont munies de chapeaux de sûreté et de couteaux diviseurs. Le *chapeau de sûreté* doit être construit de telle sorte :

1° Que l'ouvrier puisse voir la denture d'attaque et suivre le trait de scie[1];

2° Que son mode de suspension laisse la table libre sur la plus grande étendue possible pour ne pas gêner le travail;

3° Qu'il résiste suffisamment aux efforts transversaux et longitudinaux;

4° Qu'il permette à l'ouvrier de travailler continuellement ou à de rares exceptions près, sans avoir besoin de le relever ou de le mettre tout à fait de côté.

Pour réaliser ces conditions on se sert de trois genres différents de chapeaux, ce sont :

1° Les chapeaux fixes;

2° Les chapeaux réglables à la main;

3° Les chapeaux à levée automatique.

Les **chapeaux fixes** sont utilisés pour le sciage des bois de grosseur sensiblement identique; ils se composent essentiellement d'une couverture entourant la denture aux endroits où elle ne travaille pas.

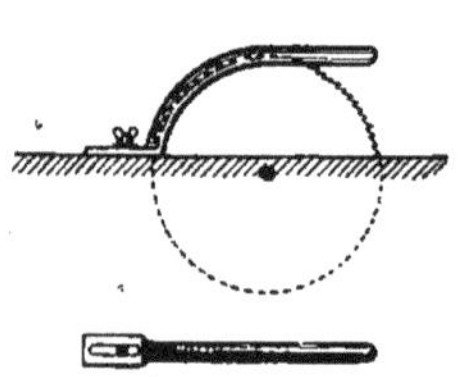

Fig. 333. — Chapeau fixe, (tôle cintrée) pour scie circulaire de faible diamètre.

Une tôle courbée concentriquement à la scie fixée par un écrou à oreilles sur la table, peut être considéré comme le plus simple de ces chapeaux (*fig.* 333).

Un autre dispositif, composé d'une planche mobile autour d'un axe perpendiculaire au plan de la table, qu'un ressort tend constamment à appliquer contre la règle de guidage, peut également rentrer dans cette catégorie et présente en outre l'avantage de presser la pièce à travailler contre la règle parallèle à coulisse (*fig.* 334).

Les **chapeaux réglables à la main** peuvent se ramener au type suivant (système *Nüsperli*). Il se compose d'une cape B en treillis métallique monté sur fers à cornières; cette cape est

1. Association pour prévenir les accidents de fabrique (Mulhouse).

mobile exclusivement dans le sens vertical, par suite de sa fixation

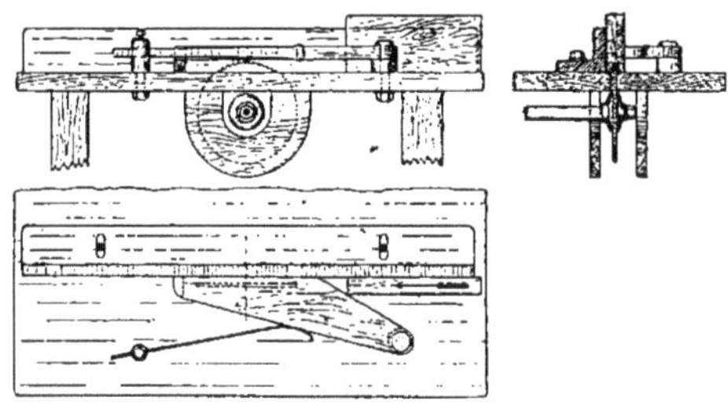

Fig. 334. — Couvre-scie pour scie circulaire de petit diamètre avec couverture en dessous.

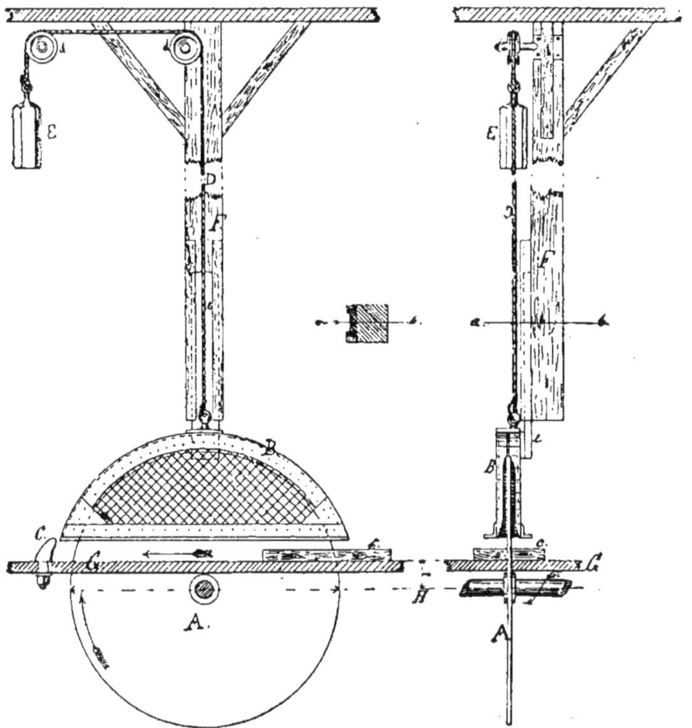

Fig. 335. — Couverture de scie circulaire, système Nüsperli (de Alf. Oehler, à Wildegg).

à une platine-guide *e* coulissant dans le montant F. Un système de poulies de renvoi *d*, corde D, contrepoids E, équilibre le couvre-scie et le maintient à la hauteur qui lui a été donnée. Une vis de pression peut être ajoutée à la platine-guide pour augmenter la sécurité. Le couvre-scie est ouvert du côté du travail (pièce *c*) pour que l'ouvrier puisse suivre le trait de scie (*fig.* 335).

Les **couvre-scies à levée automatique** fonctionnent par suite de leur mise en contact avec la pièce à travailler, qui les soulève par leur avancement de la hauteur voulue.

Le couvre-scie (*système Goede*) se compose de deux cornières entretoisées et soutenues par un tourillon fixé à une poutrelle.

Deux segments de tôle ajourée sont rivés aux cornières et forment capes. Les cornières prolongées au-delà du tourillon équilibrent le système (*fig.* 336).

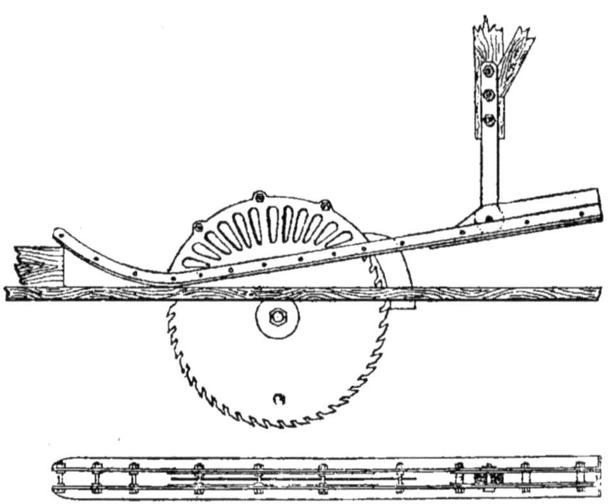

Fig. 336. — Couvre-scie à levée automatique, système Gœde.

La couverture de scie circulaire (*système Pintsch*) se compose d'une cape V en treillis métallique, montée sur un cadre en cornière rivée à une plaque de tôle B, qui a l'avantage de supprimer la projection des copeaux dans l'atelier. Le chapeau est fixé par la charnière C aux montants H, S et équilibré par le système de corde, poulie de renvoi et contrepoids N, R, G (*fig*. 337).

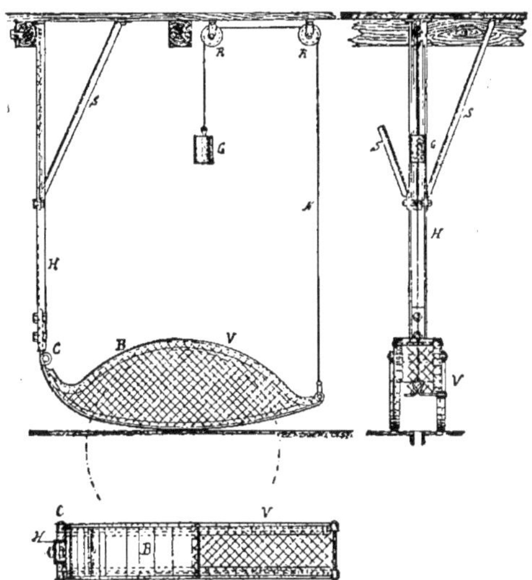

Fig. 337*. — Couverture de scie circulaire, système Pintsch (de Suter et Diener, à Zurich).

La **scie pour bois de chauffage**, montée sur un bâti *a* avec chariots à galets, est munie d'un chapeau fixe *f* qui l'entoure complètement, sauf en avant ; ce chapeau en treillis métallique fixé sur tôle est monté sur une table *c*, mobile sur des galets *b*. La course de cette table est limitée par des équerres. Le mouvement

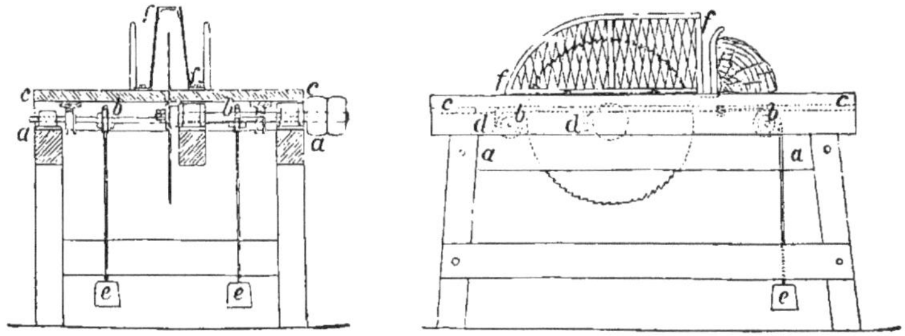

Fig. 338*. — Scie pour bois de chauffage avec chariot à galets.

de rappel de la table est obtenu automatiquement par un système de poulies et contrepoids *e*. Le bois maintenu par des broches est poussé en contact avec la scie, qui se découvre à ce moment seulement (*fig*. 338).

Un système analogue est le suivant : le chapeau est prolongé par un levier coudé dont un des bras traverse le plateau du chariot mobile en dessous duquel il est fixé ; l'autre bras prend appui sur un galet ; au moment de l'avancement du chariot le chapeau se soulève tandis qu'il retombe de par son poids lors du rappel du système.

La scie est couverte en dessous de la table pour éviter les accidents possibles, par un contact fortuit, au moment d'une réparation au système de soulèvement du chapeau (*fig*. 339).

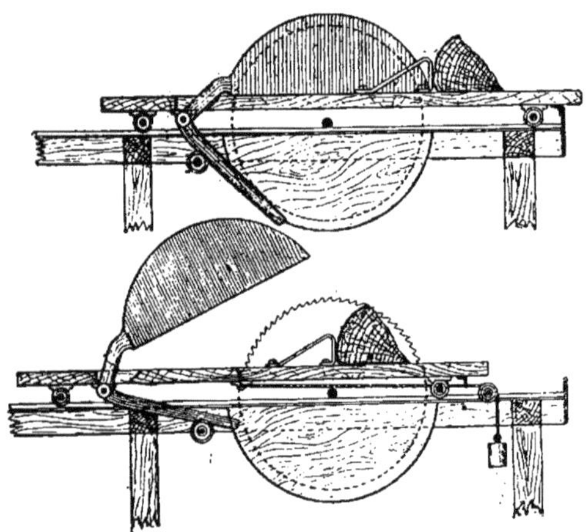

Fig. 339. — Scie pour bois de chauffage avec chariot à galets couvre-scie à levée automatique et couverture en dessous.

Une scie pour bois de chauffage, dite à **chariot oscillant** du modèle suivant, se rencontre souvent dans les ateliers. La pièce de bois est sur une équerre fixée sur des épées solidaires de la tige ; ce système repose sur un taquet qui limite sa course et peut être poussé contre la scie ; un ressort en hélice placé dans la tige provoque un rappel automatique en arrière. La scie est soit nue, soit de préférence recouverte par un chapeau solidaire du levier-pendule,

Le bois peut être ramené contre la scie d'une façon analogue.

le levier-pendule, dans lequel il est fixé, étant dans ce cas suspendu au plafond par pivots et paliers (*fig.* 340).

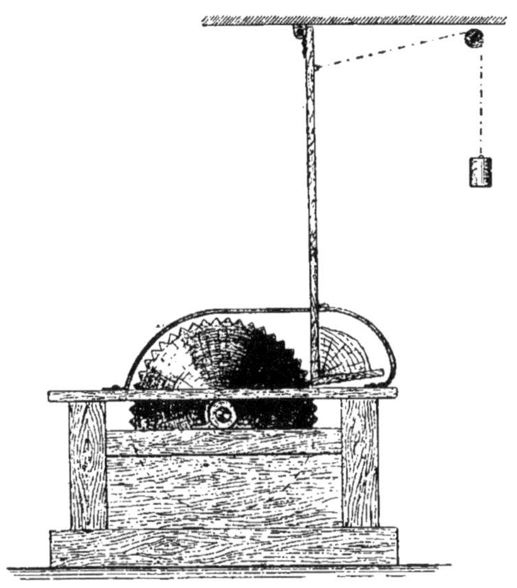

FIG. 340. — Scie pour bois de chauffage à chariot oscillant.

Un système très simple, qui peut être facilement monté sur une scie circulaire existante, est employé à la *fabrique de pâte de bois de Bätterkinden*. Il se compose essentiellement d'un chapeau *c* fixé à une tige *d* mobile autour du pivot *e* dans les paliers *f* fixés au plafond. La pièce de bois J poussée contre la scie chasse devant elle le chapeau, qui reprend automatiquement sa place sans balancement, par suite de la chaînette *h*, qui le maintient à sa distance du mur *g* après le travail.

La scie *b* est montée sur le bâti *a*, qui supporte une couverture en dessous (deux parois en bois *i*) (*fig.* 341).

Les **scies à pendule** sont de deux sortes : les unes sont affectées d'un mouvement pendulaire qui tend à ramener leur tige de suspension dans la position verticale ; les autres, équilibrées par des contrepoids, ont constamment leur tige de suspension dans une position sensiblement horizontale.

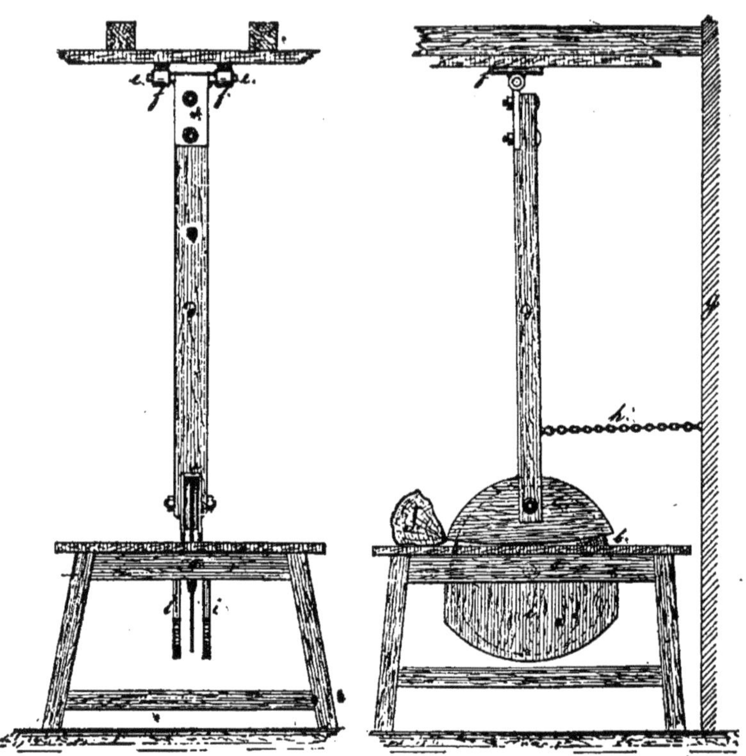

FIG. 341*. — Couverture à pendule pour scie de bois de chauffage (de la fabrique de pâte de bois de Bätterkinden).

Les premières sont en général protégées de la manière suivante : un chapeau fixé directement à la tige de suspension laisse découverte la moitié inférieure de la scie ; cette dernière au repos tourne entre des parois faisant corps avec la table de travail. Une sorte d'étrier formant avant-bec au chapeau agissant comme avertisseur peut être construit pour chasser la main restée libre devant la scie. On peut remplacer les parois protégeant la scie à l'état de repos, par une coiffe en deux parties mobiles autour de l'axe de la scie, et pouvant s'écarter au moment du travail (*Système Fleck*) (*fig*. 342 et 343).

Le contrepoids immobilisant la scie à son état de repos doit être protégé contre les atteintes de la malveillance par une gaine.

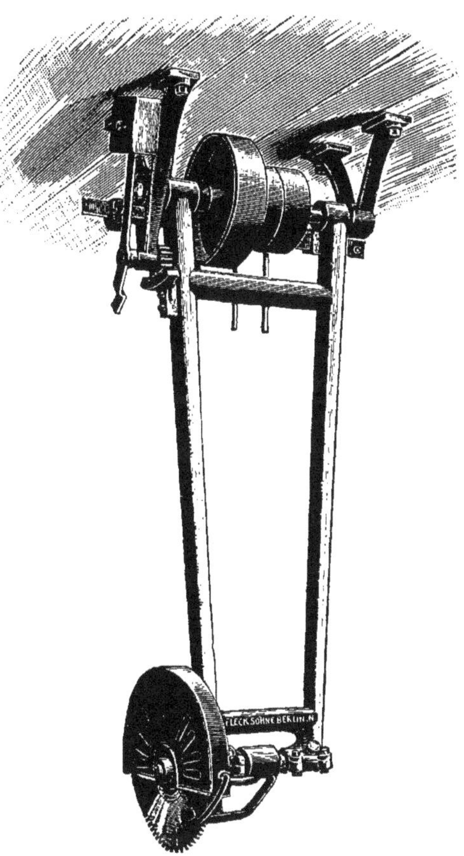

Fig. 342. — Scie à pendule, système Fleck.

Le chapeau des scies pendulaires du second genre est levé à l'état de repos ; la scie s'abaissant alors dans l'intérieur du bâti, celui-ci ne doit se placer que pour couvrir la scie pendant sa période de travail. Ce résultat est obtenu par un système de leviers ; dans certains cas, les leviers transmettent le mouvement de la tige de suspension au chapeau ; dans d'autres, au contraire, le mouvement d'abaissement du chapeau provoque la levée de la tige de suspension et par conséquent de la scie (*fig*. 345).

Les copeaux, esquilles et poussières, peuvent être soit entraînés par un appel d'air, soit arrêtés par des planches de sûreté.

Nous étudierons par la suite l'enlèvement pneumatique des déchets.

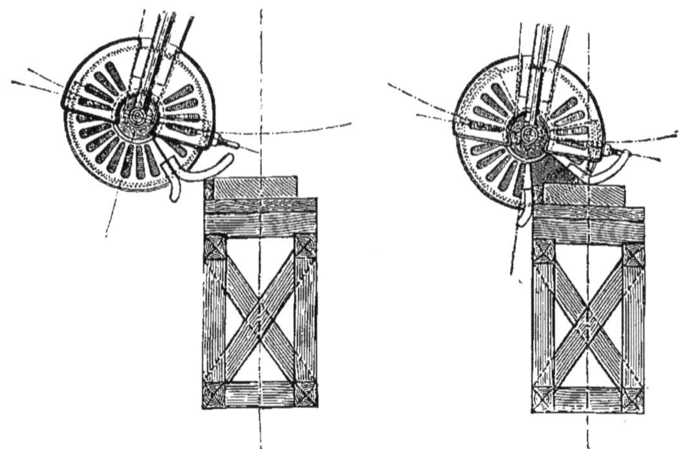

Fig. 343. — Scie à pendule, système Fleck.

La **planche de sûreté** qui fait l'office de couvre-scie est du système suivant (*fig.* 344) :

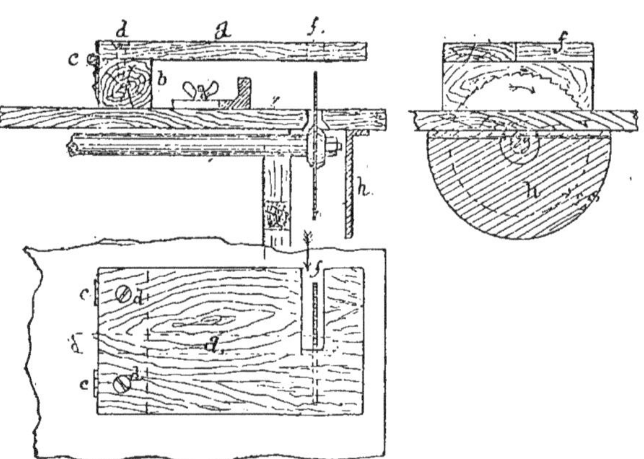

Fig. 344. — Planchette de sûreté pour scie de faible diamètre et couverture en-dessous.

Une planchette *a*, échancrée en *f*, mobile autour d'une charnière *c*, est fixée sur une pièce *b* par des vis ou écrous *d*.

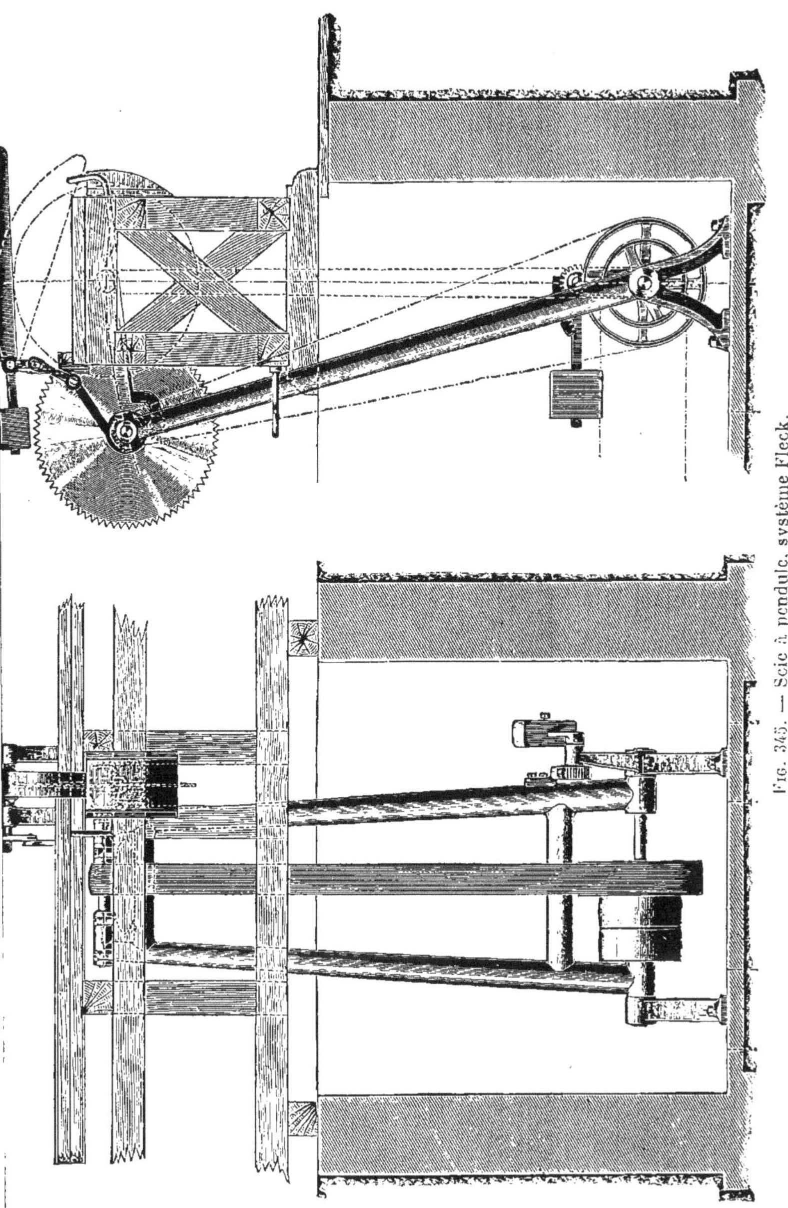

Fig. 345. — Scie à pendule, système Fleck.

Les blessures de la quatrième catégorie sont évitées, ainsi qu'il a été dit, par l'installation de l'atelier et l'habillement du personnel.

Les scies circulaires doivent être montées dans des ateliers largement éclairés, espacées les unes des autres, installées sur un sol suffisamment résistant pour amortir les vibrations transmissibles au plateau. Les fenêtres seront translucides et non transparentes, les portes masquées, l'accès des locaux de travail défendu, pour diminuer les chances de distractions. Les vêtements ajustés éviteront, comme dans les autres ateliers utilisant les machines-outils, de graves accidents. Le port des gants doit être absolument interdit.

Les accidents de la classe B sont évités par le moyen de **couteaux diviseurs** qui empêchent les pièces sciées de se refermer en arrière de la scie. On les affûte du côté de la denture pour faciliter le passage du bois.

Le couteau doit être muni d'une coulisse *a* permettant de le fixer en *b*, le plus près de la denture, quel que soit le diamètre du plateau (*Système Gœde*) (*fig.* 346).

Le couteau diviseur et le couvre-scie sont, en général, deux pièces différentes; on peut cependant les rendre solidaires l'une de l'autre.

Le couteau diviseur de la *Fabrique de machines de Landquart* se compose d'une plaque en tôle d'acier S entaillée à ses deux extrémités : la fente inférieure N sert à la fixation du couteau par un boulon R à tête de gendarme sur une plaque P, munie de deux rainures L, fixée sur la traverse A du bâti de la scie. La plaque P est éloignée de 4 centimètres environ du plateau, pour éviter tout frottement, au moyen d'une fourrure U rivée au couteau.

Le taquet *r*, qui s'ajuste dans la rainure L, empêche le boulon R de tourner pendant le serrage.

On peut remarquer sur le croquis de détails que l'épaisseur *s* du couteau est égale à la voie de la scie, donc plus grande que l'épaisseur même du plateau.

La fente supérieure J sert à la fixation par l'écrou à oreilles F du couvre-scie B. Le couvre-scie se compose d'un cintre en bois

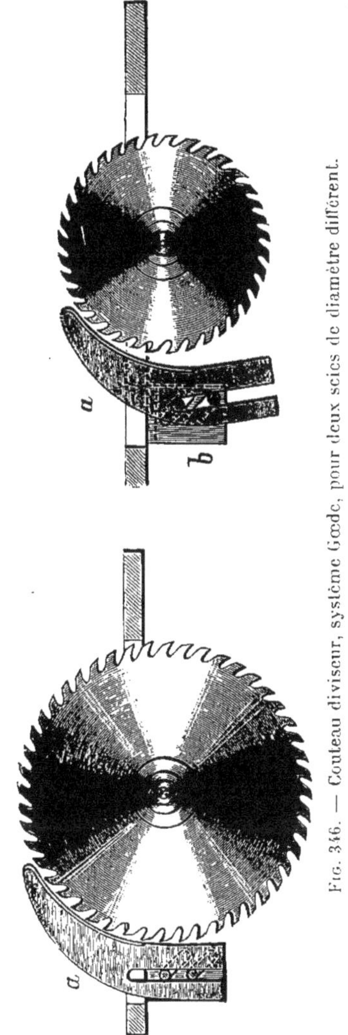

Fig. 346. — Couteau diviseur, système Gœde, pour deux scies de diamètre différent.

dur qui conserve la position qui lui a été donnée avant la mise en marche.

Le cintre est garni intérieurement de deux plaques en fer F, qui empêchent l'usure du bois, par suite des changements de position qu'on lui donne.

Une ouverture L permet à l'ouvrier de suivre le trait de scie. La forme de la fente J facilite le très grand rapprochement du chapeau contre la scie.

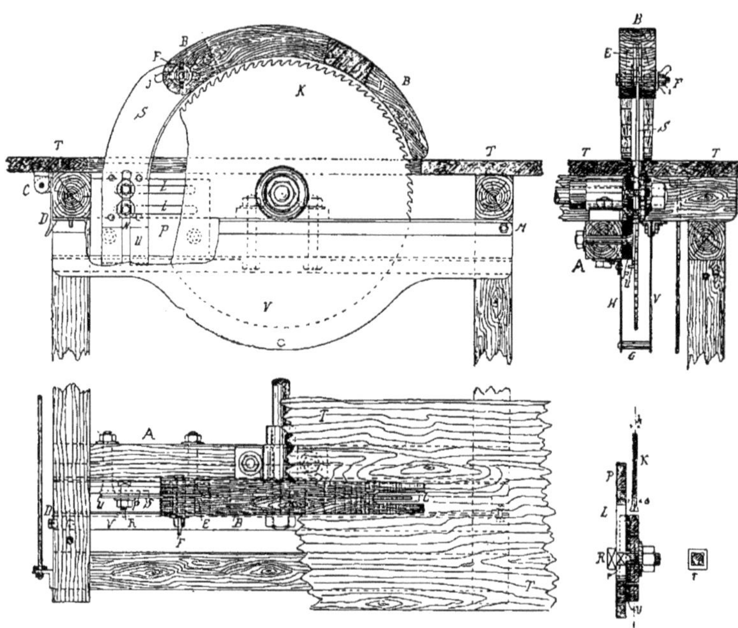

FIG. 347 *. — Couteau diviseur (de la fabrique de machines de Landquart).

Le bâti est muni d'une protection en dessous ; ce sont deux plaques HV, entretoisées par un boulon G ; la plaque V est facilement démontable : elle peut pivoter autour de l'axe M, après que l'écrou G a été enlevé et, le crochet à ressort D, tiré (*fig.* 347).

Parmi les très nombreux systèmes de **chariots à pinces** nous citerons le chariot *Gœde*. La pièce de bois est maintenue sous les griffes, terminant un levier coudé, et elle est amenée par le chariot au contact de la scie, qui est munie d'un couvre-scie à levée automatique pivotant autour du couteau diviseur (*fig.* 348).

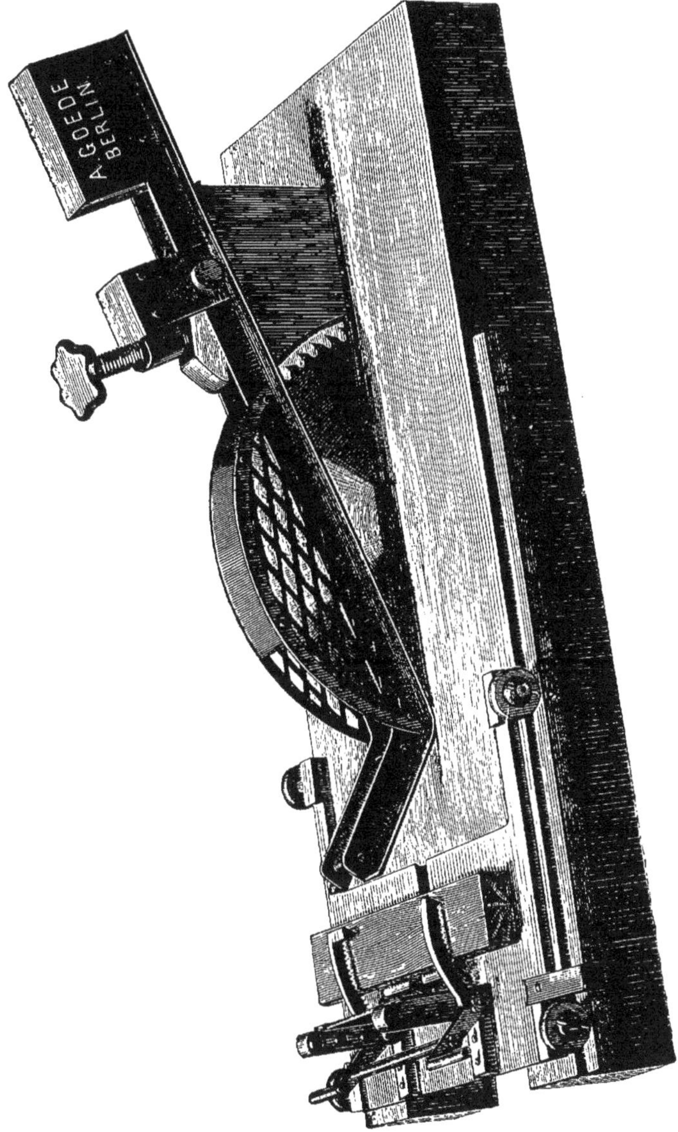

Fig. 348. — Chariot à pince.

La scie pour bois de chauffage avec chariots à galets, que nous avons citée en premier lieu, peut être munie d'une pince : elle est fixée par une charnière au couvre-scie et applique le bois à débiter contre l'équerre ou les branches d'appui.

Un autre dispositif se compose d'un levier qui, au lieu d'être fixé au couvre-scie, prend appui sur les équerres, par l'intermédiaire d'une charnière et d'une tige coulissable dans celles-ci (*fig.* 349).

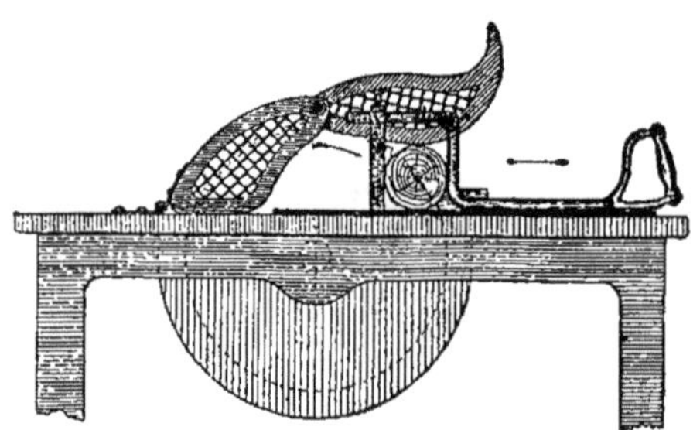

Fig. 349. — Chariot glissant à pince avec couvre-scie articulé et couverture en dessous.

La scie à *chariot glissant*, à laquelle est appliqué ce système, est munie d'un couvre-scie à levée automatique (le couvre-scie est en deux parties : la partie avant est mobile par rapport à l'autre, autour d'une charnière ; la partie arrière et, par conséquent, tout le système, peut être soulevée pour découvrir la scie, par suite de sa fixation à charnière sur la table).

Les **guides** qui doivent empêcher le fouettement de la lame sont, soit des vis placées de part et d'autre de cette dernière dans des nervures venues au-dessous de la table, soit des tampons de filasse graissée maintenus en arrière de la denture d'attaque dans la rainure de la table.

Il a été construit un nombre incalculable de couvre-scies et de chapeaux de sûreté pour scies circulaires. Ces appareils ont fait l'objet d'un concours ouvert en 1897, par l'Association des Industriels de France contre les accidents du travail, à la suite duquel MM. Oberlin, Lebrun, Fleuret, Leblond, Hugo, Appler, Fourneron, Wigand, Alexandre et Picart ont été récompensés.

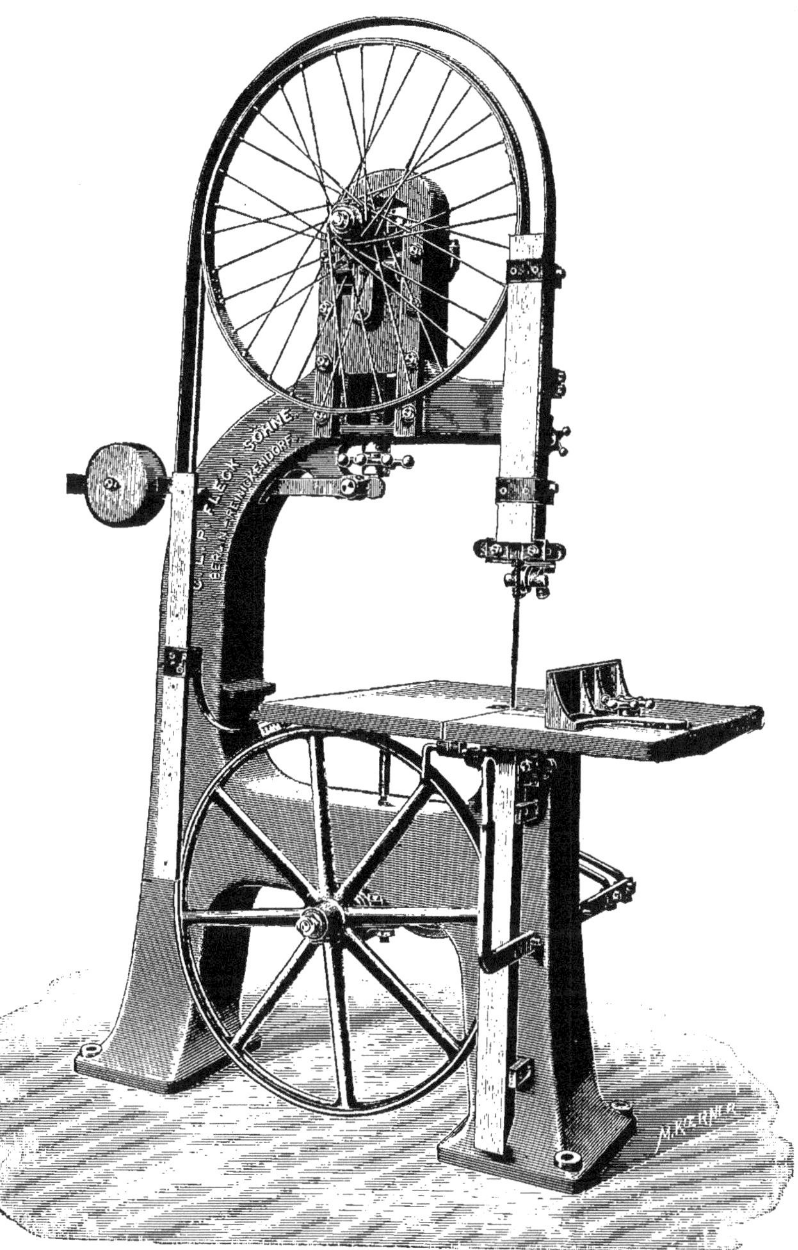

FIG. 350. — Scie à ruban.

SCIES A RUBAN

Les scies circulaires peuvent être avantageusement remplacées par les **scies à ruban.** Ces machines se composent de deux poulies : l'une est actionnée mécaniquement, et transmet son mouvement à l'autre par la scie elle-même. Elles nécessitent, d'une part, la protection des poulies de grand diamètre (entourage pour éviter le guillotinement par leurs bras, qui a, de plus, l'avantage d'éviter le fouettement des extrémités de la lame en cas de rupture) et d'autre part, la protection de la scie elle-même ; on encage à cet effet le ruban à sa partie inactive dans des caisses à charnières permettant l'ouverture d'un de leurs côtés, pour le démontage de la lame (*fig.* 350 et 351).

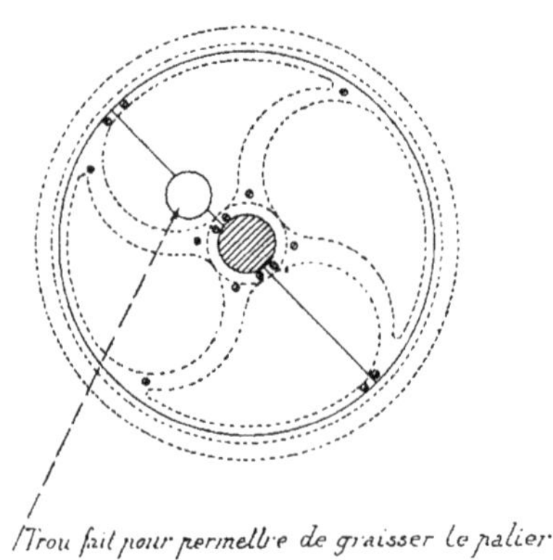

FIG. 351. — Tôles de protection recouvrant les bras des volants et formant disque complet (établissements Schneider.)

Parmi les nombreux outils spéciaux composés d'une ou plusieurs scies que l'on rencontre dans l'industrie du bois nous citerons seulement deux *machines servant à débiter les grosses pièces de bois.*

1° **Scie à châssis horizontale** (à grumes) (*fig.* 352). — Le système de transmission de la force (poulie, plateau-manivelle, tête de bielle), est entouré de barrières en bois qui en empêchent l'approche et évitent les accidents que nous avons relatés dans le chapitre des transmissions. Les accidents qui pourraient survenir par cisaillement entre les montants du châssis de la scie et ses guides sont prévenus, soit par la construction d'une cloison contre le bâti de la machine, soit par des garde-fous fixés au prolongement des guides.

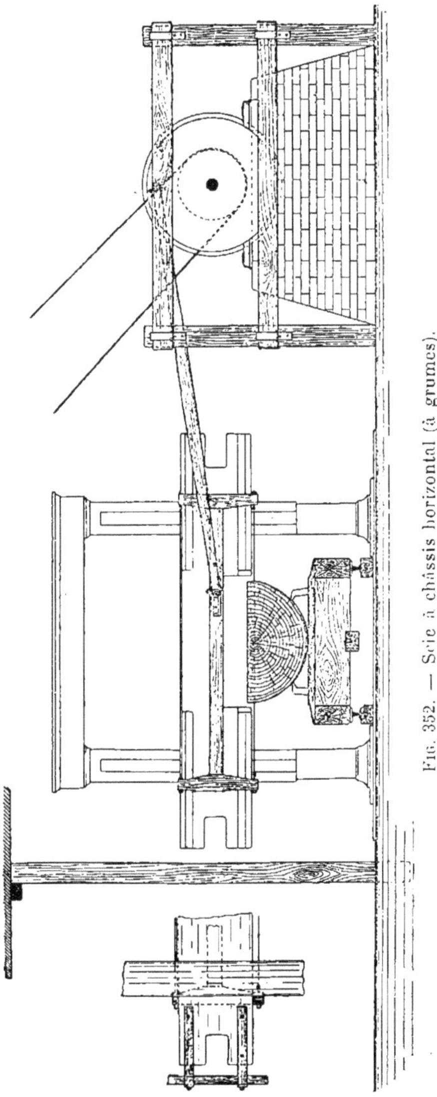

Fig. 352. — Scie à châssis horizontal (à grumes).

2° La **scie verticale alternative** à châssis (*fig.* 353), construite sur deux étages, est protégée de la façon suivante : dans le sous-sol, nous trouvons les garde-fous, graisseurs de pièces en mouvement dont il a été parlé aux généralités. Les orifices du plancher de l'étage de travail sont entourés de boîtes en bois, l'une d'elles servant en même temps de couverture à un engrenage d'angle.

Le cisaillage par la tête de bielle est évité par une plaque en tôle fixée au bâti par boulons et entretoises.

Les rouleaux d'entraînement supérieurs qui empêchent le renversement et le soulèvement des pièces de bois, sont eux-mêmes soutenus dans leur guidage par des taquets à chaînettes qui s'opposent à leur chute. Les engrenages d'angle de la partie supérieure sont couverts par une boîte en tôle.

RABOTEUSES

Les *machines à raboter le bois* ne sont dangereuses qu'autant qu'elles sont utilisées pour le travail des pièces minces (machines à blanchir) ou que l'ouvrier procède au nettoyage et à l'enlèvement des copeaux pendant la marche de la machine. Il faut aussi noter les accidents qui peuvent provenir dans l'atelier d'un couteau mal fixé, accidents qu'il est facile d'éviter par la visite régulière de la machine et la vérification du serrage des écrous.

Ces accidents ne se produisent pas aux raboteuses pour grande épaisseur, par suite de l'emploi de *rouleaux cannelés* amenant automatiquement le bois.

Dans les machines à blanchir, l'ouvrier risque de se faire enlever les doigts dépassant la pièce qu'il amène sur l'outil, et peut être blessé par le soulèvement ou le rejet du bois, accidents semblables à ceux qui nécessitent l'emploi de couteaux diviseurs avec les scies circulaires.

Le soulèvement et le rejet se produisent en général dans les cas suivants[1] :

1. Association pour prévenir les accidents de fabrique (Mulhouse).

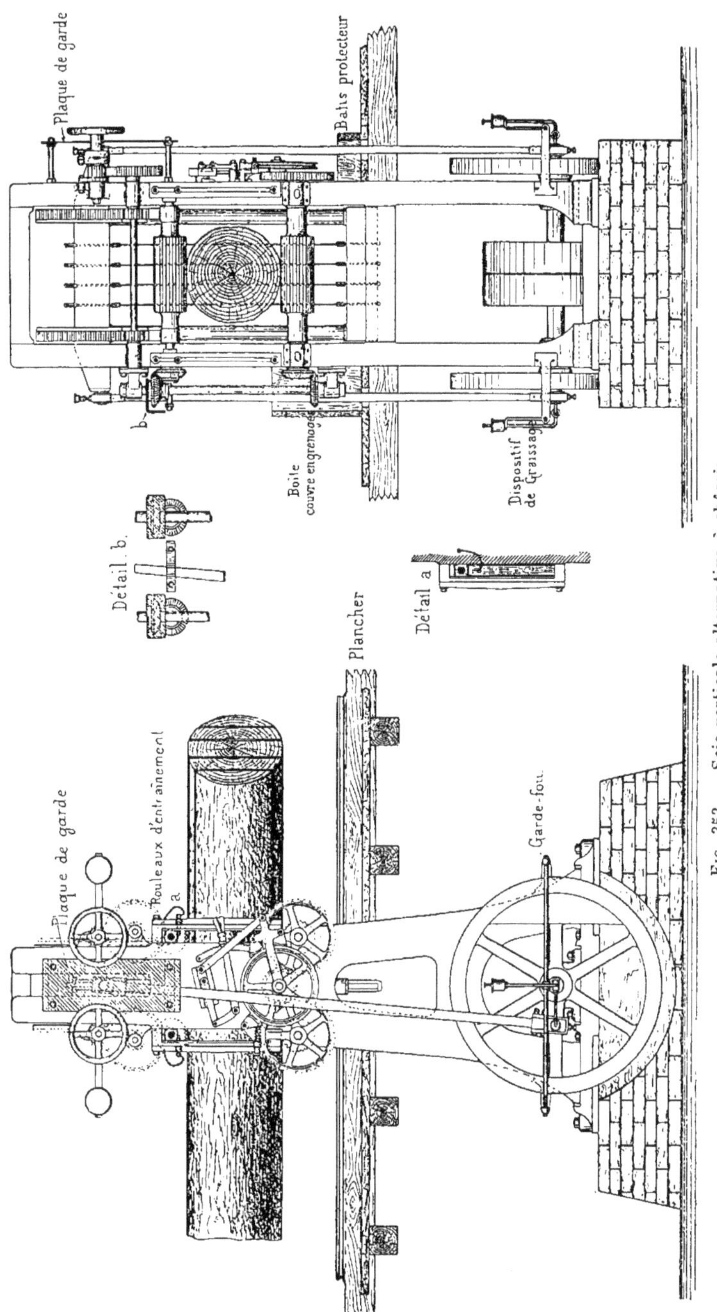

Fig. 353. — Scie verticale alternative à châssis.

1° Lorsque l'ouvrier avance trop rapidement le bois, que ce dernier est non homogène ou pourvu de nœuds;

2° Lorsque la pression des mains est inégalement répartie sur le bois;

3° Lorsque les couteaux sont émoussés, inégalement affûtés ou mal réglés, ou qu'ils tournent à une trop faible vitesse par suite du manque de tension des courroies motrices;

4° Lorsque la table postérieure est mal réglée par rapport aux couteaux ou que la différence de hauteur entre les deux tables est trop grande.

Le plan de la table postérieure doit être réglé de telle sorte, relativement au niveau supérieur des couteaux, que le bois, au fur et à mesure de son avancement, puisse s'appuyer en plein sur cette table.

La pratique du travail, la vérification de l'affûtage et du

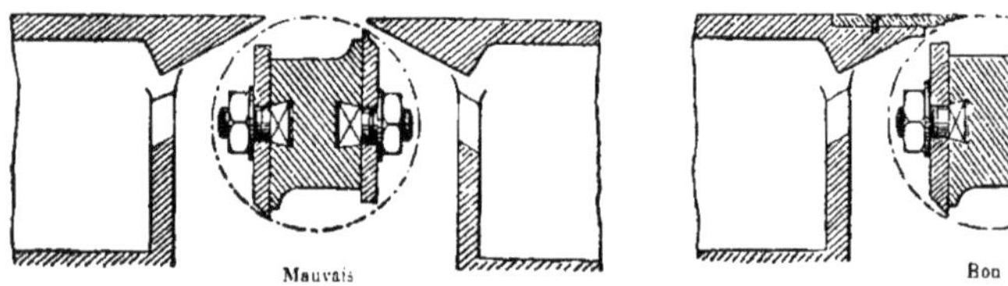

FIG. 354. — Machines à raboter, réduction du vide entre deux tables.

réglage sont les seules précautions à prendre, avec l'emploi de rabot de diamètre minimum de rotation (pour réduire l'écart entre les deux tables). Il est bon, pour affûter les bords des tables, d'employer des lames d'acier amovibles, fixées au moyen de vis sur des portées ménagées à cet effet (*fig.* 354).

On évite les prises de doigts au moyen de la couverture des couteaux et de l'emploi de pinces et poussoirs.

La couverture de couteaux la plus simple consiste en une tôle cintrée, ayant un diamètre égal à environ trois fois l'ouverture de la table, montée sur une tige pivotant autour d'un axe vertical, dans un palier fixé à la table. Cette tôle s'écarte, devant la poussée de la pièce à travailler, de la largeur de cette dernière, et revient automatiquement en place, après son passage, par un rappel de cordes, poulies de renvoi et contrepoids (*fig.* 355).

Une couverture de raboteuse de *Paul Huber* basée sur le même principe est la suivante : elle se compose d'une plaque en tôle S,

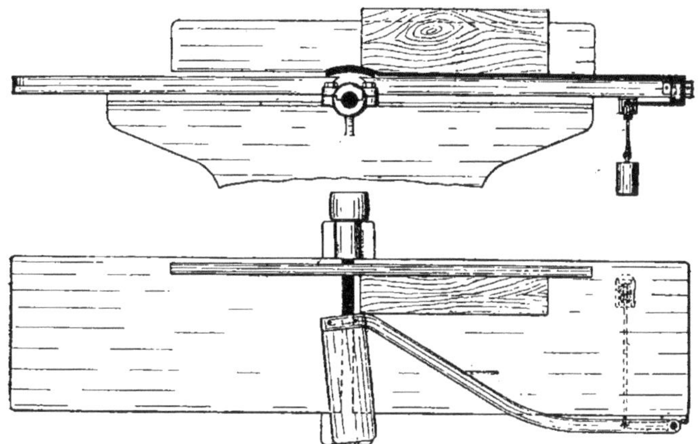

FIG. 355. — Couverture de couteau pour raboteuse étroite.

renforcée par une équerre W qui peut pivoter autour de l'axe Z, au moyen de la douille B à laquelle elle est fixée. En temps nor-

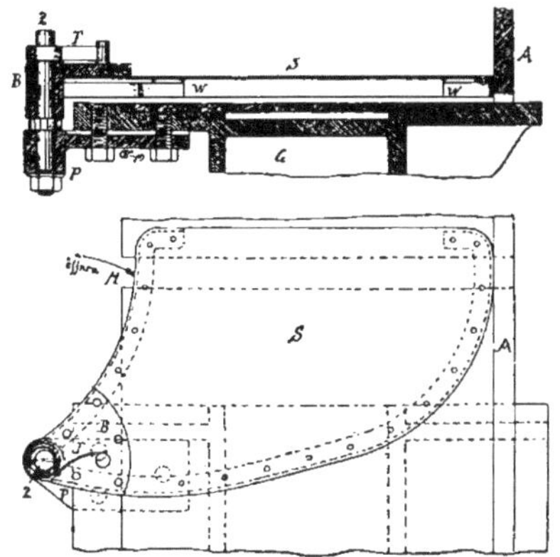

FIG. 356*. — Couverture de raboteuse, système Schmalz (de Paul Huber, à Wattwyl).

mal, un ressort F vient l'appliquer contre la règle-butoir A. Au moment du travail, la pièce de bois à raboter chasse devant elle la plaque, qui découvre ainsi la portion utile des couteaux M.

La plaque de tôle revient automatiquement à sa place, après

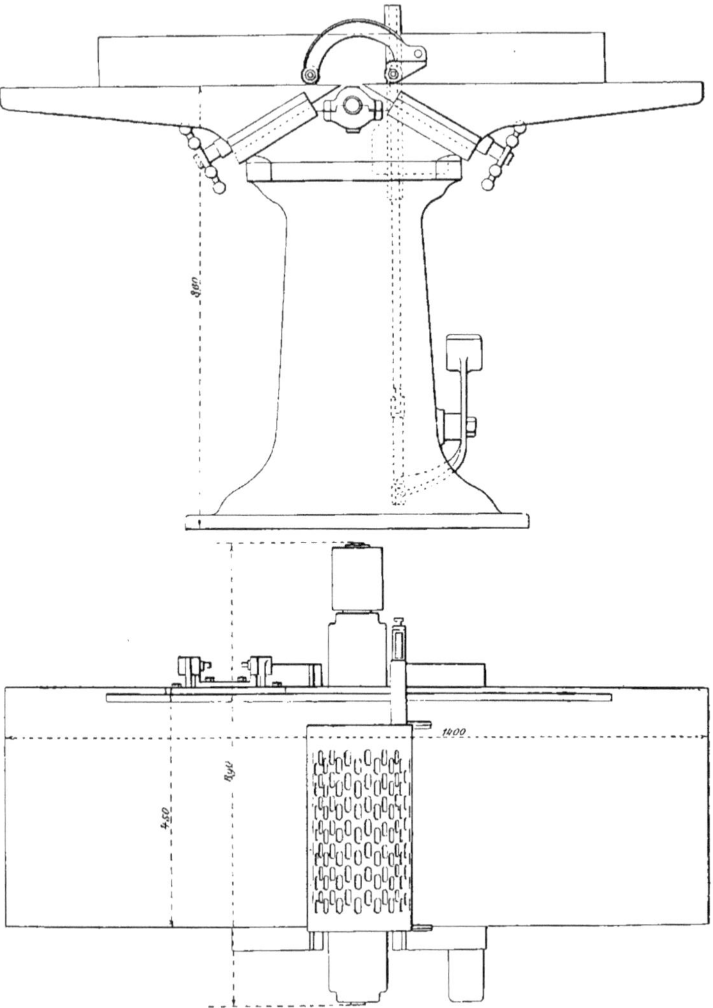

Fig. 357. — Couverture de raboteuse de Adolphe Fitze, de Burbach.

le passage de la pièce de bois servant ainsi d'arrêt contre un recul possible.

Le support P du tourillon est de forme quelconque et forgé suivant la construction du bâti (*fig.* 356).

Le protecteur *Adolphe Fitze* (Burbach) se compose d'une tôle cintrée, ajourée, qui se soulève au pied, par tiges et leviers, et retombe ensuite par son propre poids . Des rouleaux fixés sur les génératrices extrêmes facilitent le passage des pièces à raboter (*fig.* 357).

Le protecteur *Goede* se compose d'une tôle ondulée *a* ; cette tôle est montée dans un châssis *c*, qui est lui-même fixé sur deux tiges *d* coulissant dans des manchons *e* maintenus contre le bâti par deux prisonniers. Le système est équilibré par cordes, poulies de renvoi, contrepoids *f*, *g*, *h*, et tend constamment à prendre la position indiquée sur la figure. Il se soulève au moment du passage de la pièce à travailler et retombe sitôt après son passage. Une bague *i*, avec vis de pression, peut cependant limiter cette descente s'il en était besoin (*fig.* 359).

Le protecteur pour rabotteuse de *Krumrein et Katz* est spécialement construit pour le travail de pièces lourdes et longues (menuiserie du bâtiment). Il facilite en effet le retour en arrière des bois devant subir de nouvelles opérations. Il se compose d'une équerre W_1, située au-dessus de la rainure servant de pro-

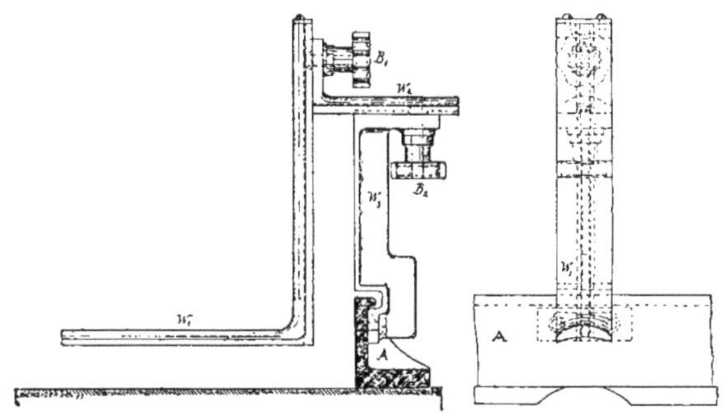

FIG. 358*. — Couverture pour raboteuse (de Krumrein et Katz, à Stuttgart).

tecteur. Cette équerre W_1 est fixée à l'épaulement A du bâti, par l'intermédiaire des supports W_2, W_3. Des vis de pression B_1, B_2 permettent le déplacement vertical et horizontal de l'équerre

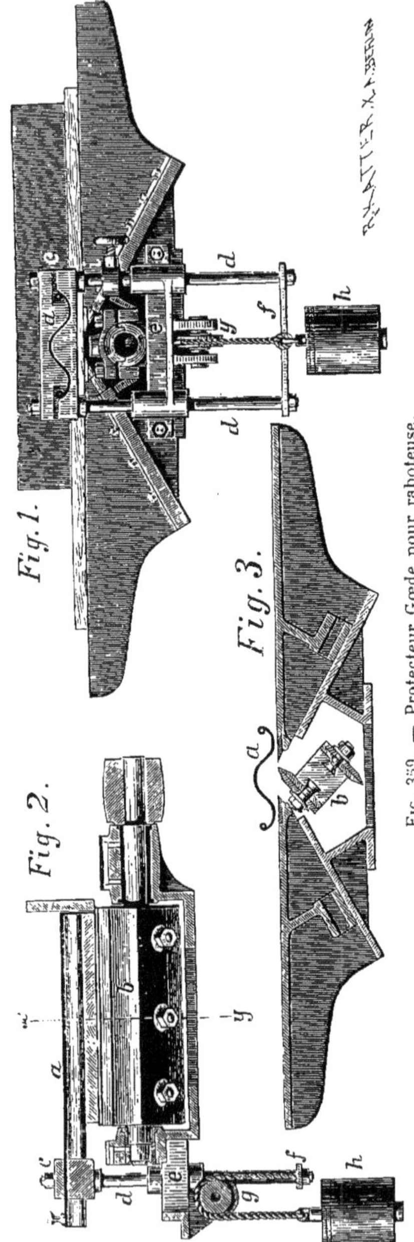

Fig. 359. — Protecteur Gœde pour raboteuse.

1. Vue extérieure ; — 2. Coupe transversale ; — 3. Coupe suivant x y.

protectrice. On peut remplacer cette manœuvre, qui est longue dans le cas de changement fréquent d'épaisseur des bois à travailler, par un système d'écrou et tige filetée avec volant ou manivelle (*fig.* 358).

L'appareil à pression pour moulures de *L. Kirchner* est muni

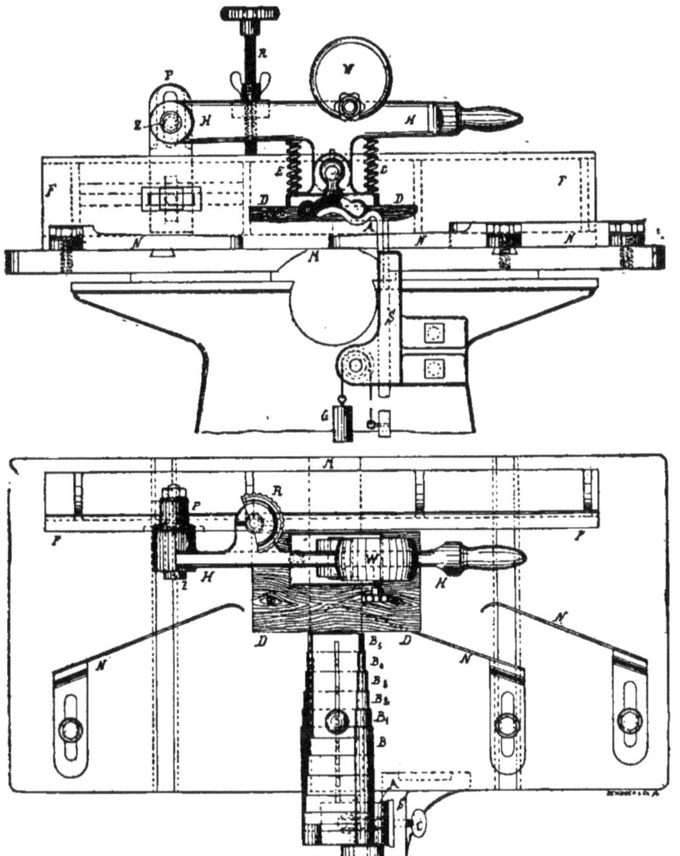

Fig. 360*. — Couverture de raboteuse (de Kirchner et Cie, à Leipzig).

d'une couverture de raboteuse. Un certain nombre de feuilles de tôle B, B_1, B_2, B_3, B_4, B_5, qui peuvent s'emboîter les unes dans les autres, couvrent l'ouverture du couteau. Ce système, équilibré par les cordes, poulies de renvoi et contrepoids, est monté sur la tige A qui s'engage dans le support S du bâti, où elle peut être fixée par la vis de pression C.

L'appareil de pression pour moulure est lui-même composé d'un support P fixé à la règle guide F. Le tourillon Z du levier H s'engage dans sa rainure plus ou moins haut suivant besoin. Une vis de pression R complète le système, fixant la position du levier et, par suite, de la planchette D qui le soutient. Cette planchette peut pivoter autour de son point de fixation, mouvement limité par deux ressorts à boudins. La hauteur de la planchette au-dessus du plateau sert à empêcher son contact avec ce dernier, après le passage de la pièce à travailler. Un poids W maintient normalement la planchette en contact avec le bois à façonner, qui est lui-même appliqué contre la règle F par les ressorts N (*fig.* 358).

Les **poussoirs,** qui doivent toujours être employés pour le rabotage des petites pièces, se composent essentiellement d'une latte A traversée de clous ou supportant une semelle en caoutchouc vissée contre un support B à poignée C. Dans le cas de pièce moulurée, on remplace la latte à pointe par des fourrures épousant la forme de celles-là (*fig.* 361).

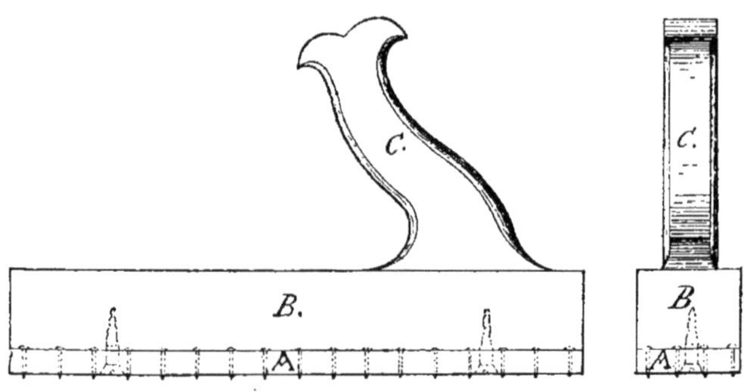

FIG. 361*. — Chapeau-guide pour raboteuse (poussoir).

Les **pinces** sont basées sur le principe suivant :

Sur un levier *abc*, guidé par la rainure *rs*, de la règle parallèle, est venue une tige m, dont l'extrémité est dentée. Sur cette tige on fixe par des écrous à oreilles un système d'équerres ef, l'équerre f étant munie d'une pointe h. L'inclinaison du levier par rapport à la table est donnée par la vis de pression d. La pièce g à travailler étant placée entre les dents m et la pointe h,

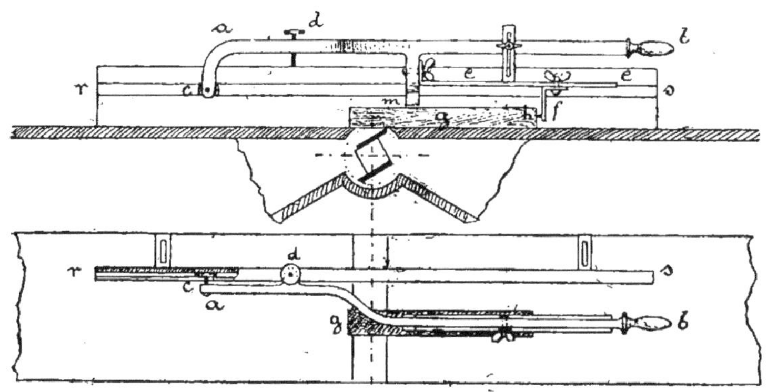

Fig. 362. — Pince système J. Lex, pour le travail des bois minces.

il suffit de faire coulisser l'appareil dans la rainure pour effectuer le travail sans danger et obtenir la mise en contact (*fig.* 362).

FRAISEUSES

Un des dispositifs les plus employés pour empêcher la mise en contact des mains avec la *fraise* est le suivant :

Un disque en fonte à bords arrondis ou en bois, d'un diamètre supérieur à celui de la fraise, est fixé au-dessus de celle-ci par écrou et contre-écrou, les angles de ceux-ci ayant été limés pour supprimer toute saillie (*fig.* 363).

On peut remplacer ce disque, qui fait corps avec l'outil, par un anneau de sûreté. L'anneau R situé au-dessus du porte-lame M est fixé à une tige A qui peut coulisser dans une noix N à vis de pression. Cette noix est elle-même mobile verticalement le long de la tige B fixée sur la table par l'intermédiaire de la semelle boulonnée C. L'anneau présente, en outre, l'avantage de pouvoir servir d'appui à la main de l'ouvrier pendant le travail (*fig.* 364).

Une cloche soudée à une tige excentrique, qui peut coulisser dans une gaine se trouvant à l'extrémité inférieure d'une poutrelle pendante, se rencontre également parmi les appareils de protection de fraises.

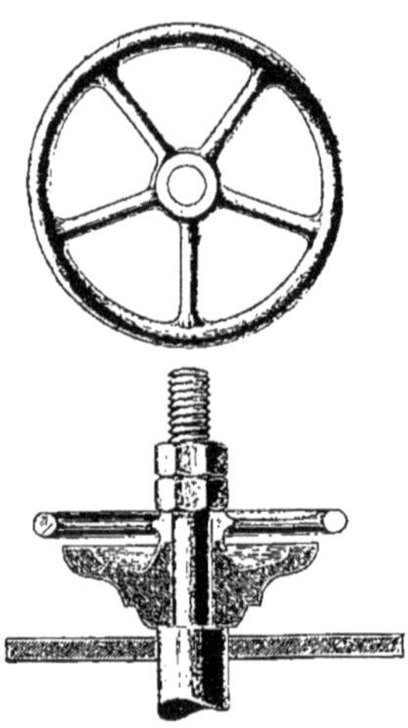

Fig. 363. — Dispositif de protection pour fraiseuse.

Ce dispositif, comme le précédent, se place à la hauteur voulue, dégage facilement l'outil pour les réparations et, de plus, formant panier autour du porte-couteaux, peut arrêter dans leur trajectoire à travers l'atelier les lames ou leurs débris en cas d'accident (*fig.* 365).

Un *guide pour fraiseuse* qui semble donner d'excellents résultats se compose d'une pièce en bois *a* coulissant sur la table au moyen de deux boulons avec écrous à oreilles engagés dans des rainures. La pièce *a* est chanfreinée à l'arrière de

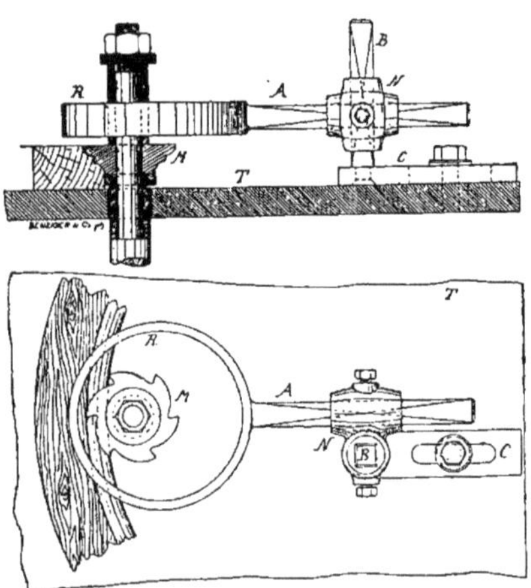

Fig. 364*. — Anneau de sûreté pour machines à fraises, système Herzog (*de Schweiter et Meili, à Zurich*).

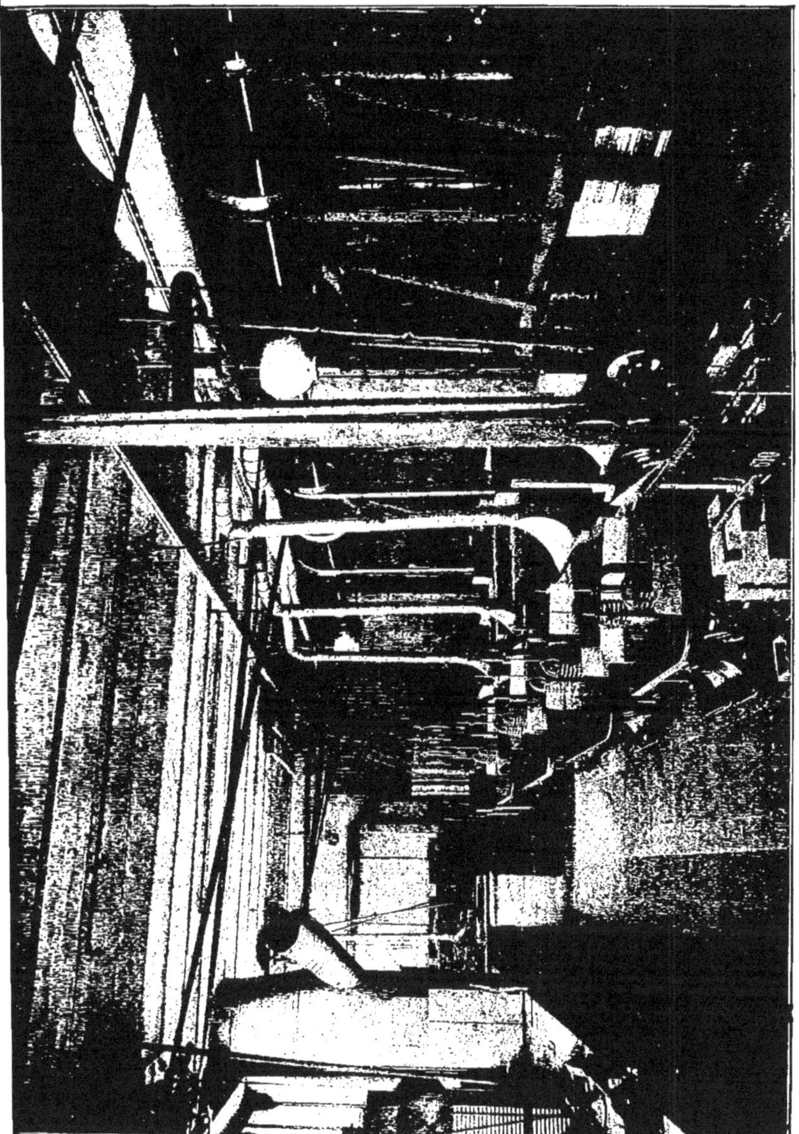

Fig. 365. — Cloches puor fraiseuses.
L'atelier est installé pour l'enlèvement des copeaux, poussiè etc. (Sturtevant).

l'outil pour faciliter l'évacuation des copeaux, tandis qu'une pièce *b* fixée sur elle empêche tout contact des doigts avec l'outil (*fig.* 366).

Le guide ainsi construit ne permet de travailler que des pièces d'une faible épaisseur; si l'on veut augmenter cette dernière, il faut remplacer la pièce *b* par une cloche semblable à celle décrite

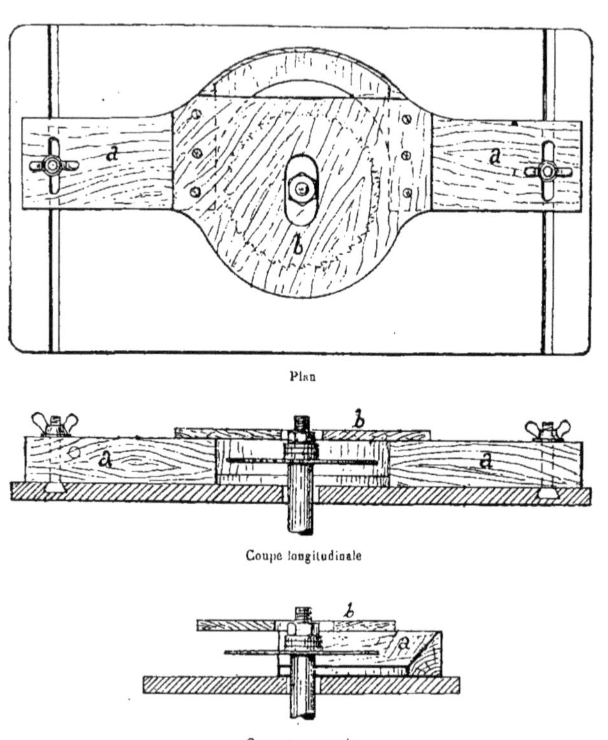

FIG. 366. — Protecteur pour machine à fraiser. Travail de pièces de faible épaisseur.

ci-dessus. On peut également employer un guidage basé sur l'emploi de *règles parallèles :* un guide entoure la fraise, tandis que la pièce à travailler est maintenue en contact avec l'outil, au moyen d'un ressort fixé par deux vis, sur une règle coulissant dans deux rainures de la table (*fig.* 367).

L'appareil protecteur d'accidents pour la *toupie à axe vertical du Creusot*, qui a obtenu en 1899 une récompense de l'Association des Industriels de France, a été combiné dans les trois cas suivants :

1° Pousser des cannelures dans une pièce droite (*fig.* 368);

2° Pousser des cannelures dans une pièce courbe (*fig.* 369);

3° Pousser des congés dans une pièce droite (*fig.* 370).

1° Disposition pour pousser des cannelures dans une pièce droite. — L'appareil se compose : d'un guide en fonte A à rainures, permettant le réglage suivant la profondeur de la cannelure à exécuter; de deux coulisses B en acier, glissant sur le guide A et ne laissant entre elles que l'espace nécessaire pour le passage de la lame : d'un capot en tôle C, en trois parties glissant l'une sur

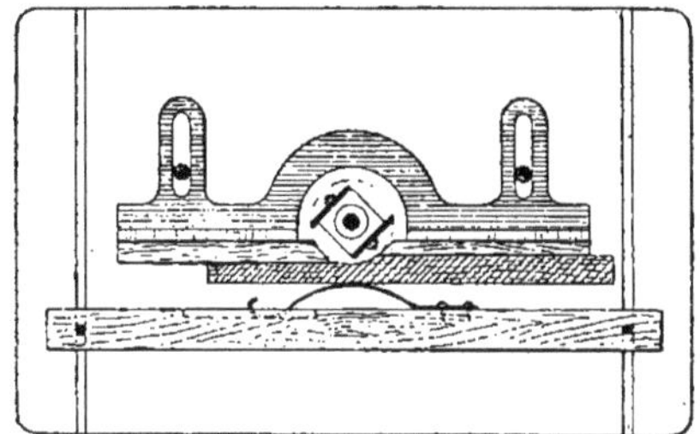
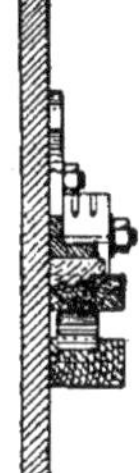

FIG. 367. — Protecteur-guide pour fraise.

l'autre et formant ainsi un arc de cercle extensible permettant d'envelopper la lame, quels que soient son diamètre et la profondeur de la cannelure dans la partie non protégée par le guide A et les coulisses B. Ce capot est fixé à l'extrémité inférieure d'une tige en acier D glissant dans un support E en acier; il est donc réglable en hauteur et peut se placer soit sur la table, soit sur la pièce de bois à canneler. Le support E coulisse sur une gaine en tôle F servant de conduit d'écoulement des copeaux.

Le guide A porte deux tiges en acier G recevant les supports de deux boîtes à ressorts avec galets H reposant sur la pièce à canneler et la maintenant sur la table; la distance de ces galets à la table varie suivant l'épaisseur du bois à canneler. Un support en fonte I reçoit également deux supports à galets J maintenant la pièce à canneler contre les coulisses B; le contact est assuré par les ressorts K. Les poulies de la machine sont recouvertes d'un capot en tôle. L'ouvrier, après avoir réglé la position de

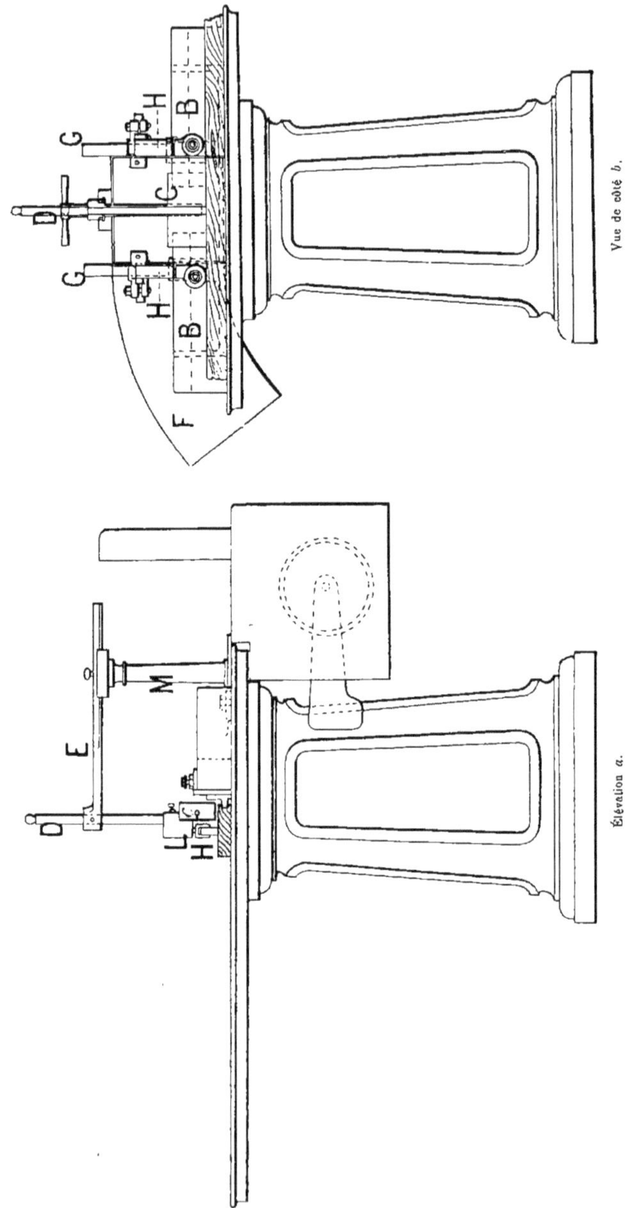

Vue de côté *b*.

Élévation *a*.

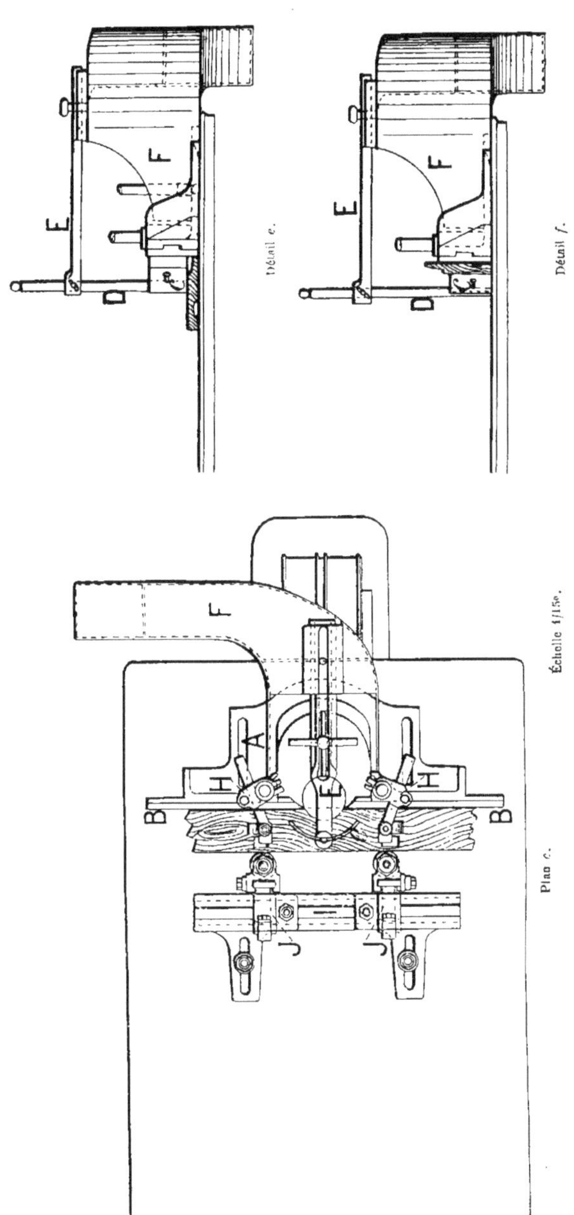

Fig. 368. — **Appareil protecteur de la toupie canneleuse.**
Disposition de l'appareil pour pousser des cannelures dans une pièce droite.

tous ces appareils avant la mise en marche de la machine, pousse la pièce à canneler avec la main ; la lame étant complètement enveloppée, la pièce à travailler maintenue à l'arrière et à sa partie supérieure, l'homme est à l'abri de tout accident pouvant provenir soit de la lame, soit d'un éclat de bois.

2° Disposition pour pousser des cannelures dans les pièces de forme courbe. — L'appareil se compose du même capot en tôle C en trois parties, indiqué précédemment, fixé à l'extrémité inférieure d'une tige en acier D coulissant dans un support E en acier. Le capot est donc réglable en hauteur suivant l'épaisseur du bois à canneler. Sur la tige D est fixé, par l'intermédiaire d'une boîte à ressort L, un galet H reposant sur la pièce et s'opposant à tout soulèvement. Le support E coulisse sur une colonnette M, en bois ou en acier, permettant le réglage du capot C suivant la dimension de la lame.

Un support en fonte N porte deux pièces de bois O venant prendre appui contre l'arbre porte-lame et servant de guide à la pièce à travailler.

L'ouvrier, après avoir réglé ces différentes pièces, appuie son bois contre la pièce O qui lui sert de guide et de point d'appui, il fait avancer sa pièce à la main, mais il est complètement à l'abri de la lame qui est recouverte par le capot *c* et les pièces O.

3° Disposition pour pousser les congés dans les pièces droites. — L'appareil se compose d'un guide en fonte A, à rainures permettant le réglage suivant la profondeur du congé à exécuter. Sur ce support vient se fixer une gaine en tôle F servant de conduit d'écoulement des copeaux.

La pièce dans laquelle doit être fait le congé est de forme triangulaire, elle glisse dans une pièce de bois P qui la maintient sur une certaine longueur et lui sert de guide. Cette pièce P est elle-même retenue à l'arrière par le support en fonte I recevant les deux supports à galets J, et à sa partie supérieure par les boîtes à ressorts avec galets H (*fig.* 368). La pièce à travailler est maintenue dans la gorge de la pièce de bois P par deux boîtes à ressorts Q.

Une pièce en fonte R, fixée sur la table, porte une coulisse en acier S supportant une pièce en acier T qui reçoit, à sa partie

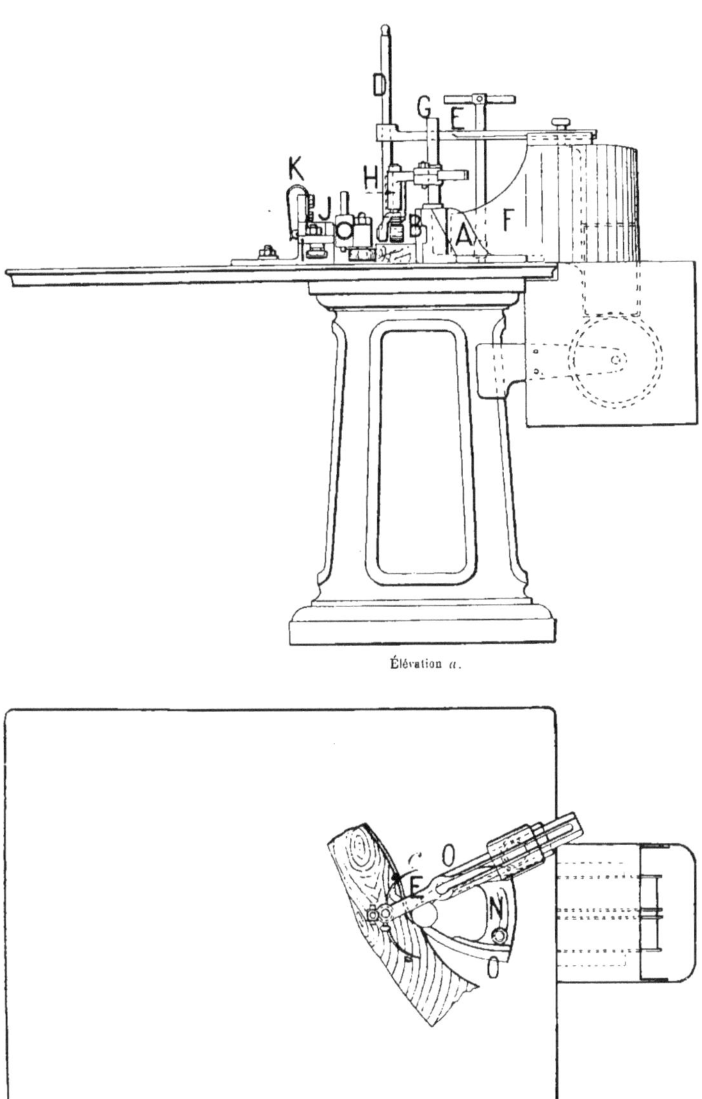

Échelle 1/15e.

Fig. 369. — Appareil protecteur de la toupie canneleuse.

Disposition de l'appareil pour pousser les cannelures dans une pièce courbe.

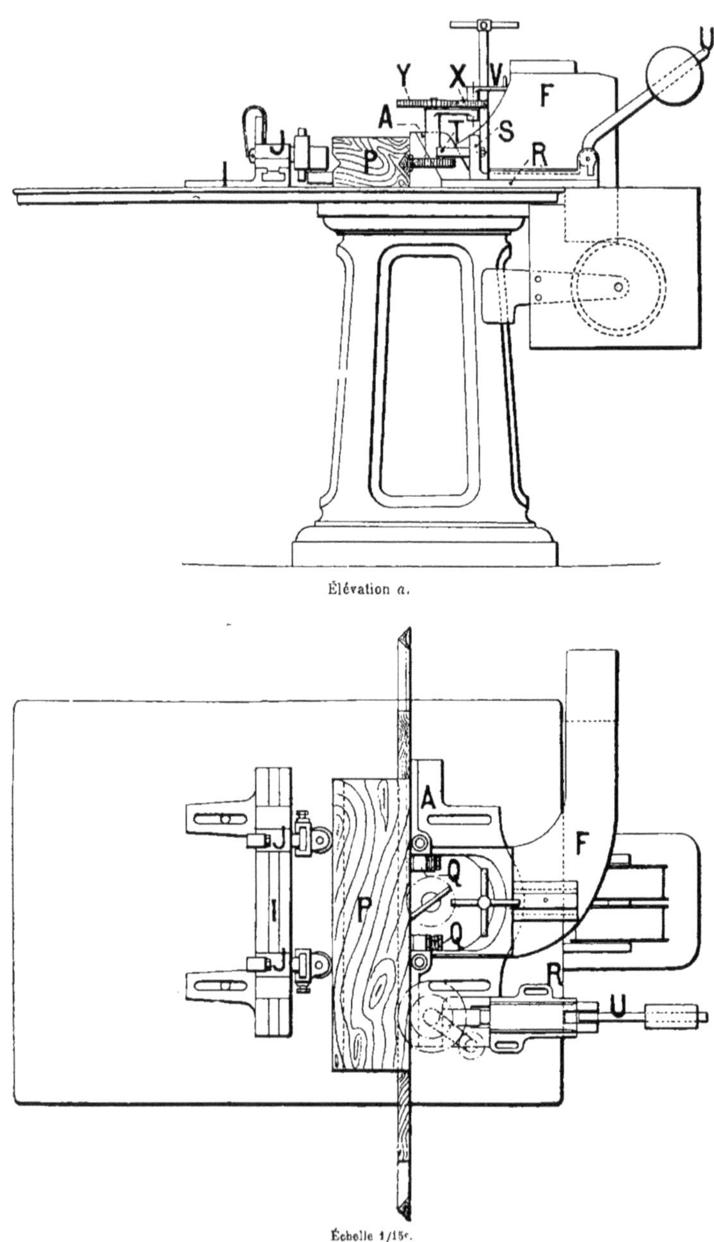

Fig. 370. — **Appareil protecteur de la toupie canneleuse.**

Disposition de la toupie pour pousser les congés.

inférieure, une roue à crans pour l'entraînement de la pièce à travailler; le contact est assuré par le levier à contrepoids U. Le mouvement est donné à la roue à crans au moyen de la manivelle V, par l'intermédiaire du pignon X et de la roue Y.

Ce même mouvement, placé à côté du support I (*fig.* 368),

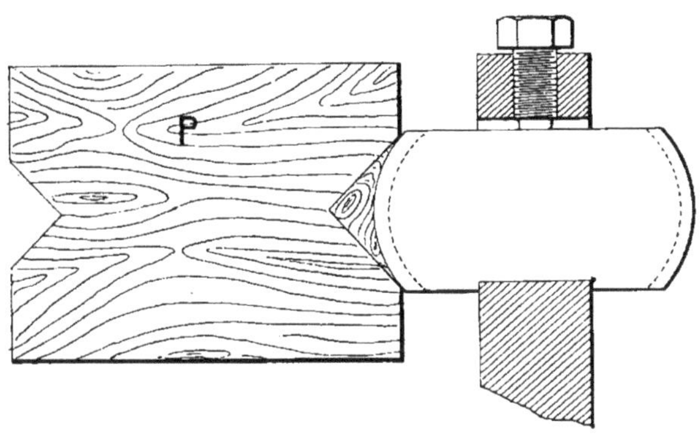

Détail de la toupie.

Fig. 371. — Appareil protecteur pour toupie à axe vertical.

pourrait servir à l'entraînement mécanique des pièces droites à canneler.

Outre l'appareil que nous venons de décrire, l'Association des Industriels de France avait aussi primé, à la suite du concours ouvert par elle pour la création d'un protecteur de toupie, les inventions de MM. *Fleuret*, *Weber* et *Mathon-Poyet*.

Citons encore un appareil inventé par M. *Chaussin*, ingénieur aux Chemins de fer de l'Ouest, qui a été mis en essai dans les ateliers de cette Compagnie, ainsi d'ailleurs qu'un certain nombre de dispositifs appliqués à des machines à bois, toujours dans le but d'éviter les accidents et qui semble donner des résultats satisfaisants.

ENLÈVEMENT PNEUMATIQUE DE DÉCHETS

Les ateliers où le bois est travaillé peuvent être cités comme les mieux aménagés pour l'enlèvement des poussières; mais il ne faut pas se hâter d'expliquer ce fait par des considérations hygiéniques. La question économique est, en effet, la principale raison ayant présidé à des installations qui ont, en outre, l'avantage de protéger les ouvriers des menuiseries mécaniques contre l'inhalation des déchets de bois.

Les sciures, copeaux, etc., sont d'excellents combustibles et leur utilisation directe au chauffage des chaudières permet de retrouver en peu de temps la dépense faite au début pour les y amener; il faut cependant ajouter que les chauffeurs refusent généralement, sous prétexte de coups de feu possibles, ces flambées qui nécessitent, dans leur emploi, un soin particulier auquel ils ne sont guère habitués.

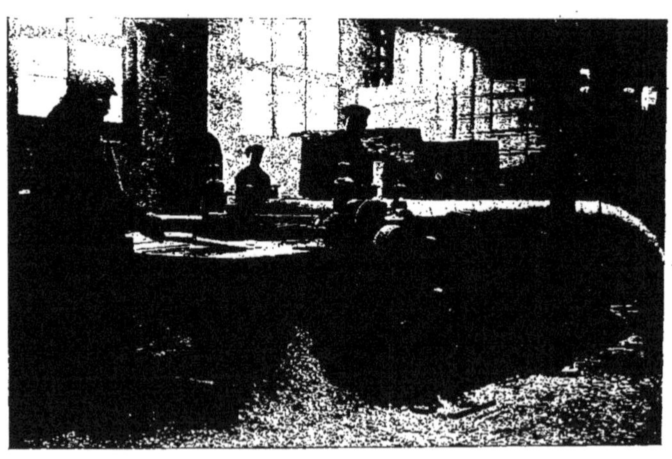

Fig. 372. — Usine Menier (Noisiel) : Raboteuse avec aspiration des poussières *per descensum*, et protection des organes de transmission.

L'enlèvement des poussières de bois, etc., se fait suivant le principe général; à chaque appareil producteur de poussière est

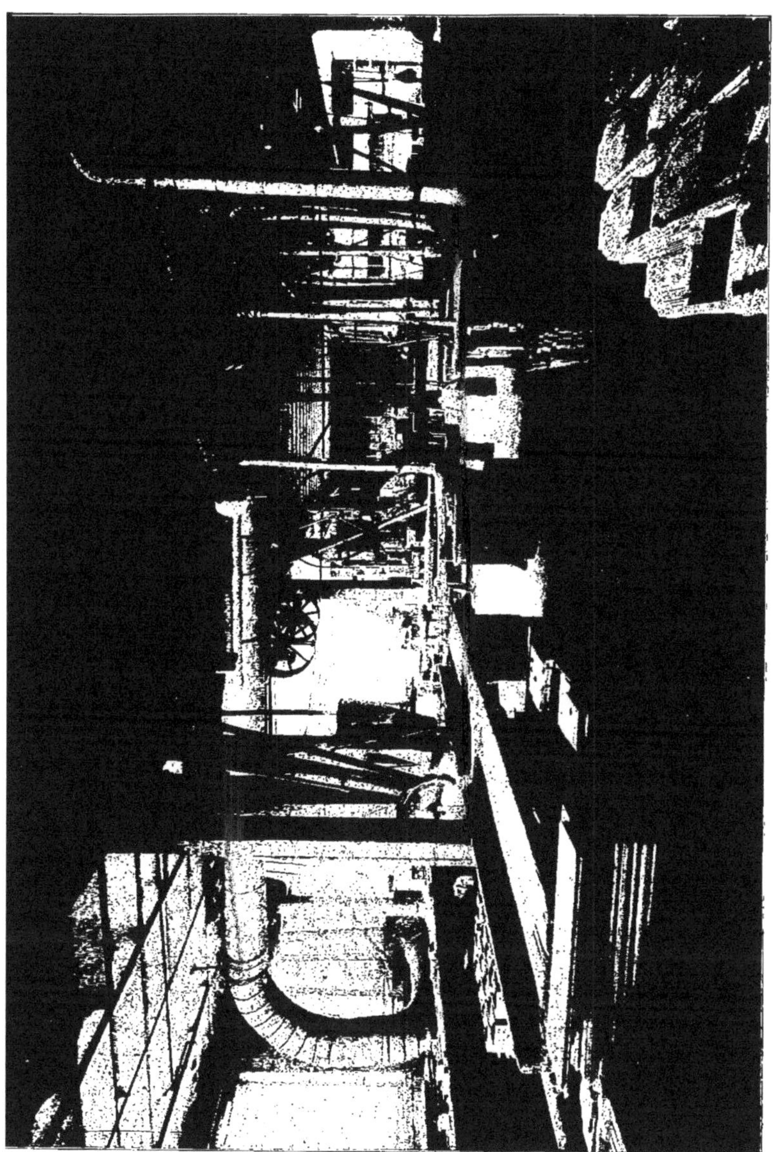

Fig. 373. — Enlèvement pneumatique des poussières, copeaux, etc., d'une menuiserie (contenant scie à balancier, scie à ruban, fraise, etc.).

joint un dispositif en tôle : trémie, hotte, chapeau, en relation avec une conduite générale d'aspiration.

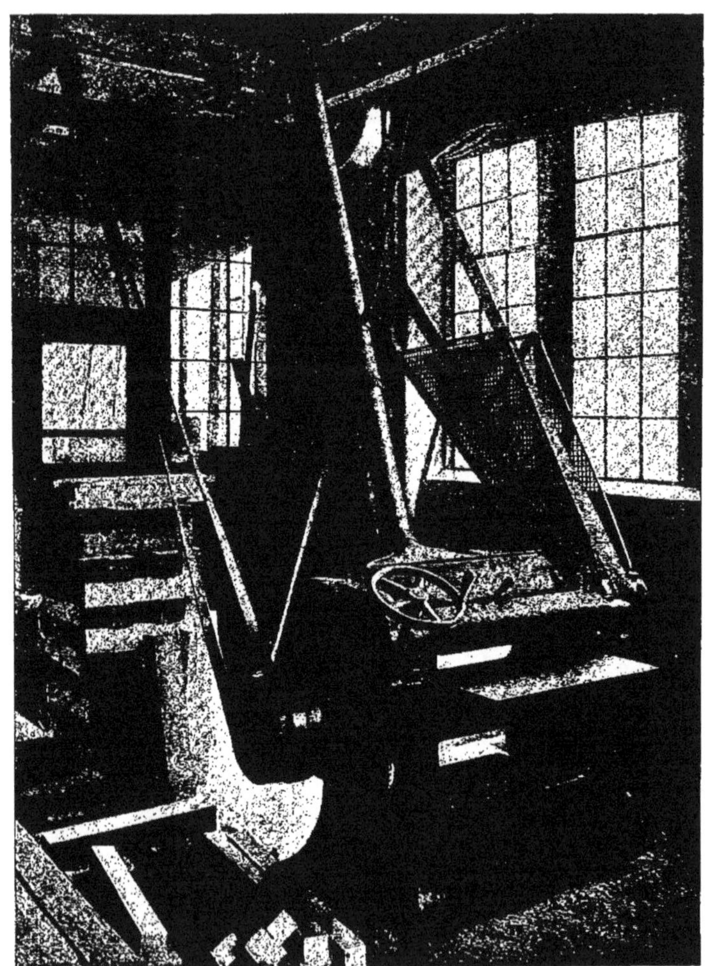

Fig. 374. — Usine Siemens : Dégauchisseuse, avec aspiration des poussières *per ascensum* et joint télescopique des tuyaux.

On ajoute au niveau du plancher, pour le transport des copeaux, sciures et autres déchets lourds qui tombent à terre, une bouche

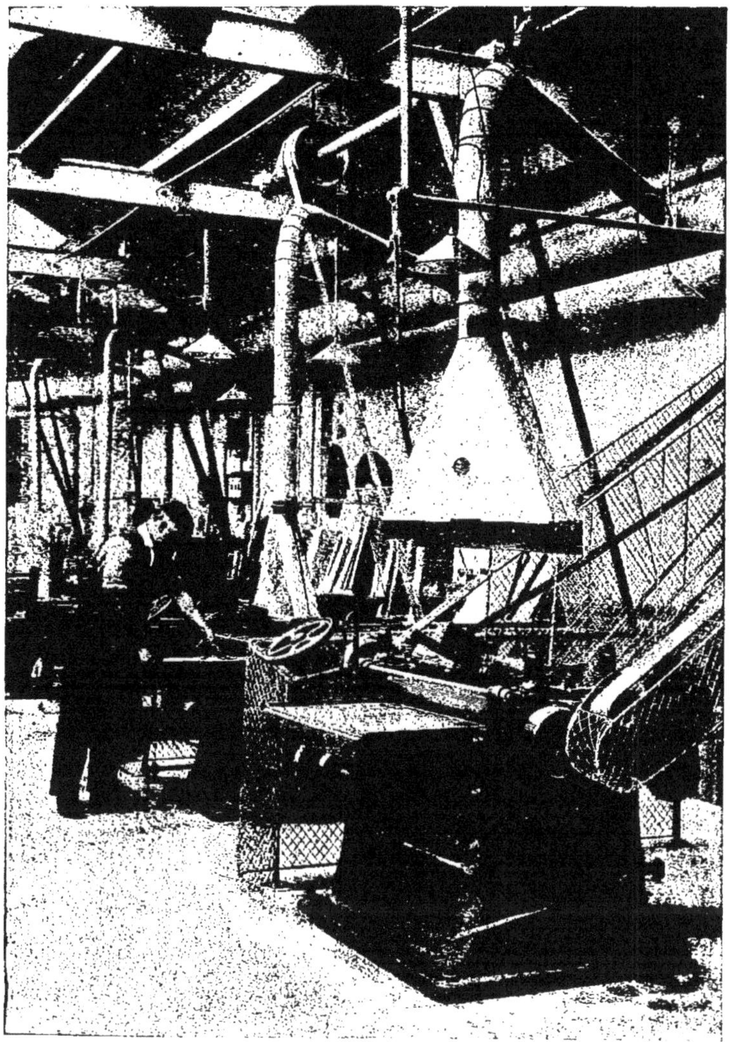

Fig. 375. — Raboteuse de la fabrique de pianos J. Broadwood et Sons, avec enlèvement à tuyaux pneumatique des déchets par hotte télescopique et registre système Sturtevant.

d'aspiration en relation avec la conduite générale qui sert de balayeuse automatique. Dans le cas de *scie circulaire*, ce dernier dispositif n'est pas nécessaire ; on remplace en effet le protecteur

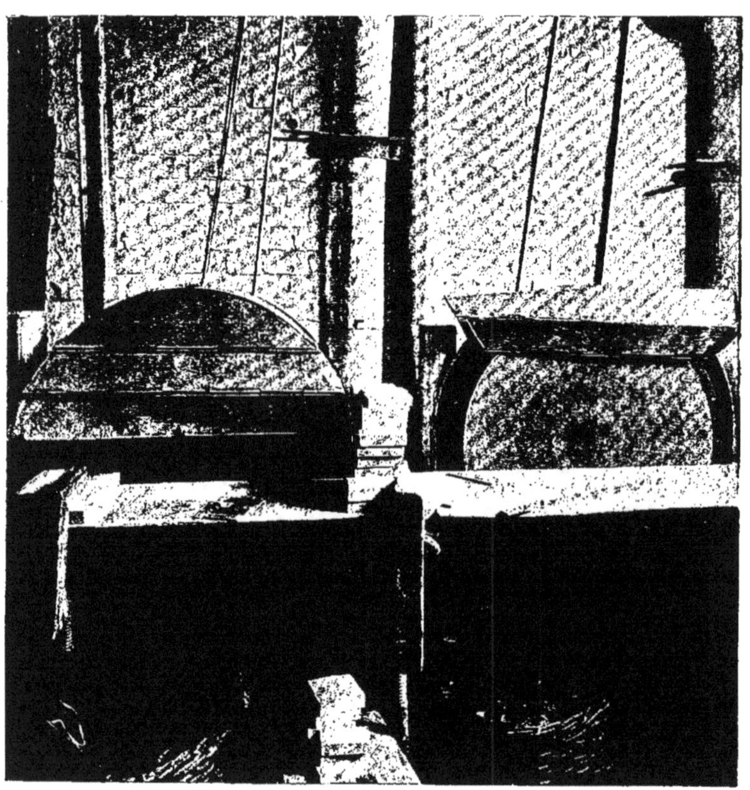

FIG. 376. — Usine Siemens : Meule à polir le bois avec aspiration des poussières *per ascensum*.

situé sous le bâti par une trémie; de même, au-dessous des scies à balancier, scies à ruban, toupies, fraises, on place une sorte de hotte renversée dont le côté inférieur est allongé en forme de plateau.

Les *raboteuses* sont munies d'un chapeau situé immédiatement soit au-dessus, soit au-dessous des lames, de telle sorte que les copeaux projetés rencontent aussitôt une de ses parois.

Les *dégauchisseuses* sont garnies d'autant de chapeaux semblables qu'il y a de couteaux.

Pour ces derniers appareils, afin de pouvoir vérifier à chaque instant le serrage des couteaux et les régler, il est bon de faire un joint télescopique entre la conduite générale et la hotte, per-

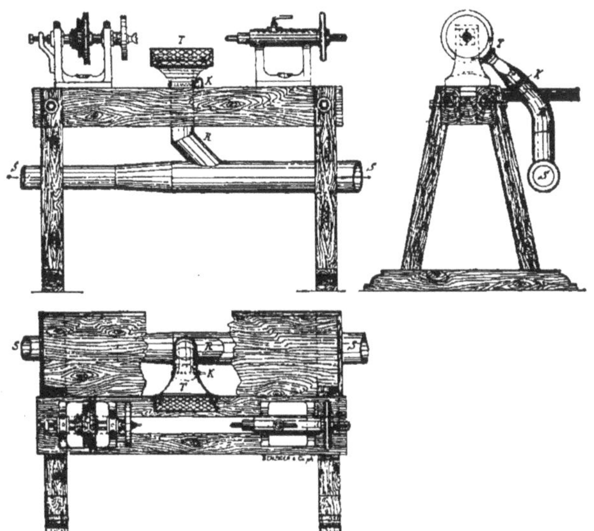

Fig. 377*. — Aspirateur de poussière pour tour à bois (de Schweiter et Meili, à Zurich).

mettant de relever facilement cette dernière. Dans ce cas, l'adjonction d'un registre isolant l'appareil est nécessaire pour éviter au ventilateur un travail inutile (*fig.* 374 et 375).

Le *polissage* se faisant, non sur la périphérie, mais sur la surface des plateaux du bois, a donné lieu à des hottes particulières permettant, au moyen d'un certain nombre de charnières, de découvrir une partie plus ou moins grande du disque.

M. *Boutelo up* supprime l'inconvénient de la poussière produite par les machines à polir le bois, en fixant sur l'arbre même de la machine, au-dessus du disque portant la toile d'émeri qui sert à polir, des ailettes formant ventilateur; un tuyau, branché sur la boîte qui enveloppe le disque conduit les poussières dans une chambre de dépôt.

Dans le cas de *tours à bois*, l'aspiration des poussières se fait par des entonnoirs d'absorption rectangulaires, en relation par le tuyau R avec la conduite générale du ventilateur S; la machine peut être isolée pendant l'arrêt au moyen d'une vanne K (*fig.* 377).

La conduite générale d'aspiration dont il a été parlé ci-dessus, est en relation avec un ventilateur que les poussières traversent avant de passer dans le tuyau qui les amène au séparateur (cyclone ou autre), au bas duquel elles sont reprises pour être transportées aux chaudières, si toutefois, un dispositif spécial prévu pour empêcher tout retour de flammes ne les fait pas tomber directement sur le foyer (*fig.* 378).

Le ventilateur se place, de préférence, à l'extrêmité des conduites d'aspiration, qui peuvent avoir une longueur d'une centaine de mètres (fabrique d'accumulateurs de Hagen), à côté du séparateur.

Citons encore, parmi les dispositions prises pour assurer la bonne ventilation des ateliers où se trouvent des machines à bois, l'installation faite par *M. Ch. Bricogne*, ingénieur en chef du matériel roulant au Chemin de fer du Nord, aux ateliers de Tergnier et d'Hellemmes-Lille :

Des conduits d'aspiration terminés par des embouchures mobiles, placées à proximité des outils, emmènent les poussières, par un conduit principal de $0^{m},40$ de diamètre, à l'orifice d'aspiration d'un ventilateur qui refoule les poussières et copeaux dans une chambre dite à copeaux, garnie de chicanes formées de grillages en fil de fer. Les copeaux et la sciure sont arrêtés. L'air chargé de poussières fines passe, avec une vitesse d'écoulement réduite, dans une chambre en toile formée de quatre parties successives

La dernière est surmontée d'une cheminée par où l'air s'échappe avec une faible vitesse d'écoulement, complètement débarrassé des poussières qui ont été arrêtées par la toile des chambres.

De même que la transmission de mouvement, la conduite générale d'aspiration des poussières peut se faire soit au-dessus, soit

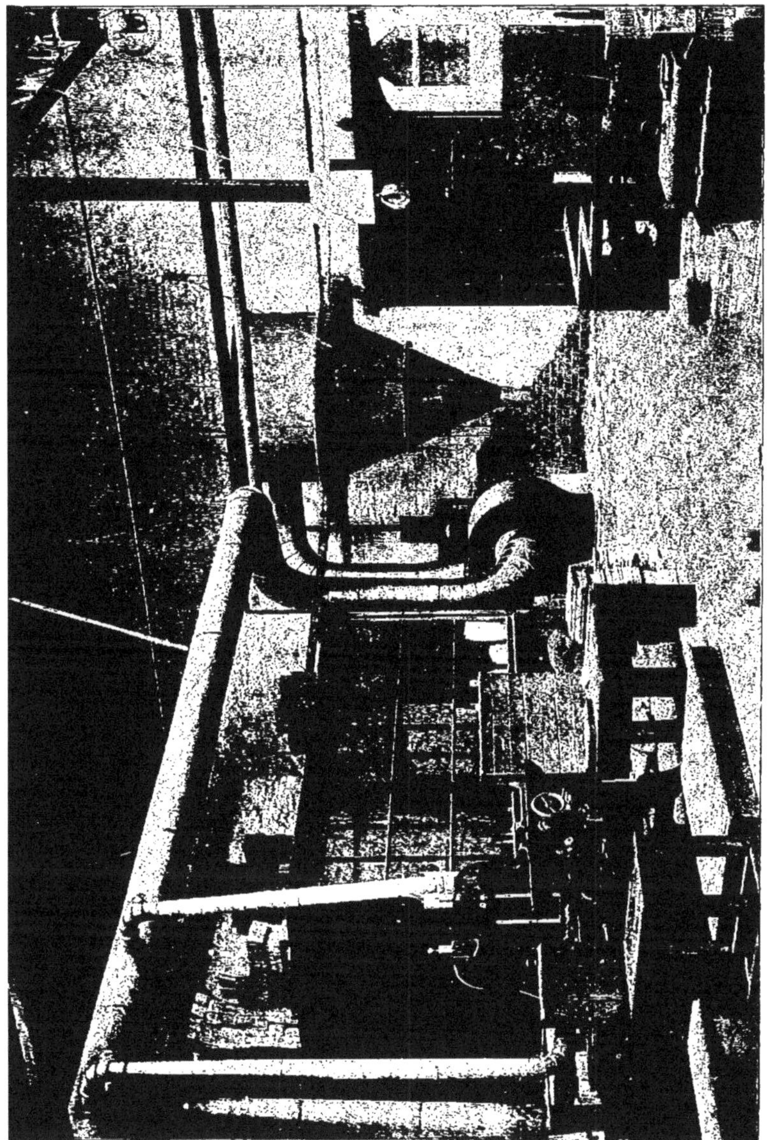

Fig. 378 — Installation du séparateur de poussières dans une menuiserie mécanique (système Sturtevant).

au-dessous du plancher. La coupe des ateliers de la parqueterie *Bucher et Durrer* montre un exemple d'un dispositif que l'on ren-

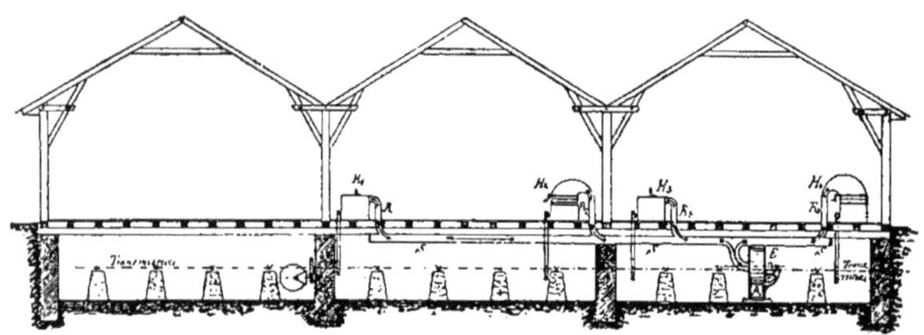

Fig. 379*. — Aspiration de menus débris de bois et de poussière (parqueterie Bucher et Durer, à Kaegiswyl).
H. Hottes. — *R*. Tuyaux. — *S*. Canal collecteur. — *E*. Ventilateur. — *A*. Évacuation.

contre souvent (Usines Menier, Noisiel; Accumulatoren Fabrik, Hagen; etc. (*fig.* 379). Il nécessite des dispositions particulières,

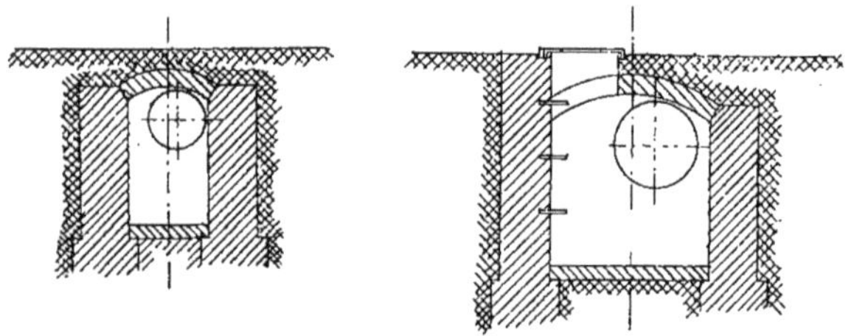

Fig. 380. — Coupes des égoûts contenant les tuyaux d'aspiration (Usines Bayer).

des égouts contenant des tuyaux d'aspiration, dispositions qui ont été étudiées de façon toute spéciale dans les ateliers affectés au

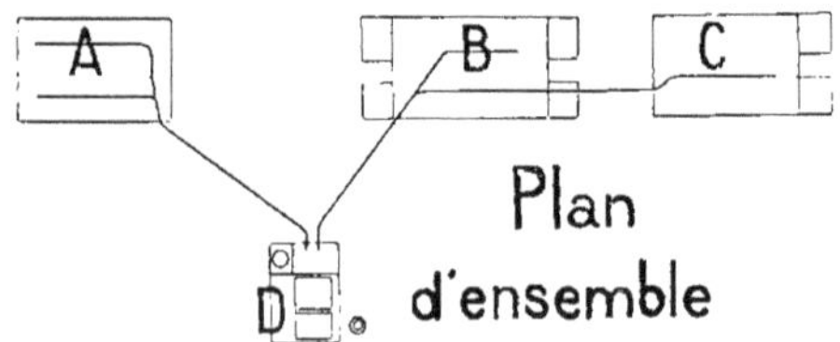

Fig. 381. — Fabrique de matières colorantes F. Bayer (Elberfeld).

travail du bois des fabriques de matières colorantes *Fried. Bayer et Cie* à Leverkusen (*fig.* 380).

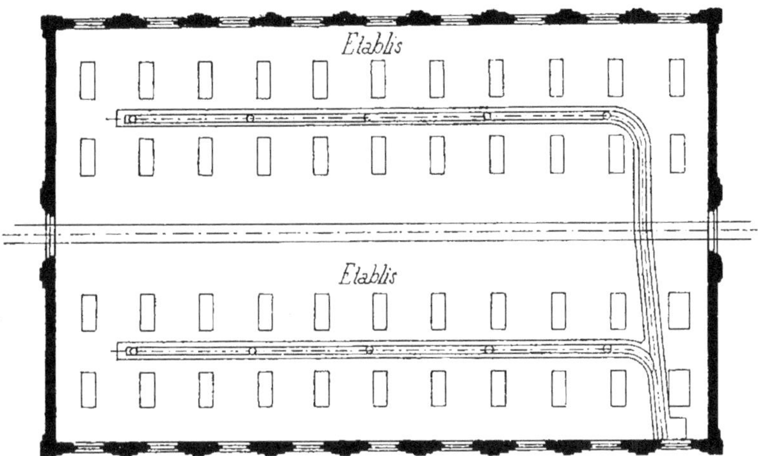

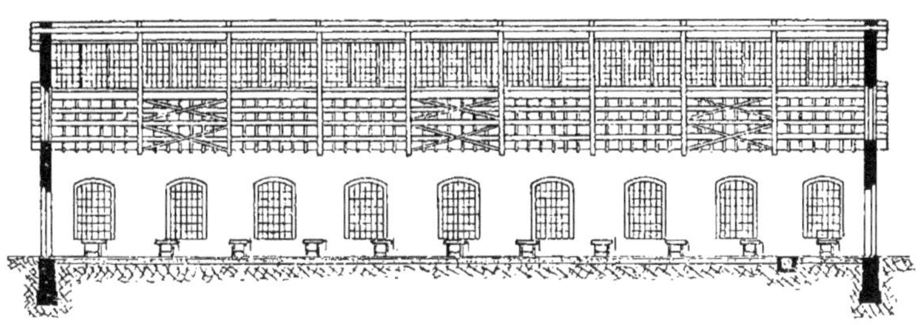

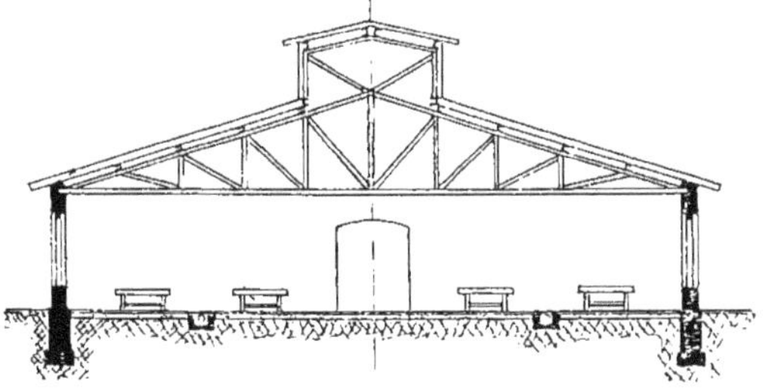

Fig. 382. — Fabrique de matières colorantes, F. Bayer.

Les bâtiments situés sur le plan général ci-contre sont construits de façon absolument semblable et contiennent l'ensemble des ateliers réservés au travail du bois (*fig*. 381). Ce sont :

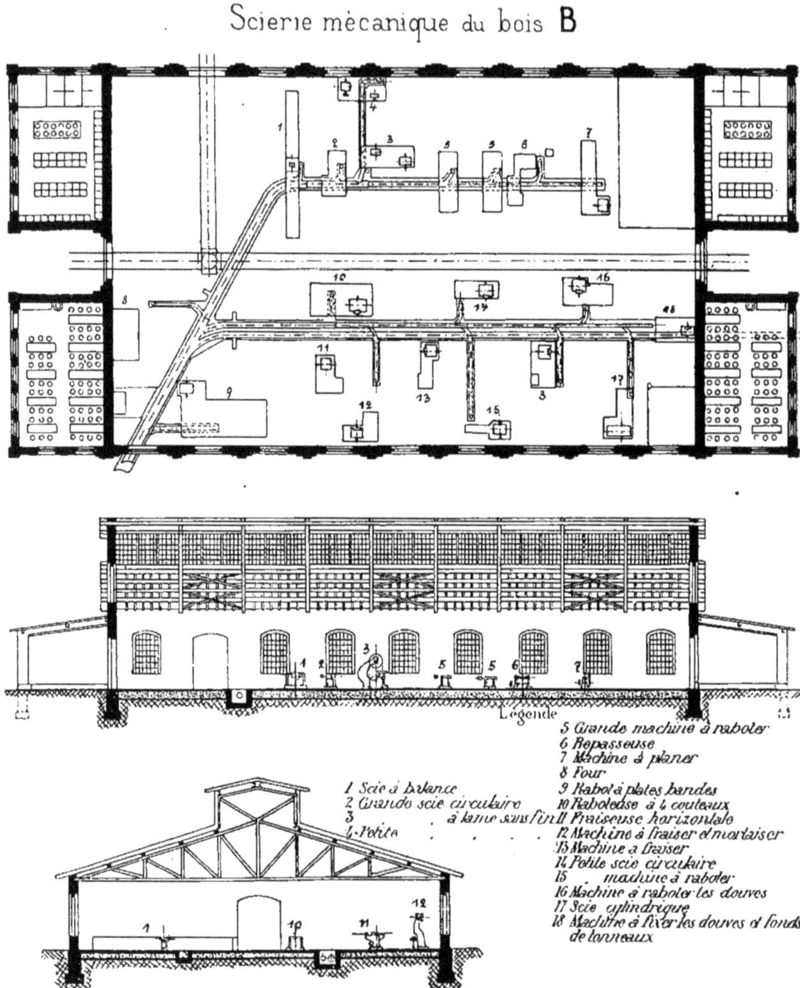

Fig. 383. — Fabrique de matières colorantes, F. Bayer.

A. La *menuiserie*, dans laquelle il ne se trouve aucune machine mais seulement les établis pour menuisiers (*fig*. 382) ;

B. La *scierie mécanique du bois* où sont préparés, c'est-à-dire

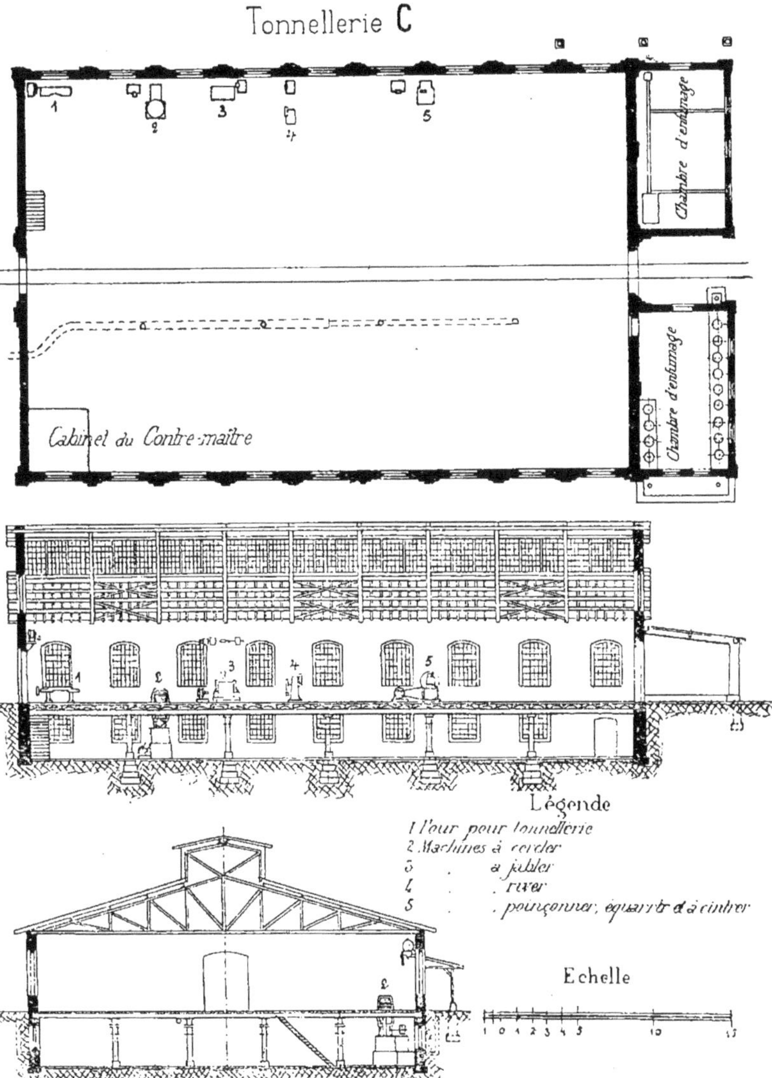

Fig. 384. — Fabrique de matières colorantes, F. Bayer.

coupés, divisés, rabotés, etc., les bois provenant du hangar attenant. De là ils sont dirigés dans les bâtiments A ou C (*fig.* 383).

C. La *tonnellerie :* on y fabrique, répare et transforme les cuves ou tonneaux (*fig.* 384).

Les machines sont disposées, dans le bâtiment B, suivant la situation des bâtiments A et C; c'est-à-dire les machines spéciales pour la préparation du bois à l'usage de la tonnellerie sont placées du côté du bâtiment C, et les machines affectées seulement à

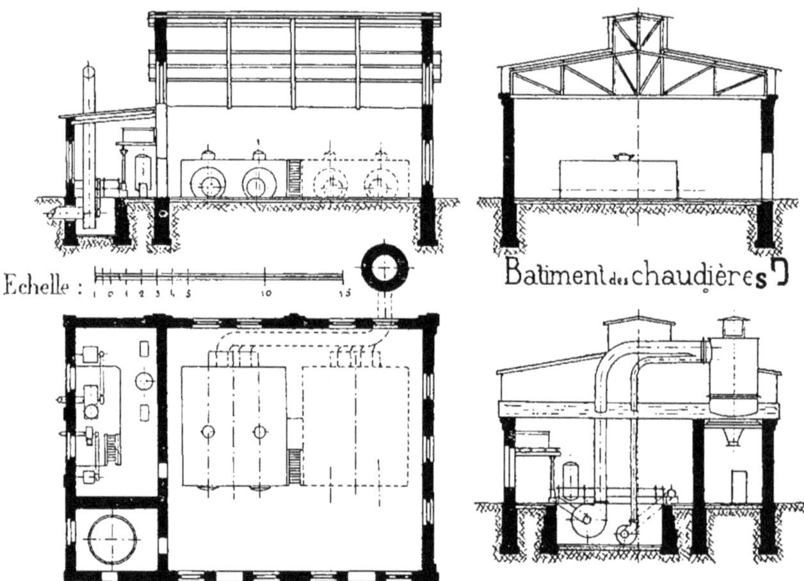

Fig. 385. — Fabrique de matières colorantes, F. Bayer.

la préparation du bois pour la menuiserie sont placées du côté du bâtiment A.

Les trois ateliers sont traversés dans leur longueur par une voie ; il s'y trouve en outre une voie de traverse permettant de charrier directement le bois du hangar dans l'atelier B.

D. Le *bâtiment réservé à la chaudière à vapeur* fournit la vapeur pour le chauffage de tous les ateliers réunis. On y brûle les copeaux provenant des trois ateliers A, B, C (*fig.* 385).

Le transport des copeaux se fait au moyen d'une installation d'évacuation de sciures. Celle-ci est mue par deux ventilateurs placés inférieurement dans une annexe du bâtiment à chaudières.

Le plus grand de ces ventilateurs aspire les copeaux directement sur toutes les machines des ateliers. À l'aide d'un chenal spécial qui traverse le bâtiment B et aboutit au bâtiment C, il transporte les copeaux de la tonnellerie, où ils se trouvent entassés dans les trous pratiqués à cet usage.

Le plus petit ventilateur aspire les copeaux de la menuiserie où ceux-ci se trouvent également amoncelés dans des trous.

Les deux ventilateurs pressent les déchets aspirés dans l'appareil « cyclone », disposé sur le toit de la chambre à copeaux. Le cyclone déverse les copeaux dans la chambre à copeaux, tandis que, par en haut, l'air est entraîné au dehors.

La chambre à copeaux est située juste à côté des chaudières à vapeur, et une porte en fer à coulisses permet au chauffeur d'y aller prendre les copeaux.

Les deux ventilateurs sont mus au moyen de courroies par des moteurs électriques.

CHAPITRE IX

PAPIER

L'industrie du papier n'a longtemps connu comme matières premières que les vieux chiffons et les vieux papiers. Elle était alors, comme presque toutes les industries naissantes, aux mains des artisans. Au XVIIIe siècle, on chercha à faire du papier avec d'autres substances ; c'est ainsi qu'on employa la paille et l'alfa ou sparte. Aujourd'hui la majeure partie du papier est faite avec du bois, ce qui permet de le produire à très bon compte. La pâte de bois est utilisée seule dans la fabrication des papiers d'emballage et du carton. Elle entre pour 75 0/0 dans la composition du papier d'imprimerie, pour 25 0/0 dans celle du papier blanc et, dans ces deux cas, elle est mélangée à la pâte de chiffon.

La préparation de ces deux pâtes est différente ; mais, une fois la pâte définitive obtenue, le travail pour obtenir le papier est le même.

Fabrication de la pâte de chiffon. — Les vieux chiffons amenés d'un peu partout sont d'abord triés suivant leur nature laine, coton, soie, lin, chanvre, etc., puis découpés à la main ou mécaniquement et lessivés dans les grands cylindres en tôle forte, appelés lessiveurs, cylindres animés d'un mouvement de rotation, où ils sont soumis à l'action de la vapeur d'eau sous pression et d'alcalis caustiques pour enlever les graisses, acides et matières incrustantes des tissus végétaux qui donnent de la raideur. Les chiffons subissent un rinçage dans les piles défileuses où ils sont broyés longuement, et blanchis à l'hypochlorite ou au chlore gazeux ; dans ce cas, il faut faire sécher la pâte par égoutage, avec presse hydraulique ou au moyen d'une essoreuse. Après quoi, la pâte passe dans les piles raffineuses où elle est collée avec un mélange de résine, de fécule et d'alun. On ajoute aussi du

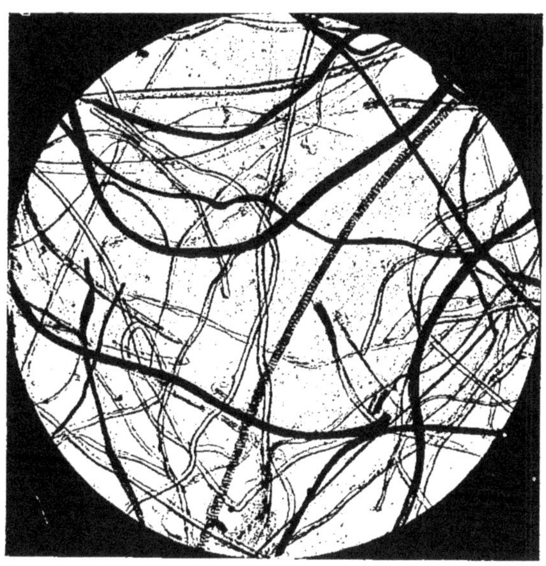

FIG. 386. — Poussière recueillie dans un atelier de triage de chiffons (Sommerfeld).

kaolin pour donner au papier, avec un grain plus doux, une plus belle apparence, et les matières colorantes, si l'on fait des papiers de couleurs (le bleu d'outremer donne l'azurage, c'est-à-dire une teinte plus blanche).

Fabrication de la pâte de bois. — On se sert soit des procédés mécaniques, soit des procédés chimiques.

Procédés mécaniques. — Dans le procédé *Wœlter*, les bois blancs (peuplier, aune, bouleau, tremble, saule, tilleul) employés de préférence aux bois durs, sont écorcés complètement, débités en bûchettes et défibrés par des meules en grès contre lesquelles le bois est pressé.

Un filet d'eau entraîne la pulpe de pâte de bois qu'on soumet au tamisage sur des tamis de plus en plus fins.

Dans la méthode *Aussedat*, au contraire, le bois est d'abord désagrégé par de la vapeur d'eau à 1 ou 5 atmosphères dans des autoclaves cylindriques ; on lui fait subir ensuite le défibrage dans un concasseur, puis un raffinage.

Procédés chimiques. — La désagrégation du bois s'obtient : 1° par l'emploi des lessives alcalines de potasse, de soude, d'ammoniaque et de chaux ; 2° par l'emploi des acides ; ou 3° par l'emploi des corps oxydants et des sulfates.

La matière désagrégée par l'un de ces réactifs est ensuite broyée mécaniquement dans des moulins ou des concasseurs.

Fabrication continue du papier. — Une fois la pâte obtenue, elle est versée dans de grandes cuves où un agitateur la maintient en suspension ; elle s'en écoule par un robinet régulateur sur une forme sans fin, composée d'une toile métallique animée de deux mouvements : un mouvement de progression et un mouvement de va-et-vient qui enchevêtre les fibres ; l'épaisseur de la pâte est réglée par deux règles en laiton transversales, et deux courroies de cuir bordant la toile métallique forment les rives. Un aspirateur fait le vide au-dessous de la forme et active le séchage. La feuille de papier est déversée sur un feutre sans fin qui la conduit à la presse humide formée de 6 à 7 gros cylindres entourés de feutre qui commencent à lisser la feuille. Celle-ci passe dans la presse sèche composée de trois cylindres en fonte chauffés à la vapeur.

Le papier, quand il n'est pas coupé immédiatement en feuilles, s'enroule enfin sur un dévidoir où il sera repris pour le travailler suivant l'usage qu'on veut en faire.

L'industrie du papier, à part les inconvénients inhérents à toutes les usines où il y a des machines en mouvement, offre peu de dangers au point de vue de l'hygiène. Il faut citer cependant comme nuisibles à la santé les salles de triage et d'effilochage des chiffons. Ceux-ci, toujours très sales, peuvent apporter par leurs poussières les germes de toutes les maladies contagieuses. Il a fallu essayer d'y remédier.

En Belgique, le danger de la manipulation des chiffons a été si bien reconnu que, par arrêté royal du 4 février 1895, les chefs d'industrie, patrons ou gérants, sont tenus de n'admettre pour ce genre de travail aucun ouvrier non muni d'un certificat médical constatant qu'il a été atteint de la variole ou qu'il a subi la vaccination avec succès, et de faire vacciner leurs ouvriers tous les trois ans au plus.

A la fabrique de papier de la *Sihl*, on emploie un aspirateur de poussière placé sur le rebord de la table de triage T des chiffons. Une bouche d'aspiration O, en forme d'entonnoir, recouverte d'une toile métallique à grosses mailles est en communication, par le tuyau R et le collecteur S, avec un ventilateur centrifuge qui aspire la poussière légère produite en secouant et déchirant les chiffons. La poussière lourde tombe à travers le treillis D dans le tiroir B fixé à la table (*fig.* 387).

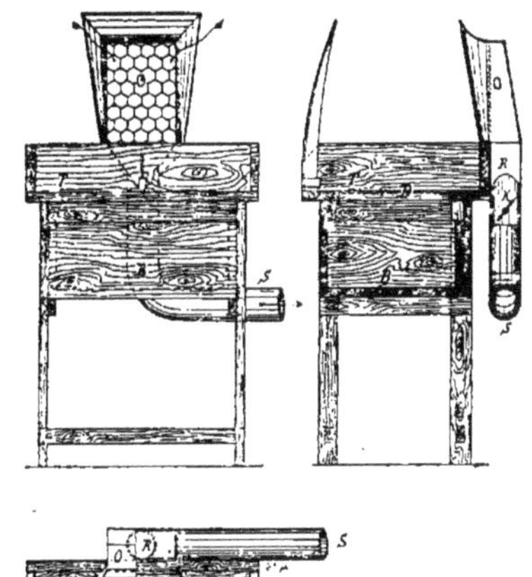

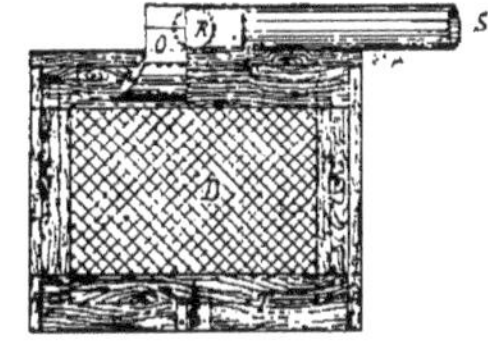

Fig. 387*. — Aspirateur de poussière des tables de triage de chiffons de la fabrique du papier de la Sihl (de Schweiter et Meili à Zurich).

La solution du problème consisterait à faire le triage de ces chiffons lorsqu'ils sont humides, c'est-à-dire après lavage et lessivage. Mais il y a là une grande difficulté résultant de l'état même des chiffons qui sont déchiquetés. Néanmoins, nous pouvons dire que des études dans ce sens sont faites dans un certain nombre de papeteries françaises.

Quant aux accidents de machines, on les évite pour certains

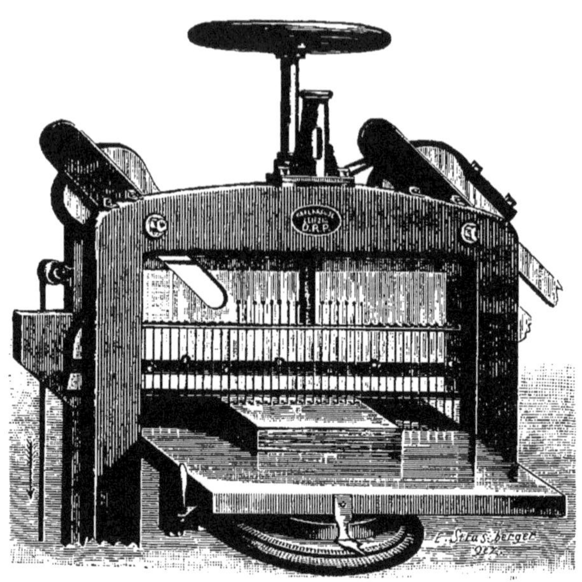

Fig. 388. — Massicot Karl Krause avec plaques de garde en tôle évitant le cisaillage des doigts à la descente du couteau.

organes au moyen des dispositifs déjà étudiés : monte-courroies, couvre-clavettes, couvre-engrenages, plaques de garde (*fig.* 388), etc., pour d'autres organes par des dispositifs spéciaux.

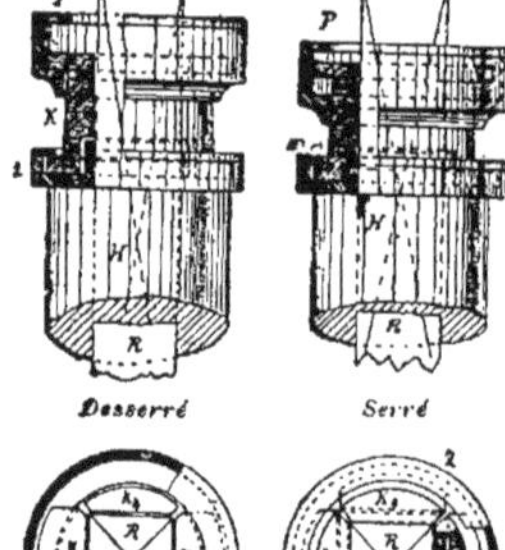

Fig. 389*. — Accouplement à douilles pour tiges d'enroulement de papier (de Émile Scherer, à Lucerne).

Ainsi, lors de l'enroulage du papier, les bagues d'arrêt munies de fortes vis et fixées aux tiges d'enroulement doivent souvent être desserrées et resserrées pendant la marche pour pouvoir mettre le rouleau de papier sur le cylindre. On peut éviter le danger de cette manipulation en employant l'accouplement à douilles pour tiges d'enroulement H (de *Émile Scherer*, à Lucerne): un certain nombre de cônes K_1,

K_2, K_3, K_4, entourant la tige d'enroulement et maintenus ensemble par l'anneau Z, peuvent être serrés ou desserrés par le déplacement de la bague P qui les entoure (*fig.* 389).

On remédie au danger que présentent les cylindres à calandrer et à saturer par l'appareil de protection de *Escher-Wyss*, à Zurich.

Des cylindres de sûreté les « docteurs » S, fixés aux leviers articulés HT, sont posés sur l'un des rouleaux compresseurs P par un contrepoids agissant sur les leviers H, et animés par suite d'un mouvement de rotation. Si la main s'engage entre le rouleau compresseur et le cylindre de sûreté, ce dernier se retire en arrière et s'arrête; la main n'est pas entraînée, parce que l'intervalle qui lui est réservé n'est pas suffisant (*fig.* 390).

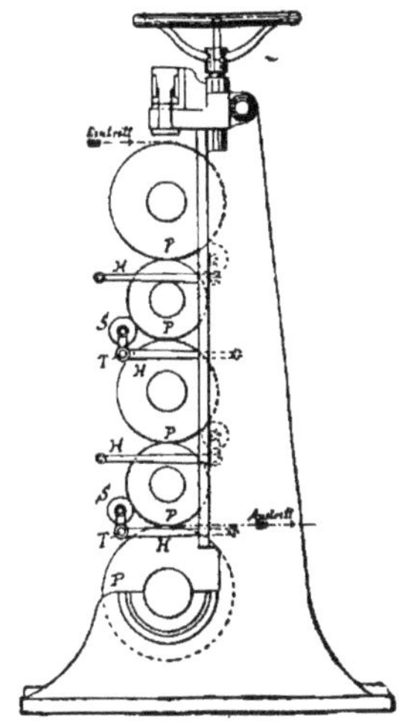

FIG. 390*. — Appareil de protection pour rouleaux à satiner (de Escher-Wyss et Cie, à Zurich).

Les « docteurs » peuvent d'ailleurs être constitués plus simplement par des réglettes (*fig.* 391).

Les ouvriers chargés de la conduite des machines servant à couper le papier en travers ou en diagonale, sont sujets à des accidents d'une extrême gravité qu'il importe de prévenir. Les couteaux de la plupart des rogneuses sont, en effet, disposés en biseau, c'est-à-dire coupent comme des ciseaux, commençant à une extrémité, finissant à l'autre ; lorsque le papier à travailler se déplace ou s'accroche à la poutre de pression, les ouvriers sont très tentés de profiter de la lenteur du mouvement descendant du couteau mobile, pour remettre tout en ordre et risquent ainsi le cisaillage des doigts.

La maison *Krause* a fait breveter un dispositif d'une extrême simplicité qui diminue les chances d'accidents, sans rien modifier au jeu de la machine.

C'est une simple tôle *d*, suspendue en *e* à la poutre *c* supportant le couteau supérieur *b*. Le couteau étant dans la position la plus haute, la tôle protectrice dépasse le dispositif de pression, empêchant ainsi de mettre la main aux endroits dangereux. Pendant le mouvement de descente, afin de ne pas toucher le papier à couper, la tôle s'écarte progressivement, entraînée par une cordelette fixée d'autre part à la poutre *c* et soutenue par

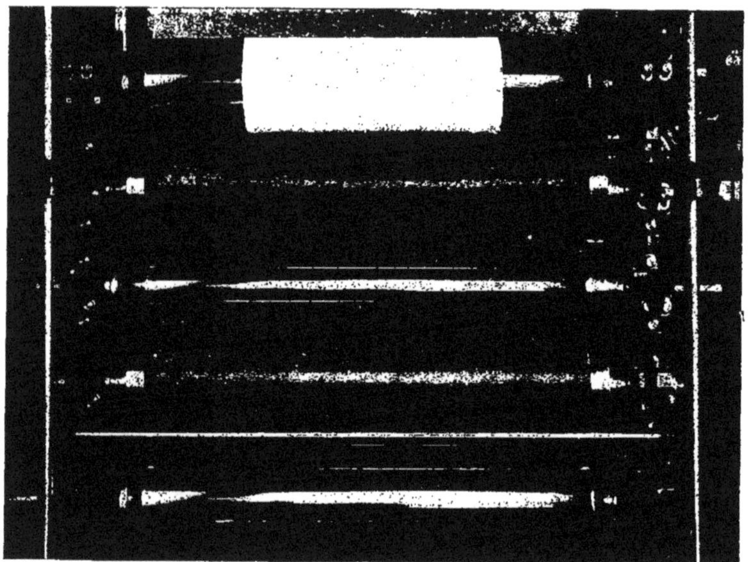

Fig. 391. — Calandre avec docteurs en bois (Krause).

une poulie portée par un fer plat rivé au bâti de la machine ; elle revient automatiquement en place par son propre poids, pendant le mouvement de montée (*fig*. 392).

Dans les machines à rogner le papier ou le carton appelées *massicot*, un accident qui se produit provient assez fréquemment de ce que la main de l'ouvrier est surprise par la descente du couteau et ne se retire pas à temps. On a essayé de supprimer ce danger en dotant la machine à rogner d'un désembrayage automatique du couteau lorsque celui-ci arrive au haut de sa course. L'intervention de l'ouvrier devenant nécessaire pour produire le mouvement de descente, il semble que toute crainte d'accident soit écartée.

En effet le couteau est mis en mouvement par l'intermédiaire d'un volant ; il effectue une descente, puis une montée, à la fin de laquelle il arrête lui-même le mouvement, grâce à un système de tiges et contrepoids, en faisant passer la courroie de la poulie fixe à la poulie folle.

Si ce désembrayage automatique fonctionnait comme il est prévu, tout danger serait écarté ; mais la pratique a montré qu'il

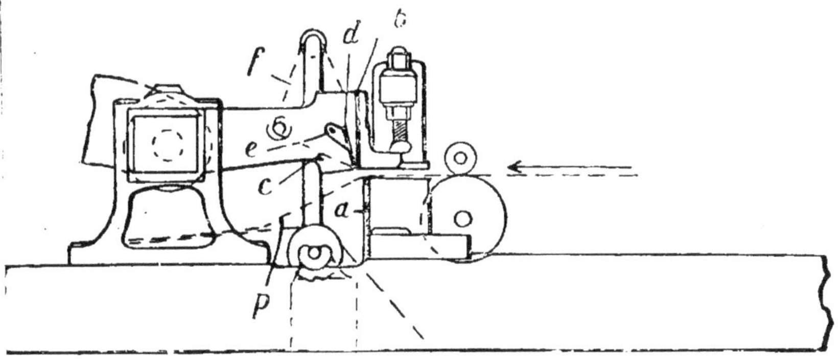

Fig. 392. — Appareil de protection pour couteau de rogneuse en travers.

a. Couteau inférieur fixe. — *b*. Couteau supérieur mobile. — *c*. Partie portant le couteau et l'axe *c*. — *d*. Tôle de protection. — *e*. Axe d'articulation de la tôle *d*. — *f*. Cordelette produisant les oscillations de la tôle *d*. — *g*. Papier à couper.

n'en était pas toujours ainsi, et que, en raison de la force vive du volant, le couteau recommence souvent un mouvement de descente, venant blesser l'ouvrier occupé à retirer ou placer du papier.

La maison *Krause* a construit un massicot muni d'un verrou (*fig*. 393).

M. *Laudot* a remédié à cet inconvénient en ajoutant un frein qui agit sur la jante du volant de commande et empêche le mouvement de descente tant qu'il n'y a pas eu embrayage.

Dans le massicot de *Heim*, le débrayage et le freinage ont lieu aussi automatiquement dans la position haute du couteau. En outre la machine est munie d'un dispositif qui permet d'arrêter

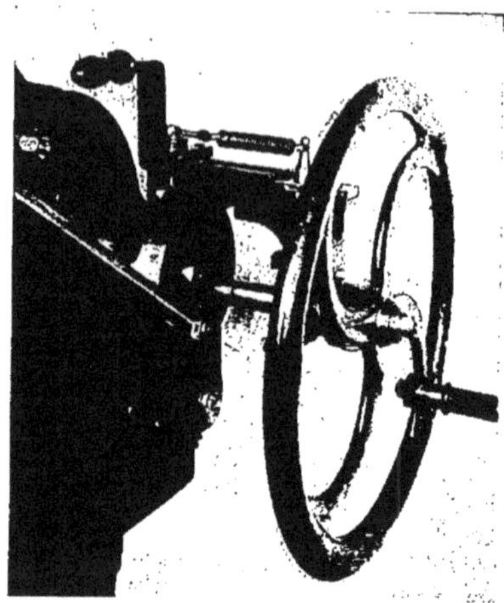

Fig. 393. — Appareil de protection encliquant automatiquement le couteau du massicot dans sa position la plus haute (Krause).

instantanément le couteau à toute position pendant qu'il descend ou qu'il remonte (*fig.* 394).

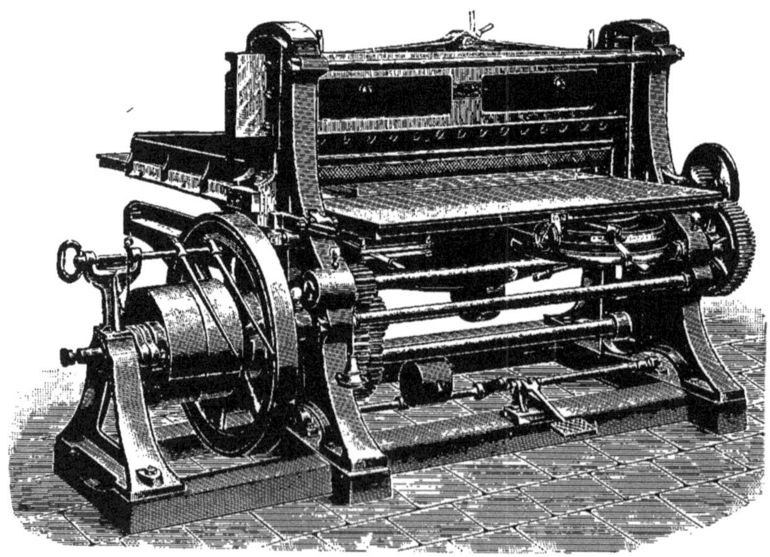

Fig. 394. — Massicot de Heim à débrayage et freinage automatiques.

Le tranchant du couteau est également protégé par le listel de l'indicateur de coupe.

MM. *Barthe et Bourdon*, fabricants de registres à Paris, ont inventé un dispositif qu'ils ont nommé rideau protecteur. La lame du couteau est garantie par ce rideau protecteur, qui s'abaisse par son propre poids dès qu'il est libéré par un système de leviers mus par le porte-couteau.

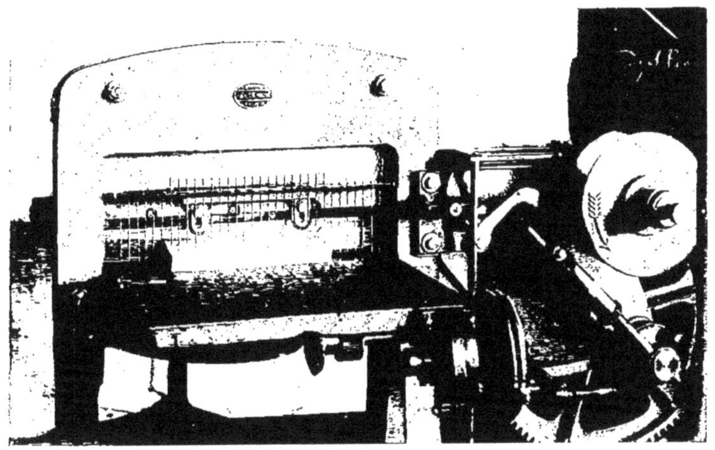

Fig. 395. — Massicot avec protecteur Karl Krause et appareil automatique d'immobilisation du couteau dans sa position la plus haute.

Le rideau protecteur peut être constitué par une série d'aiguilles (*K. Krause*) formant en quelque sorte rateau, qui se soulèvent parallèlement pour donner passage au bloc à rogner (*fig.* 395).

Dans le cas de rognures pour abattre les coins, une tôle protectrice épousant la forme des lames peut s'abaisser en même temps que ces dernières protègent ainsi les mains du contact des couteaux (*fig.* 396).

Les machines à gauffrer servant à découper le papier peuvent être protégées soit par des réglettes ou planches empêchant les doigts d'atteindre les organes dangereux, soit par des rouleaux ame-

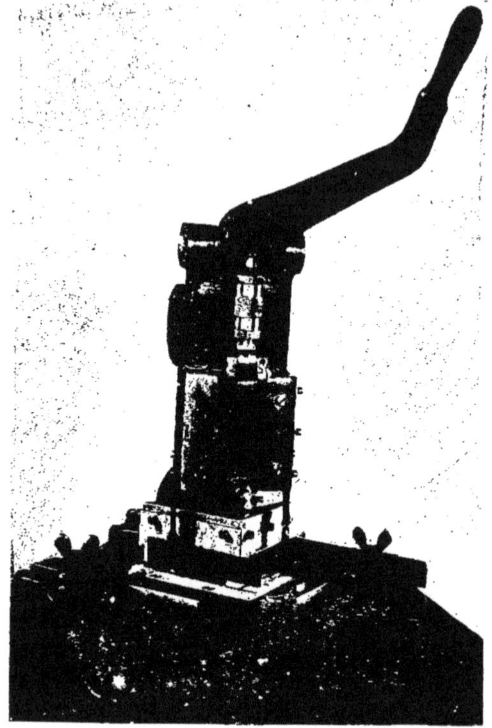

Fig. 396. — Rogneuse de coins avec protection des couteaux (Krause).

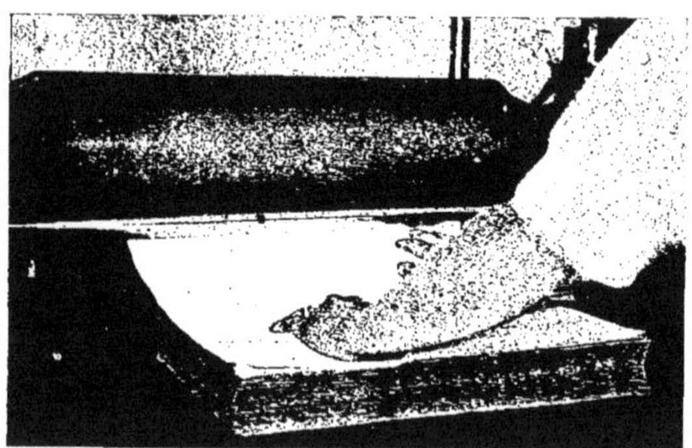

Fig. 397. — Machine à gauffrer.

Le papier est amené automatiquement par un rouleau entraîneur entre les cylindres de la machine (Krause).

neurs. Dans les deux cas le papier à travailler est présenté de loin par l'ouvrier à la machine (*fig.* 397 et 398).

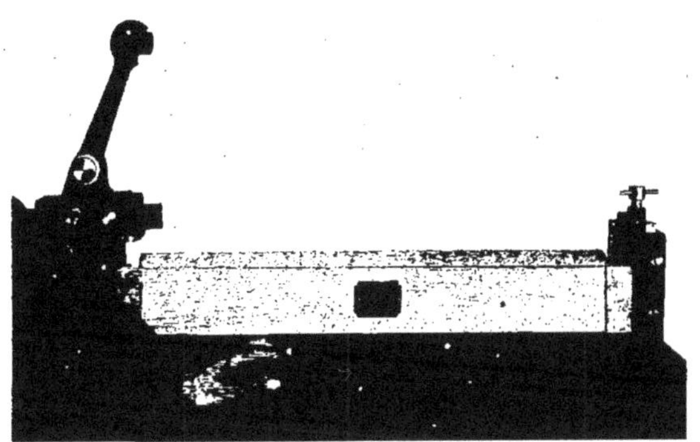

Fig. 398. — Planche protectrice empêchant l'introduction des mains entre les rouleaux des presses à satiner.

CARTON

Les travaux de cartonnages ne sont dangereux que par les poussières qu'ils engendrent.

D'autre part, on a été appelé à lutter contre la poussière pro-

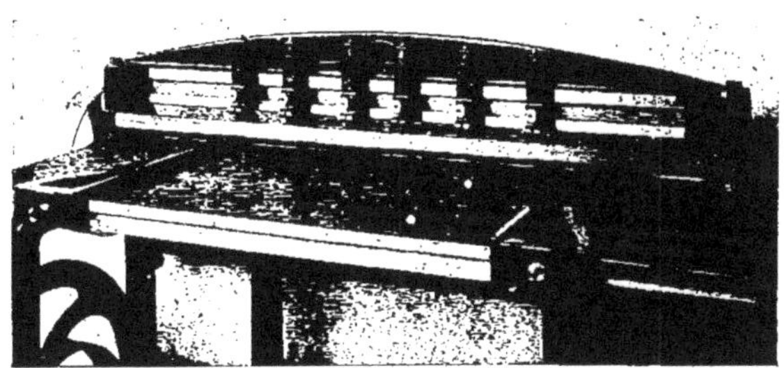

Fig. 399. — Règle protectrice empêchant le contact des mains avec les couteaux d'une machine à travailler le carton, coupeuse, rogneuse, plieuse, etc. (Krause).

duite par les machines à disques de frottement. Un dispositif consiste à l'entraîner au moyen d'un ventilateur V en relation avec chaque machine par les canaux A. La poussière est conduite par le tuyau B dans une chambre C où elle se dépose, par suite du ralentissement de vitesse (*fig.* 400).

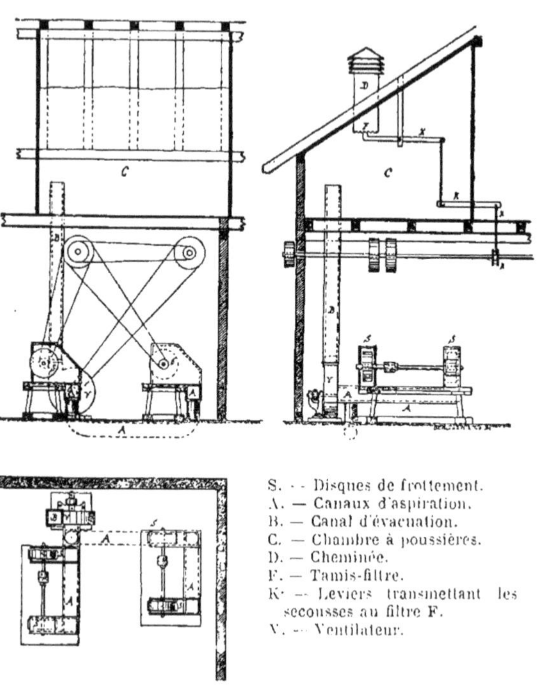

FIG. 400*. — Aspirateur de poussière des machines à disques de frottement pour travaux de cartonnage (de L. Hofmann à Thoune).

L'air amené dans cette chambre s'échappe, par la cheminée D, après avoir été filtré à son passage à travers le tamis F, secoué par les leviers K.

Les machines à travailler le carton, utilisant couteaux ou molettes doivent être munies d'appareils empêchant le contact des mains avec les parties coupantes.

PAPIERS PEINTS

Dans l'industrie des *papiers peints*, les ouvriers ont à subir :

1° La haute température des ateliers nécessitée par le séchage des couleurs imprimées;

2° L'action toxique de ces couleurs, souvent à base d'arsenic et de plomb (voir plus haut, pages 369 et suivantes).

Le premier inconvénient ne peut pas être évité; quant au deuxième, il est bon de remplacer ces matières colorantes, dont la nocivité ne fait pas de doute, par celles à base d'aniline, de recommander aux ouvriers les ablutions fréquentes pour éviter l'absorption des poussières par la voie cutanée et de produire une bonne ventilation des ateliers pour enlever les poussières malsaines.

IMPRIMERIE

Une industrie se rattachant à celle du papier, et dangereuse surtout par la présence de poussières plombiques, est celle de *l'imprimerie* : lorsque les « casses d'imprimerie », où sont placés les caractères dont se servent les compositeurs, doivent être débarrassées des poussières plombiques qu'elles contiennent, on se sert d'un appareil dit *typo-souffleur*, inventé par M. G. Delmas, qui permet le nettoyage sans danger.

La casse est glissée dans une caisse vitrée en relation avec une cheminée où un ventilateur produit une aspiration. Un jet d'air provenant du même ventilateur est promené sur les caractères, et la poussière s'échappe par la cheminée.

Dans la composition des journaux modernes, les caractères sont fondus au fur et à mesure des besoins sur la machine à composer. Cette machine supprime les inconvénients provenant des contacts cutanés avec les caractères oxydés, mais est, en revanche, une source de vapeurs saturnines : le plomb est en effet conservé à l'état liquide dans une petite chaudière placée sur le côté de la

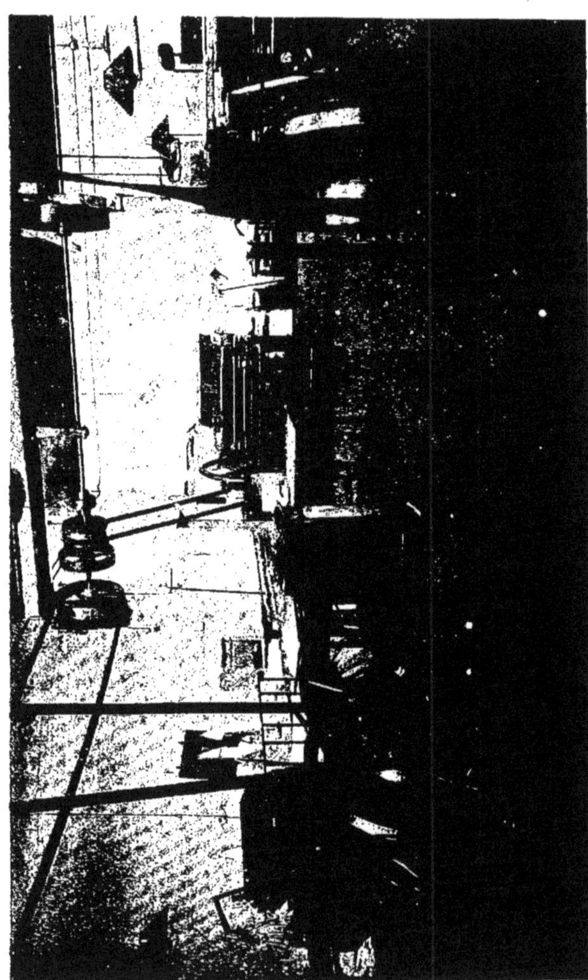

Fig. 401. — Grilles de protection à la presse typographique à platine et à la presse d'imprimerie (usines Krupp).

machine; on ne prévoit le plus généralement aucun dispositif spécial pour l'évacuation des gaz toxiques.

Dans le cas d'imprimerie de moyenne importance, les presses typographiques à platine d'imprimerie sont entourées de grilles de protection (*fig*. 401), et il est bon d'employer des dispositifs spéciaux pour écarter les mains de l'ouvrier aussitôt la feuille placée.

La maison *Riese et Pohl* emploie le moyen suivant :

Une tringle *c* coulissant le long de la platine *g* au moyen de pitons *a*, *b* se soulève et s'abaisse sous l'action du système de leviers *e*, *h*, *k* fixé en *d* à la platine et en *i*, *l*, au bâti de la presse (*fig*. 402).

Dans les cas d'imprimerie rotatives à grande vitesse qui fonctionnent d'une façon absolument automatique, le seul danger réside dans la préparation des cylindres imprimeurs. On les moule en général dans des fonderies attenant à l'imprimerie, qui nécessitent un aérage spécial pour éviter les intoxications saturnines.

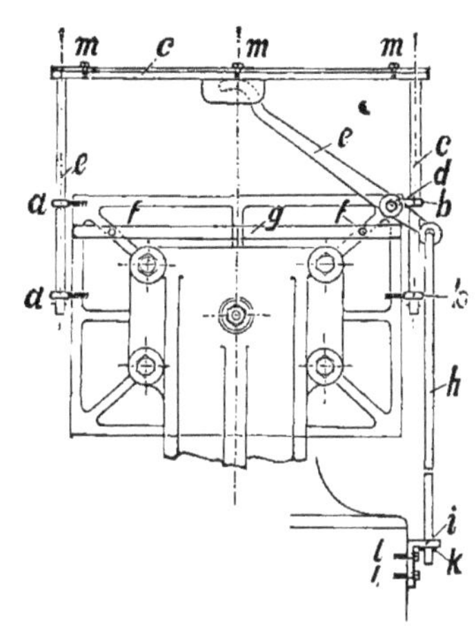

Fig. 402. — Presse typographique avec dispositif de protection (Riese et Pohl).

Les inconvénients des quelques industries spéciales que nous venons de passer en revue concordent d'ailleurs avec les conclusions du rapport présenté au Congrès d'Hygiène industrielle (novembre 1904) sur les industries du livre et du papier.

M. Deslandes, rapporteur termine en effet ainsi son exposé des maladies professionnelles.

« Les maladies les plus fréquentes sont d'abord les intoxications qui sévissent surtout chez les typographes, lithographes, imprimeurs et clicheurs stéréotypeurs, par suite de l'absorption de poussières de plomb et de cuivre ou de la manipulation de matières contenant des acides nitrique ou sulfureux. Les huiles, vernis ou essences, couleurs en poudre, encres d'imprimerie, sont également susceptibles de déterminer des troubles dans les poumons et les intestins.

« Par suite de l'attention soutenue qu'exige le travail, la vue se trouve affaiblie de très bonne heure chez les typographes, et l'emploi constant de couleurs vives et superposées amène la modification de la réfraction visuelle chez les lithographes, écrivains et dessinateurs sur pierre.

« La tuberculose, elle aussi, vient apporter sa terrible collaboration aux maux déjà précités en raison du manque d'air, de la mauvaise disposition des locaux et du surmenage dans le travail. Chez les travailleurs du papier, nous la trouvons développée à un point aigu en raison de l'humidité constante dans laquelle vivent les ouvriers et ouvrières des papeteries, et aussi de l'absorption des poussières de bois, de paille et de terre servant à la confection du papier. Enfin ceux qui transforment le papier, tels que relieurs, doreurs, brocheuses, emballeurs et trieuses de chiffons et papiers sont également exposés à cette terrible maladie qui, chez les ouvrières occupées dans les cartonneries, marche de pair et vient se compliquer avec des douleurs articulaires et des métrites fréquentes, provenant d'un long séjour debout et de la mise en activité de machines à pédales ou à contrepoids.

« Enfin, dans aucune usine ou atelier il n'existe de système pour l'aspiration des poussières ; le nettoyage des ateliers est défectueux ; l'air peu souvent renouvelé ou bien d'une façon insuffisante. »

Les desirata exprimés dans ce dernier paragraphe pourraient être facilement satisfaits, par un choix judicieux parmi les appareils employés dans les autres industries.

Nous terminerons ici la partie technique de ce volume où nous avons cherché à réunir au point de vue de l'Hygiène et de la Sécurité des ouvriers, d'une part les dispositifs généraux qui doivent se trouver dans toutes les usines où l'on produit et transporte de l'énergie — mécanique ou électrique — et d'autre part les dispositifs spéciaux aux industries d'extraction et d'élaboration de matières premières minérales et aux industries du bois et du papier.

Il nous restera à passer en revue toute une série d'industries très diverses, telles que celles des produits chimiques et celles des textiles.

En dehors du « travail d'atelier » nous aurons à examiner le « travail de chantier », c'est-à-dire l'industrie des travaux publics, spécialement celles des travaux sous l'eau et, enfin, cette autre forme de travail moderne qui se rapporte à une industrie dont l'importance va sans cesse en croissant, celle des transports terrestres et maritimes.

TROISIÈME PARTIE

LÉGISLATION

Nous avons passé en revue, au cours de cette étude, les mesures prises dans les diverses industries pour assurer, dans la plus large mesure possible, l'hygiène et la sécurité du travail. Un grand nombre de nos chefs d'industrie n'ont pas attendu, nous sommes heureux de le constater à nouveau, que la loi leur en fit un devoir, pour rechercher les moyens de préserver leur personnel ouvrier contre l'insalubrité de certains travaux et les dangers d'accidents.

Il n'a pas été néanmoins inutile que la loi soit venue, par des prescriptions impératives, stimuler l'indifférence des uns et, s'il y a lieu, permettre de réprimer le mauvais vouloir des autres.

Les prescriptions législatives en la matière peuvent être rangées en trois catogéries.

Les unes sont les mesures générales qu'il est nécessaire de prendre dans tout établissement industriel. Elles visent au point de vue de l'hygiène, l'éclairage, l'aération, la ventilation, l'eau potable, les fosses d'aisances, l'évacuation des poussières et vapeurs, les précautions à prendre contre l'incendie, le couchage du personnel, etc. Au point de vue de la sécurité, elles s'occupent de l'isolement des moteurs, des roues, courroies, engrenages et de tout organe pouvant présenter une cause de danger, de la clôture des puits, trappes et autres ouvertures, des échafaudages, etc. Elles se trouvent réunies dans la loi du 12 juin 1893, modifiée par la loi du 11 juillet 1903[1] et dans le règlement d'administration publique du 29 novembre 1904[2], qui a remplacé un premier décret rendu le 10 mars 1894.

Certaines prescriptions sont spéciales, soit à certaines professions, soit à certains modes de travail. Ce sont, notamment, celles inscrites dans le décret du 29 juin 1895[3] et relatives aux fabriques de vert de Schweinfurt, celles réglementant l'emploi du blanc de céruse dans les travaux de peinture (Décrets du 18 juillet 1902 et du 15 juillet 1904[4]).

D'autres, enfin, visent exclusivement le travail du personnel ouvrier que le législateur a voulu protéger plus particulièrement, c'est-à-dire les enfants et les femmes. On les trouve dans la loi du 2 novembre 1893 et dans divers règlements d'administration publique rendus pour son application. Parmi ceux-ci, il faut citer, entre autres, l'article 8 de cette loi et le décret du 3 mars 1893[1] (travail dans les mines), les articles 12 et 13 et le décret du 13 mai 1893 modifié et complété par les décrets du 24 juin 1897 20 avril 1899 et 3 mai 1900[2] (interdiction d'occuper les enfants et les femmes à certains travaux dangereux ou excédant leurs forces; réglementation de leur emploi à d'autres travaux).

Les dispositions concernant l'hygiène et la sécurité des travailleurs dans les établissements industriels de la Métropole, ont été étendues, avec quelques modifications, à l'Algérie par le décret du 21 mars 1902, qui vient d'être abrogé par le décret du 1er mars 1905, dont on trouvera plus loin le texte.

L'hygiène et la sécurité du travail dans les mines, minières et carrières ont fait l'objet de dispositions spéciales inscrites dans le décret loi du 3 janvier 1813 sur la police des mines, complété et modifié par l'ordonnance du 26 mars 1843 et le décret du 25 septembre 1882.

La Commission chargée de préparer la codification des lois ouvrières s'est demandée s'il ne convenait pas de procéder à une refonte totale de la législation sur ce point. Elle ne l'a pas pensé et s'est bornée à renvoyer aux lois existantes par la dispo-

1. Voir ci-après p. 589.
2. Voir p. 553.
3. Voir p. 560.
4. Voir p. 561.

sition suivante : « Dans les mines, minières et carrières et leurs dépendances légales, il est pourvu par les préfets à l'hygiène et à la sécurité des ouvriers, en conformité des lois et décrets relatifs à l'industrie minérale (Art. 62). »

Le travail des enfants et des femmes, dans les mines, est réglementé par l'article 8 de la loi du 2 novembre 1892 et par le décret du 3 mars 1893.

On peut citer aussi comme intéressant par certaines dispositions l'hygiène et la sécurité des mines :

1° La loi du 8 juillet 1890, sur les délégués à la sécurité des ouvriers mineurs;

2° La loi du 29 juin 1894, sur les Caisses de secours et de retraites des ouvriers mineurs.

Mais quelles que soient les prescriptions édictées pour assurer l'hygiène des ateliers et la sécurité du travail, quelles que soient les précautions prises par les industriels soucieux de leurs devoirs à l'égard de leur personnel, il sera toujours impossible de garantir complètement l'ouvrier contre les risques et les dangers de sa profession. Lorsqu'un ouvrier est victime d'un accident qu'on ne peut imputer ni à son imprudence ni à la négligence du chef d'industrie ou de ses préposés, fallait-il le laisser sans ressources et incapable désormais de gagner sa vie? Le législateur ne l'a pas cru, et c'est de cette idée qu'est née la loi du 9 avril 1898 sur les accidents du travail, complétée par les lois du 22 mars 1902 et du 31 mars 1905. Cette loi substitue le risque professionnel à la responsabilité personnelle. Sauf en cas de faute inexcusable, elle crée un droit à une indemnité déterminée au profit de tout ouvrier blessé et à la charge de l'entreprise. Sans imposer l'obligation de l'assurance, elle y conduit indirectement.

On peut se demander si c'est seulement pour les accidents du travail que le risque professionnel trouve son application. Nous avons vu que, dans un grand nombre d'industries, la manipulation de matières toxiques, le séjour prolongé dans un milieu vicié par des poussières ou vapeurs dangereuses produit lentement, mais presque sûrement, des troubles dans l'organisme humain. N'y a-t-il pas lieu dès lors d'étendre aux maladies professionnelles le principe posé pour les accidents du travail? Aucune loi dans cet ordre d'idées n'a été votée jusqu'à présent; mais la question a été étudiée à la fois à la Commission d'hygiène industrielle qui fonctionne au Ministère du Commerce et au Parlement.

Les travaux des commissions spéciales constituées au Ministère du Commerce ont abouti à un projet de loi que M. Dubief, ministre du Commerce, a déposé sur le bureau de la Chambre dans sa séance du 16 mai 1905.

On trouvera plus loin le texte même de ce projet.

I. — MESURES GÉNÉRALES DE PROTECTION ET DE SALUBRITÉ

LOI DU 12 JUIN 1893

(Modifiée par la loi du 11 juillet 1903[1])

Concernant l'hygiène et la sécurité des travailleurs

ARTICLE PREMIER. — Sont soumis aux dispositions de la présente loi les manufactures, fabriques, usines, chantiers, ateliers, *laboratoires, cuisines, caves et chais, magasins, boutiques, bureaux, entreprises de chargement* et leurs dépendances, *de quelque nature que ce soit, publics ou privés, laïques ou religieux, même lorsque ces établissements ont un caractère d'enseignement professionnel ou de bienfaisance.*

Sont seuls exceptés les établissements où ne sont employés que les membres de la famille sous l'autorité soit du père, soit de la mère, soit du tuteur.

Néanmoins, si le travail s'y fait à l'aide de chaudière à vapeur ou de moteur mécanique, ou si l'industrie exercée est classée au nombre des établissements dangereux ou insalubres, l'inspecteur aura le droit de prescrire les mesures de sécurité et de salubrité à prendre conformément aux dispositions de la présente loi.

ART. 2. — Les établissements visés par l'article premier doivent être tenus dans un état constant de propreté et présenter les conditions d'hygiène et de salubrité nécessaires à la santé du personnel.

1. Extrait de la loi du 11 juillet 1903 : « ART. 1er. — Les articles 1, § 1er, 2, § 4, 3, 4, § 2, et 12, § 3, de la loi du 12 juin 1893, sont modifiés ou complétés ainsi qu'il suit : ... » (Ces modifications sont portées en lettres italiques dans le corps de la loi du 12 juin 1893.)

« ART. 2. — La présente loi sera applicable trois mois après la date de sa promulgation. » (Le 23 octobre 1903.)

Ils doivent être aménagés de manière à garantir la sécurité des travailleurs. Dans tout établissement fonctionnant par des appareils mécaniques, les roues, les courroies, les engrenages ou tout autre organe pouvant offrir une cause de danger seront séparés des ouvriers de telle manière que l'approche n'en soit possible que pour les besoins du service. Les puits, trappes et ouvertures doivent être clôturés.

Les machines, mécanismes, appareils de transmission, outils et engins doivent être installés et tenus dans les meilleures conditions de sécurité.

Les dispositions qui précèdent sont applicables aux théâtres, cirques et autres établissements similaires où il est fait emploi d'appareils mécaniques.

Art. 3. — Des règlements d'administration publique, rendus après avis du Comité consultatif des arts et manufactures, détermineront :

1° Les mesures générales de protection et de salubrité applicables à tous les établissements assujettis, notamment en ce qui concerne l'éclairage, l'aération ou la ventilation, les eaux potables, les fosses d'aisances, l'évacuation des poussières et vapeurs, les précautions à prendre contre les incendies, *le couchage du personnel*, etc.;

2° Au fur et à mesure des nécessités constatées, les prescriptions particulières relatives soit à certaines professions, soit à certains modes de travail.

Le Comité consultatif d'hygiène publique de France sera appelé à donner son avis en ce qui concerne les règlements généraux prévus sous le numéro 1 du présent article.

Art. 4. — Les inspecteurs du travail sont chargés d'assurer l'exécution de la présente loi et des règlements qui y sont prévus; ils ont entrée dans les établissements spécifiés à l'article premier et au dernier paragraphe de l'article 2.

Toutefois, pour les établissements de l'État dans lesquels l'intérêt de la défense nationale s'oppose à l'introduction d'agents étrangers au service, la sanction de la loi est exclusivement confiée aux agents désignés, à cet effet, par les ministres de la Guerre et de la Marine ; la nomenclature de ces établissements sera fixée par règlement d'administration publique.

Art. 5. — Les contraventions sont constatées par les procès-verbaux des inspecteurs, qui font foi jusqu'à preuve contraire.

Les procès-verbaux sont dressés en double exemplaire, dont l'un est envoyé au préfet du département et l'autre envoyé au Parquet.

Les dispositions ci-dessus ne dérogent point aux règles du droit commun quant à la constatation et à la poursuite des infractions commises à la présente loi.

Art. 6. — Toutefois, en ce qui concerne l'application des règlements d'administration publique prévus par l'article 3 ci-dessus, les inspecteurs, avant de dresser procès-verbal, mettront les chefs d'industrie en demeure de se conformer aux prescriptions dudit règlement.

Cette mise en demeure sera faite par écrit sur le registre de l'usine; elle sera datée et signée, indiquera les contraventions relevées et fixera un délai à l'expiration duquel ces contraventions devront avoir disparu. Ce délai ne sera jamais inférieur à un mois.

Dans les quinze jours qui suivent cette mise en demeure, le chef d'industrie adresse, s'il le juge convenable, une réclamation au Ministre du Commerce et de l'Industrie. Ce dernier peut, lorsque l'obéissance à la mise en demeure nécessite des transformations importantes portant sur le gros œuvre de l'usine, après avis conforme du Comité des arts et manufactures, accorder à l'industriel un délai dont la durée, dans tous les cas, ne dépassera jamais dix-huit mois.

Notification de la décision est faite à l'industriel dans la forme administrative; avis en est donné à l'inspecteur.

Art. 7. — Les chefs d'industrie, directeurs, gérants ou préposés, qui auront contrevenu aux dispositions de la présente loi et des règlements d'administration publique relatifs à son exécution seront poursuivis devant le tribunal de simple police et punis d'une amende de 5 francs à 15 francs. L'amende sera appliquée autant de fois qu'il y aura de contraventions distinctes constatées par le procès-verbal, sans toutefois que le chiffre total des amendes puisse excéder 200 francs.

Le jugement fixera, en outre, le délai dans lequel seront exécutés les travaux de sécurité et de salubrité imposés par la loi.

Les chefs d'industrie sont civilement responsables des condamnations prononcées contre leurs directeurs, gérants ou préposés.

Art. 8. — Si, après une condamnation prononcée en vertu de l'article précédent, les mesures de sécurité ou de salubrité imposées par la présente loi ou par les règlements d'administration publique n'ont pas été exécutées dans le délai fixé par le jugement qui a prononcé la condamnation, l'affaire est, sur un nouveau procès-verbal, portée devant le tribunal correctionnel, qui peut, après une nouvelle mise en demeure restée sans résultat, ordonner la fermeture de l'établissement.

Le jugement sera susceptible d'appel; la cour statuera d'urgence

Art. 9. — En cas de récidive, le contrevenant sera poursuivi devant le tribunal correctionnel et puni d'une amende de 50 à 500 francs, sans que la totalité des amendes puisse excéder 2.000 francs.

Il y a récidive lorsque le contrevenant a été frappé, dans les douze mois qui ont précédé le fait qui est l'objet de la poursuite, d'une première condamnation pour infraction à la présente loi et aux règlements d'administration publique relatifs à son exécution.

Art. 10. — Les inspecteurs devront fournir, chaque année, des rapports circonstanciés sur l'application de la présente loi dans toute l'étendue de leur circonscription. Ces rapports mentionneront les accidents dont les ouvriers auront été victimes et leurs causes. Ils contiendront les propositions relatives aux prescriptions nouvelles qui seraient de nature à mieux assurer la sécurité du travail.

Un rapport d'ensemble, résumant ces communications, sera publié tous les ans par les soins du Ministre du Commerce et de l'Industrie.

Art. 11. — Tout accident ayant causé une blessure à un ou plusieurs ouvriers, survenu dans l'un des établissements mentionnés à l'article 1er et au dernier paragraphe de l'article 2, sera l'objet d'une déclaration par le chef de l'entreprise ou, à son défaut et en son absence, par le préposé.

Cette déclaration contiendra le nom et l'adresse des témoins de l'accident ; elle sera faite dans les quarante-huit heures au maire de la commune, qui en dressera procès-verbal dans la forme à déterminer par un règlement d'administration publique. A cette déclaration sera joint, produit par le patron, un certificat du médecin indiquant l'état du blessé, les suites probables de l'accident et l'époque à laquelle il sera possible d'en connaître le résultat définitif.

Récépissé de la déclaration et du certificat médical sera remis, séance tenante, au déposant. Avis de l'accident est donné immédiatement par le maire à l'inspecteur divisionnaire du département.

Art. 12. — Seront punis d'une amende de 100 à 500 francs et, en cas de récidive, de 500 à 1.000 francs, tous ceux qui auront mis obstacle à l'accomplissement des devoirs d'un inspecteur.

Les dispositions du Code pénal qui prévoient et répriment les actes de résistance, les outrages et les violences contre les officiers de la police judiciaire sont, en outre, applicables à ceux qui se rendront coupables de faits de même nature à l'égard des inspecteurs.

Les articles 5, 6, 7, 8, 9, 12, §§ 1 et 2 et 14 de la présente loi ne sont pas applicables aux établissements de l'État. Un règlement d'administration publique fixera les conditions dans lesquelles seront communiquées, par le Ministre du Commerce, aux administrations intéressées, les constatations des inspecteurs du travail dans ces établissements.

Art. 13. — Il n'est rien innové quant à la surveillance des appareils à vapeur.

Art. 14. — L'article 463 du Code pénal est applicable aux condamnations prononcées en vertu de la présente loi.

1. Voir les modèles de déclarations, pages 596 et suivantes.

Art. 15. — Sont et demeureront abrogées toutes les dispositions des lois et règlements contraires à la présente loi.

La présente loi, délibérée et adoptée par le Sénat et par la Chambre des députés, sera exécutée comme loi de l'État.

DÉCRET DU 29 NOVEMBRE 1904

relatif à l'hygiène et à la sécurité des travailleurs

Article premier. — Les emplacements affectés au travail dans les établissements visés par l'article 1er de la loi du 12 juin 1893, modifiée par la loi du 11 juillet 1903, seront tenus en état constant de propreté.

Le sol sera nettoyé à fond au moins une fois par jour avant l'ouverture ou après la clôture du travail, mais jamais pendant le travail.

Ce nettoyage sera fait soit par un lavage, soit à l'aide de brosses ou de linges humides, si les conditions de l'exploitation ou la nature du revêtement du sol s'opposent au lavage. Les murs et les plafonds seront l'objet de fréquents nettoyages; les enduits seront refaits toutes les fois qu'il sera nécessaire.

Art. 2. — Dans les locaux où l'on travaille des matières organiques altérables, le sol sera rendu imperméable et toujours bien nivelé, les murs seront recouverts d'un enduit permettant un lavage efficace.

En outre, le sol et les murs seront lavés aussi souvent qu'il sera nécessaire avec une solution désinfectante. Un lessivage à fond avec la même solution sera fait au moins une fois par an.

Les résidus putrescibles ne devront jamais séjourner dans les locaux affectés au travail et seront enlevés au fur et à mesure, à moins qu'ils ne soient déposés dans des récipients métalliques hermétiquement clos, vidés et lavés au moins une fois par jour.

Art. 3. — L'atmosphère des ateliers et de tous les autres locaux affectés au travail sera tenue constamment à l'abri de toute émanation provenant d'égouts, fosses, puisards, fosses d'aisances ou de toute autre source d'infection.

Dans les établissements qui déverseront les eaux résiduaires ou de lavage dans un égout public ou privé, toute communication entre l'égout et l'établissement sera munie d'un intercepteur hydraulique fréquemment nettoyé et abondamment lavé au moins une fois par jour.

Les éviers seront formés de matériaux imperméables et bien joints; ils présenteront une pente dans la direction du tuyau d'écoulement et seront aménagés de façon à ne dégager aucune odeur. Les travaux dans les puits, conduites de gaz, canaux de fumée, fosses d'aisances, cuves ou appareils quelconques pouvant contenir des gaz délétères ne seront entrepris qu'après que l'atmosphère aura été assainie par une ventilation efficace. Les ouvriers appelés à travailler dans ces conditions seront attachés par une ceinture de sûreté.

Art. 4. — Les cabinets d'aisance ne devront pas communiquer directement avec les locaux fermés où le personnel est appelé à séjourner. Ils seront éclairés et aménagés de manière à ne dégager aucune odeur. Le sol et les parois seront en matériaux imperméables, les peintures seront d'un ton clair.

Il y aura au moins un cabinet pour cinquante personnes et des urinoirs en nombre suffisant.

Aucun puits absorbant, aucune disposition analogue ne pourra être établie qu'avec l'autorisation de l'administration supérieure et dans les conditions qu'elle aura prescrites.

Art. 5. — Les locaux fermés affectés au travail ne seront jamais encombrés. Le cube d'air par personne employée ne pourra être inférieur à 7 mètres cubes. Pendant un délai de trois ans, à dater de la promulgation du présent décret, ce cube pourra n'être que de 6 mètres.

Le cube d'air sera de 10 mètres au moins par personne employée dans les laboratoires, cuisines, chais; il en sera de même dans les magasins, boutiques et bureaux ouverts au public.

Un avis affiché dans chaque local de travail indiquera sa capacité en mètres cubes.

Les locaux fermés affectés au travail seront largement aérés et, en hiver, convenablement chauffés.

Ils seront munis de fenêtres ou autres ouvertures à châssis mobiles donnant directement sur le dehors. L'aération sera suffisante pour empêcher une élévation exagérée de température. Ces locaux, leurs dépendances et notamment les passages et escaliers seront convenablement éclairés.

Art. 6. — Les poussières ainsi que les gaz incommodes, insalubres ou toxiques seront évacués directement au dehors des locaux de travail au fur et à mesure de leur production.

Pour les buées, vapeur, gaz, poussières légères, il sera installé des hottes avec cheminées d'appel ou tout autre appareil d'élimination efficace.

Pour les poussières déterminées par les meules, les batteurs, les broyeurs et tous autres appareils mécaniques, il sera installé, autour des appareils, des tambours en communication avec une ventilation aspirante énergique.

Pour les gaz lourds, tels que les vapeurs de mercure, de sulfure de carbone, la ventilation aura lieu *per descensum;* les tables ou appareils de travail seront mis en communication directe avec le ventilateur.

La pulvérisation des matières irritantes et toxiques ou autres opérations telles que le tamisage et l'embarillage de ces matières se feront mécaniquement en appareil clos.

L'air des ateliers sera renouvelé de façon à rester dans l'état de pureté nécessaire à la santé des ouvriers.

ART. 7. — Pour les industries désignées par arrêté ministériel, après avis du Comité consultatif des arts et manufactures, les vapeurs, les gaz incommodes et insalubres et les poussières seront condensés, ou détruits.

ART. 8. — Les ouvriers ou employés ne devront point prendre leur repas dans les locaux affectés au travail.

Toutefois l'autorisation d'y prendre les repas pourra être accordée, en cas de besoin et après enquête, par l'inspecteur divisionnaire, sous les justifications suivantes :

1° Que les opérations effectuées ne comportent pas l'emploi de substances toxiques ;

2° Qu'elles ne donnent lieu à aucun dégagement de gaz incommodes, insalubres ou toxiques, ni de poussières ;

3° Que les autres conditions d'hygiène soient jugées satisfaisantes.

Les patrons mettront à la disposition de leur personnel les moyens d'assurer la propreté individuelle, vestiaires avec lavabos, ainsi que de l'eau de bonne qualité pour la boisson.

ART. 9. — Pendant les interruptions de travail, l'air des locaux sera entièrement renouvelé.

ART. 10. — Les moteurs à vapeur, à gaz, les moteurs électriques, les roues hydrauliques, les turbines, ne seront accessibles qu'aux ouvriers affectés à leur surveillance. Ils seront isolés par des cloisons ou barrières de protection.

Les passages entre les machines, mécanismes, outils mus par ces moteurs auront une largeur d'au moins 80 centimètres : le sol des intervalles sera nivelé.

Les escaliers seront solides et munis de fortes rampes.

Les puits, trappes, cuves, bassins, réservoirs de liquides corrosifs ou chauds, seront pourvus de solides barrières ou garde-corps.

Les échafaudages seront munis, sur toutes leurs faces, de garde-corps rigides de 90 centimètres de haut.

Les ponts volants, passerelles pour le chargement et le déchargement des navires devront ormer un corps rigide et être munis de garde-corps des deux côtés.

ART. 11. — Les monte-charges, ascenseurs, élévateurs seront

guidés et disposés de manière que la voie de la cage du monte-charges et des contrepoids soit fermée; que la fermeture du puits à l'entrée des divers étages ou galeries s'effectue automatiquement; que rien ne puisse tomber du monte-charge dans le puits.

Pour les monte-charges destinés à transporter le personnel, la charge devra être calculée au tiers de la charge admise pour le transport des marchandises, et les monte-charges seront pourvus de freins, chapeaux, parachutes ou autres appareils préservateurs.

Les appareils de levage porteront l'indication du maximum de poids qu'ils peuvent soulever.

Art. 12. — Toutes les pièces saillantes mobiles et autres parties dangereuses des machines, et notamment les bielles, roues, volants, les courroies et câbles, les engrenages, les cylindres et cônes de friction ou tous autres organes de transmission qui seraient reconnus dangereux seront munis de dispositifs protecteurs, tels que gaines et chéneau de bois ou de fer, tambours pour les courroies et les bielles, ou de couvre-engrenages, garde-mains, grillages.

Les machines-outils à instruments tranchants, tournant à grande vitesse, telles que machines à scier, fraiser, raboter, découper, hacher, les cisailles, coupe-chiffons et autres engins semblables seront disposés de telle sorte que les ouvriers ne puissent, de leur poste de travail, toucher involontairement les instruments tranchants.

Sauf le cas d'arrêt du moteur, le maniement des courroies sera toujours fait par le moyen de systèmes tels que monte-courroie, porte-courroie, évitant l'emploi direct de la main.

On devra prendre autant que possible des dispositions telles qu'aucun ouvrier ne soit habituellement occupé à un travail quelconque dans le plan de rotation ou aux abords immédiats d'un volant, d'une meule ou de tout autre engin pesant et tournant à grande vitesse.

Art. 13. — La mise en train et l'arrêt des machines devront être toujours précédés d'un signal convenu.

Art. 14. — L'appareil d'arrêt des machines motrices sera toujours placé sous la main des conducteurs qui dirigent ces machines.

Les contremaîtres ou chefs d'atelier, les conducteurs de machines-outils, métiers, etc., auront à leur portée le moyen de demander l'arrêt des moteurs.

Chaque machine-outil, métier, etc., sera en outre installé et entretenu de manière à pouvoir être isolé par son conducteur de la commande qui l'actionne.

Art. 15. — Des dispositifs de sûreté devront être installés dans la mesure du possible pour le nettoyage et le graissage des transmissions et mécanismes en marche.

En cas de réparation d'un organe mécanique quelconque son arrêt devra être assuré par un calage convenable de l'embrayage ou du volant; il en sera de même pour les opérations de nettoyage qui exigent l'arrêt des organes mécaniques.

Art. 16. — Des sorties sur les cours, vestibules, escaliers et autres dépendances intérieures de l'usine doivent être munies de portes s'ouvrant de dedans en dehors. Ces sorties seront assez nombreuses pour permettre l'évacuation rapide de l'établissement; elles seront toujours libres et ne devront jamais être encombrées de marchandises, de matières en dépôt ni d'objets quelconques.

Le nombre des escaliers sera calculé de manière que l'évacuation de tous les étages d'un corps de bâtiment contenant des ateliers puisse se faire immédiatement.

Dans les établissements occupant plusieurs étages, la construction d'un escalier incombustible pourra, si la sécurité l'exige, être prescrite par une décision du Ministre du Commerce, après avis du Comité des Arts et Manufactures.

Les récipients pour l'huile ou le pétrole servant à l'éclairage seront placés dans les locaux séparés et jamais au voisinage des escaliers.

Art. 17. — Les machines-dynamos devront être isolées électriquement.

Elles ne seront jamais placées dans un atelier où des corps explosifs, des gaz détonants ou poussières inflammables se manient ou se produisent.

Les conducteurs électriques placés en plein air pourront rester nus; dans ce cas, ils devront être portés par des isolateurs de porcelaine ou de verre; ils seront écartés des masses métalliques, telles que gouttières, tuyaux de descente, etc.

A l'intérieur des ateliers, les conducteurs nus destinés à des prises de courant sur leur parcours seront écartés des murs, hors de la portée de la main, et convenablement isolés.

Les autres conducteurs seront protégés par des enveloppes isolantes.

Toutes précautions seront prises pour éviter l'échauffement des conducteurs à l'aide de coupe-circuit et autres dispositifs analogues.

Art. 18. — Les ouvriers et ouvrières qui ont à se tenir près des machines doivent porter des vêtements ajustés et non flottants.

Art. 19. — Un arrêté ministériel déterminera pour chaque nautre de locaux celles des prescriptions du présent décret qui doivent y être affichées.

Art. 20. — Le Ministre du Commerce et de l'Industrie peut, par arrêté pris sur le rapport des inspecteurs du travail et après avis du Comité consultatif des Arts et Manufactures, accorder à un établissement, pour un délai déterminé, dispense permanente ou temporaire de tout ou partie des prescriptions des articles 1er (alinéa 3), 5 (alinéas 2 et 5), 9 et 10 (alinéa 6), dans le cas où il est reconnu que l'application de ces prescriptions est pratiquement impossible et que l'hygiène et la sécurité des travailleurs sont assurées dans des conditions au moins équivalentes à celles qui sont fixées par le présent décret.

Art. 21. — Sous réserve du délai spécial fixé par l'article 5 et des délais supplémentaires qui seraient accordés par le Ministre en vertu de l'article 20, le délai d'exécution des travaux de transformation qu'implique le présent règlement, est fixé à un an à dater de sa promulgation pour les établissements non visés par la loi du 12 juin 1893.

Art. 22. — Les décrets des 10 mars 1894, 14 juillet 1901 et août 1902 sont abrogés.

Art. 23. — Le Ministre du Commerce, de l'Industrie, des Postes et des Télégraphes est chargé de l'exécution du présent décret, qui sera inséré au *Bulletin des lois* et publié au *Journal officiel* de la République française.

DÉCRET DU 28 JUILLET 1904

sur le couchage du personnel

Article premier. — Le cube d'air des locaux affectés au couchage du personnel dans les établissements visés à l'article 1er de la loi du 12 juin 1893, modifiée par la loi du 11 juillet 1903, ne devra pas être inférieur à 14 mètres cubes par personne. Ces locaux seront largement aérés; ils seront à cet effet munis de fenêtres ou autres ouvertures à châssis mobiles donnant directement sur le dehors. Ceux de ces locaux qui ne seraient pas ventilés par une cheminée devront être pourvus d'un mode de ventilation continue.

Art. 2. — Les dortoirs devront avoir une hauteur moyenne de 2m,60 au moins; une hauteur moindre, mais supérieure à 2m,40, pourra être tolérée dans les dortoirs des ateliers établis avant la promulgation du présent décret. Quand le plafond fera corps avec le toit de la maison, il devra être imperméable et revêtu d'un enduit sans interstices. A défaut d'une épaisseur de maçonnerie de 30 centimètres au moins, les parois extérieures devront comprendre une couche d'air ou de matériaux isolants d'une épaisseur suffisante pour protéger l'occupant contre les variations brusques de la température.

Art. 3. — Les ménages devront avoir chacun une chambre distincte, Les pièces à usage de dortoirs ne pourront contenir que des personnes d'un même sexe disposant chacune, pour son usage exclusif, d'une literie comprenant : châssis, sommier ou paillasse, matelas, traversin, paire de draps, couverture et meuble ou placard pour les effets. Les lits seront séparés les uns des autres par une distance de 80 centimètres au moins.

Art. 4. — Il est interdit de faire coucher le personnel dans les ateliers, magasins ou locaux quelconques affectés à un usage industriel ou commercial.

Cette disposition ne s'applique pas aux gardiens jugés nécessaires pour la surveillance de nuit.

Art. 5. — Le sol des dortoirs sera formé d'un revêtement imperméable ou d'un revêtement jointif se prêtant facilement au lavage. Les murs seront recouverts soit d'un enduit permettant un lavage efficace, soit d'une peinture à la chaux. La peinture à la chaux sera refaite toutes les fois que la propreté l'exigera, et au moins tous les trois ans.

Art. 6. — La literie sera maintenue constamment en bon état de propreté. Les draps servant au couchage seront blanchis tous les mois au moins et, en outre, chaque fois que les lits changeront d'occupants. Les matelas seront cardés au moins tous les deux ans, et les paillasses renouvelées au moins deux fois par an.

Art. 7. — Les dortoirs ne seront jamais encombrés et le linge sale ne devra pas y séjourner. Ils seront maintenus dans un état constant de propreté, soit par un lavage, soit par un nettoyage à l'aide de brosses ou de linges humides. Cette opération, ainsi que la mise en état des lits, devra être répétée tous les jours.

Toutes les mesures seront prises, le cas échéant, pour la destruction des insectes.

Art. 7. — Il sera tenu à la disposition du personnel de l'eau potable et des lavabos, à raison d'un au moins pour six personnes. Ces lavabos seront munis de serviettes individuelles et de savon.

Art. 9. — Les pièces affectées à l'usage de dortoir ne devront pas être traversées par des conduits de fumée autres qu'en maçonnerie étanche. Ces pièces n'auront pas de communication directe avec les cabinets d'aisances, égouts, plombs, puisards.

Art. 10. — Le délai d'exécution des travaux de transformation qu'implique le présent règlement est fixé à un an à compter de sa promulgation.

Art. 11. — Le texte du présent décret et une affiche indiquant en caractères facilement lisibles les mesures d'hygiène concernant la prophylaxie de la tuberculose seront affichés dans toutes les pièces à usage de dortoirs.

Les termes de cette affiche seront fixés par arrêté ministériel.

Art. 12. — Le Ministre du Commerce, de l'Industrie, des Postes et des Télégraphes est chargé de l'exécution du présent décret, qui sera inséré au *Bulletin des lois* et publié au *Journal officiel* de la République française.

II. — MESURES SPÉCIALES A CERTAINES INDUSTRIES

VERT DE SCHWEINFURT

DÉCRET DU 20 JUIN 1895

réglementant le travail dans les fabriques de « vert de Schweinfurt »

Article premier. — Dans les établissements où l'on fabrique de l'acétoarsénite de cuivre dit *vert de Schweinfurt*, les chefs d'industrie, directeurs ou gérants sont tenus, indépendamment des mesures générales prescrites par le décret du 10 mars 1894, de prendre des mesures particulières de protection et de salubrité énoncées aux articles suivants.

Art. 2. — Le sol et les murs des ateliers dans lesquels on fait la dissolution des produits employés, la précipitation et le filtrage du vert seront fréquemment lavés et maintenus en état constant d'humidité. La même prescription sera appliquée aux parois extérieures des cuves ou autres vases servant à celles de ces opérations qui se font à une température inférieure à l'ébullition.

Art. 3. — Les appareils dans lesquels les liqueurs sont portées à l'ébullition seront ou bien clos, ou au moins surmontés d'une hotte communiquant avec l'extérieur.

Art. 4. — Le séchage du vert doit être pratiqué dans une étuve hermétiquement close, sauf le tuyau d'aération, et dans laquelle les ouvriers n'auront accès qu'après son refroidissement.

Art. 5. — Les chefs d'industrie, directeurs ou gérants, seront tenus de mettre à la disposition des ouvriers employés aux diverses opérations des masques, éponges mouillées ou autres moyens de protection efficaces des voies respiratoires; ils devront leur donner des gants de travail en toile pour protéger leurs mains. Les gants, éponges, masques seront fréquemment lavés.

Ils doivent fournir, en outre, de la poudre de talc ou de fécule pour que les ouvriers s'en couvrent les mains ainsi que les autres parties du corps particulièrement aptes à l'absorption des poussières.

Art. 6. — Les chefs d'industrie, directeurs ou gérants, doivent fournir aux ouvriers des vêtements consacrés exclusivement au travail et susceptibles d'être serrés au col, aux poignets et aux chevilles. Ils assureront le lavage fréquent de ces vêtements.

Art. 7. — Les chefs d'industrie, directeurs ou gérants seront tenus d'afficher le texte du présent décret dans un endroit apparent dans leurs ateliers.

Art. 8. — Le Ministre du Commerce, de l'Industrie, des Postes et des Télégraphes est chargé de l'exécution du présent décret, qui sera inséré au *Bulletin des lois* et publié au *Journal officiel* de la République française.

CÉRUSE

DÉCRET DU 18 JUILLET 1902

réglementant l' « emploi du blanc de céruse » dans l'industrie de la peinture en bâtiment

Article premier. — La céruse ne peut être employée qu'à l'état de pâte dans les ateliers de peinture en bâtiment.

Art. 2. — Il est interdit d'employer directement avec la main les produits à base de céruse dans les travaux de peinture en bâtiment.

Art. 3. — Le travail à sec au grattoir et le ponçage à sec des peintures au blanc de céruse sont interdits.

Art. 4. — Dans les travaux de grattage et de ponçage humides, et généralement dans tous les travaux de peinture à la céruse, les chefs d'industrie devront mettre à la disposition de leurs ouvriers des surtouts exclusivement affectés au travail et en prescriront l'emploi. Ils assureront le bon entretien et le lavage fréquent de ces vêtements.

Les objets nécessaires aux soins de propreté seront mis à la disposition des ouvriers sur le lieu même du travail.

Les engins et outils seront tenus en bon état de propreté. Leur nettoyage sera effectué sans grattage à sec.

Art. 5. — Les chefs d'industrie seront tenus d'afficher le texte du présent décret dans les locaux où se font le recrutement et la paye des ouvriers.

Art. 6. — Le Ministre du Commerce, de l'Industrie, des Postes et des Télégraphes est chargé de l'exécution du présent décret qui sera inséré au *Bulletin des Lois* et au *Journal officiel* de la République française.

DÉCRET DU 15 JUILLET 1904

étendant à tous les travaux de peinture les dispositions du décret du 18 juillet 1902

ARTICLE PREMIER. — Les dispositions du décret du 18 juillet 1902 réglementant l'emploi du blanc de céruse dans l'industrie de la peinture en bâtiment sont étendues à tous les travaux de peinture.

ART. 2. — Le Ministre du Commerce, de l'Industrie, des Postes et des Télégraphes est chargé de l'exécution du présent décret, qui sera inséré au *Bulletin des Lois* et publié au *Journal officiel* de la République française.

POTERIE D'ÉTAIN

DÉCRET DU 21 NOVEMBRE 1902

interdisant l'opération dite « pompage » dans l'industrie de la poterie d'étain

ARTICLE PREMIER. — Dans l'industrie de la poterie d'étain, l'opération dite *pompage*, consistant à aspirer avec la bouche à l'intérieur des pièces creuses pour s'assurer de leur étanchéité, est interdite.

ART. 2. — Les chefs d'industrie seront tenus de mettre à la disposition de leurs ouvriers les appareils nécessaires à l'essai des objets fabriqués.

ART. 3. — Le Ministre du Commerce, de l'Industrie, des Postes et des Télégraphes est chargé de l'exécution du présent décret qui sera publié au *Journal officiel* et inséré au *Bulletin des Lois*.

BLANCHISSAGE

DÉCRET DU 4 AVRIL 1905

concernant la manipulation du linge sale dans les ateliers de blanchissage

ARTICLE PREMIER. — Dans les ateliers de blanchissage de linge, les chefs d'industrie, directeurs ou gérants sont tenus, indépendamment des mesures générales prescrites par le décret du 29 novembre 1904, de prendre les mesures particulières de protection et de salubrité énoncées aux articles suivants.

Art. 2. — Le linge sale ne doit être introduit dans l'atelier de blanchissage, par l'exploitant ou son personnel, que renfermé dans des sacs, enveloppes spéciales ou tous autres récipients soigneusement clos pendant le transport.

Art. 3. — Le linge sale avec son contenant doit être désinfecté avant tout triage par un des procédés de désinfection admis pour l'exécution de la loi du 15 février 1902 sur la santé publique ou par l'ébullition dans une solution alcaline, soit, à défaut de l'une de ces opérations, tout au moins soumis à une aspersion suffisante pour fixer les poussières. Dans ce dernier cas, les sacs et enveloppes ou tous autres récipients doivent être lessivés ou désinfectés.

Les mesures de désinfection sont obligatoires pour le linge sale provenant des établissements hospitaliers où l'on reçoit des malades.

Art. 4. — Les chefs d'industrie, directeurs ou gérants sont tenus de mettre à la disposition du personnel employé à la manipulation du linge sale, des surtouts exclusivement affectés au travail; ils en assureront le bon entretien et le lavage fréquent; ces vêtements devront être rangés dans un local séparé de la salle des blanchissages et de la salle où se trouve le linge propre.

Art. 5. — Il est interdit de manipuler du linge sale non désinfecté ou non lessivé, soit dans les salles de repassage, soit dans les salles où se trouve du linge blanchi.

Art. 6. — Les eaux d'essangeage doivent être évacuées directement hors de l'atelier par canalisation fermée, sans préjudice de toutes autres mesures de salubrité à prendre en exécution des articles 97 de la loi municipale du 5 avril 1884 et 1er de la loi du 15 février 1902 sur la santé publique.

Art. 7. — Les chefs d'industrie, directeurs ou gérants sont tenus d'afficher dans un endroit apparent des locaux professionnels un règlement qui prescrira l'emploi des vêtements de travail, qui imposera au personnel l'obligation de prendre des soins de propreté à chaque sortie de l'atelier, et qui interdira de consommer aucun aliment ni aucune boisson dans les ateliers de manipulation du linge sale.

Art. 8. — Le délai d'exécution des mesures édictées par le présent règlement est fixé à six mois à partir de sa promulgation, sauf en ce qui concerne les articles 5 et 6. Pour l'exécution des travaux de transformation qu'impliquent ces deux derniers articles, le délai est fixé à trois ans.

Art. 9. — Le Ministre du Commerce, de l'Industrie, des Postes et des Télégraphes est chargé de l'exécution du présent décret, qui sera inséré au *Bulletin des Lois* et publié au *Journal officiel* de la République française.

III. — MESURES SPÉCIALES A CERTAINES CATÉGORIES DE PERSONNEL

LOI DU 2 NOVEMBRE 1892

Sur le travail des enfants, des filles mineures et des femmes dans les établissements industriels.

Article premier. — Le travail des enfants, des filles mineures et des femmes dans les usines, manufactures, mines, minières et carrières, chantiers, ateliers et leurs dépendances, de quelque nature que ce soit, publics ou privés, laïques ou religieux, même lorsque ces établissements ont un caractère d'enseignement professionnel ou de bienfaisance, est soumis aux obligations déterminées par la présente loi.

Toutes les dispositions de la présente loi s'appliquent aux étrangers travaillant dans les établissements ci-dessus désignés.

Sont exceptés les travaux effectués dans les établissements où ne sont employés que les membres de la famille sous l'autorité soit du père, soit de la mère, soit du tuteur.

Néanmoins, si le travail s'y fait à l'aide de chaudière à vapeur ou de moteur mécanique, ou si l'industrie exercée est classée au nombre des établissements dangereux ou insalubres, l'inspecteur aura le droit de prescrire les mesures de sécurité et de salubrité à prendre conformément aux articles 12, 13 et 14.

. . . .

SECTION III

TRAVAUX SOUTERRAINS

Art. 9. — Les filles et les femmes ne peuvent être employées aux travaux souterrains des mines, minières et carrières.

Des règlements d'administration publique détermineront les conditions spéciales du travail des enfants de treize à dix-huit ans du sexe masculin dans les travaux souterrains ci-dessus visés.

Dans les mines spécialement désignées par des règlements d'administration publique, comme exigeant, en raison de leurs conditions naturelles, une dérogation aux prescriptions du paragraphe 2 de l'article 4, ces règlements pourront permettre le travail des enfants à partir de quatre heures du matin et jusqu'à minuit, sous la condition expresse que les enfants ne soient pas assujettis à plus de huit heures de travail effectif ni à plus de dix heures de présence dans la mine par vingt-quatre heures.

. . . .

SECTION V

HYGIÈNE ET SÉCURITÉ DES TRAVAILLEURS

Art. 12. — Les différents genres de travail présentant des causes de danger ou excédant les forces, ou dangereux pour la moralité, qui seront interdits aux femmes, filles et enfants seront déterminés par des règlements d'administration publique.

Art. 13. — Les femmes, filles et enfants ne peuvent être employés dans des établissements insalubres ou dangereux, où l'ouvrier est exposé à des manipulations ou à des émanations préjudiciables à sa santé, que sous les conditions spéciales déterminées par des règlements d'administration publique pour chacune de ces catégories de travailleurs.

Art. 14. — Les établissements visés dans l'article 1er et leurs dépendances doivent être tenus dans un état constant de propreté, convenablement éclairés et ventilés. Ils doivent présenter toutes les conditions de sécurité et de salubrité nécessaires à la santé du personnel.

Dans tout établissement contenant des appareils mécaniques, les roues, les courroies, les engrenages ou tout autre organe pouvant offrir une cause de danger, seront séparés des ouvriers de telle manière que l'approche n'en soit possible que pour les besoins du service.

Les puits, trappes et ouvertures de descente doivent être clôturés.

Art. 15. — Tout accident ayant occasionné une blessure à un ou plusieurs ouvriers, survenu dans un des établissements mentionnés à l'article 1er, sera l'objet d'une déclaration par le chef de l'entreprise ou, à son défaut et en son absence, par son préposé.

Cette déclaration contiendra le nom et l'adresse des témoins de l'accident; elle sera faite dans les quarante-huit heures au maire de la commune, qui en dressera procès-verbal dans la forme à déterminer par un règlement d'administration publique. A cette déclaration sera joint, produit par le patron, un certificat du médecin indiquant l'état du blessé, les suites probables de l'accident et l'époque à laquelle il sera possible d'en connaître le résultat définitif.

Récipissé de la déclaration et du certificat médical sera remis, séance tenante, au déposant.

Avis de l'accident est donné immédiatement par le maire à l'inspecteur divisionnaire et départemental.

En dehors des exceptions prévues aux paragraphes précédents, tout travail est interdit dans les galeries souterraines aux enfants et jeunes ouvriers.

Art. 3. — Les dispositions spéciales prévues par l'article 9, § 3, de la loi du 2 novembre 1892 pourront dès à présent être appliquées aux exploitations des couches minces de houille dans lesquelles le travail est mené à double poste, et lorsque le travail de l'un des postes consiste à exécuter aux chantiers d'abatage l'enlèvement des roches encaissantes et le remblaiement qui n'ont pu s'effectuer pendant le poste d'extraction.

L'exploitant qui voudra recourir à ce régime devra au préalable en avoir donné avis à l'ingénieur en chef des mines. En cas d'opposition de ce dernier, l'exploitant devra obtenir l'autorisation du Ministre du Commerce, de l'Industrie et des Colonies.

Art. 4. — Le Ministre du Commerce, de l'Industrie et des Colonies est chargé de l'exécution du présent décret qui sera inséré au *Bulletin des lois* et publié au *Journal officiel* de la République française.

DÉCRET DU 13 MAI 1893

sur les travaux dangereux pour les enfants et les femmes

(Complété et modifié par les décrets des 21 juin 1897, 20 avril 1899 et 3 mai 1900)

Article premier. — Il est interdit d'employer les enfants au-dessous de dix-huit ans, les filles mineures et les femmes au graissage, au nettoyage, à la visite ou à la réparation des machines ou mécanismes en marche.

Art. 2. — Il est interdit d'employer des enfants au-dessous de dix-huit ans, les filles mineures et les femmes dans les ateliers où se trouvent des machines actionnées à la main ou par un moteur mécanique, dont les parties dangereuses ne sont point couvertes de couvre-engrenages, garde-mains et autres organes protecteurs.

Art. 3. — Il est interdit d'employer les enfants au-dessous de dix-huit ans à faire tourner des appareils en sautillant sur une pédale.

Il est également interdit de les employer à faire tourner des roues horizontales.

ART. 4. — Les enfants au-dessous de seize ans ne pourront être employés à tourner des roues verticales que pendant une durée d'une demi-journée de travail divisée par un repos d'une demi-heure au moins.

Il est également interdit d'employer les enfants au-dessous de seize ans à actionner, au moyen de pédales, les métiers dits « à la main ».

ART. 5. — Les enfants au-dessous de seize ans ne peuvent travailler aux scies circulaires ou aux scies à ruban.

ART. 6. — Les enfants au-dessous de seize ans ne peuvent être employés au travail des cisailles et autres lames tranchantes mécaniques.

ART. 7. — Les enfants au-dessous de treize ans ne peuvent, dans les verreries, être employés à cueillir et à souffler le verre.

Au-dessus de treize ans jusqu'à seize ans, ils ne peuvent cueillis un poids de verre supérieur à 1.000 grammes. Dans les fabriques de bouteilles et de verre à vitre le soufflage par la bouche est interdit aux en- au-dessous de seize ans.

Dans les verreries où le soufflage se fait à la bouche, un embout personnel sera mis à la disposition de chaque enfant âgé de moins de dix-huit ans.

ART. 8. — Il est interdit de proposer des enfants au-dessous de seize ans au service des robinets à vapeur.

ART. 9. — Il est interdit d'employer des enfants de moins de seize ans en qualité de doubleurs, dans les ateliers où s'opèrent le laminage et l'étirage de la verge de tréfilerie.

Toutefois cette disposition n'est pas applicable aux ateliers dans lesquels le travail des doubleurs est garanti par des appareils protecteurs.

ART. 10. — Il est interdit d'employer des enfants de moins de seize ans à des travaux exécutés à l'aide d'échafaudages volants pour la réfection ou le nettoyage des maisons.

ART. 11. — Les jeunes ouvriers ou ouvrières au-dessous de dix-huit ans employés dans l'industrie ne peuvent porter, tant à l'intérieur qu'à l'extérieur des manufactures, usines, ateliers et chantiers, des fardeaux d'un poids supérieur aux suivants :

Garçons au-dessous de 14 ans	10 kilogr.
Garçons de 14 à 18 ans	15 —
Ouvrières au-dessous de 16 ans	5 —
Ouvrières de 16 à 18 ans	10 —

Il est interdit de faire traîner ou pousser par lesdits jeunes ouvriers et ouvrières, tant à l'intérieur des établissements industriels que sur la voie publique, des charges correspondant à des efforts plus grands que ceux ci-dessus indiqués.

Les conditions d'équivalence des deux genres de travail seront déterminées par arrêté ministériel [1].

ART. 12. — Il est interdit d'employer des filles au-dessous de seize ans au travail des machines à coudre mues par des pédales.

ART. 13. — Il est interdit d'employer des enfants, des filles mineures ou des femmes à la confection d'écrits, d'imprimés, affiches, dessins, gravures, peintures, emblèmes, images ou autres objets dont la vente, l'offre, l'exposition, l'affichage ou la distribution sont réprimés par les lois pénales comme contraires aux bonnes mœurs.

Il est également interdit d'occuper des enfants au-dessous de 16 ans et des filles mineures dans les ateliers où se confectionnent des écrits, imprimés, affiches, gravures, peintures, emblèmes, images et autres objets qui, sans tomber sous l'action des lois pénales, sont cependant de nature à blesser leur moralité.

ART. 14. — Dans les établissements où s'effectuent les travaux dénommés au tableau A annexé au présent décret, l'accès des ateliers affectés à ces opérations est interdit aux enfants au-dessous de 18 ans, aux filles mineures et aux femmes.

ART. 15. —Dans les établissements où s'effectuent les travaux dénommés au tableau B annexé au présent décret, l'accès des ateliers affectés à ces opérations est interdit aux enfants au-dessous de dix-huit ans.

ART. 16. — Le travail des enfants, filles mineures et femmes n'est autorisé dans les ateliers dénommés au tableau C annexé au présent décret que sous les conditions spécifiées audit tableau.

ART. 17.— Le Ministre du Commerce, de l'Industrie et des Colonies est chargé de l'exécution du présent décret, qui sera inséré au *Bulletin des lois* et publié au *Journal officiel* de la République française.

1. Arrêté ministériel du 31 juillet 1894, complété par celui du 27 mai 1902.

TABLEAU A

Travaux interdits aux enfants au-dessous de dix-huit ans, aux filles mineures et aux femmes

TRAVAUX	RAISONS DE L'INTERDICTION
Acide arsénique (Fabrication de l') au moyen de l'acide arsénieux et de l'acide azotique	Danger d'empoisonnement.
Acide fluorhydrique (Fabrication de l')	Vapeurs délétères.
Acide nitrique (Fabrication de l')	*Idem*
Acide oxalique (Fabrication de l')	Danger d'empoisonnement. Vapeurs délétères.
Acide picrique (Fabrication de l')	Vapeurs délétères.
Acide salicylique (Fabrication de l') au moyen de l'acide phénique	Émanations nuisibles.
Acide urique (Voir Murexide).	
Affinage des métaux au fourneau (Voir Grillage des minerais).	
Aniline (Voir Nitrobenzine).	
Arseniate de potasse (Fabric. de l') au moyen du salpêtre	Danger d'empoisonnement. Vapeurs délétères.
Benzine (Dérivés de la) (Voir Nitrobenzine).	
Blanc de plomb (Voir Céruse).	
Bleu de Prusse (Fabrication du) (Voir Cyanure de potassium).	
Cendres d'orfèvre (Traitement des) par le plomb	Maladies spéciales dues aux émanations nuisibles.
Céruse ou blanc de plomb (Fabrication de la)	*Idem.*
Chairs, débris et issues (Dépôts de) provenant de l'abatage des animaux	Éman. nuisibles, dangers d'infection.
Chlore (Fabrication du)	Émanations nuisibles.
Chlorure de chaux (Fabrication des)	*Idem.*
Chlorures alcalins, eau de Javelle (Fabrication des)	*Idem.*
Chlorure de plomb (Fonderie de)	Émanations nuisibles.
Chlorures de soufre (Fabrication des)	*Idem.*
Chromate de potasse (Fabrication du)	Maladies spéciales dues aux émanations.
Cristaux (Polissage à sec des)	Poussières dangereuses.
Cyanure de potassium et bleu de Prusse (Fabrication de)	Danger d'empoisonnement.
Cyanure rouge de potassium ou prussiate rouge de potasse	*Idem.*
Débris d'animaux (Dépôts de) (Voir Chairs, etc.).	
Dentelles (Blanchissage à la céruse des)	Poussières dangereuses.
Eau de Javelle (Fabric. d') (Voir Chlorures alcalins).	
Eau-forte. (Voir Acide nitrique.)	
Effilochage et déchiquetage des chiffons	Poussières nuisibles.
Emaux (Grattage des) dans les fabriques de verre mousseline	*Idem.*
Engrais (Dépôts et fabrique d') au moyen de matières animales	Émanations nuisibles.
Équarissage des animaux (Ateliers d')	Nature du travail. Émanations nuisibles.
Étamage des glaces par le mercure (Ateliers d')	Maladies spéciales dues aux émanations.
Fonte et Laminage du plomb	*Idem.*
Fulminate de mercure (Fabrication du)	Émanations nuisibles.
Glaces (Étamage des) (Voir Étamage).	
Grillage des minerais sulfureux (sauf les cas prévus au tableau C)	*Idem.*

TRAVAUX	RAISONS DE L'INTERDICTION
Huiles et autres corps gras extraits des débris de matières animales	*Idem.*
Litharges (Fabrication de la)	Maladies spéciales dues aux émanations.
Massicot (Fabrication du)	*Idem.*
Matières colorantes (Fabrication des) au moyen de l'aniline et de la nitrobenzine	Émanations nuisibles.
Métaux (Aiguisage et polissage des)	Poussières dangereuses.
Meulières et meules (Extraction et fabrication des)	*Idem.*
Minium (Fabrication du)	Maladies spéciales dues aux émanations.
Murexide (Fabrication de la) en vases clos par la réaction de l'acide azotique et de l'acide urique du guano	Vapeurs délétères.
Nitrate de méthyle (Fabrique de)	*Idem.*
Nitrobenzine, aniline et matières dérivant de la benzine (Fabrication de)	Vapeurs nuisibles.
Peaux de lièvre et de lapin (Voir Secrétage).	
Phosphore (Fabrication du)	Maladies spéciales dues aux émanations.
Plomb (Fonte et laminage du) [Voir Fonte].	
Poils de lièvre et de lapin (Voir Secrétage).	
Prussiate de potasse (Voir Cyanure de potassium).	
Rouge de Prusse et d'Angleterre	Vapeurs délétères.
Secrétage des peaux ou poils de lièvre ou de lapin	Poussières nuisibles ou vénéneuses.
Sulfate de mercure (Fabrication du)	Maladies spéciales dues aux émanations.
Sulfure d'arsenic (Fabrication du)	Dangers d'empoisonnement.
Sulfure de sodium (Fabrication du)	Gaz délétère.
Traitement des minerais de plomb, zinc et cuivre, pour l'obtention des métaux bruts	Émanations nuisibles.
Verre (Polissage à sec du)	Poussières dangereuses.

TABLEAU B

Travaux interdits aux enfants au-dessous de dix-huit ans

TRAVAUX	RAISONS DE L'INTERDICTION
Amorces fulminantes (Fabrication des)	Nécessité d'un travail prudent et attentif.
Amorces fulminantes pour pistolets d'enfants (Fabrication d')	*Idem.*
Artifices (Fabrication de pièces d')	*Idem.*
Cartouches de guerre (Fabriques et dépôts de)	*Idem.*
Celluloïd et produits nitrés analogues (Fabric. de)	*Idem.*
Chiens (Infirmerie de)	Danger de morsures.
Chrysalides (Extraction des parties soyeuses des)	Émanations nuisibles.
Dynamite (Fabriques et dépôts de)	Nécessité d'un travail prudent et attentif.
Étoupilles (Fabrication d') avec matières explosives	*Idem.*
Poudre de mine comprimée (Fabr. de cartouches de)	*Idem.*

TABLEAU C

Établissements dans lesquels l'emploi des enfants au-dessous de dix-huit ans, des filles mineures et des femmes est autorisé sous certaines conditions

ÉTABLISSEMENTS	CONDITIONS	MOTIFS
Abattoirs publics et annexes . .	Les enfants au-dessous de 16 ans ne seront pas employés dans les abattoirs et annexes.	Dangers d'accidents et de blessures.
Albâtre (Sciage et polissage à sec de l')	Les enfants au-dessous de 18 ans ne seront pas employés lorsque les poussières se dégageront librement dans les ateliers . . .	Poussières nuisibles.
Acide chlorhydrique (Production de l') par la décomposition des chlorures de magnésium, d'aluminium et autres.	Les enfants au-dessous de 18 ans, les filles mineures et les femmes, ne seront pas employés dans les ateliers où se dégagent des vapeurs et où l'on manipule les acides	Dangers d'accidents.
Acide muriatique (Voir Acide chlorhydrique).		
Acide sulfurique (Fabrication de l').	*Idem*	Dangers d'accidents.
Affinage de l'or et de l'argent par les acides	*Idem*	*Idem.*
Allumettes chimiques (Dépôts d')	Les enfants au-dessous de 16 ans ne seront pas employés dans les magasins	Danger d'incendie.
Allumettes chimiques (Fabrication des).	Les enfants au-dessous de 18 ans ne seront pas employés à la fusion des pâtes et au trempage	Maladies spéciales dues aux émanations.
Argenture sur métaux (Voir Dorure et Argenture).		
Battage, cardage et épuration des laines, crins et plumes. .	Les enfants au-dessous de 18 ans ne seront pas employés dans les ateliers où se dégagent des poussières.	Poussières nuisibles.
Battage des tapis en grand. . .	*Idem*	*Idem.*
Battoir à écorces dans les villes	*Idem*	*Idem.*
Benzine (Fabrication et dépôt de) [Voir Huile de pétrole, de schiste, etc.].		
Blanc de zinc (Fabrication de) par la combustion du métal. .	Les enfants au-dessous de 18 ans ne seront pas employés dans les ateliers de combustion et de condensation	Vapeurs nuisibles.
Blanchiment (Toile, paille, papier)	Les enfants au-dessous de 18 ans, les filles mineures et les femmes, ne seront pas employés dans les ateliers où se dégagent le chlore et l'acide sulfureux . . .	*Idem.*
Boites de conserves (Soudure des)	Les enfants au-dessous de 16 ans ne seront pas employés à la soudure des boites.	Gaz délétères.

ÉTABLISSEMENTS	CONDITIONS	MOTIFS
Boulonniers et autres emboutisseurs de métaux par moyens mécaniques	Les enfants au-dessous de 18 ans ne seront pas employés dans les ateliers où se dégagent des poussières.	Poussières nuisibles.
Boyauderies	Les enfants au-dessous de 18 ans, les filles mineures et les femmes, ne seront pas employés au soufflage.	Danger d'affections pulmonaires.
Caoutchouc (Application des enduits du).	Les enfants au-dessous de 18 ans, les filles mineures et les femmes, ne seront pas employés dans les ateliers où se dégagent les vapeurs de sulfure de carbone et de benzine	Vapeurs nuisibles.
Caoutchouc (Travail du) avec emploi d'huiles essentielles ou du sulfure de carbone	Les enfants au-dessous de 18 ans, les filles mineures et les femmes, ne seront pas employés dans les ateliers où se dégagent les vapeurs de sulfure de carbone .	*Idem.*
Cardage des laines, etc. (Voir Battage).		
Chanvre (Teillage du) en grand. (Voir Teillage.)		
Chanvre imperméable (Voir Feutre goudronné).		
Chapeaux de feutre (Fabrication de).	Les enfants au-dessous de 18 ans ne seront pas employés lorsque les poussières se dégageront librement dans les ateliers . . .	Poussières nuisibles.
Chapeaux de soie ou autres préparés au moyen d'un vernis (Fabrication de)	Les enfants au-dessous de 18 ans ne seront pas employés dans les ateliers où l'on fabrique et applique le vernis.	Vapeurs nuisibles.
Chaux (Fours à)	Les enfants au-dessous de 18 ans ne seront pas employés dans les ateliers où se dégagent les poussières.	Poussières nuisibles.
Chiffons (Dépôts de)	Les enfants au-dessous de 18 ans ne seront pas employés au triage et à la manipulation des chiffons.	*Idem.*
Chiffons (Traitement des) par la vapeur de l'acide chlorhydrique	Les enfants au-dessous de 18 ans, filles mineures et femmes ne seront pas employés dans les ateliers où se dégagent les acides.	Vapeurs nuisibles.
Chromolithographies.	Les enfants au-dessous de 16 ans ne seront pas employés au bronzage à la machine.	Poussières nuisibles.
Ciment (Fours à).	Les enfants au-dessous de 18 ans ne seront pas employés dans les ateliers où se dégagent des poussières.	*Idem.*
Collodion (Fabrication du) . . .	Les enfants au-dessous de 16 ans ne seront pas occupés dans les ateliers où l'on manipule les matières premières et les dissolvants.	Danger d'incendie.

ÉTABLISSEMENTS	CONDITIONS	MOTIFS
Cotons et cotons gras (Blanchisserie des déchets de)	Les enfants au-dessous de 18 ans, filles mineures et femmes, ne seront pas employés dans les ateliers où l'on manipule le sulfure de carbone.	Vapeurs nuisibles.
Cordes d'instruments en boyaux (Voir Boyauderies).		
Corne, os et nacre (Travail à sec des).	Les enfants au-dessous de 18 ans ne seront pas employés lorsque les poussières se dégageront librement dans les ateliers. . .	Poussières nuisibles.
Crins (Teinture des) (Voir Teintureries).		
Crins et soies de porc (Voir Soies de porc).		
Cuir verni (Fabrication de), (V. Feutre et visières vernies.)		
Cuivre (Trituration des composés du).	Les enfants au-dessous de 18 ans ne seront pas employés dans les ateliers où les poussières se dégagent librement	Poussières nuisibles.
Cuivre (Dérochage du) par les acides	Les enfants au-dessous de 18 ans, filles mineures et femmes, ne seront pas employés dans les ateliers où se dégagent les vapeurs acides.	Vapeurs nuisibles.
Déchets de laine (Dégraissage des) V. Peaux, étoffes, etc.).		
Déchets de soie (Cardage des). .	Les enfants au-dessous de 18 ans ne seront pas employés dans les ateliers où les poussières se dégagent librement.	Poussières nuisibles.
Dorure et argenture	Les enfants au-dessous de 18 ans, filles mineures et femmes, ne seront pas employés dans les ateliers où se produisent des vapeurs acides ou mercurielles.	Émanations nuisibles.
Eaux grasses (Extraction pour la fabrication des savons et autres usages des huiles contenues dans les).	Les enfants au-dessous de 18 ans, filles mineures et femmes, ne seront pas employés dans les ateliers où l'on emploie le sulfure de carbone.	*Idem.*
Écorces (Battoir à (Voir Battoir).		
Émail (Application de l') sur les métaux.	Les enfants au-dessous de 18 ans, les filles mineures et les femmes, ne seront pas employés dans les ateliers où l'on broie et blute les matières.	Émanations nuisibles.
Émaux (Fabrication d') avec fours non fumivores	*Idem.*	*Idem.*
Épaillage des laines et draps par la voie humide.	Les enfants au-dessous de 18 ans, filles mineures et femmes, ne seront pas employés dans les ateliers où se dégagent des vapeurs acides.	*Idem.*
Étoupes (Transformation en) des cordages hors de service, goudronnés ou non.	Les enfants au-dessous de 18 ans ne seront pas employés lorsque les poussières se dégagent librement dans les ateliers.	Poussières nuisibles.

ÉTABLISSEMENTS	CONDITIONS	MOTIFS
Faïence (Fabrique de)	Les enfants au-dessous de 18 ans ne seront pas employés dans les ateliers où l'on pratique le broyage, le blutage	*Idem*
Fer (Dérochage du)	Les enfants au-dessous de 18 ans, filles mineures et femmes, ne seront pas employés dans les ateliers où se dégagent des vapeurs et où l'on manipule des acides	Vapeurs nuisibles.
Fer (Galvanisation du)	*Idem*	*Idem.*
Feuilles d'étain	Les enfants au-dessous de 16 ans ne seront pas employés au bronzage à la main des feuilles	Poussières nuisibles.
Feutre goudronné (Fabrication du)	Les enfants au-dessous de 18 ans ne seront pas employés lorsque les poussières se dégagent librement dans les ateliers	*Idem.*
Feutre et visières vernies (Fabrication de)	Les enfants au-dessous de 18 ans ne seront pas employés à la préparation et à l'emploi des vernis	Danger d'incendie et vapeurs nuisibles.
Filature de lin	Les enfants au-dessous de 18 ans, les filles mineures et les femmes, ne seront pas employés lorsque l'écoulement des eaux ne sera pas assuré	Humidité nuisible.
Fonderies en 2e fusion de fer, de zinc et de cuivre	Les enfants au-dessous de 16 ans ne seront pas employés à la coulée du métal	Danger de brûlures.
Fourneaux (Hauts)	*Idem*	*Idem.*
Fours à plâtre et Fours à chaux. (Voir Plâtre, Chaux.)		
Grès (Extraction et piquage des)	Les enfants au-dessous de 18 ans ne seront pas employés lorsque les poussières se dégageront librement dans les ateliers	Poussières nuisibles.
Grillage des minerais sulfureux quand les gaz sont condensés et que le minerai ne renferme pas d'arsenic	Les enfants au-dessous de 18 ans, les filles mineures et les femmes ne seront pas employés dans les ateliers où l'on produit le grillage	Émanations nuisibles.
Grillage et gazage des tissus	Les enfants au-dessous de 18 ans, les filles mineures et les femmes, ne seront pas employés lorsque les produits de combustion se dégageront librement dans les ateliers	*Idem.*
Hauts fourneaux. (Voir Fonderies.)		
Huile de pétrole, de schiste et de goudron, essences et autres hydrocarbures employés pour l'éclairage, le chauffage, la fabrication des couleurs et vernis, le dégraissage des étoffes et autres usages (Fabrication, distillation, travail en grand d')	Les enfants au-dessous de 16 ans ne seront pas employés dans les ateliers de distillation et dans les magasins	Danger d'incendie.

ÉTABLISSEMENTS	CONDITIONS	MOTIFS
Huiles essentielles ou essences de térébenthine, d'aspic et autres (Voir Huiles de pétrole, de schiste, etc.)		
Huiles extraites des schistes bitumeux. (Voir Huiles de pétrole, de schiste, etc.).		
Jute (Teillage du.) [V. Teillage].		
Liège (Usines pour la trituration du)	Les enfants au-dessous de 18 ans ne seront pas employés dans les ateliers où les poussières se dégagent librement	Poussières nuisibles.
Lin (Teillage en grand du) [Voir Teillage].		
Liquides pour l'éclairage (Dépôts de) au moyen de l'alcool et des huiles essentielles	Les enfants au-dessous de 16 ans ne seront pas employés dans les magasins	Danger d'incendie.
Marbres (Sciage ou polissage à sec des)	Les enfants au-dessous de 18 ans ne seront pas employés lorsque les poussières se dégageront librement dans les ateliers	Poussières nuisibles.
Matières minérales (Broyage à sec des)	*Idem*	*Idem.*
Mégisseries	Les enfants au-dessous de 18 ans, les filles mineures et les femmes, ne seront pas employés à l'épilage des peaux	Danger d'empoisonnement.
Ménageries	Les enfants au-dessous de 18 ans ne seront pas employés quand la ménagerie renferme des bêtes féroces ou venimeuses	Danger d'accidents
Moulins à broyer le plâtre, la chaux, les cailloux et les pouzzalanes	Les enfants au-dessous de 18 ans ne seront pas employés quand les poussières se dégageront librement des ateliers	Poussières nuisibles.
Nitrates métalliques obtenus par l'action directe des acides (Fabrication des)	Les enfants au-dessous de 18 ans, filles mineures et femmes, ne seront pas employés dans les ateliers où se dégagent les vapeurs et où se manipulent les acides	Vapeurs nuisibles.
Noir minéral (Fabrication du) par le broyage des résidus de la distillation des schistes bitumeux	Les enfants au-dessous de 18 ans ne seront pas employés lorsque les poussières se dégageront brement dans les ateliers	Poussières nuisibles.
Olives (Tourteaux d') [Voir Tourteaux.]		
Ouates (Fabrication des)	*Idem*	*Idem.*
Papier (Fabrication du)	Les enfants au-dessous de 18 ans ne seront pas employés au triage et à la préparation des chiffons	*Idem.*
Papiers peints (Voir Toiles peintes).		

ÉTABLISSEMENTS	CONDITIONS	MOTIFS
Peaux, étoffes et déchets de laine (Dégraissage des) par les huiles de pétrole et autres hydrocarbures	Les enfants au-dessous de 18 ans ne seront pas employés dans les ateliers où l'on traite par les dissolvants, où l'on trie, coupe et manipule les déchets.	Poussières nuisibles.
Peaux (Lustrage et apprêtage des)	Les enfants au-dessous de 18 ans ne seront pas employés lorsque les poussières se dégageront librement dans les ateliers . . .	*Idem.*
Peaux de lapin ou de lièvre (Ejarrage et coupage des poils de).	*Idem*	*Idem.*
Pétrole (Voir Huiles de pétrole, etc.).		
Pierre (Sciage et polissage de la).	*Idem*	Émanations nuisibles.
Pileries mécaniques de drogues.	Les enfants au-dessous de 18 ans ne seront pas employés lorsque les poussières se dégageront librement dans les ateliers . . .	*Idem.*
Pipes à fumer (Fabrication des).	*Idem*	Vapeurs nuisibles; danger d'incendie.
Plâtres (Fours à)	*Idem*	Poussières nuisibles.
Poêliers, fournalistes, poêles et fourneaux en faïence et terre cuite (Voir Faïence).		
Porcelaine (Fabrication de la) .	Les enfants au-dessous de 18 ans ne seront pas employés lorsque les poussières se dégageront librement dans les ateliers . . .	*Idem.*
Poteries de terre (Fabrication de) avec fours non fumivores.	*Idem*	Vapeurs nuisibles
Pouzzolane artificielle (Fours à).	*Idem*	*Idem.*
Réfrigération (Appareils de) par l'acide sulfureux	Les enfants au-dessous de 18 ans, les filles mineures et les femmes, ne seront pas employés dans les ateliers où se dégagent les vapeurs acides.	Danger d'incendie; poussières nuisibles.
Sel de soude (Fabrication du) avec le sulfate de soude. . . .	*Idem*	Poussières nuisibles.
Sinapismes (Fabrication des) à l'aide des hydrocarbures. . . .	Les enfants au-dessous de 18 ans, les filles mineures et les femmes, ne seront pas employés dans les ateliers où se manipulent les dissolvants.	*Idem.*
Soies de porc (Préparation des).	Les enfants au-dessous de 18 ans ne seront pas employés lorsque les poussières se dégageront librement dans les ateliers . . .	*Idem.*
Soude (Voir Sulfate de soude).		
Soufre (Pulvéris. et blutage du).	*Idem*	*Idem.*
Sulfate de peroxyde de fer (Fabrication du) par le sulfate de protoxyde de fer et l'acide nitrique (nitro-sulfate de fer) . .	Les enfants au-dessous de 18 ans, les filles mineures et les femmes, ne seront pas employés dans les ateliers où se dégagent les vapeurs acides.	*Idem.*
Sulfate de protoxyde de fer ou couperose verte par l'action de l'acide sulfurique sur la ferraille	*Idem*	*Idem.*

ÉTABLISSEMENTS	CONDITIONS	MOTIFS
Sulfate de soude (Fabrication du) par la décomposition du sel marin par l'acide sulfur. .	*Idem*	*Idem*.
Sulfure de carbone. (Fabrication du)	Les enfants au-dessous de 18 ans ne seront pas employés dans les ateliers où se dégagent des vapeurs nuisibles	Vapeurs délétères; danger d'incendie.
Sulfure de carbone (Manufacfacture dans lesquelles on emploie en grand le).	*Idem*	*Idem*.
Sulfure de carbone (Dépôts de).	*Idem*	*Idem*.
Superphosphate de chaux et de potasse (Fabrication du). . .	Les enfants au-dessous de 18 ans, les filles mineures et les femmes, ne seront pas employés dans les ateliers où se dégagent des vapeurs acides et des poussières.	Émanations nuisibles.
Tabacs (Manufactures de). . .	Les enfants au-dessous de 16 ans ne seront pas employés dans les ateliers où l'on démolit les masses.	*Idem*.
Taffetas et toiles vernis ou cirés (Fabrication de).	Les enfants au-dessous de 16 ans ne seront pas employés dans les ateliers où l'on prépare et applique les vernis.	Danger d'incendie.
Tan (Moulins à).	Les enfants au-dessous de 18 ans ne seront pas employés quand les poussières se dégagent librement dans les ateliers.	Poussières nuisibles.
Tanneries.	*Idem*	*Idem*.
Tapis (Battage en grand des) (Voir Battage).		
Teillage du lin, du chanvre et du jute en grand	*Idem*	*Idem*.
Teintureries	Les enfants au-dessous de 18 ans, les filles mineures et les femmes, ne seront pas employés dans les ateliers où l'on emploie des matières toxiques. . .	Danger d'empoisonnement.
Térébenthine (Distillation et travail en grand de la) (Voir Huiles de pétrole, de schiste, etc.).		
Toiles cirées. (Voir Taffetas et toiles vernis).		
Toiles peintes (Fabrique de). . .	*Idem*	*Idem*.
Toiles vernies (Fabrique de) (V. Taffetas et toiles vernies).		
Tourteaux d'olives (Traitement des) par le sulfure de carbone.	Les enfants au-dessous de 18 ans, les filles mineures et les femmes, ne seront pas employés dans les ateliers où l'on manipule le sulfure de carbone . . .	Émanations nuisibles.
Tôles et métaux vernis.	Les enfants au-dessous de 18 ans, les filles mineures et les femmes, ne seront pas emplyés dans les ateliers où l'on emploie des matières toxiques. . .	Danger d'empoisonnement.
Vernis à l'esprit-de-vin (Fabrique de)	Les enfants au-dessous de 16 ans, ne seront pas employés dans les ateliers où lon prépare et manipule les vernis.	Danger d'incendie.

ÉTABLISSEMENTS	CONDITIONS	MOTIFS
Vernis (Ateliers où l'on applique le) sur les cuirs, feutres, taffetas, toiles, chapeaux (Voir ces mots).		
Verreries, cristalleries et manufactures de glaces.	Les enfants au-dessous de 18 ans, les filles mineures et les femmes, ne seront pas employés dans les ateliers où les poussières se dégagent librement et où il est fait usage de matières toxiques.	Poussières nuisibles.
Vessies nettoyées et débarrassées de toute substance membraneuse (Atelier pour le gonflement et le séchage des).	Les enfants au-dessous de 18 ans, les filles mineures et les femmes, ne seront pas employés au travail du soufflage	Danger d'affections pulmonaires.
Visières vernies (Fabrique de) (Voir Feutres et visières).		

ARRÊTÉ MINISTÉRIEL DU 31 JUILLET 1894

relatif aux surcharges

(Complété par l'arrêté du 27 mai 1902)

La limite supérieure de la charge qui peut être traînée ou poussée par les jeunes ouvriers et ouvrières au-dessous de dix-huit ans, tant à l'intérieur des établissements industriels que sur la voie publique, est fixée ainsi qu'il suit, *véhicule compris* :

1° Wagonnets circulant sur la voie ferrée :

Garçons au-dessous de 14 ans.	300	kilogr.
Garçons de 14 à 18 ans	500	—
Ouvrières au-dessous de 16 ans.	150	—
Ouvrières de 16 à 18 ans.	300	—

2° Brouettes :

Garçons de 14 à 18 ans.	40	kilogr.

3° Voitures à trois ou quatre roues, dites « placières, pousseuses, pousse-à-main » :

Garçons au-dessous de 14 ans.	35	—
Garçons de 14 à 18 ans.	60	—
Ouvrières au-dessous de 16 ans.	35	—
Ouvrières de 16 à 18 ans.	50	—

4° Charrettes à bras, dites « haquets, brancards, charretons, voitures à bras », etc. :

Garçons de 14 à 18 ans.......................... 130 kilogr.

5° Tricycles porteurs :

Garçons de 16 à 18 ans.......................... 75 kilogr.

DÉCRET DU 3 MAI 1893

sur le travail des enfants dans les mines

ARTICLE PREMIER. — La durée du travail effectif des enfants du sexe masculin au-dessous de seize ans, dans les galeries souterraines des mines minières et carrières, ne peut excéder huit heures par poste et par vingt-quatre heures.

La durée du travail effectif des jeunes ouvriers de seize à dix-huit ans ne peut excéder dix heures par jour ni cinquante-quatre heures par semaine.

Ne sont pas compris dans les durées précitées du travail effectif le temps de la remonte et de la descente ni celui employé à aller au chantier et à en revenir, ni les repos, dont la durée totale ne pourra être inférieure à une heure.

ART. 2. — Les enfants et les jeunes ouvriers peuvent être employés au triage et au chargement du minerai, à la manœuvre et au roulage des wagonnets, à la garde et à la manœuvre des portes d'aérage, à la manœuvre des ventilateurs à bras et autres travaux accessoires n'excédant pas leur force.

Ils ne doivent pas être occupés à la manœuvre des ventilateurs à bras pendant plus d'une demi-journée de travail coupée par un repos d'une demi-heure au moins.

Les jeunes ouvriers de seize à dix-huit ans ne peuvent être occupés aux travaux proprement dits du mineur qu'à titre d'aides ou d'apprentis et pour une durée maxima de cinq heures par jour.

IV. — RÉPARATION

LOI DU 9 AVRIL 1898

concernant les responsabilités des accidents dont les ouvriers sont victimes dans leur travail

(Modifiées par les lois du 22 mars 1902 et 31 mars 1905)

TITRE PREMIER

INDEMNITÉ EN CAS D'ACCIDENTS

Article premier. — Les accidents survenus par le fait du travail, ou à l'occasion du travail, aux ouvriers et employés occupés dans l'industrie du bâtiment, les usines, manufactures, chantiers, les entreprises de transport par terre et par eau, de chargement et de déchargement, les magasins publics, mines, minières, carrières et, en outre, dans toute *exploitation* ou partie d'exploitation dans laquelle sont fabriquées ou mises en œuvre des matières explosives, ou dans laquelle il est fait usage d'une machine mue par une force autre que celle de l'homme et des animaux, donnent droit, au profit de la victime ou de ses représentants, à une indemnité à la charge du chef d'entreprise, à la condition que l'interruption de travail ait duré plus de quatre jours.

Les ouvriers qui travaillent seuls d'ordinaire ne pourront être assujettis à la présente loi par le fait de la collaboration accidentelle d'un ou de plusieurs de leurs camarades.

Art. 2. — Les ouvriers et employés désignés à l'article précédent ne peuvent se prévaloir, à raison des accidents dont ils sont victimes dans leur travail, d'aucunes dispositions autres que celles de la présente loi.

Ceux dont le salaire annuel dépasse deux mille quatre cents francs

(2.400 fr.) ne bénéficient de ces dispositions que jusqu'à concurrence de cette somme. Pour le surplus, ils n'ont droit qu'au quart des rentes stipulées à l'article 3, à moins de conventions contraires élevant le chiffre de la quotité.

Art. 3. — Dans les cas prévus à l'article 1er, l'ouvrier ou employé a droit :

Pour l'incapacité absolue et permanente, à une rente égale aux deux tiers de son salaire annuel ;

Pour l'incapacité partielle et permanente, à une rente égale à la moitié de la réduction que l'accident aura fait subir au salaire ;

Pour l'incapacité temporaire, si l'incapacité de travail a duré plus de quatre jours, à une indemnité journalière, sans distinction entre les jours ouvrables et les dimanches et jours fériés, égale à la moitié du salaire touché au moment de l'accident, à moins que le salaire ne soit variable ; dans ce dernier cas, l'indemnité journalière est égale à la moitié du salaire moyen des journées de travail pendant le mois qui a précédé l'accident. L'indemnité est due à partir du cinquième jour après celui de l'accident ; toutefois elle est due à partir du premier jour si l'incapacité de travail a duré plus de dix jours. L'indemnité journalière est payable aux époques et lieu de paye usités dans l'entreprise, sans que l'intervalle puisse excéder seize jours.

Lorsque l'accident est suivi de mort, une pension est servie aux personnes ci-après désignées, à partir du décès, dans les conditions suivantes :

a) Une rente viagère égale à 20 0/0 du salaire annuel de la victime pour le conjoint survivant non divorcé ou séparé de corps, à la condition que le mariage ait été contracté antérieurement à l'accident.

En cas de nouveau mariage, le conjoint cesse d'avoir droit à la rente mentionnée ci-dessus ; il lui sera alloué, dans ce cas, le triple de cette rente à titre d'indemnité totale.

b) Pour les enfants, légitimes ou naturels, reconnus avant l'accident orphelins de père ou de mère, âgés de moins de seize ans, une rente calculée sur le salaire annuel de la victime à raison de 15 0/0 de ce salaire s'il n'y a qu'un enfant, de 25 0/0 s'il y en a deux, de 35 0/0 s'il y en a trois et de 40 0/0 s'il y en a quatre ou un plus grand nombre.

Pour les enfants, orphelins de père et de mère, la rente est portée pour chacun d'eux à 20 0/0 du salaire.

L'ensemble de ces rentes ne peut, dans le premier cas, dépasser 40 0/0 du salaire ni 60 0/0 dans le second.

c) Si la victime n'a ni conjoint ni enfant dans les termes des paragraphes *a* et *b*, chacun des ascendants et descendants qui étaient à sa charge recevra une rente viagère pour les ascendants et payable jusqu'à seize ans pour les descendants. Cette rente sera égale à 10 0/0 du salaire annuel de la victime, sans que le montant total des rentes ainsi allouées puisse dépasser 30 0/0.

Chacune des rentes prévues par le paragraphe *c* est, le cas échéant, réduite proportionnellement.

Les rentes constituées en vertu de la présente loi sont payables à la résidence du titulaire, ou au chef-lieu de canton de cette résidence, et, si elles sont servies par la Caisse nationale des retraites, chez le préposé de cet établissement désigné par le titulaire.

Elles sont payables par trimestre et à terme échu ; toutefois, le tribunal peut ordonner le payement d'avance de la moitié du premier arrérage.

Ces rentes sont incessibles et insaisissables.

Les ouvriers étrangers, victimes d'accidents, qui cesseraient de résider sur le territoire français, recevront, pour toute indemnité, un capital égal à trois fois la rente qui leur avait été allouée.

Il en sera de même pour leurs ayants droit étrangers cessant de résider sur le territoire français, sans que toutefois le capital puisse alors dépasser la valeur actuelle de la rente d'après le tarif visé à l'article 28.

Les représentants étrangers d'un ouvrier étranger ne recevront aucune indemnité si, au moment de l'accident, ils ne résidaient pas sur le territoire français.

Les dispositions des trois alinéas précédents pourront, toutefois, être modifiées par traités dans la limite des indemnités prévues au présent article, pour les étrangers dont les pays d'origine garantiraient à nos nationaux des avantages équivalents.

Art. 4. — Le chef d'entreprise supporte, en outre, les frais médicaux et pharmaceutiques et les frais funéraires. Ces derniers sont évalués à la somme de 100 francs au maximum.

La victime peut toujours faire choix elle-même de son médecin et de son pharmacien. Dans ce cas, le chef d'entreprise ne peut être tenu des frais médicaux et pharmaceutiques que jusqu'à concurrence de la somme fixée par le juge de paix du canton où est survenu l'accident, conformément à un tarif qui sera établi par arrêté du Ministre du Commerce, après avis d'une Commission spéciale comprenant des représentants de syndicats de médecins et de pharmaciens, de syndicats professionnels ouvriers et patronaux, de Sociétés d'assurances contre les accidents du travail et de syndicats de garantie, et qui ne pourra être modifié qu'à intervalles de deux ans.

Le chef d'entreprise est seul tenu dans tous les cas, en outre des obligations contenues en l'article 3, des frais d'hospitalisation qui, tout compris, ne pourront dépasser le tarif établi pour l'application de l'article 24 de la loi du 15 juillet 1893 majoré de 50 0/0, ni excéder jamais 4 francs par jour pour Paris, ou 3 fr. 50 partout ailleurs.

Les médecins et pharmaciens ou les établissements hospitaliers peuvent actionner directement le chef d'entreprise.

Au cours du traitement, le chef d'entreprise pourra désigner au juge de paix un médecin chargé de le renseigner sur l'état de la victime. Cette désignation, dûment visée par le juge de paix, donnera audit médecin accès hebdomadaire auprès de la victime en présence du médecin traitant, prévenu deux jours à l'avance par lettre recommandée.

Faute par la victime de se prêter à cette visite, le paiement de l'indemnité journalière sera suspendu par décision du juge de paix, qui convoquera la victime par simple lettre recommandée.

Si le médecin certifie que la victime est en état de reprendre son travail et que celle-ci le conteste, le chef d'entreprise peut, lorsqu'il s'agit d'une incapacité temporaire, requérir du juge de paix une expertise médicale qui devra avoir lieu dans les cinq jours.

Art. 5. — Les chefs d'entreprise peuvent se décharger pendant les trente, soixante ou quatre-vingt-dix premiers jours à partir de l'accident, de l'obligation de payer aux victimes les frais de maladie et l'indemnité temporaire, ou une partie seulement de cette indemnité, comme il est spécifié ci-après, s'ils justifient :

1° Qu'ils ont affilié leurs ouvriers à des sociétés de secours mutuels et pris à leur charge une quote-part de la cotisation qui aura été déterminée d'un commun accord, et en se conformant aux statuts-type approuvés par le Ministre compétent, mais qui ne devra pas être inférieure au tiers de cette cotisation ;

2° Que ces sociétés assurent à leurs membres, en cas de blessures, pendant trente, soixante ou quatre-vingt-dix jours, les soins médicaux et pharmaceutiques et une indemnité journalière.

Si l'indemnité journalière servie par la société est inférieure à la moitié du salaire quotidien de la victime, le chef d'entreprise est tenu de lui verser la différence.

Art. 6. — Les exploitants de mines, minières et carrières peuvent se décharger des frais et indemnités mentionnés à l'article précédent moyennant une subvention annuelle versée aux caisses ou sociétés de secours constituées dans ces entreprises en vertu de la loi du 29 juin 1894.

Le montant et les conditions de cette subvention devront être acceptés par la société et approuvés par le Ministre des Travaux publics.

Ces deux dispositions seront applicables à tous autres chefs d'industrie qui auront créé en faveur de leurs ouvriers des caisses particulières de secours en conformité du titre III de la loi du 29 juin 1894. L'approbation prévue ci-dessus sera, en ce qui les concerne, donnée par le Ministre du Commerce et de l'Industrie.

Art. 7. — Indépendamment de l'action résultant de la présente loi, la victime ou ses représentants conservent contre les auteurs de l'accident, autres que le patron ou ses ouvriers et préposés, le droit de réclamer la réparation du préjudice causé, conformément aux règles du droit commun.

L'indemnité qui leur sera allouée exonérera à due concurrence le chef de l'entreprise des obligations mises à sa charge. Dans le cas où l'accident a entraîné une incapacité permanente ou la mort, cette indemnité devra être attribuée sous forme de rentes servies par la Caisse nationale des retraites.

En outre de cette allocation sous forme de rente, le tiers reconnu responsable pourra être condamné, soit envers la victime soit envers le chef de l'entreprise, si celui-ci intervient dans l'instance, au paiement des autres indemnités et frais prévus aux articles 3 et 4 ci-dessus.

Cette action contre les tiers responsables pourra même être exercée par le chef d'entreprise, à ses risques et périls, aux lieu et place de la victime ou de ses ayants droits si ceux-ci négligent d'en faire usage.

Art. 8. — Le salaire qui servira de base à la fixation de l'indemnité allouée à l'ouvrier âgé de moins de seize ans ou à l'apprenti victime d'un accident ne sera pas inférieur au salaire le plus bas des ouvriers valides de la même catégorie occupés dans l'entreprise.

Toutefois, dans le cas d'incapacité temporaire, l'indemnité de l'ouvrier âgé de moins de seize ans ne pourra pas dépasser le montant de son salaire.

Art. 9. — Lors du règlement définitif de la rente viagère, après le délai de revision prévu à l'article 19, la victime peut demander que le quart au plus du capital nécessaire à l'établissement de cette rente, calculée d'après les tarifs dressés par les victimes d'accidents par la Caisse des retraites pour la vieillesse, lui soit attribué en espèces.

Elle peut aussi demander que ce capital, ou ce capital réduit du quart au plus comme il vient d'être dit, serve à constituer sur sa tête une rente viagère réversible, par moitié au plus, sur la tête de son conjoint; dans ce cas, la rente viagère sera diminuée de façon qu'il ne résulte de la réversibilité aucune augmentation de charges pour le chef de l'entreprise.

Le tribunal, en chambre du conseil, statuera sur ces demandes.

Art. 10. — Le salaire servant de base à la fixation des rentes s'entend, pour l'ouvrier occupé dans l'entreprise pendant les douze mois avant l'accident, de la rémunération effective qui lui a été allouée pendant ce temps, soit en argent, soit en nature.

Pour les ouvriers occupés pendant moins de douze mois avant l'accident, il doit s'entendre de la rémunération effective qu'ils ont reçue depuis leur entrée dans l'entreprise, augmentée de la rémunération qu'ils auraient pu recevoir pendant la période de travail nécessaire pour compléter les douze mois, d'après la rémunération moyenne des ouvriers de la même catégorie pendant ladite période.

Si le travail n'est pas continu, le salaire annuel est calculé, tant d'après la rémunération reçue pendant la période d'activité que d'après le gain de l'ouvrier pendant le reste de l'année.

Si, pendant les périodes visées aux alinéas précédents, l'ouvrier a chômé exceptionnellement et pour des causes indépendantes de sa volonté, il est fait état du salaire moyen qui eût correspondu à ces chômages.

TITRE II

DÉCLARATION DES ACCIDENTS ET ENQUÊTES

Art. 11. — Tout accident ayant occasionné une incapacité de travail doit être déclaré dans les quarante-huit heures, non compris les dimanches et jours fériés, par le chef d'entreprise ou ses préposés, au maire de la commune qui en dresse procès-verbal et en délivre immédiatement récépissé.

La déclaration et le procès-verbal doivent indiquer, dans la forme réglée par décret, les nom, qualité et adresse du chef d'entreprise, le lieu précis, l'heure et la nature de l'accident, les circonstances dans lesquelles il s'est produit, la nature des blessures, les noms et adresses des témoins.

Dans les quatre jours qui suivent l'accident, si la victime n'a pas repris son travail, le chef d'entreprise doit déposer à la mairie, qui lui en délivre immédiatement récépissé, un certificat de médecin indiquant l'état de la victime, les suites probables de l'accident et l'époque à laquelle il sera possible d'en connaître le résultat définitif.

La déclaration d'accident pourra être faite dans les mêmes conditions par la victime ou ses représentants jusqu'à l'expiration de l'année qui suit l'accident.

Avis de l'accident, dans les formes réglées par décret, est donné immédiatement par le maire à l'inspecteur départemental du travail ou à l'ingénieur ordinaire des mines chargé de la surveillance de l'entreprise.

L'article 15 de la loi du 2 novembre 1892 et l'article 11 de la loi du 12 juin 1893 cessent d'être applicables dans les cas visés par la présente loi.

Art. 12. — Dans les vingt-quatre heures qui suivent le dépôt du certificat et au plus tard dans les cinq jours qui suivent la déclaration de l'accident, le maire transmet au juge de paix du canton où l'accident s'est produit la déclaration et soit le certificat médical, soit l'attestation qu'il n'a pas été produit de certificat.

Lorsque, d'après le certificat médical, produit en exécution du paragraphe précédent ou transmis ultérieurement par la victime à la justice de paix, la blessure paraît devoir entraîner la mort ou une incapacité permanente, absolue ou partielle de travail, ou lorsque la victime est décédée, le juge de paix, dans les vingt-quatre heures, procède à une enquête à l'effet de rechercher :

1° La cause, la nature et les circonstances de l'accident ;

2° Les personnes victimes et le lieu où elles se trouvent, le lieu et la date de leur naissance ;

3° La nature des lésions;

4° Les ayants droits pouvant, le cas échéant, prétendre à une indemnité, le lieu et la date de leur naissance ;

5° Le salaire quotidien et le salaire annuel des victimes ;

6° La société d'assurance à laquelle le chef d'entreprise était assuré ou le syndicat de garantie auquel il était affilié.

Les allocations tarifées pour le juge de paix et son greffier en exécution de l'article 29 de la présente loi et de l'article 31 de la loi de finances du 13 avril 1900 seront avancées par le Trésor.

Art. 13. — L'enquête a lieu contradictoirement dans les formes prescrites par les articles 35, 36, 37, 38 et 39 du Code de procédure civile, en présence des parties intéressées ou celles-ci convoquées d'urgence par lettre recommandée.

Le juge de paix doit se transporter auprès de la victime de l'accident qui se trouve dans l'impossibilité d'assister à l'enquête.

Lorsque le certificat médical ne lui paraîtra pas suffisant, le juge de paix pourra désigner un médecin pour examiner le blessé.

Il peut aussi commettre un expert pour l'assister dans l'enquête.

Il n'y a pas lieu, toutefois, à nomination d'expert dans les entreprises administrativement surveillées, ni dans celles de l'Etat placées sous le contrôle d'un service distinct du service de gestion, ni dans les établissements nationaux où s'effectuent des travaux que la sécurité publique oblige à tenir secrets. Dans ces divers cas, les fonctionnaires chargés de la surveillance ou du contrôle de ces établissements ou entreprises et, en ce qui concerne les exploitations minières, les délégués à la sécurité des ouvriers mineurs, transmettent au juge de paix, pour être joint au procès-verbal d'enquête, un exemplaire de leur rapport.

Sauf les cas d'impossibilité matérielle dûment constatés dans le procès-verbal, l'enquête doit être close dans le plus bref délai et, au plus tard, dans les dix jours à partir de l'accident. Le juge de paix avertit, par lettre recommandée, les parties de la clôture de l'enquête et du dépôt de la minute au greffe, où elles pourront, pendant un délai de cinq jours, en prendre connaissance et s'en faire délivrer une expédition, affranchie du timbre et de l'enregistrement. A l'expiration de ce délai de cinq jours, le dossier de l'enquête est transmis au président du tribunal civil de l'arrondissement.

Art. 14. — Sont punis d'une amende de un à quinze francs (1 à 15 fr.) les chefs d'industrie ou leurs préposés qui ont contrevenu aux dispositions de l'article 11.

En cas de récidive dans l'année, l'amende peut être élevée de seize à trois cents francs (16 à 300 fr.).

L'article 463 du Code pénal est applicable aux contraventions prévues par le présent article.

TITRE III

COMPÉTENCE. — JURIDICTIONS. — PROCÉDURE. — REVISION

Art. 15. — Sont jugées en dernier ressort par le juge de paix du canton où l'accident s'est produit, à quelque chiffre que la demande puisse s'élever et dans les quinze jours de la demande, les contestations relatives tant aux frais funéraires qu'aux indemnités temporaires.

Les indemnités temporaires sont dues jusqu'au jour du décès ou jusqu'à la consolidation de la blessure, c'est-à-dire jusqu'au jour où la victime se trouve, soit complètement guérie, soit définitivement atteinte d'une incapacité permanente; elles continuent, dans ce dernier cas, à être servies jusqu'à la décision définitive prévue à l'article suivant, sous réserve des dispositions du quatrième alinéa dudit article.

Si l'une des parties soutient, avec un certificat médical à l'appui, que l'incapacité est permanente, le juge de paix doit se déclarer incompétent par une décision dont il transmet, dans les trois jours, expédition au président du tribunal civil. Il fixe en même temps, s'il ne l'a fait antérieurement, l'indemnité journalière.

Le juge de paix connaît des demandes relatives au payement des frais médicaux et pharmaceutiques jusqu'à 300 francs en dernier ressort, et à quelque chiffre que ces demandes s'élèvent, à charge d'appel dans la quinzaine de la décision.

Les décisions du juge de paix relatives à l'indemnité journalière sont exécutoires nonobstant opposition. Ces décisions sont susceptibles de recours en cassation pour violation de la loi.

Lorsque l'accident s'est produit en territoire étranger, le juge de paix compétent, dans les termes de l'article 12 et du présent article, est celui du canton où est situé l'établissement ou le dépôt auquel est attaché la victime.

Lorsque l'accident s'est produit en territoire français, hors du canton où est situé l'établissement ou le dépôt auquel est attachée la victime, le juge de paix de ce dernier canton devient exceptionnellement compétent, à la requête de la victime ou de ses ayants droit adressée, sous forme de lettre recommandée, au juge de paix du canton où l'accident s'est produit, avant qu'il n'ait été saisi dans les termes du présent article ou bien qu'il n'ait clos l'enquête prévue à l'article 13. Un récépissé est immédiatement envoyé au requérant par le greffe, qui avise, en même temps que le chef d'entreprise, le juge de paix devenu compétent et, s'il y a lieu, transmet à ce dernier le dossier de l'enquête, dès sa clôture, en avertissant les parties, conformément à l'article 13.

Si, après transmission du dossier de l'enquête au président du tribunal du lieu de l'accident et avant convocation des parties, la victime ou ses ayants droit justifient qu'ils n'ont pu, avant la clôture de l'enquête, user de la faculté prévue à l'alinéa précédent, le président peut, les parties entendues, se dessaisir du dossier et le transmettre au président du tribunal de l'arrondissement où est situé l'établissement ou le dépôt auquel est attachée la victime.

ART. 16. — En ce qui touche les autres indemnités prévues par la présente loi, le président du tribunal de l'arrondissement, dans les cinq jours de la transmission du dossier, si la victime est décédée avant la clôture de l'enquête, ou, dans le cas contraire, dans les cinq jours de la production par la partie la plus diligente, soit de l'acte de décès, soit d'un accord écrit des parties reconnaissant le caractère permanent de l'incapacité, ou bien de la réception de la décision du juge de paix visée au troisième alinéa de l'article précédent, ou enfin, s'il n'a été saisi d'aucune de ces pièces, dans les cinq jours précédant l'expiration du délai de prescription prévu à l'article 18, lorsque la date de cette expiration lui est connue, convoque la victime ou ses ayants droit, le chef d'entreprise, qui peut se faire représenter et, s'il y a assurance, l'assureur. Il peut, du consentement des parties, commettre un expert dont le rapport doit être déposé dans le délai de huitaine.

En cas d'accord entre les parties, conforme aux prescriptions de la présente loi, l'indemnité est définitivement fixée par l'ordonnance du président qui en donne acte en indiquant, sous peine de nullité, le salaire de base et la réduction que l'accident aura fait subir au salaire.

En cas de désaccord, les parties sont renvoyées à se pourvoir devant le tribunal, qui est saisi par la partie la plus diligente et statue comme en matière sommaire, conformément au titre XXIV du livre II du Code de procédure civile. Son jugement est exécutoire par provision.

En ce cas, le président, par son ordonnance de renvoi et sans appel, peut substituer à l'indemnité journalière une provision inférieure au demi-salaire ou, dans la même limite, allouer une provision aux ayants droit. Ces provisions peuvent être allouées ou modifiées en cours d'instance par voie de référé sans appel. Elles sont incessibles et insaisissables et payables dans les mêmes conditions que l'indemnité journalière.

Les arrérages des rentes courent à partir du jour du décès ou de la consolidation de la blessure, sans se cumuler avec l'indemnité journalière ou la provision.

Dans le cas où le montant de l'indemnité ou de la provision excède les arrérages dus jusqu'à la date de la fixation de la rente, le tribunal peut ordonner que le surplus sera précompté sur les arrérages ultérieurs dans la proportion qu'il détermine.

S'il y a assurance, l'ordonnance du président ou le jugement fixant la rente allouée, spécifie que l'assureur est substitué au chef d'entreprise dans les termes du titre IV, de façon à supprimer tout recours de la victime contre ledit chef d'entreprise.

Art. 17. — Les jugements rendus en vertu de la présente loi sont susceptibles d'appel selon les règles du droit commun. Toutefois l'appel, sous réserve des dispositions de l'article 449 du Code de procédure civile, devra être interjeté dans les trente jours de la date du jugement s'il est contradictoire, et, s'il est par défaut, dans la quinzaine à partir du jour où l'opposition ne sera plus recevable.

L'opposition ne sera plus recevable en cas de jugement par défaut contre partie, lorsque le jugement aura été signifié à personne, passé le délai de quinze jours à partir de cette signification.

La cour statuera d'urgence dans le mois de l'acte d'appel. Les parties pourront se pourvoir en cassation.

Toutes les fois qu'une expertise médicale sera ordonnée, soit par le juge de paix, soit par le tribunal ou par la Cour d'appel, l'expert ne pourra être le médecin qui a soigné le blessé, ni un médecin attaché à l'entreprise ou à la société d'assurance à laquelle le chef d'entreprise est affilié.

Art. 18. — L'action en indemnité prévue par la présente loi se prescrit par un an à dater du jour de l'accident ou de la clôture de l'enquête du juge de paix, ou de la cessation du payement de l'indemnité temporaire.

L'article 55 de la loi du 10 août 1871 et l'article 124 de la loi du 5 avril 1884 ne sont pas applicables aux instances suivies contre les départements ou les communes, en exécution de la présente loi.

Art. 19. — La demande en revision de l'indemnité fondée sur une aggravation ou une atténuation de l'infirmité de la victime, ou son décès par suite des conséquences de l'accident, est ouverte pendant trois ans, à compter soit de la date à laquelle cesse d'être due l'indemnité journalière, s'il n'y a point eu attribution de rente, soit de l'accord intervenu entre les parties ou de la décision judiciaire passée en force de chose jugée, même si la pension a été remplacée par un capital en conformité de l'article 21.

Dans tous les cas, sont applicables à la revision les conditions de compétence et de procédure fixées par les articles 16, 17 et 22. Le président du tribunal est saisi par voie de simple déclaration au greffe.

S'il y a accord entre les parties, conforme aux prescriptions de la présente loi, le chiffre de la rente revisée est fixée par ordonnance du président, qui donne acte de cet accord en spécifiant, sous peine de nullité, l'aggravation ou l'atténuation de l'infirmité.

En cas de désaccord, l'affaire est renvoyée devant le tribunal, qui est saisi par la partie la plus diligente et qui statue comme en matière sommaire et ainsi qu'il est dit à l'article 16.

Au cours des trois années pendant lesquelles peut s'exercer l'action en revision, le chef d'entreprise pourra désigner au président du tribunal un médecin chargé de le renseigner sur l'état de la victime.

Cette désignation, dûment visée par le président, donnera audit médecin accès trimestriel auprès de la victime. Faute par la victime de se prêter à cette visite, tout payement d'arrérages sera suspendu par décision du président qui convoquera la victime par simple lettre recommandée.

Les demandes prévues à l'article 9 doivent être portées devant le tribunal au plus tard dans le mois qui suit l'expiration du délai imparti pour l'action en revision.

Art. 20. — Aucune des indemnités déterminées par la présente loi ne peut être attribuée à la victime qui a intentionnellement provoqué l'accident.

Le tribunal a le droit, s'il est prouvé que l'accident est dû à une faute inexcusable de l'ouvrier, de diminuer la pension fixée au titre Ier.

Lorsqu'il est prouvé que l'accident est dû à la faute inexcusable du patron ou de ceux qu'il s'est substitués dans la direction, l'indemnité pourra être majorée, mais sans que la rente ou le total des rentes allouées puisse dépasser soit la réduction, soit le montant du salaire annuel.

En cas de poursuites criminelles, les pièces de procédure seront communiquées à la victime ou à ses ayants droit.

Le même droit appartiendra au patron ou à ses ayants droit.

Art. 21. — Les parties peuvent toujours, après détermination du chiffre de l'indemnité due à la victime de l'accident, décider que le service de la pension sera suspendu et remplacé, tant que l'accord subsistera, par tout autre mode de réparation.

En dehors des cas prévus à l'article 3, la pension ne pourra être remplacée par le payement d'un capital que si elle n'est pas supérieure à 100 francs et si le titulaire est majeur. Ce rachat ne pourra être effectué que d'après le tarif spécifié à l'article 28.

Art. 22. — Le bénéfice de l'assistance judiciaire est accordé de plein droit, sur le visa du procureur de la République, à la victime de l'accident ou à ses ayants droit devant le président du tribunal civil et devant le tribunal.

Le procureur de la République procède comme il est prescrit à l'article 13 (§§ 2 et suivants) de la loi du 22 janvier 1851, modifiée par la loi du 10 juillet 1901.

Le bénéfice de l'assistance judiciaire s'applique de plein droit à l'acte d'appel. Le premier président de la cour, sur la demande qui lui sera adressée à cet effet, désignera l'avoué près de la cour dont la constitution figurera dans l'acte d'appel et commettra un huissier pour le signifier.

Si la victime de l'accident se pourvoit devant le bureau d'assistance judiciaire pour en obtenir le bénéfice en vue de toute la procédure d'appel, elle sera dispensée de fournir les pièces justificatives de son indigence.

Le bénéfice de l'assistance judiciaire s'étend de plein droit aux instances devant le juge de paix, à tous les actes d'exécution mobilière et immobilière et à toute contestation incidente à l'exécution des décisions judiciaires.

L'assisté devra faire déterminer par le bureau d'assistance judiciaire de son domicile la nature des actes et procédure d'exécution auxquels l'assistance s'appliquera.

TITRE IV

GARANTIES

Art. 23. — La créance de la victime de l'accident ou de ses ayants droit relative aux frais médicaux, pharmaceutiques et funéraires ainsi qu'aux indemnités allouées à la suite de l'incapacité temporaire de travail, est garantie par le privilège de l'article 2101 du Code civil et y sera inscrite sous le n° 6.

Le payement des indemnités pour incapacité permanente de travail ou accidents suivis de mort est garanti conformément aux dispositions des articles suivants.

Art. 24. — A défaut, soit par les chefs d'entreprise débiteurs, soit par les sociétés d'assurances à primes fixes ou mutuelles, ou les syndicats de garantie liant solidairement tous leurs adhérents, de s'acquitter, au moment de leur exigibilité, des indemnités mises à leur charge à la suite d'accidents ayant entraîné la mort ou une incapacité permanente de travail, le payement en sera assuré aux intéressés par les soins de la Caisse nationale des retraites pour la vieillesse, au moyen d'un fonds spécial de garantie constitué comme il va être dit et dont la gestion sera confiée à ladite Caisse.

Art. 25. — Pour la constitution du fonds spécial de garantie, il sera ajouté au principal de la contribution des patentes des industriels visés par l'article 1er, quatre centimes (0 fr. 04) additionnels. Il sera perçu sur les mines une taxe de cinq centimes (0 fr. 05) par hectare concédé.

Ces taxes pourront, suivant les besoins, être majorées ou réduites par la loi des finances.

Art. 26. — La Caisse nationale des retraites exercera un recours contre les chefs d'entreprise débiteurs, pour le compte desquels des sommes auront été payées par elle, conformément aux dispositions qui précèdent.

En cas d'assurance du chef d'entreprise, elle jouira, pour le remboursement de ses avances, du privilège de l'article 2102 du Code civil sur l'indemnité due par l'assureur et n'aura plus de recours contre le chef d'entreprise.

Un règlement d'administration publique déterminera les conditions d'organisation et de fonctionnement du service conféré par les dispositions précédentes à la Caisse nationale des retraites et notamment, les formes du recours à exercer contre les chefs d'entreprise débiteurs ou les sociétés d'assurances et les syndicats de garantie, ainsi que les conditions dans lesquelles les victimes d'accidents ou leurs ayants droit seront admis à réclamer à la Caisse le payement de leurs indemnités.

Les décisions judiciaires n'emporteront hypothèque que si elles sont rendues au profit de la Caisse des retraites exerçant son recours contre les chefs d'entreprise ou les compagnies d'assurances.

Art. 27. — Les compagnies d'assurances mutuelles ou à primes fixes contre les accidents, françaises ou étrangères, sont soumises à la surveillance et au contrôle de l'État et astreintes à constituer des réserves ou cautionnements dans des conditions déterminées par un règlement d'administration publique.

Le montant des réserves mathématiques et des cautionnements sera affecté par privilège au payement des pensions et indemnités.

Les syndicats de garantie seront soumis à la même surveillance, et un règlement d'administration publique déterminera les conditions de leur création et de leur fonctionnement.

A toute époque, un arrêté du Ministre du Commerce peut mettre fin aux opérations de l'assureur qui ne remplit pas les conditions prévues par la présente loi ou dont la situation financière ne donne pas des garanties suffisantes pour lui permettre de remplir ses engagements. Cet arrêté est pris après avis conforme du Comité consultatif des assurances contre les accidents du travail, l'assureur ayant été mis en demeure de fournir ses observations par écrit dans un délai de quinzaine. Le Comité doit émettre son avis dans la quinzaine suivante.

Le dixième jour, à midi, à compter de la publication de l'arrêté au *Journal officiel*, tous les contrats contre les risques régis par la présente loi cessent de plein droit d'avoir effet, les primes restant à payer ou les primes payées d'avance n'étant acquises à l'assureur qu'en proportion de la période d'assurance réalisée, sauf stipulation contraire dans les polices.

Le Comité consultatif des assurances contre les accidents du travail est composé de vingt-quatre membres, savoir : deux sénateurs et trois députés élus par leurs collègues; le directeur de l'assurance et de la prévoyance sociales; le directeur du travail; le directeur général de la Caisse des dépôts et consignations; trois membres agrégés de l'institut des actuaires français; le président du Tribunal de commerce de la Seine ou un président de section délégué par lui; le président de la chambre de Commerce de Paris ou un membre délégué par lui; deux ouvriers membres du Conseil supérieur du travail; un professeur de la faculté de droit de Paris; deux directeurs ou administrateurs de sociétés mutuelles d'assurances contre les accidents du travail ou syndicats de garantie; deux directeurs ou administrateurs de sociétés anonymes ou en commandite d'assurances contre les accidents du travail; quatre personnes spécialement compétentes en matière d'assurances contre les accidents du travail. Un décret détermine le mode de nomination et de renouvellement des membres ainsi que la désignation du président, du vice-président et du secrétaire.

Les frais de toute nature résultant de la surveillance et du contrôle seront couverts au moyen de contributions proportionnelles au montant des réserves ou cautionnements et fixés annuellement pour chaque compagnie ou association par arrêté du Ministre du Commerce.

Art. 28. — Le versement du capital représentatif des pensions allouées en vertu de la présente loi ne peut être exigé des débiteurs.

Toutefois les débiteurs qui désireront se libérer en une fois pourront verser le capital représentatif de ces pensions à la Caisse nationale des retraites, qui établira à cet effet, dans les six mois de la promulgation de la présente loi, un tarif tenant compte de la mortalité des victimes d'accidents et de leurs ayants droit.

Lorsqu'un chef d'entreprise cesse son industrie, soit volontairement, soit par décès, liquidation judiciaire ou faillite, soit par cession d'établissement, le capital représentatif des pensions à sa charge devient exigible de plein droit et sera versé à la Caisse nationale des retraites. Ce capital sera déterminé au jour de son exigibilité, d'après le tarif visé au paragraphe précédent.

Toutefois le chef d'entreprise ou ses ayants droit peuvent être exonérés du versement de ce capital, s'ils fournissent des garanties qui seront à déterminer par un règlement d'administration publique.

TITRE V

DISPOSITIONS GÉNÉRALES

Art. 29. — Les procès-verbaux, certificats, actes de notoriété, significations, jugements et autres actes faits ou rendus en vertu et pour l'exécution de la présente loi, sont délivrés gratuitement, visés pour timbre et enregistrés gratis lorsqu'il y a lieu à la formalité de l'enregistrement.

Dans les six mois de la promulgation de la présente loi, un décret déterminera les émoluments des greffiers de justice de paix pour leur assistance et la rédaction des actes de notoriété, procès-verbaux certificats, significations, jugements, envois de lettres recommandées, extraits, dépôt de la minute d'enquête au greffe, et pour tous les actes nécessités par l'application de la présente loi ainsi que les frais de transport auprès des victimes et d'enquête sur place.

Art. 30. — Toute convention contraire à la présente loi est nulle de plein droit. Cette nullité, comme la nullité prévue au deuxième alinéa de l'article 16 et au troisième alinéa de l'article 19, peut être poursuivie par tout intéressé devant le tribunal visé auxdits articles.

Toutefois, dans ce cas, l'assistance judiciaire n'est accordée que dans les conditions du droit commun.

La décision qui prononce la nullité fait courir à nouveau, du jour où elle devient définitive, les délais impartis soit pour la prescription, soit pour la revision.

Sont nulles de plein droit et de nul effet les obligations contractées pour rémunération de leurs services, envers les intermédiaires qui se chargent, moyennant émoluments convenus à l'avance, d'assurer aux victimes d'accidents ou à leurs ayants droit le bénéfice des instances ou des accords prévus aux articles 15, 16, 17 et 19.

Est passible d'une amende de 16 francs à 300 francs et, en cas de récidive dans l'année de la condamnation, d'une amende de 500 francs à 2.000 francs, sous réserve de l'application de l'article 463 du Code pénal : 1° tout intermédiaire convaincu d'avoir offert les services spécifiés à l'alinéa précédent; 2° tout chef d'entreprise ayant opéré, sur le salaire de ses ouvriers ou employés, des retenues pour l'assurance des risques mis à sa charge par la présente loi ; 3° toute personne qui, soit par menace de renvoi, soit par refus ou menace de refus des indemnités dues en vertu de la présente loi, aura porté atteinte ou tenté de porter atteinte au droit de la victime de choisir son médecin ; tout médecin ayant, dans des certificats délivrés pour l'application de la présente loi, sciemment dénaturé les conséquences des accidents.

ART. 31. — Les chefs d'entreprise sont tenus, sous peine d'une amende de un à quinze francs (1 à 15 fr.), de faire afficher dans chaque atelier la présente loi et les règlements d'administration relatifs à son exécution.

En cas de récidive dans la même année, l'amende sera de seize à cent francs (16 à 100 fr.).

Les infractions aux dispositions des articles 11 et 31 pourront être constatées par les inspecteurs du travail.

ART. 32. — Il n'est point dérogé aux lois, ordonnances et règlements concernant les pensions des ouvriers, apprentis et journaliers appartenant aux ateliers de la Marine et celles des ouvriers immatriculés des manufactures d'armes dépendant du Ministère de la Guerre.

ART. 33. — La présente loi ne sera applicable que trois mois après la publication officielle des décrets d'administration publique qui doivent en régler l'exécution.

ART. 34. — Un règlement d'administration publique déterminera les conditions dans lesquelles la présente loi pourra être appliquée à l'Algérie et aux colonies.

La présente loi, délibérée et adoptée par le Sénat et par la Chambre des députés, sera exécutée comme loi de l'État.

DÉCRET DU 23 MARS 1902

relatif à l'exécution des articles 11 et 12 de la loi du 9 avril 1898 modifiée par la loi du 22 Mars 1902

ARTICLE PREMIER. — Pour chaque victime d'un accident ayant occasionné une incapacité de travail, dans les cas prévus par la loi du 9 avril 1898, la déclaration de l'accident, le récépissé de cette déclaration, le procès-verbal du maire, le dépôt du certificat médical, le récépissé de ce dépôt, la transmission de pièces à la justice de paix, l'avis au service d'inspection, seront établis conformément aux sept modèles annexés au présent décret.

ART. 2. — Le présent décret aura effet à dater du 1er mai 1902.

Sont rapportés, à la même date, les décrets des 30 juin et 18 août 1899.

ART. 3. — Le Ministre du Commerce, de l'Industrie, des Postes et des Télégraphes est chargé de l'exécution du présent décret, qui sera publié au *Journal officiel* de la République Française et inséré au *Bulletin des lois*.

MODÈLE I

DÉCLARATION D'ACCIDENT DU TRAVAIL (a)

(Art. 11 de la loi du 9 avril 1898, modifié par la loi du 22 mars 1902.)

Le soussigné [1],
déclare à M. le maire de la commune d
canton d
arrondissement d
département d
conformément à l'article 11 de la loi du 9 avril 1898, modifié par la loi du 22 mars 1902, qu'un accident ayant occasionné une incapacité de travail est survenu le

à heure
dans [2]
à [3]

L'accident a été occasionné par la cause matérielle [4] ci-après, dans les circonstances suivantes :

L'accident a produit les blessures suivantes [5] :

Les témoins de l'accident sont [6] :

Je déclare être assuré contre les accidents du travail par la société ci-après [7] :

Fait à , le 190 .

(Signature du déclarant.)

1. Indiquer les nom, prénoms, profession et adresse, soit du chef d'entreprise, s'il fait la déclaration lui-même, soit de son préposé en mentionnant son emploi dans l'entreprise, soit des représentants de la victime, en mentionnant à quel titre ils la représentent (père, mère, conjoint, enfant, mandataire, etc.).
   Si la déclaration est faite par la victime elle-même, indiquer ici les renseignements prévus ci-après sous le n° 3.
2. Indiquer la nature de l'établissement et son adresse, ainsi que le lieu précis où l'accident s'est produit.
3. Indiquer les nom, prénoms, âge, sexe, profession et adresse de la victime.
4. Spécifier l'engin, le travail, le fait qui a occasionné l'accident.
5. Préciser la nature des blessures : fracture de la jambe, contusions, lésions internes, asphyxie, etc. Spécifier s'il y a eu décès.
6. Indiquer les nom, professions et adresses.
7. Titre et siège du syndicat de garantie, de la société mutuelle ou de la compagnie à primes fixes qui assure le chef d'entreprise. S'il n'y a pas d'assureur, le déclarer expressément.

(a) Cette déclaration doit être remise à la mairie par le chef d'entreprise ou son préposé dans les quarante-huit heures de l'accident, non compris les dimanches et jours fériés. Dans les quatre jours qui suivent l'accident, si la victime n'a pas repris son travail, le chef d'entreprise ou son préposé doit, en outre, déposer un certificat de médecin indiquant l'état de la victime, les suites probables de l'accident et l'époque à laquelle il sera possible d'en connaître le résultat définitif. (Mod. IV.)
Si la déclaration est faite par la victime ou ses ayants droit, le certificat médical doit être joint à la déclaration.

MODÈLE II

DÉPARTEMENT
d
—
ARRONDISSEMENT
d
—
CANTON
d
—

RÉPUBLIQUE FRANÇAISE

Mairie d

RÉCÉPISSÉ DE DÉCLARATION D'ACCIDENT DU TRAVAIL

(Art. 11 de la loi du 9 avril 1898, modifié par la loi du 22 mars 1902)

Nous soussigné [1],
maire de la commune d
donnons récépissé à M. [2]

de la déclaration de l'accident survenu le
à [3]
qu'il a déposée ce jour à la mairie, à heure.

Fait à , le 190 .

(Signature.)

1. Nom et prénoms.
2. Nom et prénoms du déclarant.
3. Nom, prénoms et adresse de la victime.

MODÈLE III

DÉPARTEMENT
d

—

ARRONDISSEMENT

—

CANTON
d

RÉPUBLIQUE FRANÇAISE

Mairie d

PROCÈS-VERBAL

DE DÉCLARATION D'ACCIDENT DU TRAVAIL

(Art. 11 de la loi du 9 avril 1898, modifié par la loi du 22 mars 1902)

Nous soussigné [1],
maire de la commune d
avons reçu le à heure
de M. [2]

en exécution de l'article 11 de la loi du 9 avril 1898, modifié par la loi du 22 mars 1902, une déclaration relative à un accident survenu le à heure
dans [3]
à [4]

Cette déclaration constate :

1° Que l'accident a été occasionné par la cause matérielle [5] ci-après, dans les conditions suivantes :

2° Que l'accident a produit les blessures suivantes [6] :

3° Que les témoins de l'accident sont [7] :

La déclaration, dont récépissé a été délivré séance tenante au déclarant, a été annexée au présent procès-verbal pour être transmise à la justice de paix dans le délai prescrit par la loi (*a*).

Fait et arrêté le présent procès-verbal les jour, mois et an que dessus.

(*Signature du maire.*)

1. Nom et prénoms.

2. Indiquer les nom, prénoms, profession et adresse, soit du chef d'entreprise, s'il fait la déclaration lui-même, soit de son préposé, en mentionnant son emploi dans l'entreprise, soit des représentants de la victime, en mentionnant à quel titre ils la représentent (père, mère, conjoint, enfant, mandataire, etc.).

Si la déclaration est faite par la victime elle-même, indiquer ici les renseignements prévus ci-après sous le n° 4.

3. Indiquer la nature de l'établissement et son adresse ainsi que le lieu précis où l'accident s'est produit.

4. Indiquer les nom, prénoms, âge, sexe, profession et adresse de la victime.

5. Spécifier l'engin, le travail, le fait qui a occasionné l'accident.

6. Préciser la nature des blessures : fracture de la jambe, contusions, lésions internes, asphyxie, etc. Spécifier s'il y a eu décès.

7. Indiquer les nom, professions et adresse.

(*a*) Si la déclaration est faite par la victime ou ses ayants droit, le procès-verbal fait en outre mention du dépôt du certificat médical, qui doit être joint à la déclaration.

MODÈLE IV

DÉPOT DE CERTIFICAT MÉDICAL

(Art. 11 de la loi du 9 avril 1898, modifié par la loi du 22 mars 1902.)

Le soussigné [1]
remet à M. le maire de la commune d
canton d
arrondissement d
département d
pour être joint à la déclaration faite le
de l'accident survenu le
à [2]

un certificat du docteur [3]

indiquant l'état de la victime, les suites probables de l'accident et l'époque à laquelle il sera possible d'en connaître le résultat définitif.

Fait à , le 190 .

(*Signature du déposant.*)

1. Indiquer les noms, prénoms, profession et adresse soit du chef d'entreprise, s'il fait la déclaration lui-même, soit de son préposé, en mentionnant son emploi dans l'entreprise.

2. Indiquer les nom, prénoms, âge, sexe, profession et adresse de la victime.

3. Nom et adresse.

MODÈLE V

DÉPARTEMENT
d
—
ARRONDISSEMENT
d
—
CANTON
d
—

RÉPUBLIQUE FRANÇAISE

Mairie d

RÉCÉPISSÉ DE CERTIFICAT MÉDICAL

(Art. 11 de la loi du 9 avril 1898, modifié par la loi du 22 mars 1902)

Nous soussigné [1]
maire de la commune d
donnons récépissé à M [2]
du certificat médical relatif à l'accident survenu à [3]
qu'il a déposé ce jour à la mairie,
heure , pour être joint à la déclaration
reçue

Fait à , le 190 .

(*Signature.*)

1. Nom et prénoms.
2. Nom et prénoms du déclarant.
3. Nom, prénoms et adresse de la victime.

MODÈLE VI

DÉPARTEMENT
d
—
ARRONDISSEMENT
d
—
CANTON
d
—

RÉPUBLIQUE FRANÇAISE

Mairie d

TRANSMISSION DE PIÈCES A LA JUSTICE DE PAIX

POUR ENQUÊTE (*a*)

(Art. 12 de la loi du 9 avril 1898, modifié par la loi du 22 mars 1902)

Nous soussigné [1]
maire de la commune d
transmettons avec la présente à M. le juge de paix du
canton d la déclaration
faite à notre mairie le [2]
à heure , par [3]
au sujet d'un accident survenu le [4]
à [5]
occupé dans [6]

Ci-joint le certificat médical déposé le
pour être annexé à la déclaration susvisée [7]
(*ou*) Nous certifions qu'il n'a pas été déposé de certificat médical dans le délai prévu par la loi [7].

Fait à , le 190 .

1. Nom et prénoms.
2. Date de la déclaration.
3. Nom, adresse et qualité du déclarant. (Si la déclaration est faite par la victime elle-même, indiquer ici les renseignements prévus sous le n° 5.)
4. Date et heure de l'accident.
5. Nom, prénoms et adresse de la victime.
6. Désignation et adresse de l'établissement.
7. Formule à rayer suivant le cas.

(*a*) Cette transmission doit être faite dans les vingt-quatre heures qui suivent le dépôt du certificat, et au plus tard dans les cinq jours qui suivent la déclaration.

MODÈLE VII

DÉPARTEMENT
d
—
ARRONDISSEMENT
d
—
CANTON
d
—

RÉPUBLIQUE FRANÇAISE

Mairie d

AVIS DE DÉCLARATION D'ACCIDENT DE TRAVAIL

TRANSMIS AU SERVICE D'INSPECTION (*a*)

(Art. 11 de la loi du 9 avril 1898, modifié par la loi du 22 mars 1902)

Nous soussigné [1],
maire de la commune d
avisons M. [2]
que nous avons reçu le à heure
de [3]
une déclaration d'accident survenu le
à heure
dans [4]
à [5]

Cette déclaration constate :

1° Que l'accident a été occasionné par la cause matérielle [6] ci-après, dans les circonstances suivantes :

2° Que l'accident a produit les blessures suivantes [7] :

3° Que les témoins de l'accident sont [8] :

Le certificat médical indique comme suites probables de l'accident [9] :

Fait à , le 190 .

1. Nom et prénoms.

2. L'inspecteur départemental du travail en résidence à

ou l'ingénieur ordinaire des mines en résidence à

3. Indiquer le nom, la qualité et l'adresse du déclarant.

4. Indiquer la nature de l'établissement et son adresse, ainsi que le lieu précis où l'accident s'est produit.

5. Indiquer les nom, prénoms, âge, sexe, profession et adresse de la victime.

6. Spécifier l'engin, le travail, le fait qui a occasionné l'accident.

7. Préciser la nature des blessures : fracture de la jambe, contusions, lésions internes, asphyxie, etc.

8. Indiquer les nom, professions et adresses.

9. Si la victime est décédée, le spécifier expressément, sinon indiquer autant que possible la durée probable d'incapacité de travail d'après le certificat médical.

(*a*) Cette transmission à l'inspecteur départemental du travail ou à l'ingénieur ordinaire des mines, suivant le cas, doit être faite dans le même délai que la transmission au juge de paix. (Mod. VI.) Elle n'est faite toutefois que pour les seuls accidents ayant été suivis de décès ou ayant donné lieu à la production d'un certificat médical.

PROJET DE LOI

Sur les maladies professionnelles

(Déposé par le Gouvernement le 10 mai 1905)

TITRE PREMIER

DES INDEMNITÉS DUES A LA SUITE DE MALADIES

Article premier. — Dans les industries, professions ou travaux désignés par décrets rendus après avis de la Commission supérieure visée à l'article 36 ci-après comme donnant lieu du fait de la fabrication, de la manutention ou de l'emploi soit du plomb ou de ses composés, soit du mercure ou de ses composés, à des affections aiguës ou chroniques fréquentes, les maladies d'origine professionnelle constatée et, pour les incapacités de travail n'excédant point trente jours, toutes les autres maladies donnent droit aux allocations déterminées par la présente loi.

Art. 2. — En dehors des cas régis par la législation sur les accidents du travail, les ouvriers et employés intéressés ne peuvent se prévaloir, à raison des maladies susvisées, d'aucunes dispositions législatives autres que celles de la présente loi.

Ceux dont le salaire annuel dépasse 2.400 francs ne bénéficient de ces dispositions que jusqu'à concurrence de cette somme. Pour le surplus, ils n'ont droit qu'au quart des rentes stipulées à l'article 5, à moins de convention contraire élevant le chiffre de la quotité.

Les ouvriers qui travaillent seuls d'ordinaire ne peuvent être assujettis à la présente loi par le fait de la collaboration accidentelle d'un ou de plusieurs de leurs camarades.

Art. 3. — Les décrets prévus à l'article premier classent les industries, professions ou travaux régis par la présente loi en groupes similaires au point de vue de la nature et de l'importance des risques courus.

Ces décrets ne peuvent être modifiés qu'à intervalles de trois ans au moins.

Art. 4. — Tous les chefs d'entreprises ou parties d'entreprises comprises dans chacun des groupes visés à l'article précédent font de plein droit partie d'un syndicat central de garantie liant solidairement tous ses adhérents pour le payement des indemnités mises à sa charge par la présente loi et fonctionnant à Paris dans les conditions prévues au titre II ci-après.

Art. 5. — Les ouvriers et employés occupés dans les entreprises ou parties d'entreprises susvisées ont droit :

1° Pour toute incapacité de travail occasionnée par maladie, quelle que soit l'origine de la maladie, ou par accouchement, et à partir du jour fixé par l'article 3 de la loi du 9 avril 1898 jusqu'au trentième jour inclusivement, à une indemnité journalière et égale à la moitié du dernier salaire quotidien, à moins que le salaire ne soit variable ; dans ce dernier cas, l'indemnité journalière égale à la moitié du salaire moyen des journées de travail pendant le mois précédent ;

2° Pour toute incapacité excédant trente jours et due à une maladie d'origine professionnelle constatée, à la même indemnité journalière jusqu'au jour où l'intéressé se trouve soit complètement guéri et en état de reprendre son travail, soit définitivement atteint d'une incapacité permanente. Dans ce dernier cas, et dans le cas où la maladie est suivie de mort, la victime ou ses représentants ont droit aux rentes prévues par l'article 3 de la loi du 9 avril 1898 ; ces rentes sont calculées dans les conditions spécifiées par l'article 10 de la même loi.

Dans tous les cas, les soins médicaux et pharmaceutiques et, s'il y a lieu, les frais d'hospitalisation sont dus au malade pendant le même temps que l'indemnité journalière. Les frais funéraires sont, s'il y a lieu, réglés dans les conditions prévues par l'article 4 de la loi du 9 avril 1898.

Art. 6. — L'indemnité journalière est payable aux époques et lieu de paye usités dans l'entreprise, sans que l'intervalle puisse excéder seize jours.

Les rentes sont incessibles et insaisissables ; elles sont payables à la résidence du titulaire ou au chef-lieu de canton de cette résidence et, si elles sont servies par la Caisse nationale des retraites, chez le préposé de cet établissement désigné par le titulaire ; elles sont payables par trimestre et à terme échu ; toutefois le Comité local d'arbitrage visé à l'article 32 peut ordonner le payement d'avance de la moitié du premier arrérage.

Les frais d'hospitalisation sont supputés dans les conditions et limites fixées par le troisième alinéa de l'article 4 de la loi du 9 avril 1898, modifié par la loi du 31 mars 1905, mais à l'exclusion de la majoration de 50 0/0 spécifiée audit alinéa.

Art. 7. — Les ouvriers étrangers ont droit, dans les mêmes conditions que les ouvriers français, à l'indemnité journalière et aux soins médicaux et pharmaceutiques pour les incapacités n'excédant pas trente jours.

Pour les autres incapacités, ils n'ont droit aux indemnités prévues par la présente loi que dans les conditions déterminées en cas d'accidents de travail par la législation sur la matière ou par les traités intervenus en conformité de cette législation.

Art. 8. — Au cas où la prolongation de l'exercice de la profession présente un danger certain de maladie professionnelle grave, l'ouvrier ou employé intéressé peut réclamer devant le Comité local d'arbitrage visé à l'article 32 l'allocation d'une rente viagère correspondant à la moitié de la réduction de salaire que peut lui occasionner l'abandon définitif de la profession et des professions similaires. Le chef d'entreprise peut, de son côté, provoquer l'allocation d'une rente dans les mêmes conditions.

Si le titulaire de cette rente vient à reprendre du travail dans la profession ainsi abandonnée ou dans une profession similaire, il est déchu de ladite rente, ainsi que de tout droit à indemnité ultérieure du fait de maladie professionnelle. Ces déchéances sont prononcées à la requête de tout intéressé par le Comité d'arbitrage qui a connu de l'attribution de la rente.

TITRE II

DES MUTUALITÉS LOCALES

ART. 9. — Dans chaque arrondissement et pour chacun des groupes visés à l'article 3, il est institué par arrêté du Ministre du Commerce, après avis de la Commission supérieure des maladies professionnelles, une mutualité locale comprenant de plein droit tous les chefs d'entreprises ou parties d'entreprises ressortissant au groupe, ainsi que tous les ouvriers et employés qu'elles occupent.

Toutefois une mutualité locale peut, dans les mêmes formes, être restreinte à un ou plusieurs cantons ou bien, par exception, être étendue à plusieurs arrondissements.

ART. 10. — La liste générale des chefs d'entreprise et la liste générale des ouvriers et employés ressortissant à chaque mutualité locale et appelés à élire son comité directeur sont arrêtées tous les trois ans par le sous-préfet, à l'aide de listes communales. Si la mutualité locale correspond à plusieurs arrondissements, ces listes sont établies par le sous-préfet de l'arrondissement dans lequel elle a son siège.

Les listes communales sont dressées par le maire de chaque commune, assisté de deux assesseurs, qu'il choisit, l'un parmi les électeurs patrons, l'autre parmi les électeurs ouvriers. Ces listes contiennent les nom, prénoms, sexe, âge et adresse de chaque intéressé, ainsi que l'indication de l'entreprise qu'il dirige ou dans laquelle il se trouve occupé.

Les listes générales ne comprennent que les chefs d'entreprise ou les ouvriers et employés de l'un ou l'autre sexe âgés d'au moins vingt et un ans.

ART. 11. — En vue de l'établissement des listes prévues à l'article précédent, tout chef d'entreprise ou de partie d'entreprise ressortissant à la mutualité locale est tenu, dans le mois de l'entrée en vigueur de la présente loi et ultérieurement, huit jours au moins avant toute ouverture d'exploitation ou partie d'exploitation visée à l'article premier, de s'inscrire ou de se faire inscrire, sur un registre spécial tenu à cet effet, à la mairie du siège de l'entreprise, en indiquant les industries, professions ou travaux en raison desquels il se trouve assujetti et en produisant un état des ouvriers et employés bénéficiaires.

Ces déclarations, ainsi que les déclarations subséquentes en cas de modifications d'exploitation et de changements de personnel, sont faites dans les conditions, formes et délais déterminés par décret, rendu après avis de la Commission supérieure des maladies professionnelles.

Art. 12. — Les patrons et les ouvriers et employés inscrits sur les listes générales visées à l'article 10 sont respectivement réunis dans chaque commune en assemblée particulière pour élire, dans les conditions déterminées pour l'éligibilité et les opérations électorales des conseils de prudhommes et à la date fixée par le Ministre du Commerce, le Comité directeur de la mutualité locale, qui est renouvelé par moitié tous les trois ans et qui est composé : 1° de trois patrons choisis parmi les électeurs patrons ou leurs préposés; 2° de trois ouvriers ou employés choisis parmi les électeurs ouvriers et employés; 3° d'un président désigné à la suite de chaque élection triennale par les membres précédents ou, à défaut, par le président du tribunal civil.

Art. 13. — Les difficultés relatives à l'établissement des listes électorales visées à l'article 10 et aux élections prévues à l'article 12 sont jugées en dernier ressort par les Comités locaux d'arbitrage prévus à l'article 32, à moins qu'elles ne se rapportent à l'assujettissement des entreprises. Dans ce dernier cas, elles peuvent faire l'objet d'un appel devant le Comité central d'arbitrage prévu à l'article 37.

Les pourvois en cassation contre les décisions des Comités locaux d'arbitrage prévus au présent article seront portés directement devant la chambre civile, dans les conditions spécifiées par l'article 23 du décret du 2 février 1852.

Art. 14. — La mutualité locale peut ester en justice et recevoir des libéralités mobilières.

Elle est administrée et gérée par son Comité directeur.

Le Comité directeur désigne comme trésorier soit un de ses membres, soit un préposé gratuit ou salarié, soit le greffier de la justice de paix, qui ne peut refuser et qui a droit à des taxations spéciales déterminées par décret.

Il choisit les médecins et pharmaciens chargés d'assurer les soins médicaux et pharmaceutiques prévus par la présente loi.

Art. 15. — La mutualité locale acquitte et supporte définitivement les indemnités journalières pour incapacités n'excédant point trente jours, ainsi que les frais médicaux et pharmaceutiques ou frais d'hospitalisation correspondants et, s'il y a lieu, les frais funéraires.

Elle acquite, mais au compte du syndicat central et à charge de remboursement annuel par lui, les mêmes indemnités pour les incapacités excédant trente jours et, s'il y a lieu, les arrérages de rente.

ART. 17. — La mutualité locale fait face aux dépenses qui lui incombent à l'aide des contributions des patrons et des retenues opérées par leurs soins sur les salaires de leurs ouvriers, suivant les taux respectivement déterminés chaque année pour l'année suivante, après avis de son Comité directeur et du conseil d'administration du syndicat de garantie, par décret rendu après avis de la Commission supérieure des maladies professionnelles.

Ces taux doivent être calculés en pourcentage des salaires à payer, de telle manière :

1° Que la recette annuelle totale puisse correspondre aux charges présumées de l'exercice et assurer en outre la constitution progressive d'un fond de réserve, qui doit être au moins égal au montant des dépenses moyennes d'un exercice, sans dépasser le triple de ce montant ;

2° Que le montant global des contributions patronales représente, d'après des statistiques spéciales dressées à cet effet, la charge qui incomberait aux entreprises assujetties du fait des indemnités correspondant aux incapacités n'excédant pas trente jours et dues à des maladies d'origine professionnelle, si lesdites incapacités étaient indemnisées dans les mêmes conditions que les accidents du travail ;

3° Que le surplus seulement, correspondant aux incapacités sans origine professionnelle, soit laissé à la charge des ouvriers, par voie de retenues sur les salaires effectuées par les chefs d'entreprise ;

4° Que la portion destinée à l'alimentation du fonds de réserve soit proportionnellement répartie entre les deux éléments ci-dessus.

ART. 17. — Le décret visé à l'article précédent détermine les conditions et limites dans lesquelles le Comité directeur de la mutualité locale peut réduire les contributions patronales afférentes aux entreprises dont l'installation et le fonctionnement ont pour effet d'amoindrir le risque de maladie professionnelle.

Les réclamations relatives à ces réductions sont portées devant le conseil d'administration du syndicat central, qui statue définitivement comme arbitre.

ART. 18. — Le Comité directeur peut confier le service des indemnités qu'il a mission d'assurer :

1° Aux sociétés de secours mutuels auxquelles sont affiliés les ouvriers et employés intéressés ;

2° A des caisses patronales ou à des sociétés d'assurances dûment agréées à cet effet par le Ministre du Commerce dans les conditions déterminées par décret, rendu après avis de la Commission supérieure des maladies professionnelles.

Art. 19. — Le Comité directeur peut décider qu'accessoirement il effectuera, pour le compte des chefs d'entreprise inscrits à la mutualité locale qui le demanderont, le service des indemnités en cas d'accidents de travail pour les incapacités n'excédant pas trois mois. Ce service ne devra occasionner à la mutualité locale ni gain ni perte.

Il peut également décider qu'il assurera aux ouvriers et employés inscrits à la mutualité locale qui en feront la demande le service d'indemnités journalières, de frais médicaux et pharmaceutiques et, s'il y a lieu, des frais funéraires : 1° pour les incapacités n'ayant point une origine professionnelle constatée, en ce qui concerne la période consécutive au trentième jour; 2° pour les premiers jours ne donnant pas lieu à indemnité dans les termes de l'article 5, § 1°. Les cotisations supplémentaires volontairement souscrites par les ouvriers et employés pour ce service spécial sont fixées chaque année par le Comité pour l'année suivante ; elles sont recouvrées et employées dans les conditions déterminées par un règlement particulier, soumis à l'approbation du Ministre du Commerce. Elles font, avec les dépenses corrélatives, l'objet d'une gestion spéciale, qui ne doit occasionner pour la mutualité locale ni gain ni perte, et, si cette gestion présente un excédent, cet excédent est annuellement porté à un fonds de réserve spécialisé.

Art. 20. — L'acquittement des indemnités incombant finalement au syndicat central, dans les termes du second alinéa de l'article 15 ci-dessus, est opéré à l'aide des ressources du fonds de réserve visé au paragraphe 1° de l'article 16 ou, en cas d'insuffisance de ces ressources, à l'aide d'avances du syndicat central.

Art. 21. — Le trésorier de la mutualité locale ne peut jamais garder en caisse une somme supérieure au quart de la dépense totale de l'année précédente. Le surplus doit être placé soit aux caisses d'épargne, jusqu'au maximum de 15.000 francs, soit à la Caisse des dépôts et consignations, soit en valeurs nominatives désignées à l'article 3 de la loi du 27 décembre 1895.

Art. 22. — La commune dans laquelle la mutualité locale a son siège est tenue de lui fournir, si elle le demande, les locaux nécessaires à ses réunions.

Art. 23. — Tous les actes intéressant la mutualité locale sont exempts des droits de timbre et d'enregistrement.

Sont également exempts du droit de timbre de quittance les reçus de contributions ou cotisations, les reçus des sommes versées aux bénéficiaires, ainsi que les registres à souche pouvant servir au payement des indemnités.

Les certificats, actes de notoriété et autres pièces exclusivement relatives à l'application de la présente loi sont délivrés gratuitement et exempts des droits de timbre et d'enregistrement.

Art. 24. — Dès le début de la seconde année d'application de la loi, le fonctionnement de chaque mutualité locale sera déterminé par un règlement intérieur soumis à l'approbation du Ministre du Commerce trois mois au moins avant la date fixée pour sa mise à exécution.

Il en sera de même des modifications ultérieures audit règlement.

TITRE III

DES SYNDICATS CENTRAUX DE GARANTIE

Art. 25. — Chaque syndicat central de garantie est administré par un conseil d'administration composé de sept membres, élus par tous les chefs d'entreprise faisant partie des Comités directeurs des mutualités locales ressortissant au syndicat.

Le vote a lieu tous les trois ans, par écrit, à la date fixée par décision du Ministre du Commerce. Il est dépouillé par une Commission de cinq membres choisis par le Ministre parmi les électeurs et présidée par son délégué. Les difficultés relatives aux élections sont jugées par le Comité central d'arbitrage prévu à l'article 37.

Le syndicat peut ester en justice.

Il a pour correspondants les mutualités locales et centralise leur comptabilité, en ce qui concerne les dépenses faites pour son compte.

Il fait face aux dépenses prévues au second alinéa de l'article 15 et en répartit le montant, en fin d'exercice, entre tous les chefs d'entreprise inscrits aux mutualités locales, en proportion des contributions dues par eux auxdites mutualités par application des articles 16 et 17.

Art. 26. — Le Conseil d'administration décide si le capital représentatif des rentes mises à la charge du syndicat pendant l'exercice doit être versé à la Caisse nationale des retraites pour la vieillesse ou si le service de ces rentes doit être directement assuré, au compte du syndicat, par l'intermédiaire des mutualités locales.

Pour les rentes attribuables dans le cas visé à l'article 5 (§ 2°), les versements à la Caisse nationale des retraites sont effectués d'après un tarif établi par décret et tenant compte de la mortalité spéciale des invalides visés audit article.

Art. 27. — En cas d'insolvabilité constatée des chefs d'entreprise débiteurs, le montant non recouvré des contributions dues pour l'exercice aux mutualités locales et de la répartition visée à l'article 25 fait l'objet d'un état fourni par chaque syndicat central au Ministre du Commerce, à la date et dans les conditions qu'il détermine.

Le total de ces états est réparti par ses soins entre les syndicats centraux, au prorata du chiffre de leurs répartitions respectives.

La part incombant ainsi à chaque syndicat central fait ensuite, par ses soins, l'objet d'une répartition complémentaire entre les chefs d'entreprise qui le composent.

ART. 28. — Dès le début de la seconde année d'application de la loi, le fonctionnement de chaque syndicat central sera déterminé par un règlement intérieur soumis à l'approbation du Ministre du Commerce trois mois au moins avant la date fixée pour sa mise en exécution.

Il en sera de même des modifications ultérieures audit règlement.

ART. 29. — Les mutualités locales et les syndicats centraux doivent fournir au Ministre du Commerce, aux époques et dans les formes qu'il détermine, les éléments d'une statistique générale des maladies professionnelles.

Leur gestion est soumise au même contrôle que celle des sociétés d'assurances contre les accidents du travail.

Les frais de ce contrôle sont remboursés annuellement, sur décisions du Ministre du Commerce, par les syndicats centraux, proportionnellement au montant total des sommes versées par les chefs d'entreprise qui les composent.

TITRE IV

DES COMITÉS D'ARBITRAGE ET DE LA COMMISSION SUPÉRIEURE DES MALADIES PROFESSIONNELLES

ART. 30. — Toute maladie qui paraît être d'origine professionnelle et devoir entraîner soit une incapacité de plus de trente jours, soit une incapacité permanente ou la mort, doit être immédiatement déclarée, avec certificat médical à l'appui, par le chef d'entreprise ou ses préposés au maire de la commune, dans les conditions déterminées par décret.

La déclaration peut être faite, avec certificat médical à l'appui, par la victime ou par ses représentants.

ART. 31. — L'enquête effectuée à la suite de la déclaration par le juge de paix, dans les formes et délais prévus par la loi du 9 avril 1898, est transmise par lui au président du Comité local d'arbitrage visé à l'article 32 ci-après.

Passé un an à compter de la clôture de l'enquête, aucune demande en indemnité n'est plus recevable, si la victime ou ses ayants droit n'ont pas saisi le Comité local d'arbitrage.

ART. 32. — A défaut d'accord entre les parties, les difficultés relatives à l'attribution des indemnités journalières, des frais médicaux et pharmaceutiques et des frais funéraires dus en vertu de la présente loi, et, même en cas d'accord, toutes les attributions de rentes sont déférées à un Comité local d'arbitrage correspondant à chaque mutualité locale et composé :

1° De deux membres patrons et de deux membres ouvriers du Comité directeur de la mutualité locale, élus par ce Comité ;

2° D'un président et d'un médecin désignés par ces quatre premiers membres en dehors du Comité directeur de la mutualité locale. A défaut d'entente, le président et le médecin sont désignés par le président du tribunal civil.

Le président du Comité local d'arbitrage a voix prépondérante en cas de partage.

ART. 33. — Les membres du Comité local d'arbitrage, ainsi que les membres du Comité directeur de la mutualité locale, peuvent recevoir, aux frais de ladite mutualité, des jetons de présence, dans les conditions fixées par décret rendu après avis de la Commission supérieure des maladies professionnelles.

ART. 34. — Auprès du Comité local d'arbitrage est accrédité, à titre permanent, un chef d'entreprise appartenant à la mutualité locale et délégué par le syndicat central pour représenter, le cas échéant, ses intérêts.

ART. 35. — Les décisions du Comité local d'arbitrage relatives aux difficultés prévues par l'article 13 et aux indemnités visées au premier alinéa de l'article 15 sont en dernier ressort. Elles peuvent être l'objet de pourvois en cassation pour incompétence ou excès de pouvoir.

Les décisions relatives aux indemnités visées au second alinéa du même article peuvent être, pendant trois ans à compter de leur date, l'objet d'une revision, sur la demande soit de la victime ou de ses représentants, soit de la mutualité locale, soit du syndicat central, fondée sur une aggravation ou une atténuation d'incapacité. Il peut être appelé de ces décisions et des décisions de revision devant le Comité central d'arbitrage visé à l'article 37 ci-après, soit par les victimes ou leurs ayants droit, soit par la mutualité locale, soit par le syndicat central, dans le mois de leur notification.

ART. 36. — La Commission supérieure des maladies professionnelles est composée : 1° de trois députés et de deux sénateurs élus par leurs collègues; 2° du directeur de l'assurance et de la prévoyance sociales; 3° du directeur du travail; 4° du directeur général de la Caisse des dépôts et consignations; 5° de deux membres du Comité consultatif des assurances contre les accidents du travail; 6° de deux médecins membres de la Commission d'hygiène industrielle; 7° d'un conseiller prud'homme patron et d'un conseiller prud'homme ouvrier désignés par le Conseil supérieur du travail parmi ses membres; 8° d'un professeur de faculté de droit; 9° d'un professeur de faculté de médecine; 10° de quatre personnes spécialement compétentes en matière de maladies professionnelles.

Un décret détermine le mode de nomination et de renouvellement des membres, ainsi que la désignation du président, du vice-président et du secrétaire.

ART. 37. — Les membres visés aux numéros 5, 6, 7 et 8 de l'article précédent constituent, avec deux conseillers à la Cour de Cassation et deux Conseillers d'État désignés par décret, un Comité central d'arbitrage.

Le Comité central d'arbitrage élit son président et son vice-président. Il ne peut statuer que si la moitié au moins de ses membres sont présents.

Ses décisions peuvent être déférées à la Cour de cassation. Si elles sont infirmées, il est statué définitivement par la Commission supérieure, qui doit se conformer aux décisions de la Cour de cassation sur les points de droit jugés par cette Cour.

Art. 38. — La procédure devant les Comités locaux d'arbitrage et devant le Comité central d'arbitrage est déterminée par un règlement d'administration publique rendu après avis de la Commission supérieure.

Toutes les contestations autres que celles déférées par la présente loi aux Comités locaux ou au Comité central d'arbitrage restent soumises aux tribunaux compétents, qui doivent toutefois surseoir à statuer s'il y a question préjudicielle à résoudre par lesdits Comités.

TITRE V

DISPOSITIONS DIVERSES ET TRANSITOIRES

Art. 39. — En vue de la prévention des maladies professionnelles et de l'extension ultérieure de la présente loi, toute maladie ayant un caractère professionnel et comprise dans une liste établie par décret après avis de la Commission supérieure, doit être déclarée par le médecin traitant au moyen d'une formule en double exemplaire déposée ou adressée par ses soins à la mairie de la résidence du malade, laquelle doit transmettre un de ces exemplaires au Ministre du Commerce et l'autre à l'inspecteur départemental du travail.

Ces déclarations donnent droit à des émoluments fixés par décret, après avis de la Commission supérieure, et liquidés par la préfecture au vu de récépissés délivrés par les mairies. Ces émoluments sont imputables sur les frais de contrôle visés à l'article 29 ci-dessus.

Art. 40. — Toute convention contraire à la présente loi est nulle de plein droit.

Cette nullité peut être poursuivie par tout intéressé devant le Comité local d'arbitrage. La décision qui prononce la nullité fait courir à nouveau les délais impartis soit pour la prescription, soit pour la revision.

Art. 41. — Sont passibles d'une amende de 1 à 15 francs et, en cas de récidive, d'une amende de 16 à 500 francs les infractions aux articles 11, 17 (§ 1er), 21, 24, 28, 30 (§ 1er) et 39 (§ 1er).

Sont punis des mêmes peines les chefs d'entreprise qui ne procèdent pas régulièrement aux retenues prescrites par l'article 16, ainsi que les administrateurs des mutualités locales ou des syndicats centraux qui, par leur fait ou par leur négligence, ont fait obstacle à l'application des dispositions de la présente loi.

Les infractions aux dispositions des articles 11, 30 (§ 1er) et 39 (§ 1er) peuvent être relevées par les inspecteurs du travail.

Art. 42. — Dans le cas de violation des dispositions de la présente loi ou d'inexécution du règlement intérieur prévu à l'article 24, la dissolution du Comité directeur de la mutualité locale peut être prononcée par le Ministre du Commerce, après avis de la Commission supérieure des maladies professionnelles, sans préjudice de la responsabilité civile ou pénale encourue par les administrateurs.

Les électeurs devront être réunis pour procéder à la nomination du nouveau Comité directeur au plus tard dans un délai de deux mois.

Dans l'intervalle, la caisse de la mutualité locale sera gérée par un délégué du préfet. Il en sera de même dans le cas où le Comité directeur n'aurait pas pu être constitué.

Art. 43. — Le Ministre du Commerce adresse au Président de la République un rapport annuel, publié au *Journal officiel*, sur le fonctionnement général de la présente loi.

Art. 44. — La présente loi ne sera applicable que trois mois après la promulgation des décrets qui doivent en régler l'exécution.

Art. 45. — Un règlement d'administration publique, rendu sur la proposition du Ministre du Commerce et des Ministres compétents, après avis de la Commission supérieure des maladies professionnelles, déterminera les modalités spéciales d'application de la présente loi aux ouvriers et employés occupés dans les exploitations de l'État comportant la fabrication, la manutention ou l'emploi des substances visées à l'article premier ci-dessus.

Art. 46. — Un règlement d'administration publique pourra déterminer les conditions dans lesquelles la présente loi pourra être appliquée à l'Algérie et aux colonies.

Art. 47. — A titre transitoire, les difficultés relatives aux premières élections, prévues par l'article 10 seront, jusqu'à l'installation régulière des Comités locaux d'arbitrage, jugées directement par le Comité central d'arbitrage.

V. — ALGÉRIE

DÉCRET DU 1er MARS 1905

relatif à l'application en Algérie des dispositions concernant l'hygiène et la sécurité des travailleurs.

Article premier. — Sont soumis aux dispositions du présent décret, les manufactures, fabriques, usines, chantiers, ateliers, entreprises de chargement et de déchargement et leurs dépendances de quelque nature que ce soit, publics ou privés, laïques ou religieux, même lorsque les établissements ont un caractère d'enseignement professionnel ou de bienfaisance.

Ces dispositions sont applicables en Algérie aux théâtres, cirques et autres établissements similaires où il est fait emploi d'appareils mécaniques.

Elles sont également applicables aux laboratoires, cuisines d'alimentation, magasins, boutiques et bureaux et leurs dépendances, sauf en ce qui concerne les prescriptions des articles 2, 3, 4, 5 et 6.

Les mines et carrières ne sont assujetties aux dispositions du présent décret qu'en ce qui concerne les prescriptions spéciales au travail des enfants.

Sont seuls exceptés les établissements où ne sont employés que les membres de la famille sous l'autorité soit du père, soit de la mère, soit du tuteur.

Néanmoins, si le travail s'y fait à l'aide de chaudières à vapeur ou de moteurs mécaniques, ou si l'industrie exercée est classée au nombre des établissements dangereux ou insalubres, ces établissements sont soumis aux mesures de sécurité et d'hygiène inscrites au présent décret.

Art. 2. — Les enfants de nationalité française ou européenne ne peuvent être employés par les patrons ni admis dans les établissements énumérés dans l'article 1er, paragraphe 1er, avant l'âge de treize ans révolus.

Toutefois les enfants munis du certificat d'études primaires institué par la loi du 28 mars 1882 peuvent être employés à partir de l'âge de douze ans.

Les enfants indigènes ne peuvent être occupés avant l'âge de douze ans révolus dans les établissements industriels énumérés à l'article 1er, paragraphe 1er. Au cas où la production d'une pièce officielle précisant la date de naissance ne pourrait être faite, il y sera suppléé par un certificat émanant d'un médecin assermenté indiquant que le développement physique de l'enfant correspond à l'âge de douze ans et lui permet de supporter le travail industriel.

Art. 3. — Les jeunes ouvriers et ouvrières jusqu'à l'âge de dix-huit ans ne peuvent être employés à un travail effectif de plus de dix heures par jour.

Un arrêté du gouverneur général détermine les conditions spéciales du travail des enfants de moins de dix-huit ans dans les travaux souterrains des mines.

Art. 4. — Les enfants âgés de moins de dix-huit ans ne peuvent être employés dans les établissements énumérés à l'article 1er plus de six jours par semaine, ni les jours de fête reconnus par la loi.

Art. 5. — Les restrictions relatives à la durée du travail peuvent être levées en cas de nécessité reconnue, par le fonctionnaire chargé du contrôle, sans que cette tolérance puisse jamais dépasser un mois pour une même autorisation, ni excéder le chiffre total de soixante jours par an. L'obligation du repos hebdomadaire peut également être levée par le fonctionnaire chargé du contrôle jusqu'à concurrence d'un maximum de quinze jours par an. Au-delà de ces divers délais aucune autorisation ne peut être accordée que par décision spéciale du gouverneur général.

Les enfants des deux sexes, âgés de moins de treize ans, ne pourront être employés comme acteurs ou figurants, etc., aux représentations publiques données dans les théâtres et cafés-concerts sédentaires. Les fonctionnaires chargés du contrôle pourront exceptionnellement autoriser l'emploi d'un ou de plusieurs enfants de moins de treize ans dans les théâtres pour la représentation de pièces déterminées.

Art. 6. — Les chefs d'industrie ou patrons devront tenir un registre sur lequel seront portés les noms ou prénoms des enfants âgés de moins de dix-huit ans, ainsi que la date de leur entrée dans l'atelier et celle de leur départ. Ils seront tenus, en outre, de représenter à toute réquisition, le bulletin de naissance de ces enfants, ou à défaut de pièces de l'état civil, le certificat médical prévu à l'article 2.

Dans les établissements dans lesquels le travail ne se fait pas à l'aide d'un moteur mécanique ou qui n'emploient pas plus de dix ouvriers, la tenue du registre ne sera pas obligatoire.

Art. 7. — Les établissements visés à l'article 1er doivent être tenus dans un état constant de propreté et présenter les conditions d'hygiène et de salubrité nécessaires à la santé du personnel.

Ils doivent être aménagés de manière à garantir la sécurité des travailleurs. Dans tout établissement fonctionnant par des appareils mécaniques, les roues, courroies, les engrenages ou tous autres organes pouvant offrir une cause de danger seront séparés des ouvriers de telle manière que l'approche n'en soit possible que pour les besoins du service.

Les machines, mécanismes, appareils de transmissions, outils et engins doivent être installés et tenus dans les meilleures conditions possibles de sécurité.

Art. 8. — Il est interdit d'employer les enfants au-dessous de dix-huit ans, les filles mineures et les femmes, au graissage, au nettoyage, à la visite ou à la réparation des machines ou mécanismes en marche.

Art. 9. — Il est interdit d'employer les enfants au-dessous de dix-huit ans, les filles mineures et les femmes dans les ateliers où se trouvent des machines actionnées à la main ou par un moteur mécanique, dont les parties dangereuses ne sont point couvertes de couvre-engrenages, garde-mains et autres organes protecteurs.

Art. 10. — Il est interdit d'employer les enfants au-dessous de seize ans à faire tourner des appareils en sautillant sur une pédale.

Il est également interdit de les employer à faire tourner des roues horizontales.

Art. 11. — Les enfants au-dessous de seize ans ne pourront être employés à tourner des roues verticales que pendant la durée d'une demi-journée de travail, divisée par un repos d'une demi-heure au moins.

Il est également interdit d'employer les enfants au-dessous de seize ans à actionner au moyen de pédales les métiers dits à la main.

Art. 12. — Les enfants au-dessous de seize ans ne peuvent travailler aux scies circulaires ni aux scies à ruban.

Art. 13. — Les enfants au-dessous de seize ans ne peuvent être employés au travail des cisailles et autres lames tranchantes mécaniques.

Art. 14. — Il est interdit de préposer des enfants au-dessous de seize ans au service des robinets à vapeur.

Art. 15. — Il est interdit d'employer des enfants de moins de seize ans à des travaux exécutés à l'aide d'échafaudages volants pour la réfection ou le nettoyage des maisons.

Art. 16. — Les jeunes ouvriers et ouvrières au-dessous de dix-huit ans, employés dans l'industrie, ne peuvent porter, traîner ou pousser, tant à l'intérieur qu'à l'extérieur des manufactures, usines, ateliers et chantiers, des fardeaux d'un poids supérieur à l'usage normal de leurs forces.

Art. 17. — Il est interdit d'employer des filles au-dessous de quatorze ans au travail des machines à coudre mues par des pédales.

Art. 18. — Il est interdit d'employer des enfants, des filles mineures ou des femmes à la confection d'écrits imprimés, affiches, dessins, gravures, peintures, emblèmes, images ou autres objets dont la vente, l'offre, l'exposition, l'affichage ou la distribution sont réprimés par les lois pénales comme contraires aux bonnes mœurs.

Il est également interdit d'occuper des enfants au-dessous de seize ans et des filles mineures dans les ateliers où se confectionnent des écrits, imprimés, affiches, gravures, peintures, emblèmes, images ou autres objets qui, sans tomber sous l'application des lois pénales, sont cependant de nature à blesser leur moralité.

Les patrons ou chefs d'établissements doivent en outre veiller au maintien des bonnes mœurs et à l'observation de la décence publique.

Art. 19. — L'atmosphère des ateliers et de tous les autres locaux affectés au travail sera tenue constamment à l'abri de toute émanation provenant d'égouts, fossés, puisards, fosses d'aisances ou de toute autre source d'infection.

Les travaux dans les puits, conduites de gaz, canaux de fumée, fosses d'aisances, cuves ou appareils quelconques pouvant contenir des gaz délétères ne seront entrepris qu'après que l'atmosphère aura été assainie par une ventilation efficace. Les ouvriers appelés à travailler dans ces conditions seront attachés par une ceinture de sûreté.

Les cabinets d'aisances ne devront pas communiquer directement avec les locaux fermés où seront employés les ouvriers.

Art. 20. — Les patrons mettront à la disposition de leur personnel les moyens d'assurer la propreté individuelle, notamment un lavabo, ainsi que de l'eau potable pour la boisson.

Art. 21. — Les poussières ainsi que les gaz incommodes, insalubres ou toxiques, seront évacués directement en dehors de l'atelier, au fur et à mesure de leur production.

L'air des ateliers sera renouvelé de façon à rester dans l'état de pureté nécessaire à la santé des ouvriers.

Les locaux fermés ne seront jamais encombrés ; le cube d'air par ouvrier ne pourra pas être inférieur à 6 mètres cubes.

Les ouvriers ne prendront jamais leurs repas dans les locaux où sont manipulées des substances toxiques.

Art. 22. — Les moteurs à vapeur, à gaz, les moteurs électriques, les roues hydrauliques, les turbines ne seront accessibles qu'aux ouvriers affectés à leur surveillance, ils seront isolés par des cloisons ou barrières de protection.

Les passages entre les machines, mécanismes, outils mus par ces moteurs auront une largeur d'au moins 80 centimètres ; le sol des intervalles sera nivelé.

Les escaliers seront solides et munis de fortes rampes.

Les puits, trappes, cuves, bassins, réservoirs de liquides corrosifs ou chauds seront pourvus de solides barrières ou garde-corps.

Les échafaudages seront munis sur toutes leurs faces de garde-corps de 90 centimètres de haut.

Art. 23. — Tout accident ayant occasionné une blessure à un ou plusieurs ouvriers, survenu dans un des établissements mentionnés à l'article 1er, sera l'objet d'une déclaration par le chef de l'entreprise, ou, à son défaut et en son absence, par son préposé.

Cette déclaration contiendra le nom et l'adresse de la victime ainsi que des témoins de l'accident et fera connaître autant que possible ses causes et son degré de gravité. Elle sera, dans les vingt-quatre heures, adressée par le patron au juge de paix, qui en accusera réception et avisera aux mesures à prendre.

S'il existe un médecin résidant dans un rayon de 10 kilomètres, le patron devra faire appel aux soins de l'homme de l'art, dans le délai maximum de quarante-huit heures à partir de l'accident et adresser au juge de paix, dans les vingt-quatre heures de sa délivrance, un certificat médical indiquant l'état du blessé, les suites probables de l'accident et l'époque à laquelle il sera possible d'en connaître le résultat définitif.

Le juge de paix accusera réception du certificat.

Une copie de la déclaration et du certificat médical sera envoyée par le juge de paix au fonctionnaire des mines chargé de la surveillance de l'entreprise.

Art. 24. — Les ingénieurs et contrôleurs des mines sont chargés de surveiller l'application du présent décret.

Ils sont placés, pour ce service, sous l'autorité du gouverneur général de l'Algérie. Ils ont entrée dans tous les établissements visés par l'article 1er.

Ils peuvent se faire représenter le registre et les bulletins de naissance prescrits par l'article 6.

Toutefois le gouverneur général pourra, dans le cas où cette mesure lui paraîtrait nécessaire, dispenser des visites du service les ateliers où sont exercées certaines industries indigènes.

Les contraventions sont constatées par les procès-verbaux des ingénieurs et contrôleurs, qui font foi jusqu'à preuve contraire.

Ces procès-verbaux sont dressés en double exemplaire, dont l'un est envoyé au gouverneur général, et l'autre déposé au parquet.

Les dispositions ci-dessus ne dérogent point aux règles en vigueur en Algérie quant à la constatation et à la poursuite des infractions au présent décret.

Art. 25. — Le gouverneur général de l'Algérie adressera, chaque année, au Ministre du Commerce et de l'Industrie, un rapport sur l'exécution du présent décret et les modifications dont il serait susceptible.

Art. 26. — En ce qui concerne l'application des dispositions contenues dans les articles 7 à 22 inclus du présent décret et dans les arrêtés du gouverneur général prévus à l'article 27, les ingénieurs et contrôleurs, avant de dresser procès-verbal, mettront le chef d'industrie en demeure de se conformer aux prescriptions desdits règlements ou arrêtés.

Cette mise en demeure sera faite par écrit sur un registre qui devra être tenu constamment à la disposition du service; elle sera datée et signée, indiquera les contraventions relevées et fixera un délai à l'expiration duquel ces contraventions devront avoir disparu. Ce délai ne sera jamais inférieur à un mois.

Dans les quinze jours qui suivent cette mise en demeure, le chef d'industrie adresse, s'il le juge convenable, une réclamation au gouverneur général. Ce dernier peut, après avoir pris, s'il y a lieu, l'avis du conseil d'hygiène du ressort, modifier la mise en demeure ou proroger le délai imparti pour son exécution.

Notification de la décision est faite à l'industriel dans la forme administrative. Avis en est donné à l'ingénieur.

Art. 27. — Au fur et à mesure des nécessités constatées, des arrêtés pris par le gouverneur général après avis des conseils d'hygiène, détermineront les prescriptions particulières relatives soit à certaines industries, soit à certains modes de travail.

Art. 28. — Les manufacturiers, directeurs ou gérants d'établissements visés par le présent décret, qui auront contrevenu à ses dispositions, seront poursuivis devant le tribunal de simple police et passibles d'une amende de 5 à 15 francs.

Aucune peine ne sera appliquée s'il est établi que l'industriel a été induit en erreur sur l'âge de la personne employée.

Les chefs d'industrie seront civilement responsables des condamnations prononcées contre leurs directeurs ou gérants.

Art. 29. -- En cas de récidive, le contrevenant sera toujours condamné au maximum de l'amende. Il y a récidive lorsque, dans les douze mois antérieurs au fait poursuivi, le contrevenant a déjà subi une condamnation pour une contravention de même nature.

En cas de pluralité de contraventions entraînant ces peines de la récidive, lorsque, dans les douze mois antérieurs au fait poursuivi, le contrevenant a déjà subi une contravention de même nature, l'amende sera appliquée autant de fois qu'il aura été relevé de nouvelles contraventions.

Art. 30. — Les peines prononcées par les deux articles qui précèdent ne font pas obstacle aux autres peines encourues, notamment en vertu des articles 319 et 320 du Code pénal, non plus qu'à toute responsabilité civile.

Art. 31. — Les patrons ou chefs d'industrie seront tenus de faire afficher le présent décret d'une manière apparente dans leur établissement; néanmoins, en cas d'infraction à cette disposition particulière, l'amende sera de 1 à 5 francs sans pouvoir excéder ce dernier chiffre, même en cas de récidive.

Art. 32. — Le présent décret ne sera exécutoire que trois mois après sa promulgation. L'abrogation du décret du 21 mars 1902 prendra date à l'expiration de ce délai.

Art. 33. — Le Ministre de l'Intérieur, le Garde des Sceaux, Ministre de la Justice, le Ministre du Commerce, de l'Industrie, des Postes et des Télégraphes et le Ministre des Travaux publics sont chargés, chacun en ce qui le concerne, de l'exécution du présent décret, qui sera publié au *Journal officiel* et inséré au *Bulletin des lois*, ainsi qu'au *Bulletin officiel* du gouvernement général de l'Algérie.

TABLE ALPHABÉTIQUE DES MATIÈRES

C

Q

R

S

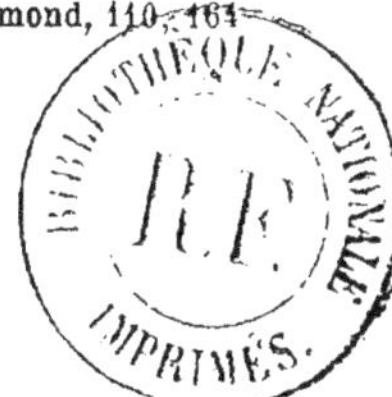

TABLE DES FIGURES

Nota. — Les figures marquées d'une astérisque sont des croquis d'appareils faisant partie de la collection du Politechnicum Fédéral (Zurich).

Tours. — Imp. Deslis Frères, 6, rue Gambetta.

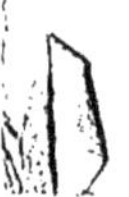

[illegible] machines-outils à [illegible], [illegible] des Mines. In-4° 22 × 32 de 288 pages avec 780 fig. [illegible]

[illegible]périences sur le travail des machines-outils pour [illegible], [illegible] C. Codron, ingénieur civil, professeur du Cours des Arts [illegible] dustriel du Nord [illegible] par la Société d'Encourag[illegible] nationale. 1er fascicule. In-4° 23 × [illegible] 270 pages avec [illegible]

Les scieries et les machines à bois, par P. R[illegible] travail dans l'industrie. In-8° 17 × 25 de 175 pages avec [illegible]

La pratique [illegible] machines à bois, par [illegible] de 283 pages avec fig. [illegible]

Découpage [illegible], poinçonnage et emboutissage [illegible], [illegible] ingénieur américain. Traduit de l'anglais et augmenté [illegible] ingénieur [illegible] des Mines. In-8° 16 × 25 de [illegible] pages, av[illegible] cartonné [illegible]

Le fraisage, par E. Jurthe et O. Mietzschke, ingénieurs, traduit [illegible] édition allemande par M. Varinois, ingénieur des Arts et Manufactures [illegible] de 362 pages, avec 371 fig. Broché 15 fr., cartonné [illegible]

Manuel de l'ouvrier tourneur et fileteur, par Joanny Lom[illegible] l'École nationale d'Arts et Métiers de Lille. In-8° 14 × 21 de [illegible] Broché, [illegible] 50; cartonné [illegible]

Les déchets industriels, leur récupération et leur utilisation, [illegible] ingénieur civil, licencié ès sciences physiques et mathématiques [illegible] département du travail. In-8° 17 × 25 de [illegible] pages avec [illegible] cartonné [illegible]

[illegible]

[illegible]

[illegible] des appareils [illegible], par [illegible] In-16 12 × [illegible] de [illegible] pages. Reliure souple [illegible]

[illegible] industrielle, par Paul Blanc[illegible], ingénieur [illegible] en chef du *Journal des [illegible]*, avec une préface de [illegible] de [illegible] pages. Broché, [illegible] cartonné [illegible]

[illegible] secours et premiers soins à [illegible] aux [illegible], [illegible] J. Nom, professeur des Écoles municipales [illegible] 12 × 18 de 320 pages avec 79 fig. Reliure souple [illegible]

[illegible] — Imprimerie Deslis Frères, [illegible], rue Gambetta.

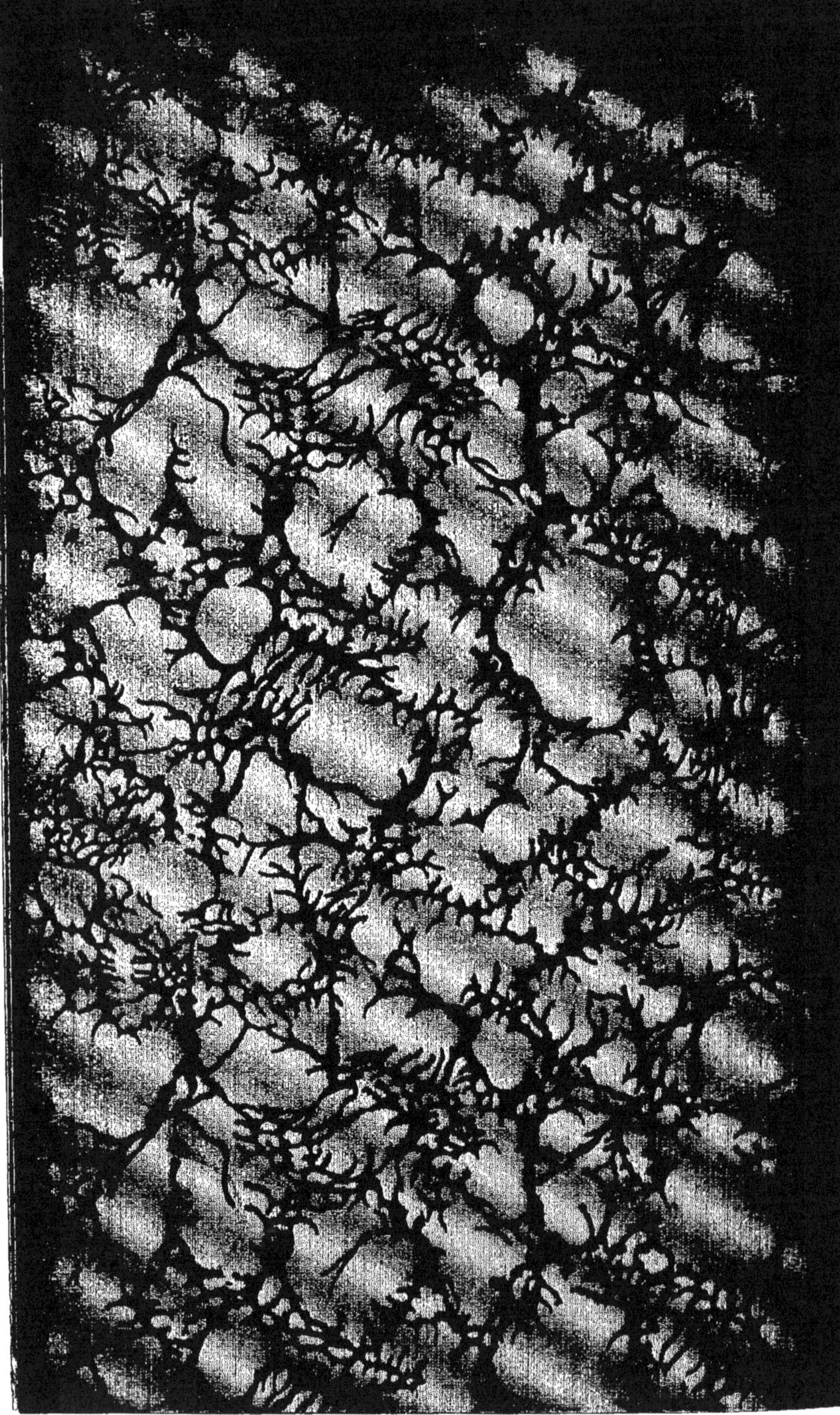

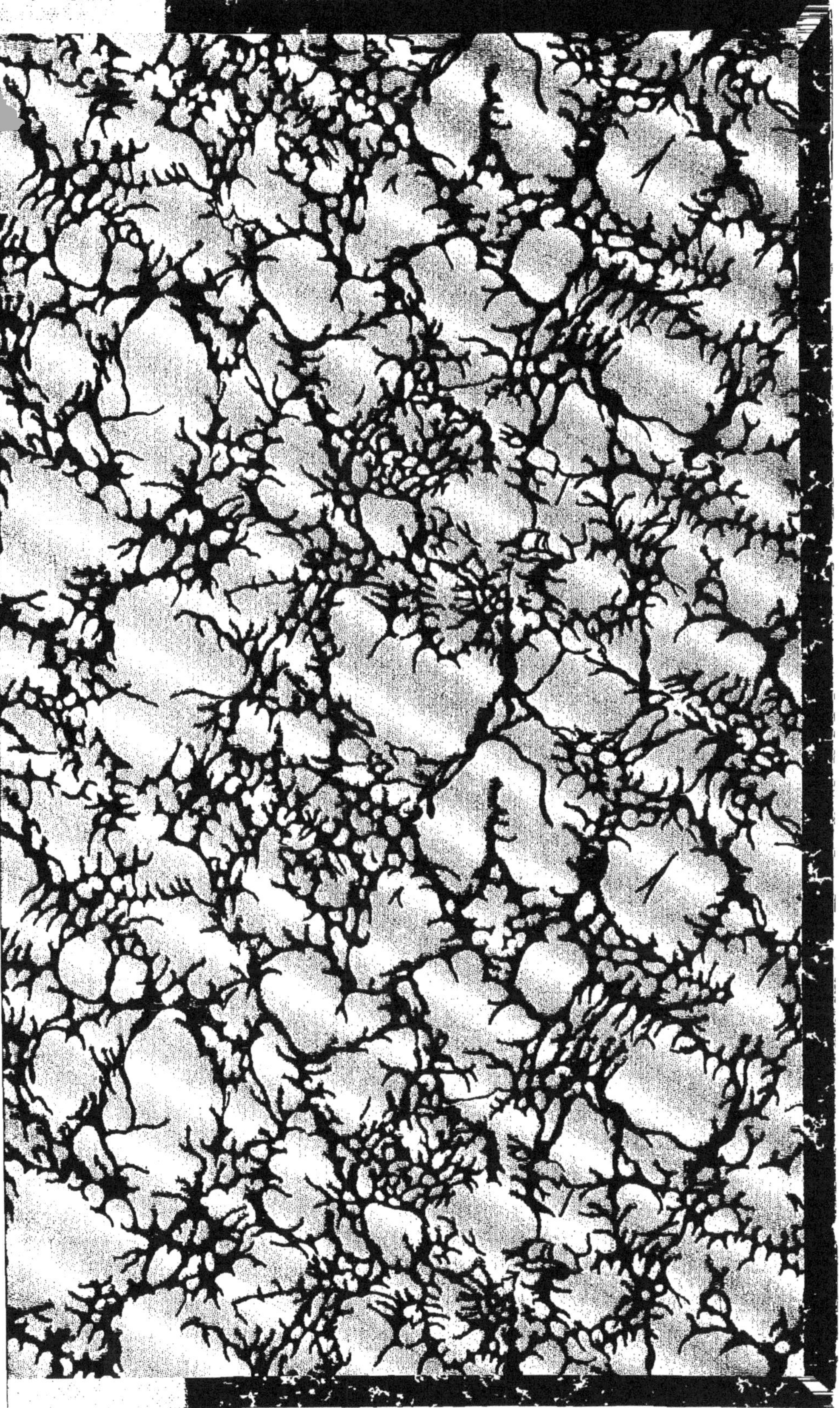

BIBLIOTHEQUE NATIONALE DE FRANCE
3 7531 00193997 5

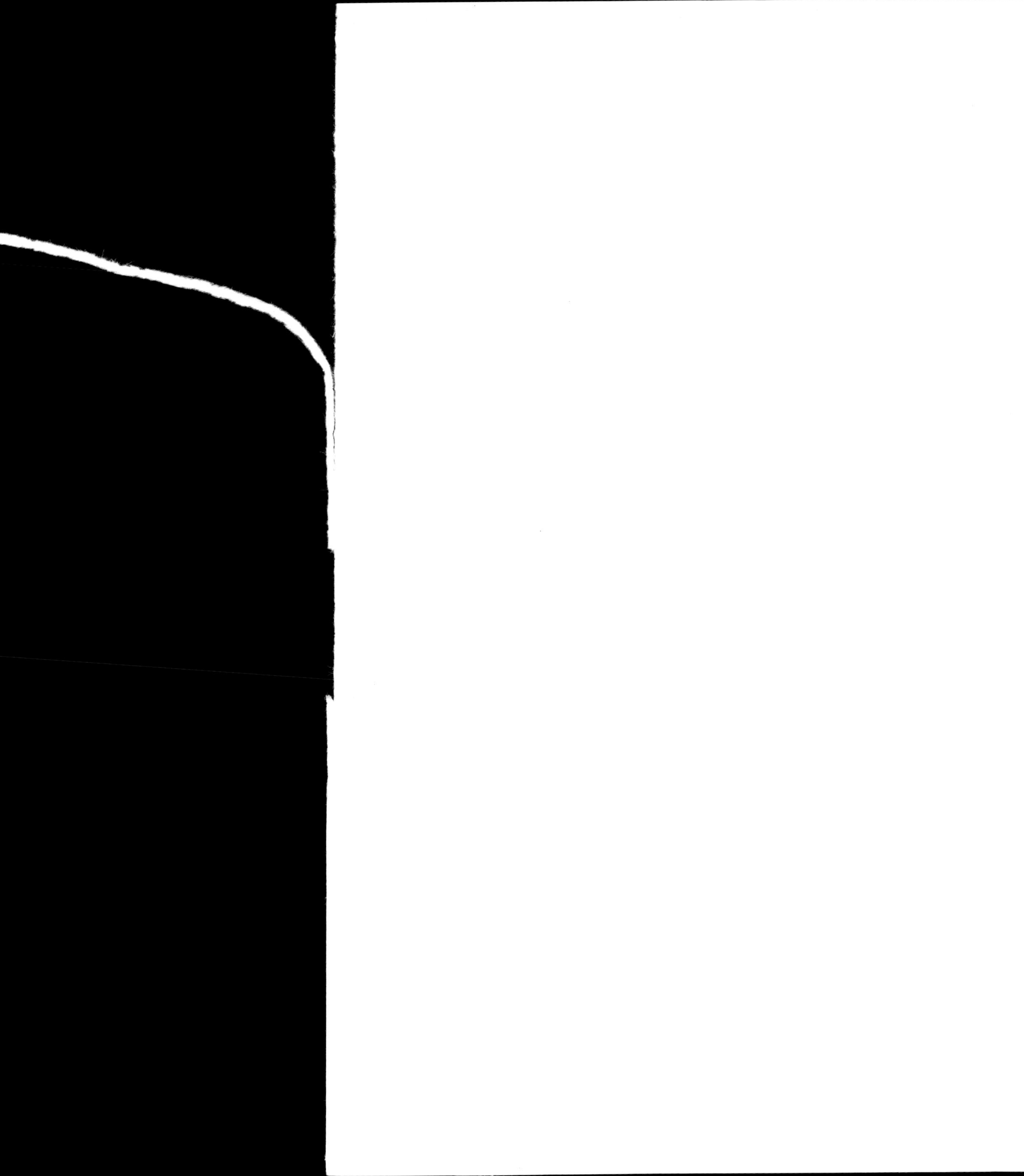

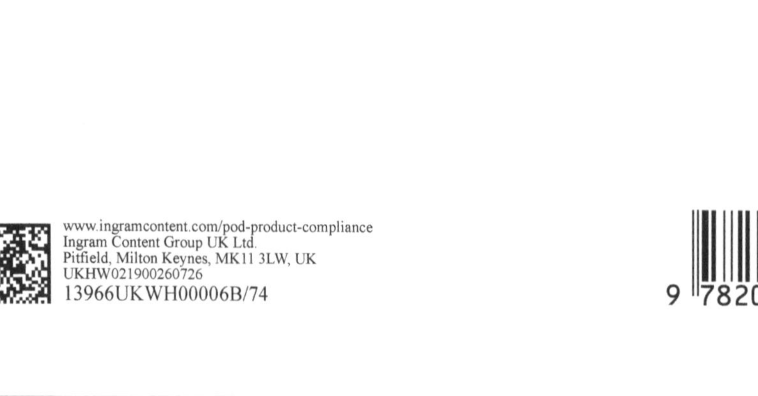

www.ingramcontent.com/pod-product-compliance
Ingram Content Group UK Ltd.
Pitfield, Milton Keynes, MK11 3LW, UK
UKHW021900260726
13966UKWH00006B/74

9 782011 922021